中华医学百科全书

临床医学

肿瘤学（五）

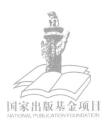

国家出版基金项目
NATIONAL PUBLICATION FOUNDATION

中国协和医科大学出版社

图书在版编目 (CIP) 数据

肿瘤学 . 五／石远凯主编 . 一北京：中国协和医科大学出版社，2017.3
（中华医学百科全书）
ISBN 978-7-5679-0630-3

Ⅰ . ①肿⋯　Ⅱ . ①石⋯　Ⅲ . ①肿瘤学　Ⅳ . ① R73

中国版本图书馆 CIP 数据核字 (2017) 第 058308 号

中华医学百科全书·肿瘤学（五）

主　　编：石远凯

责任编审：张立峰

责任编辑：孙文欣

出版发行：**中国协和医科大学出版社**
　　　　　（北京东单三条九号　邮编 100730　电话 010-6526 0431）

网　　址：www.pumcp.com

经　　销：新华书店总店北京发行所

印　　刷：北京雅昌艺术印刷有限公司

开　　本：889×1230　1/16 开

印　　张：25.25

字　　数：670 千字

版　　次：2017 年 4 月第 1 版

印　　次：2017 年 4 月第 1 次印刷

定　　价：290.00 元

ISBN 978-7-5679-0630-3

《中华医学百科全书》编纂委员会

总顾问　吴阶平　韩启德　桑国卫

总指导　陈　竺

总主编　刘德培

副总主编　曹雪涛　李立明　曾益新

编纂委员（以姓氏笔画为序）

B·吉格木德	丁　洁	丁　樱	丁安伟	于中麟	于布为
于学忠	万经海	马　军	马　骁	马　静	马　融	马中立
马安宁	马建辉	马烈光	马绪臣	王　伟	王　辰	王　政
王　恒	王　硕	王　舒	王　键	王一飞	王一镗	王士贞
王卫平	王长振	王文全	王心如	王生田	王立祥	王兰兰
王汉明	王永安	王永炎	王华兰	王成锋	王延光	王旭东
王军志	王声湧	王坚成	王良录	王拥军	王茂斌	王松灵
王明荣	王明贵	王宝玺	王诗忠	王建中	王建业	王建军
王建祥	王临虹	王贵强	王美青	王晓民	王晓良	王鸿利
王维林	王琳芳	王喜军	王道全	王德文	王德群	
木塔力甫·艾力阿吉	尤启冬	戈　烽	牛　侨	毛秉智	毛常学
乌　兰	文卫平	文历阳	文爱东	方以群	尹　佳	孔北华
孔令义	邓文龙	邓家刚	书　亭	毋福海	艾措千	艾儒棣
石　岩	石远凯	石学敏	石建功	布仁达来	占　堆	卢志平
卢祖洵	叶冬青	叶常青	叶章群	申昆玲	申春悌	田景振
田嘉禾	史录文	代　涛	代华平	白春学	白慧良	丛　斌
丛亚丽	包怀恩	包金山	冯卫生	冯学山	冯希平	边旭明
边振甲	匡海学	邢小平	达万明	达庆东	成　军	成翼娟
师英强	吐尔洪·艾买尔	吕时铭	吕爱平	朱　珠	朱万孚
朱立国	朱宗涵	朱建平	朱晓东	朱祥成	乔延江	伍瑞昌
任　华	华　伟	伊河山·伊明	向　阳	多　杰	邬堂春
庄　辉	庄志雄	刘　平	刘　进	刘　玮	刘　蓬	刘大为
刘小林	刘中民	刘玉清	刘尔翔	刘训红	刘永锋	刘吉开
刘伏友	刘芝华	刘华平	刘华生	刘志刚	刘克良	刘更生
刘迎龙	刘建勋	刘胡波	刘树民	刘昭纯	刘俊涛	刘洪涛
刘献祥	刘嘉瀛	刘德培	闫永平	米　玛	许　媛	许腊英

那彦群	阮长耿	阮时宝	孙 宁	孙 光	孙 皎	孙 锟
孙长颢	孙少宣	孙立忠	孙则禹	孙秀梅	孙建中	孙建方
孙贵范	孙海晨	孙景工	孙颖浩	孙慕义	严世芸	苏 川
苏 旭	苏荣扎布	杜元灏	杜文东	杜治政	杜惠兰	李 龙
李 飞	李 东	李 宁	李 刚	李 丽	李 波	李 勇
李 桦	李 鲁	李 磊	李 燕	李 冀	李大魁	李云庆
李太生	李日庆	李玉珍	李世荣	李立明	李永哲	李志平
李连达	李灿东	李君文	李劲松	李其忠	李若瑜	李松林
李泽坚	李宝馨	李建勇	李映兰	李莹辉	李继承	李森恺
李曙光	杨 凯	杨 恬	杨 健	杨化新	杨文英	杨世民
杨世林	杨伟文	杨克敌	杨国山	杨宝峰	杨炳友	杨晓明
杨跃进	杨腊虎	杨瑞馥	杨慧霞	励建安	连建伟	肖 波
肖 南	肖永庆	肖海峰	肖培根	肖鲁伟	吴 东	吴 江
吴 明	吴 信	吴令英	吴立玲	吴欣娟	吴勉华	吴爱勤
吴群红	吴德沛	邱建华	邱贵兴	邱海波	邱蔚六	何 维
何 勤	何方方	何绍衡	何春涤	何裕民	余争平	余新忠
狄 文	冷希圣	汪 海	汪受传	沈 岩	沈 岳	沈 敏
沈 铿	沈卫峰	沈华浩	沈俊良	宋国维	张 泓	张 学
张 亮	张 强	张 霆	张 澍	张大庆	张为远	张世民
张志愿	张丽霞	张伯礼	张宏誉	张劲松	张奉春	张宝仁
张建中	张建宁	张承芬	张琴明	张富强	张新庆	张潍平
张德芹	张燕生	陆 华	陆付耳	陆伟跃	陆静波	
阿不都热依木·卡地尔		陈 文	陈 杰	陈 实	陈 洪	陈 琪
陈 锋	陈 楠	陈士林	陈大为	陈文祥	陈代杰	陈红风
陈尧忠	陈志南	陈志强	陈规化	陈国良	陈佩仪	陈家旭
陈智轩	陈锦秀	陈誉华	邵 蓉	邵荣光	武志昂	
其仁旺其格	范 明	范炳华	林三仁	林久祥	林子强	林江涛
林曙光	杭太俊	欧阳靖宇	尚 红	果德安	明根巴雅尔	易定华
易著文	罗 力	罗 毅	罗小平	罗长坤	罗永昌	罗颂平
帕尔哈提·克力木		帕塔尔·买合木提·吐尔根			图门巴雅尔	岳建民
金 玉	金 奇	金少鸿	金伯泉	金季玲	金征宇	金银龙
金惠铭	郁 琦	周 兵	周 林	周永学	周光炎	周灿全
周良辅	周纯武	周学东	周宗灿	周定标	周宜开	周建平
周建新	周荣斌	周福成	郑一宁	郑家伟	郑志忠	郑金福
郑法雷	郑建全	郑洪新	郎景和	房 敏	孟 群	孟庆跃
孟静岩	赵 平	赵 群	赵子琴	赵中振	赵文海	赵玉沛

赵正言	赵永强	赵志河	赵彤言	赵明杰	赵明辉	赵耐青
赵继宗	赵铱民	郝模	郝小江	郝传明	郝晓柯	胡志
胡大一	胡文东	胡向军	胡国华	胡昌勤	胡晓峰	胡盛寿
胡德瑜	柯杨	查干	柏树令	柳长华	钟翠平	钟赣生
香多·李先加		段涛	段金廒	段俊国	侯一平	侯金林
侯春林	俞光岩	俞梦孙	俞景茂	饶克勤	姜小鹰	姜玉新
姜廷良	姜国华	姜柏生	姜德友	洪两	洪震	洪秀华
祝庆余	祝蕙晨	姚永杰	姚祝军	秦川	袁文俊	袁永贵
都晓伟	粟占国	贾波	贾建平	贾继东	夏照帆	夏慧敏
柴光军	柴家科	钱传云	钱忠直	钱家鸣	钱焕文	倪鑫
倪健	徐军	徐晨	徐永健	徐志云	徐志凯	徐克前
徐金华	徐建国	徐勇勇	徐桂华	凌文华	高妍	高晞
高志贤	高志强	高学敏	高健生	高树中	高思华	高润霖
郭岩	郭小朝	郭长江	郭巧生	郭宝林	郭海英	唐强
唐朝枢	唐德才	诸欣平	谈勇	谈献和	陶·苏和	陶广正
陶永华	陶芳标	陶建生	黄峻	黄烽	黄人健	黄叶莉
黄宇光	黄国宁	黄国英	黄跃生	黄璐琦	萧树东	梅长林
曹佳	曹广文	曹务春	曹建平	曹洪欣	曹济民	曹雪涛
曹德英	龚千锋	龚守良	龚非力	袭著革	常耀明	崔蒙
崔丽英	庚石山	康健	康廷国	康宏向	章友康	章锦才
章静波	梁铭会	梁繁荣	谌贻璞	屠鹏飞	隆云	绳宇
巢永烈	彭成	彭勇	彭明婷	彭晓忠	彭瑞云	彭毅志
斯拉甫·艾白		葛坚	葛立宏	董方田	蒋力生	蒋建东
蒋澄宇	韩晶岩	韩德民	惠延年	粟晓黎	程伟	程天民
程训佳	童培建	曾苏	曾小峰	曾正陪	曾学思	曾益新
谢宁	谢立信	蒲传强	赖西南	赖新生	詹启敏	詹思延
鲍春德	窦科峰	窦德强	赫捷	蔡威	裴国献	裴晓方
裴晓华	管柏林	廖品正	谭仁祥	翟所迪	熊大经	熊鸿燕
樊飞跃	樊巧玲	樊代明	樊立华	樊明文	黎源倩	颜虹
潘国宗	潘柏申	潘桂娟	薛社普	薛博瑜	魏光辉	魏丽惠
藤光生						

章魁华　　梁文权　　梁德荣　　彭名炜　　董　怡　　温　海　　程元荣
程书钧　　程伯基　　傅民魁　　曾长青　　曾宪英　　裘雪友　　甄永苏
褚新奇　　蔡年生　　廖万清　　樊明文　　黎介寿　　薛　淼　　戴行锷
戴宝珍　　戴尅戎

《中华医学百科全书》工作委员会

主任委员　郑忠伟

副主任委员　袁　钟

编审（以姓氏笔画为序）

开赛尔	司伊康	当增扎西	吕立宁	任晓黎	邬扬清	刘玉玮
孙　海	何　维	张之生	张玉森	张立峰	陈　懿	陈永生
松布尔巴图	呼素华	周　茵	郑伯承	郝胜利	胡永洁	侯澄芝
袁　钟	郭亦超	彭南燕	傅祚华	谢　阳	解江林	

编辑（以姓氏笔画为序）

于　岚	王　波	王　莹	王　颖	王　霞	王明生	尹丽品
左　谦	刘　婷	刘岩岩	孙文欣	李元君	李亚楠	杨小杰
吴桂梅	吴翠姣	沈冰冰	宋　玥	张　安	张　玮	张浩然
陈　佩	骆彩云	聂沛沛	顾良军	高青青	郭广亮	傅保娣
戴小欢	戴申倩					

工作委员　刘小培　罗　鸿　宋晓英　姜文祥　韩　鹏　汤国星　王　玲　李志北

办公室主任　左　谦　孙文欣　吴翠姣

临床医学

总主编

　　高润霖　　中国医学科学院阜外医院

肿瘤学

总主编

　　赵　平　　中国医学科学院肿瘤医院

　　赫　捷　　中国医学科学院肿瘤医院

学术委员

　　孙　燕　　中国医学科学院肿瘤医院

　　程书钧　　中国医学科学院肿瘤研究所

本卷编委会

主　编

　　石远凯　　中国医学科学院肿瘤医院

副主编

　　万经海　　中国医学科学院肿瘤医院

　　于胜吉　　中国医学科学院肿瘤医院

　　师英强　　复旦大学附属肿瘤医院

　　曾学思　　中国医学科学院皮肤病研究所

编　委（以姓氏笔画为序）

　　万经海　　中国医学科学院肿瘤医院

　　于胜吉　　中国医学科学院肿瘤医院

　　王　坚　　复旦大学附属肿瘤医院

　　王任直　　中国医学科学院北京协和医院

　　王春萌　　复旦大学附属肿瘤医院

　　王维虎　　中国医学科学院肿瘤医院

石远凯　　中国医学科学院肿瘤医院

邢镨元　　中国医学科学院肿瘤医院

师英强　　复旦大学附属肿瘤医院

刘　鹏　　中国医学科学院肿瘤医院

刘尚梅　　中国医学科学院肿瘤医院

许宋锋　　中国医学科学院肿瘤医院

孙永琨　　中国医学科学院肿瘤医院

孙宇庆　　北京积水潭医院

李文良　　天津医科大学附属肿瘤医院

李学记　　中国医学科学院肿瘤医院

杨　晟　　中国医学科学院肿瘤医院

杨建良　　中国医学科学院肿瘤医院

吴志宏　　中国医学科学院北京协和医院

何小慧　　中国医学科学院肿瘤医院

宋　艳　　中国医学科学院肿瘤医院

张　东　　首都医科大学附属北京天坛医院

张长弓　　中国医学科学院肿瘤医院

陈　勇　　复旦大学附属肿瘤医院

陈闪闪　　中国医学科学院肿瘤医院

陈忠平　　中山大学肿瘤医院

周生余　　中国医学科学院肿瘤医院

周立强　　中国医学科学院肿瘤医院

周爱萍　　中国医学科学院肿瘤医院

赵　兵　　安徽医科大学第二附属医院

赵振国　　中国医学科学院肿瘤医院

秦　燕　　中国医学科学院肿瘤医院

莫红楠　　中国医学科学院肿瘤医院

桂　琳　　中国医学科学院肿瘤医院

徐立斌　　中国医学科学院肿瘤医院

徐秀莲　　中国医学科学院皮肤病研究所

董　梅　　中国医学科学院肿瘤医院

鲁海珍　　中国医学科学院肿瘤医院

曾学思　　中国医学科学院皮肤病研究所

前　言

《中华医学百科全书》终于和读者朋友们见面了！

古往今来，凡政通人和、国泰民安之时代，国之重器皆为科技、文化领域的鸿篇巨制。唐代《艺文类聚》、宋代《太平御览》、明代《永乐大典》、清代《古今图书集成》等，无不彰显盛世之辉煌。新中国成立后，国家先后组织编纂了《中国大百科全书》第一版、第二版，成为我国科学文化事业繁荣发达的重要标志。医学的发展，从大医学、大卫生、大健康角度，集自然科学、人文社会科学和艺术之大成，是人类社会文明与进步的集中体现。随着经济社会快速发展，医药卫生领域科技日新月异，知识大幅更新。广大读者对医药卫生领域的知识文化需求日益增长，因此，编纂一部医药卫生领域的专业性百科全书，进一步规范医学基本概念，整理医学核心体系，传播精准医学知识，促进医学发展和人类健康的任务迫在眉睫。在党中央、国务院的亲切关怀以及国家各有关部门的大力支持下，《中华医学百科全书》应运而生。

作为当代中华民族"盛世修典"的重要工程之一，《中华医学百科全书》肩负着全面总结国内外医药卫生领域经典理论、先进知识，回顾展现我国卫生事业取得的辉煌成就，弘扬中华文明传统医药璀璨历史文化的使命。《中华医学百科全书》将成为我国科技文化发展水平的重要标志、医药卫生领域知识技术的最高"检阅"、服务千家万户的国家健康数据库和医药卫生各学科领域走向整合的平台。

肩此重任，《中华医学百科全书》的编纂力求做到两个符合：一是符合社会发展趋势。全面贯彻以人为本的科学发展观指导思想，通过普及医学知识，增强人民群众健康意识，提高人民群众健康水平，促进社会主义和谐社会构建；二是符合医学发展趋势。遵循先进的国际医学理念，以"战略前移、重心下移、模式转变、系统整合"的人口与健康科技发展战略为指导。同时，《中华医学百科全书》的编纂力求做到两个体现：一是体现科学思维模式的深刻变革，即学科交叉渗透/知识系统整合；二是体现继承发展与时俱进的精神，准确把握学科现有基础理论、基本知识、基本技能以及经典理论知识与科学思维精髓，深刻领悟学科当前面临的交叉渗透与整合转化，敏锐洞察学科未来的发展趋势与突破方向。

作为未来权威著作的"基准点"和"金标准"，《中华医学百科全书》编纂过程中，制定了严格的主编、编者遴选原则，聘请了一批在学界有相当威望、具有较高学术造诣和较强组织协调能力的专家教授（包括多位两院院士）担任大类主编和学科卷主编，确保全书的科学性与权威性。另外，还借鉴了已有百科全书的编写经验。鉴于《中华医学百科全书》的编纂过程本身带有科学研究性质，还聘请了若干科研院所的科研管理专家作为特约编审，站在科研管理的高度为全书的顺利编纂保驾护航。除了编者、编审队伍外，还制订了详尽的质量保证计划。编纂委员会和工作委员会秉持质量源于设计的理念，共同制订了一系列配套的质量控制规范性文件，建立了一套切实可行、行之有效、效率最优的编纂质量管理方案和各种情况下的处理原则及预案。

《中华医学百科全书》的编纂实行主编负责制，在统一思想下进行系统规划，保证良好的全程质量策划、质量控制、质量保证。在编写过程中，统筹协调学科内各编委、卷内条目以及学科间编委、卷间条目，努力做到科学布局、合理分工、层次分明、逻辑严谨、详略有方。在内容编排上，务求做到"全准精新"。形式"全"：学科"全"，册内条目"全"，全面展现学科面貌；内涵"全"：知识结构"全"，多方位进行条目阐释；联系整合"全"：多角度编制知识网。数据"准"：基于权威文献，引用准确数据，表述权威观点；把握"准"：审慎洞察知识内涵，准确把握取舍详略。内容"精"："一语天然万古新，豪华落尽见真淳。"内容丰富而精炼，文字简洁而规范；逻辑"精"："片言可以明百意，坐驰可以役万里。"严密说理，科学分析。知识"新"：以最新的知识积累体现时代气息；见解"新"：体现出学术水平，具有科学性、启发性和先进性。

《中华医学百科全书》之"中华"二字，意在中华之文明、中华之血脉、中华之视角，而不仅限于中华之地域。在文明交织的国际化浪潮下，中华医学汲取人类文明成果，正不断开拓视野，敞开胸怀，海纳百川般融入，润物无声状拓展。《中华医学百科全书》秉承了这样的胸襟怀抱，广泛吸收国内外华裔专家加入，力求以中华文明为纽带，牵系起所有华人专家的力量，展现出现今时代下中华医学文明之全貌。《中华医学百科全书》作为由中国政府主导，参与编纂学者多、分卷学科设置全、未来受益人口广的国家重点出版工程，得到了联合国教科文等组织的高度关注，对于中华医学的全球共享和人类的健康保健，都具有深远意义。

《中华医学百科全书》分基础医学、临床医学、中医药学、公共卫生学、军事与特种医学和药学六大类，共计144卷。由中国医学科学院/北京协和医学院牵头，联合军事医学科学院、中国中医科学院和中国疾病预防控制中心，带动全国知名院校、科研单位和医院，有多位院士和海内外数千位优秀专家参加。国内知名的医学和百科编审汇集中国协和医科大学出版社，并培养了一批热爱百科事业的中青年编辑。

回览编纂历程，犹然历历在目。几年来，《中华医学百科全书》编纂团队呕心沥血，孜孜矻矻。组织协调坚定有力，条目撰写字斟句酌，学术审查一丝不苟，手书长卷撼人心魂……在此，谨向全国医学各学科、各领域、各部门的专家、学者的积极参与以及国家各有关部门、医药卫生领域相关单位的大力支持致以崇高的敬意和衷心的感谢！

《中华医学百科全书》的编纂是一项泽被后世的创举，其牵涉医学科学众多学科及学科间交叉，有着一定的复杂性；需要体现在当前医学整合转型的新形式，有着相当的创新性；作为一项国家出版工程，有着毋庸置疑的严肃性。《中华医学百科全书》开创性和挑战性都非常强。由于编纂工作浩繁，难免存在差错与疏漏，敬请广大读者给予批评指正，以便在今后的编纂工作中不断改进和完善。

刘德培

凡　例

一、《中华医学百科全书》（以下简称《全书》）按基础医学类、临床医学类、中医药学类、公共卫生类、军事与特种医学类、药学类的不同学科分卷出版。一学科辑成一卷或数卷。

二、《全书》基本结构单元为条目，主要供读者查检，亦可系统阅读。条目标题有些是一个词，例如"炎症"；有些是词组，例如"弥散性血管内凝血"。

三、由于学科内容有交叉，会在不同卷设有少量同名条目。例如《肿瘤学》《病理生理学》都设有"肿瘤"条目。其释文会根据不同学科的视角不同各有侧重。

四、条目标题上方加注汉语拼音，条目标题后附相应的外文。例如：

èxìng línbāliú
恶性淋巴瘤（malignant lymphoma，ML）

五、本卷条目按学科知识体系顺序排列。为便于读者了解学科概貌，卷首条目分类目录中条目标题按阶梯式排列，例如：

中枢神经系统肿瘤 ……………………………………………………………
　颅内肿瘤 ……………………………………………………………………
　　神经胶质瘤 ………………………………………………………………
　　　星形细胞肿瘤 …………………………………………………………
　　　室管膜肿瘤 ……………………………………………………………
　　脑膜瘤 ……………………………………………………………………
　　　前颅底脑膜瘤 …………………………………………………………
　　　嗅沟脑膜瘤 ……………………………………………………………

六、各学科都有一篇介绍本学科的概观性条目，一般作为本学科卷的首条。介绍学科大类的概观性条目，列在本大类中基础性学科卷的学科概观性条目之前。

七、条目之中设立参见系统，体现相关条目内容的联系。一个条目的内容涉及其他条目，需要其他条目的释文作为补充的，设为"参见"。所参见的本卷条目的标题在本条目释文中出现的，用蓝色楷体字印刷；所参见的本卷条目的标题未在本条目释文中出现的，在括号内用蓝色楷体字印刷该标题，另加"见"字；参见其他卷条目的，注明参见条所属学科卷名，如"参见□□□卷"或"参见□□□卷□□□□"。

八、《全书》医学名词以全国科学技术名词审定委员会审定公布的为标准。同一概念或疾病在不同学科有不同命名的，以主科所定名词为准。字数较多，释文中拟用简称的名词，每个条目中第一次出现时使用全称，并括注简称，例如：甲型病毒性肝炎（简称甲肝）。个别众所周知的名词直接使用简称、缩写，例如：B超。药物名称参照《中华人民共和国药典》2015年版和《国家基本药物目录》2012年版。

九、《全书》量和单位的使用以国家标准GB 3100～3102—1993《量和单位》为准。援引古籍或外文时维持原有单位不变。必要时括注与法定计量单位的换算。

十、《全书》数字用法以国家标准GB/T 15835—2011《出版物上数字用法》为准。

十一、正文之后设有内容索引和条目标题索引。内容索引供读者按照汉语拼音字母顺序查检条目和条目之中隐含的知识主题。条目标题索引分为条目标题汉字笔画索引和条目外文标题索引，条目标题汉字笔画索引供读者按照汉字笔画顺序查检条目，条目外文标题索引供读者按照外文字母顺序查检条目。

十二、部分学科卷根据需要设有附录，列载本学科有关的重要文献资料。

肿瘤学（五）卷缩略语表

缩略语	英文全称	中文
MIBG	^{131}I-metaiodobenzylguanidine	[131]I-间碘苄胍
MGMT	[6]Omethylguananine-DNA methyltransferase	[6]O-甲基鸟嘌呤-DNA 甲基转移酶
ATF1	activating transcription factor 1	转录激活因子 1
AID	activation-induced cytidine deaminase	激活诱导的胞苷脱氨酶
ALL	acute lymphoblastic leukemia	急性淋巴细胞白血病
APC	adenomatous polyposis coli	大肠腺瘤样息肉
aaIPI	age-adjusted international prognostic index	年龄调整的国际预后指数
AJCC	American Joint Committee on Cancer	美国癌症联合委员会
ALK	anaplastic lymphoma kinase	间变性淋巴瘤激酶
AML	angiomyolipoma	血管平滑肌脂肪瘤
	atypical and malignant SFT	非典型性和恶性型孤立性纤维瘤
AIHA	autoimmune hemolytic anemia	自身免疫性溶血性贫血
BRBNS	blue rubber bleb nevus syndrome	蓝色橡皮疱样痣综合征
BEHAB	brain enriched hyaluronan-binding	透明质酸黏合蛋白
BDNF	brain-derived neurotrophic factor	脑源性神经营养因子
	caldesmon	钙调蛋白结合蛋白
	calponin	钙调理蛋白
CMG-2	capillary morphogenesis gene-2	毛细血管形态发生基因 2
CA	carbohydrate antigen	糖类抗原
CEA	carcinoembryonic antigen	癌胚抗原
	catenin	联蛋白
CSS	cause-specific survival	特殊病因生存率
CgA	chromogranin A	嗜铬粒蛋白 A
CLL	chronic lymphocytic leukemia	慢性淋巴细胞白血病
CLTC	clathrin	网格蛋白
	claudin	密封蛋白
CCMMT	clear cell myomelanocytic tumor of the falciform ligament/ligamentum teres	肝镰状韧带/圆韧带透明细胞肌黑色素性细胞肿瘤
	clusterin	簇集素
CCP	complement control protein	补体调控蛋白
CR	complete response	完全缓解
CTCL	cutaneous T-cell lymphoma	皮肤 T 细胞淋巴瘤
CTL	cytotoxic T lymphocyte	细胞毒性 T 细胞
	desmin	结蛋白

缩略语	英文全称	中文
DLBCL	diffuse large B-cell lymphoma	弥漫大 B 细胞淋巴瘤
DSA	digital subtraction angiography	数字减影血管造影
DHL	dual-hit lymphoma	双重打击淋巴瘤
ECOG	eastern cooperative oncology group	美国东部肿瘤协作组
EGFR	epidermal growth factor receptor	表皮生长因子受体
EMA	epithelial antigen	上皮膜抗原
EBV	Epstein-Barr virus	爱泼斯坦-巴尔病毒
ER	estrogen receptor	雌激素受体
FMTC	familial medullary thyroid carcinoma	家族性甲状腺髓样癌
FABP7	fatty acid-binding protein 7	脂肪酸结合蛋白质 7
	fibronectin	纤连蛋白
FISH	fluorescence in situ hybridization	荧光原位杂交
T_{FH}	follicular helper T cell	滤泡辅助性 T 细胞
FAB	France-American-Britain	法美英协作组
Gd-DTPA	gadolinium diethylenetriamine pentaacetic acid	钆喷替酸葡甲胺
GNBi	ganglioneuroblastoma, intermixed	混杂型节细胞神经母细胞瘤
GNBn	ganglioneuroblastoma, nodular	结节型节细胞神经母细胞瘤
GHSG	German Hodgkin Study Group	德国霍奇金病研究组
GE	germinoma	生殖细胞瘤
GFAP	glial fibrillary acidic protein	胶质纤维酸性蛋白
GLUT	glucose transporter	葡萄糖转运蛋白
GVHD	graft-versus-host disease	移植物抗宿主病
Hp	Helicobacterpylori	幽门螺杆菌
HPC	hemangiopericytoma	血管外皮瘤
HPS	hemophagocytic syndrome	嗜血细胞综合征
HMGICG	high mobility group IC gene	HMGIC 基因
HAART	highly active antiretroviral therapy	高效抗反转录病毒治疗
β-HCG	human chorionic gonadotropin beta	β 人绒毛膜促性腺激素
HCMV	human cytomegalovirus	人巨细胞病毒
HHV8	human herpes virus 8	人类疱疹病毒 8 型
HPV	human papilloma virus	人乳头瘤病毒
PLAP	human placental alkaline	人胎盘碱性磷酸酶
HTLV	human T cell leukemia virus	人 T 细胞白血病病毒
HSCTGR	hyalinizing spindle cell tumor with giant rosettes	含有巨菊形团的玻璃样变梭形细胞肿瘤
IPSID	immunoproliferation small intestinal disease	免疫增殖性小肠病

缩略语	英文全称	中文
ITAM	immunoreceptor tyrosine-based activation motif	免疫受体酪氨酸活化基序
IP	inositol phospholipids	磷脂酰肌醇
IGF	insulin-like growth factor	胰岛素样生长因子
INSS	International Neuroblastoma Staging System	国际神经母细胞瘤的临床分期
IPS	International Prognostic Score	国际预后评分
IVBAT	intravascular bronchioalveolar tumor	血管内支气管肺泡肿瘤
IDH	isocitrate dehydrogenase	异柠檬酸脱氢酶
KPS	Karnofsky performance score	卡氏功能状态评分
LDH	lactic dehydrogenase	乳酸脱氢酶
	laminin	层黏连蛋白
LCA	leukocyte common antigen	白细胞共同抗原
LOH	loss of heterozygosity	杂合性丢失
LAM	lymphangioleiomyomatosis	淋巴管肌瘤
LBL	lymphoblastic lymphoma	淋巴母细胞淋巴瘤
LFA-2	lymphocyte function associated antigen 2	淋巴细胞功能相关抗原2
LP	lymphocyte predominant	淋巴细胞为主型
	lysozyme	溶菌酶
MRV	magnetic resonance venography	磁共振静脉造影
MMP-2	matrix metalloproteinase-2	基质金属蛋白酶-2
MAPK	mitogen-activated protein kinase	促分裂原活化的蛋白激酶
MKI	mitosis/karyorrhexis index	核分裂/核碎裂指数
MANEC	mixed adenoneuroendocrine carcinoma	混合性腺神经内分泌癌
MCT1	monocarboxylate transporter 1	单羧酸转运蛋白1
MM	multiple myeloma	多发性骨髓瘤
MSA	muscle-specific actin	肌特异性肌动蛋白
	myogenin	成肌蛋白
NEC	neuroendocrine carcinoma	神经内分泌癌
NET	neuroendocrine tumor	神经内分泌瘤
	neurofilament protein	神经丝蛋白
NSE	neuron specific enolase	神经元特异性烯醇化酶
NTR	neurotrophin receptor	神经营养因子受体
NTRK3	neurotrophin-3 receptor gene	神经营养因子-3受体基因
NGGCT	non-germinomatous germ cell tumor	非生殖细胞瘤性生殖细胞肿瘤
NGMGCT	non-germinomatous malignant germ cell tumor	非生殖细胞瘤性恶性生殖细胞肿瘤
NPM	nucleophosmin	核仁磷蛋白
OS	overall survival	总生存率
PR	partial response	部分缓解

续 表

缩略语	英文全称	中文
PTCL	peripheral T-cell lymphoma	外周 T 细胞淋巴瘤
PEC	perivascular epithelioid cell	血管周上皮样细胞
PVNS	pigmented villonodular synovitis	色素沉着绒毛结节性滑膜炎
PLAP	placental alkaline phosphatase	胎盘碱性磷酸酶
PET	positron emission computed tomography	正电子发射计算机体层显像
PCBCL	primary cutaneous B cell lymphoma	原发皮肤的 B 细胞淋巴瘤
PHPT	primary hyperparathyroidism	原发性甲状旁腺功能亢进
PR	progesterone receptor	孕激素受体
PD-1	programmed death-1	程序性死亡-1
PLL	prolymphocytic leukemia	幼淋巴细胞白血病
PUVA	psoralen+UVA	补骨脂素+A 波段紫外线
CCST	pulmonary clear cell sugar tumor	肺透明细胞糖瘤
PAL	pyothorax associated lymphoma	脓胸相关性淋巴瘤
RFS	relapse-free survival	无复发生存率
REAL	Revised European-American Lymphoma Classification	欧-美修订的淋巴瘤分类
SLL	small lymphocytic leukemia	小淋巴细胞白血病
SMA	smooth muscle actin	平滑肌肌动蛋白
SRS	somatostatin receptor (ostreotide) scintigraphy	生长抑素受体闪烁显像
	spindle cell non-pleomorphic AFX	梭形细胞非多形性型 AFX
SRS	stereotactic radiosurgery	立体定向放射手术
SEER	surveillance, epidemiology, and end results	监测、流行病学和最终结果计划数据库
Syn	synapsin	突触素
CD141	thrombomodulin	凝血调节蛋白
TTF-1	thyroid transcription factor 1	甲状腺转录因子 1
	titin	肌巨蛋白
TBI	total body irradiation	全身照射
THL	triple hit lymphoma	三重打击淋巴瘤
	troponin	肌钙蛋白
TSC	tuberous sclerosis complex	结节性硬化症
TM	tumor marker	肿瘤标志物
UICC	Union for International Cancer Control	国际抗癌联盟
VIP	vasoactive intestinal peptide	血管活性肠肽
	vimentin	波形蛋白
WDHA	watery diarrhoea, hypokalaemia and achlorhydria	水样腹泻、低血钾和胃酸缺乏/胃酸过少综合征
WHO	World Health Organization	世界卫生组织
ZAP70	Zeta-chain-associated protein 70	Zeta 链相关蛋白 70

目　录

línbā xìbāo

淋巴细胞（lymphocyte）　在适应性免疫中起关键作用的白细胞。是免疫系统的核心成分，经血液和淋巴液周游全身，将淋巴器官（胸腺、淋巴结、脾、扁桃体）和其他器官的淋巴组织连成一个功能整体，使免疫系统具备识别和记忆抗原能力，从而发挥识别和清除侵入机体微生物、异体细胞或大分子物质的作用，并能监护机体内部的稳定性，清除表面抗原发生变化的细胞（如肿瘤细胞等）。淋巴细胞起源于骨髓造血干细胞/祖细胞，是人体主要免疫活性细胞，约占白细胞总数的1/4。淋巴细胞依据表面标志、形态结构和功能表现不同，分为三类：胸腺依赖淋巴细胞（T细胞）、骨髓依赖淋巴细胞（B细胞）和大颗粒淋巴细胞（多为NK细胞）。在骨髓、脾、淋巴结、其他淋巴组织生发中心发育成熟的B细胞，占20%~30%，B细胞寿命较短，一般3~5天，经抗原激活后分化为浆细胞，产生特异性抗体，参与体液免疫；在胸腺、脾、淋巴结和其他淋巴组织，依赖胸腺素发育成熟者称为T细胞，占60%~70%，T细胞寿命较长，可达数月至数年，被抗原致敏后可产生多种免疫活性物质，参与细胞免疫。还有少数NK细胞（自然杀伤细胞）、N细胞（裸细胞）、D细胞（双标志细胞）。观察淋巴细胞数量的变化，有助于了解机体免疫功能状态。

（刘尚梅　宋艳　鲁海珍）

T xìbāo

T细胞（T cell）　表达T细胞受体和CD3复合物的淋巴细胞。胸腺依赖淋巴细胞的简称，是淋巴细胞中数量最多、功能最复杂的一类，血液中的T细胞占淋巴细胞总数的60%~70%。来源于胚肝或骨髓的原T细胞，在胸腺微环境中分化、发育，成熟后迁移至外周血，继而定居于外周淋巴组织，可介导细胞免疫应答，并辅助机体针对T细胞依赖性抗原产生体液免疫应答。一般分为三个亚群：①辅助性T细胞（Th细胞）：表达CD4分子具有辅助功能的T细胞，占T细胞的65%左右，可特异性识别抗原肽-主要组织相容性复合体（MHC）II类分子复合物，按照其所分泌细胞因子的种类，分为Th1细胞、Th2细胞、Th3细胞等。能辅助B细胞产生体液免疫应答和T细胞产生细胞免疫应答。②抑制性T细胞（Ts细胞）：具有免疫负调节作用的T细胞。占T细胞10%左右，表面有CD8抗原，作用是减弱或抑制免疫应答。③细胞毒性T细胞（Tc细胞）：具有特异性杀伤靶细胞功能的T细胞亚群，占T细胞的20%~30%，表达CD8，其T细胞受体通过特异性识别靶细胞表面相应抗原与MHC I类分子复合物而杀伤靶细胞。某些CD4+T细胞也具有细胞毒性T细胞活性。

早期祖细胞或多潜能干细胞起源的具有T细胞分化的肿瘤有实体瘤和白血病，实体瘤包括前驱T细胞肿瘤（淋巴母细胞淋巴瘤）和成熟T细胞淋巴瘤，后者分类包括非特异型外周T细胞淋巴瘤、间变大细胞淋巴瘤、血管免疫母细胞T细胞淋巴瘤、原发皮肤间变大细胞淋巴瘤、蕈样真菌病、塞泽里（Sézary）综合征、皮下脂膜炎样T细胞淋巴瘤、肝脾T细胞淋巴瘤、肠病相关T细胞淋巴瘤等。

（刘尚梅　宋艳　鲁海珍）

B xìbāo

B细胞（B cell）　体内能产生抗体的淋巴细胞。骨髓依赖淋巴细胞的简称。B细胞的祖细胞存在于胎肝的造血细胞岛中，此后B淋巴细胞的产生和分化场所逐渐被骨髓所代替。成熟的B细胞主要定居于淋巴结皮质浅层的淋巴小结和脾的红髓和白髓的淋巴小结内。血液中的B细胞占淋巴细胞总数的10%~15%，B细胞的特征性表面标志是膜免疫球蛋白（即B细胞受体），经抗原激活后可分化形成大量浆细胞，合成和分泌免疫球蛋白，主要执行机体的体液免疫。具有B细胞表型的淋巴瘤分为前驱B细胞肿瘤（即淋巴母细胞淋巴瘤）和成熟B细胞淋巴瘤，后者包括弥漫大B细胞淋巴瘤、滤泡淋巴瘤、套细胞淋巴瘤、淋巴结边缘区B细胞淋巴瘤、B小淋巴细胞淋巴瘤、结外黏膜相关淋巴组织边缘区B细胞淋巴瘤、脾边缘带淋巴瘤、淋巴浆细胞样淋巴瘤、浆细胞肿瘤、原发纵隔大B细胞淋巴瘤、原发性渗出性淋巴瘤、伯基特（Burkitt）淋巴瘤等。

（刘尚梅　宋艳　鲁海珍）

zìrán shāshāng xìbāo

自然杀伤细胞（natural killer cell, NK cell）　不需要抗原刺激而杀伤病毒感染细胞和肿瘤细胞的淋巴细胞。属淋巴细胞谱系，但有别于T细胞、B细胞的一类非特异性免疫细胞。简称NK细胞。其不仅与抗肿瘤、抗病毒感染和免疫调节有关，而且在某些情况下参与超敏反应和自身免疫病的发生。NK细胞体积较大，直径约11μm，胞质较丰富，含有大量溶酶体。由于NK细胞具有部分T细胞分化抗原，如80%~90%NK细胞CD2+，20%~30%NK细胞CD3+（表达CD3ζ链），30%NK细胞CD8+（α/α）和75%~90%

NK 细胞 CD38⁺，而且 NK 细胞具有 IL-2 中亲和性受体，在 IL-2 刺激下可发生增殖反应，活化 NK 细胞可产生 γ 干扰素（IFN-γ），因此一般认为 NK 细胞与 T 细胞在发育上关系更为密切。淋巴瘤分类为前驱 T 细胞淋巴瘤中的母细胞性 NK 细胞淋巴瘤、鼻型结外 NK/T 细胞淋巴瘤等。

（刘尚梅 宋艳 鲁海珍）

línbā xìbāo miǎnyì biǎoxíng

淋巴细胞免疫表型（lymphocyte immunophenotype） 淋巴细胞细胞膜表面的抗原标志。淋巴细胞分化及免疫应答不同阶段的免疫表型有所不同，前体 T 和 B 细胞均特异性表达末端脱氧核苷酸转移酶（TdT），均可有 CD43 的表达，少数病例呈双向表达或为裸细胞免疫表型。T 细胞免疫表型：CD7 是发育早期的标志物，全 T 细胞标志物 CD2、CD3 和 CD5，CD4 和 CD8 的表达结果不定。B 细胞免疫表型：CD19、CD79a、CD20、CD22 及 Ig 表达。

（刘尚梅 宋艳 鲁海珍）

fēnhuàqún

分化群（cluster of differentiation, CD） 白细胞分化抗原的归类及命名系统的简称，纠正了过去对白细胞表面抗原命名的混乱现象，由国际白细胞区分抗原专题讨论会定名，现已国际通用。借助单克隆抗体鉴定为主的聚类分析法，将来自不同实验室单克隆抗体所识别的同一白细胞分化抗原归为同一个分化群。相关抗原统称为 CD 抗原或分化抗原。白细胞分化抗原是白细胞（还包括血小板、血管内皮细胞等）在正常分化成熟不同谱系和不同阶段以及活化过程中，出现或消失的细胞表面标志。它们大都是穿膜的蛋白或糖蛋白，含胞膜外区、跨膜区和

胞质区。有些白细胞分化抗原是以磷脂酰肌醇（IP）连接方式"锚"在细胞膜上。少数白细胞分化抗原是糖类半抗原。白细胞分化抗原参与机体重要的生理和病理过程。例如：①免疫应答过程中免疫细胞的相互识别，免疫细胞抗原识别、活化、增殖和分化，免疫效应功能的发挥。②造血细胞的分化和造血过程的调控。③炎症发生。④细胞的迁移如肿瘤细胞的转移。人 CD 分子已发现有三百多种。

（刘尚梅 宋艳 鲁海珍）

fēnhuàqún 1a

分化群 1a（cluster of differentiation1a, CD1a） 表达于抗原提呈细胞树突状细胞、朗格汉斯细胞和胸腺皮质细胞的转移膜表达蛋白。其表达可以用于标记皮质型胸腺瘤（未成熟 T 细胞阳性）和朗格汉斯组织细胞增生症的辅助诊断，还可用于胸腺癌与肺肿瘤的鉴别诊断。在朗格汉斯组织细胞增生症的辅助诊断中，一般与 S-100 蛋白、CD68 联合应用。

（刘尚梅 宋艳 鲁海珍）

fēnhuàqún 2

分化群 2（cluster of differentiation 2, CD2） 又称淋巴细胞功能相关抗原 2（LFA-2），CD2 分子的配体主要是 CD58（LFA-3）。胞质区可与多种蛋白酪氨酸激酶相连。CD2 分子表达于胸腺细胞、T 细胞和 NK 细胞，CD2 与 CD58 结合，促进 T 细胞对抗原的识别功能，主要是通过增强 T 细胞与 APC 或靶细胞之间的黏附，以及 CD2 分子所介导的信号转导。CD2 为膜表达蛋白，是一种 T 细胞的广谱标志物，表达于几乎所有的外周 T 细胞、大部分胸腺细胞及部分 NK 细胞表面，而 B 细胞一般不表达。CD2 具有调节活

化 T 细胞和胸腺细胞与抗原提呈细胞和靶细胞黏附的功能，主要用于大多数外周淋巴组织中的 T 细胞、NK 细胞、胸腺皮质细胞和 T 细胞来源的大多数恶性肿瘤的诊断与研究。在 T 细胞肿瘤中，大部分胸腺前及后发育的 T 细胞相关的淋巴瘤均表达此抗体，在诊断外周 T 细胞淋巴瘤、间变大细胞淋巴瘤、前 T 细胞淋巴瘤中尤其具有帮助。

（刘尚梅 宋艳 鲁海珍）

fēnhuàqún 3

分化群 3（cluster of differentiation 3, CD3） 以非共价键与 T 细胞受体（TCR）组成 TCR-CD3 复合物，分布于 T 细胞和部分胸腺细胞表面，在 TCR 信号转导过程中起着关键作用。CD3 分子由 δ、γ、ε、ξ 和 η 五种链组成。CD3δ、γ 和 ε 链均属免疫球蛋白超家族（IgSF）成员，跨膜区通过带负电的氨基酸与 TCRαβ 或 TCRγδ 链跨膜区带正电氨基酸形成盐桥，使之稳定形成 TCR-CD3 复合物。CD3ξ 和 η 链结构相似，胞膜外区很短，由半胱氨酸形成链间二硫键，组成 ξξ 同源二聚体或 ξη 异源二聚体。胞质区有免疫受体酪氨酸活化基序（ITAM）结构，其中的酪氨酸磷酸化后，可活化有关激酶，转导 TCR-CD3 介导的活化途径的信号。表达于所有的 T 细胞表面及部分的 NK 细胞，其表达部位为胞膜和胞质，是 T 细胞可靠标志物。CD3 与 TCR 组成复合受体分子，是 T 细胞识别抗原的主要单位，具有稳定的 TCR 结构和传递活化信号的作用。CD3 可以标记静止和活化的 T 细胞，B 细胞、髓细胞、巨噬细胞等不表达，可作为肿瘤性和非肿瘤性 T 细胞，以及 NK 细胞的标志物。CD3 在一些蕈样真菌病、

多形性淋巴瘤和间变大细胞淋巴瘤中不表达。

（刘尚梅 宋艳 鲁海珍）

fēnhuàqún 4

分化群 4（cluster of differentiation 4，CD4） 单链跨膜糖蛋白，胞膜外区结构属 IgSF 成员，共有四个 IgSF 结构域。CD4 分子的第一、二个结构域可与主要组织相容性复合体（MHC）Ⅱ类分子的非多态区结合。第一个 V 样结构域是艾滋病病毒（HIV）的受体，与 HIVgp120 相结合。在外周血和外周淋巴器官中，CD4+T 细胞为辅助性 T 细胞（Th）。CD4 是 T 细胞 TCR-CD3 复合物识别抗原的辅助受体，通过胞膜外区与抗原提呈细胞（APC）表达的 MHC Ⅱ类分子的结合，及其胞质区与 p56lck 激酶的结合，参与信号转导。正常淋巴组织中，CD4 的表达数量明显多于 CD8，其比例约为 4∶1，CD4 的表达部位为胞膜和胞质。在抗原的识别过程中，CD4 分子与 MHC Ⅱ类分子相互作用，标记辅助性 T 细胞亚群。CD4 同样可以在一系列单核细胞系，如朗格汉斯细胞和其他树突状细胞中表达。CD4 在不成熟的胸腺细胞中不表达，在 T 细胞的分化过程中出现表达。虽然前驱 T 淋巴母细胞淋巴瘤的 CD4 表达不一，但是大多数的成熟 T 细胞淋巴瘤的 CD4 阳性，但侵袭性 NK 细胞白血病、结外 NK 细胞淋巴瘤、皮下脂膜炎样 T 细胞淋巴瘤及肠病相关淋巴瘤等阴性。

（刘尚梅 宋艳 鲁海珍）

fēnhuàqún 5

分化群 5（cluster of differentiation 5，CD5） 信号转导分子，主要表达于胞膜，主要分布在成熟 T 细胞，在 CD34 阳性的前 T 细胞也有表达，正常淋巴结中，CD5

主要分布在 T 细胞区，主要用于 T 细胞白血病和淋巴瘤的辅助诊断。另外，在 B 细胞的个别亚群中，CD5 也可阳性。CD5 是套层 B 细胞淋巴瘤及小 B 细胞淋巴瘤的标志物，套细胞淋巴瘤常表达 CD5 和周期蛋白 cyclinD1，而滤泡淋巴瘤为阴性。在 85% 的 T 细胞淋巴瘤中，CD5 阳性表达。

（刘尚梅 宋艳 鲁海珍）

fēnhuàqún 7

分化群 7（cluster of differentiation 7，CD7） 表达于胞膜，是免疫球蛋白超级基因家族成员，在绝大多数 T 细胞表达，也表达于自然杀伤（NK）细胞和所有胸腺细胞。CD7 是 T 细胞及 NK 细胞分化过程中表达最早的抗原之一，对 T 细胞淋巴瘤的分类起辅助作用。

（刘尚梅 宋艳 鲁海珍）

fēnhuàqún 8

分化群 8（cluster of differentiation 8，CD8） 由 α、β 链借二硫键连接的异源二聚体，胞膜外区结构均属 IgSF。α 链 V 样区与主要组织相容性复合体（MHC）Ⅰ类分子非多态的 α3 区域结合，胞质区可与 p56lck 相连，参与 T 细胞活化和增殖的信号转导。CD8 分子分布于部分 T 细胞和胸腺细胞。CD8+T 细胞是细胞毒性 T 细胞（CTL 或 Tc）。CD8 也是 T 细胞的辅助受体，可以增强 T 细胞受体（TCR）与相应抗原肽-MHC 分子结合后的信号刺激。CD8 表达于细胞膜，主要分布在抑制性/毒性 T 细胞、NK 细胞，正常淋巴组织中，CD8 的表达要明显少于 CD4，主要作为 T 细胞亚群分类研究。CD8+T 细胞是 T 淋巴细胞的一个亚群，在特异性免疫反应中起着识别和提呈抗原的重要作用，CD8+T 细胞和其他类的

T 细胞一样起源于骨髓，在胸腺内成熟，成熟后随着淋巴循环到达全身各处，有较多 CD8+T 细胞储存于脾、扁桃体和淋巴结等。CD8+T 细胞表面含有两种特征分子，一类是 T 细胞受体分子，一类是 MHC Ⅰ类分子。CD8 通过表面的 MHC Ⅰ类分子与 CD4 等其他免疫细胞的 MHC Ⅱ类分子结合，从而识别其他免疫细胞表面结合的抗原物质。在大颗粒 T 淋巴细胞白血病和一些 T 细胞肿瘤中 CD8 阳性，可作为 T 细胞淋巴瘤的辅助诊断标志物。

（刘尚梅 宋艳 鲁海珍）

fēnhuàqún 10

分化群 10（cluster of differentiation 10，CD10） 分子量为 100kD 的糖蛋白，是细胞表面的中性内肽酶，可以灭活多种生物活性肽，已被认为是生发中心 B 细胞的分子标志物之一。又称普通型急性淋巴细胞白血病抗原，CD10 的表达部位为胞膜和胞质，又称为同型急性淋巴细胞白血病抗原，表达于非淋巴组织和淋巴组织中。在淋巴组织中，表达于早期幼稚淋巴细胞及未成熟 B 细胞，当 B 细胞成熟时表达消失。在增生性 B 细胞及成熟的中性粒细胞中也可表达。应用于恶性淋巴瘤和白血病分型和诊断，如 B 细胞淋巴瘤的滤泡淋巴瘤（1 级及 2 级）和伯基特（Burkitt）淋巴瘤、前 B 细胞急性淋巴母细胞白血病等。另外，在 T 细胞淋巴瘤的诊断中，有时可用于鉴别血管免疫母细胞 T 细胞淋巴瘤与其他类型的外周 T 细胞淋巴瘤。在非淋巴组织中，可在子宫内膜间质、胆小管、肾小球细胞及肾小管上皮细胞中表达。在鉴别诊断中可用于鉴别肾透明细胞癌和其他来源透明细胞癌；以及鉴别子宫内膜间质肉瘤

与平滑肌肉瘤。

（刘尚梅 宋 艳 鲁海珍）

fēnhuàqún 15

分化群 15（cluster of differentiation 15, CD15） 位于细胞表面的糖蛋白，由半乳糖岩藻糖和乙酰葡萄糖胺组成，是粒细胞、单核细胞的表面标志物，后来作为检测白细胞亚群诊断霍奇金淋巴瘤细胞和不典型细胞的一种标志物。CD15 表达部位是胞膜和（或）胞质，主要分布在成熟的粒细胞、活化的 T 细胞、霍奇金淋巴瘤中里-斯（R-S）细胞及单核的霍奇金细胞、白血病的髓样和单核样细胞等。几乎所有的急性及慢性髓细胞性白血病 CD15 均为阳性，急性淋巴细胞白血病较少表达。霍奇金淋巴瘤中 R-S 细胞和单核的 R-S 细胞 CD15 特异性膜及核周的高尔基体阳性。粒细胞肉瘤及大部分腺癌也可表达 CD15。CD15 主要用于霍奇金淋巴瘤和粒细胞肉瘤、胸腺瘤及富于 T 细胞型 B 细胞淋巴瘤辅助诊断。

（刘尚梅 宋 艳 鲁海珍）

fēnhuàqún 16

分化群 16（cluster of differentiation 16, CD16, Leu-11） 主要表达于自然杀伤（NK）细胞和粒细胞，在许多 NK 细胞增生性疾病中表达，是诊断 NK/T 细胞淋巴瘤的辅助标志物。

（刘尚梅 宋 艳 鲁海珍）

fēnhuàqún 19

分化群 19（cluster of differentiation 19, CD19） 分子量为 95kD 的糖蛋白，表达于细胞膜，是 B 细胞标志物，为最早表达的 B 细胞分化抗原，与 B 细胞的分化和调节有关，在 T 细胞及正常粒细胞中不表达。CD19 分子胞膜外区结构属 IgSF 成员，分布于除浆细胞外的 B 细胞谱系发育的各个阶段，是 B 细胞的重要标志。此外 CD19 还表达于滤泡树突状细胞。CD19 是 CD19/CD21/CD81 信号复合物中一个成分，其胞质区较长，可与多种激酶结合，促进 B 细胞激活。该抗体主要用于标记 B 细胞及相关的肿瘤，特别是早期 B 细胞发育相关的肿瘤，对 B 细胞淋巴瘤和白血病起反应较多，而髓性淋巴瘤和白血病少见表达，CD19 对大多数浆细胞瘤无反应。

（刘尚梅 宋 艳 鲁海珍）

fēnhuàqún 20

分化群 20（cluster of differentiation 20, CD20） 表达部位为胞膜，主要分布于 B 细胞，抗原表位出现在 B 细胞成熟过程中的前 B 细胞后期阶段，而且在 B 细胞分化的大多数阶段保留在细胞膜上，但在浆细胞阶段此抗原表位消失。一般不与 T 细胞有交叉反应，有时也见于巨噬细胞。CD20 是 B 细胞淋巴瘤辅助诊断标志物，用于淋巴瘤 T 或 B 细胞亚型分类上，在以下情况下强阳性：约半数的淋巴母细胞淋巴瘤/白血病，几乎所有的成熟 B 细胞淋巴瘤（浆细胞型除外），大约 1/4 的淋巴细胞为主型经典型霍奇金淋巴瘤中的里-斯（R-S）细胞，浆细胞瘤无反应。

（刘尚梅 宋 艳 鲁海珍）

fēnhuàqún 21

分化群 21（cluster of differentiation 21, CD21） 又称补体受体 2 和 EB 病毒受体。胞膜外区属补体调控蛋白结构域，胞质区具有多个 PKC 和蛋白酪氨酸激酶（PTK）磷酸化位点。CD21 分子表达于成熟 B 细胞，滤泡树突状细胞，以及咽部和宫颈的上皮细胞，是 B 细胞重要的标志。CD21 是补体 C3 片段 iC3b 和 C3d（或 C3dg）的受体，也是 EB 病毒受体，因此 B 细胞是 EB 病毒易感的靶细胞。CD21 与 iC3b 及 C3d 相结合，其信号与 BCR 信号的联合，增强了 B 细胞对抗原的应答。CD21 参与免疫记忆，当病原微生物或蛋白质抗原上覆盖有 C3dg 时，可与淋巴滤泡树突状细胞表面 CD21 结合，在诱导免疫记忆过程中发挥重要作用。CD21 抗体识别补体成分 C3d 的受体，此受体介导对补体包被颗粒的吞噬作用。CD21 表达于滤泡树突状细胞和一些成熟的 B 细胞，同时有些类型的上皮也可阳性。CD21 表达于胞膜，主要分布于淋巴结的外套层和边缘区 B 细胞及滤泡树突状细胞。CD21 用于滤泡淋巴瘤、套细胞淋巴瘤、边缘带 B 细胞淋巴瘤等中滤泡树突状细胞网的识别及滤泡树突状细胞肿瘤的诊断，同时可以帮助识别血管免疫母细胞 T 淋巴瘤中增生的树突状细胞岛。

（刘尚梅 宋 艳 鲁海珍）

fēnhuàqún 22

分化群 22（cluster of differentiation 22, CD22） 分子量为 135kD 的跨膜蛋白。为 B 淋巴细胞限制性抗原。在 B 细胞和前 B 细胞，CD22 抗原仅存在于胞质中，分化至成熟 B 细胞时，该抗原表达在细胞膜上，激活时表达量增加。B 细胞分化至终末阶段浆细胞时，CD22 抗原消失。CD22 为黏附分子，可以放大 B 细胞激活信号。CD22 广泛表达于正常 B 细胞和 B 细胞淋巴瘤细胞。主要用于大多数 B 细胞淋巴瘤和白血病的辅助诊断，在有些慢性淋巴细胞白血病细胞表面可能检测不到，与大多数浆细胞瘤无反应。

（刘尚梅 宋 艳 鲁海珍）

fēnhuàqún 23

分化群 23（cluster of differentiation 23, CD23） 由 321 个氨基残

基组成的糖蛋白，可被蛋白酶水解，形成可溶性 CD23（sCD23），但仍保留了与 IgE 结合的能力，又称 IgE 结合因子。CD23 表达于 B 细胞和单核细胞，活化 B 细胞 CD23 表达水平明显升高。CD23 是 IgE 低亲和力受体，以不同方式参与 IgE 合成的调节：膜 CD23 结合 IgE 或 IgE 免疫复合物后，可降低 B 细胞 IgE 的合成；而 sCD23 与 B 细胞 CD21 结合可促进 IgE 合成。CD23 的表达部位是胞膜，表达于滤泡树突状细胞、生发中心活化的 B 细胞、单核细胞，包括 EB 病毒转化的 B 细胞。用于滤泡树突状细胞网的识别，还可用于慢性淋巴细胞白血病中（CD23 阳性）与套细胞淋巴瘤（CD23 阴性）的鉴别，是二者鉴别诊断的标志物之一。

（刘尚梅　宋艳　鲁海珍）

fēnhuàqún 25

分化群 25（cluster of differentiation 25，CD25）　分子量为 55kD 的单链糖蛋白。又称白细胞介素-2 受体，表达部位是活化的 T 细胞和部分 B 细胞、巨噬细胞的细胞膜，主要用于淋巴瘤、自身免疫病及同种异体移植排斥反应等的研究。

（刘尚梅　宋艳　鲁海珍）

fēnhuàqún 30

分化群 30（cluster of differentiation 30，CD30）　分子量为 120kD 的跨膜单链糖蛋白，表达于细胞膜或胞质，由细胞内区、跨膜区及细胞外区三部分构成，是 TNF 受体超家族的成员之一。编码基因定位于 1q36，是淋巴瘤的活化基因之一。CD30 蛋白在淋巴细胞活化中起重要作用，表达于活化的 T/B 细胞、里-斯（R-S）细胞及部分滤泡周围细胞。CD30 是 R-S 细胞和大多数间变大细胞淋巴瘤细胞

的标志物，而且在胚胎性癌中表达率也较高。CD30 的表达分为三种类型：胞膜型、胞质内高尔基体灶状型及弥漫型。前两者见于淋巴造血系统肿瘤，包括霍奇金淋巴瘤（HL）、间变大细胞淋巴瘤（ALCL）及部分大细胞淋巴瘤，而弥漫阳性常见于非淋巴造血系统肿瘤，如胚胎性癌、胰腺癌、鼻咽癌、恶性黑色素瘤等，故对于 CD30 阳性病例，应同时使用细胞角蛋白（CK）、黑色素瘤标志物等帮助鉴别。此抗体主要用于霍奇金淋巴瘤、间变大细胞淋巴瘤及胚胎性癌的辅助诊断。

（刘尚梅　宋艳　鲁海珍）

fēnhuàqún 38

分化群 38（cluster of differentiation 38，CD38）　分子量为 42kD 的 II 型跨膜糖蛋白，共 300 个氨基酸残基，分子表达与分布相当广泛，主要表达在不成熟的造血细胞和活化的淋巴样细胞，在骨骼肌、心肌、气道平滑肌和子宫平滑肌分子也有表达。在淋巴系统中，主要表达于浆细胞，用于多发性骨髓瘤的诊断。CD38 具有许多复杂而又独特的生物学特性及功能。近年来临床研究发现，CD38 分子是慢性 B 淋巴细胞白血病的预测因子，自身免疫反应性糖尿病的诊断指标，并可用于艾滋病及巨细胞病毒的检测及系统性红斑狼疮的病情监测。

（刘尚梅　宋艳　鲁海珍）

fēnhuàqún 43

分化群 43（cluster of differentiation 43，CD43）　主要标记 T 细胞，表达在正常 T 细胞、髓细胞、巨噬细胞和浆细胞中。CD43 在低级别 B 细胞淋巴瘤、急性 B 细胞白血病及间变大细胞淋巴瘤和骨髓瘤中均有不同程度的表达，所有粒细胞肉瘤/髓外骨髓瘤 CD43

阳性。常与 T 细胞标志物联合应用于 T 细胞淋巴瘤的辅助诊断，亦可用于小 B 细胞淋巴瘤/白血病的诊断。

（刘尚梅　宋艳　鲁海珍）

fēnhuàqún 45

分化群 45（cluster of differentiation 45，CD45）　在所有白细胞上都有表达，称为白细胞共同抗原（LCA），表达部位为胞膜。CD45 由一类结构相似、分子量较大的跨膜蛋白组成，其胞质区段具有蛋白质酪氨酸磷酸酶的作用，能使底物 P56lck 和 P59fyn 上酪氨酸脱磷酸而激活，在细胞的信息传导中发挥重要作用，CD45 是细胞膜上信号传导的关键分子，在淋巴细胞的发育成熟、功能调节及信号传递中具有重要意义，CD45 的分布可作为某些 T 细胞亚群的分类标志。主要用于白细胞表面，包括 T 细胞、B 细胞、多形核白细胞、单核细胞等。在非造血系统不表达。CD45 是区分淋巴瘤/白血病与非造血组织肿瘤的特异性标志物。

（刘尚梅　宋艳　鲁海珍）

fēnhuàqún 56

分化群 56（cluster of differentiation 56，CD56，Leu-19）　细胞表面糖蛋白，是一种神经黏附分子，在胚胎发育以及神经细胞的相互联系中发挥重要作用。CD56 表达部位是细胞膜，主要分布于大多数神经外胚层来源的细胞中。CD56 在 NK 细胞和少数活化的 T 细胞及其肿瘤中有表达，CD56 只与肿瘤性的浆细胞反应，而反应性浆细胞则不表达。此外，在神经内分泌肿瘤中可见表达，故主要用于神经内分泌肿瘤、浆细胞瘤及 NK/T 细胞性淋巴瘤等的辅助诊断。

（刘尚梅　宋艳　鲁海珍）

fēnhuàqún 57

分化群 57（cluster of differentiation 57，CD57） 表达于细胞膜，在淋巴结内可表达于生发中心的 T 细胞，是自然杀伤细胞（NK 细胞或 Leu-7）的主要标志物，亦可在神经内分泌肿瘤中表达，表达于少数淋巴母细胞淋巴瘤和自然杀伤细胞淋巴瘤。主要用于 NK 细胞淋巴瘤和神经内分泌肿瘤的辅助诊断。

（刘尚梅 宋艳 鲁海珍）

fēnhuàqún 79a

分化群 79a（cluster of differentiation 79a，CD79a） 又称 mb-1 或 Igα；CD79b 又称 B29 或 Igβ。CD79a 和 CD79b 通过二硫键组成异源二聚体，表达于除浆细胞外 B 细胞发育的各个阶段，是 B 细胞特征性标志物。CD79a/CD79b 与 mIg 以非共价键相连，组成 B 细胞受体（BCR）复合物，BCR 中 mIg 主要为 mIgM 和 mIgD。CD79a/CD79b 与 T 细胞受体（TCR）和 CD3 复合物中 CD3 分子作用十分相似，其胞质区的 ITAM 可结合 B 细胞内信号分子中 SH2 结构域，从而介导 BCR 介导的信号转导。CD79a 阳性部位是胞膜，是 B 细胞广谱标志物，从前 B 细胞开始到成熟的浆细胞前均可以表达。是 B 细胞及其肿瘤的常用标志物。用于鉴别淋巴瘤 T/B 亚型及来自前 B 细胞阶段的白血病。

（刘尚梅 宋艳 鲁海珍）

B xìbāo tèyìxìng jīhuó dànbái

B 细胞特异性激活蛋白（B cell specific activator protein，PAX-5） *PAX*-5 基因编码的蛋白，是 B 细胞起源的特异、灵敏的肿瘤标志物。在 B 细胞发育早期阶段，*PAX*-5 能影响 CD19、CD20 等 B 细胞特异性基因的表达，在造血原始细胞定向分化到 B 细胞谱系的过程中起着重要作用。在整个 B 细胞发育过程中需要 PAX-5 表达以加强其定向分化，若 PAX-5 失活可导致成熟 B 细胞去分化至原始细胞阶段，从而具有多谱系分化潜能，可导致白血病发生。人类急性淋巴细胞白血病中 *PAX*-5 基因突变是最常见的遗传病变之一。PAX-5 的表达部位是细胞核。它主要分布于 B 细胞（包括前 B 和成熟 B 细胞）的胞核中，胞质不表达。霍奇金淋巴瘤里-斯（R-S）细胞弱表达。T 细胞及其来源肿瘤阴性。主要用于 B 细胞及其来源肿瘤的诊断。

（刘尚梅 宋艳 鲁海珍）

B xìbāo shòutǐ

B 细胞受体（B cell receptor，BCR） 存在于 B 细胞膜表面的免疫球蛋白，是一种膜表面免疫球蛋白（IgM、IgD），由胞外区、跨膜区、胞内区构成。它不是由抗原刺激产生的而是在 B 细胞发育过程中出现在 B 细胞膜上的结构，具有抗原信号转导作用，功能缺失可能与 B 细胞性淋巴瘤有关。BCR 复合物是 B 细胞表面最主要的分子。BCR 复合物由识别和结合抗原的膜免疫球蛋白（mIg）和传递抗原刺激信号的 Igα（CD79a）和 Igβ（CD79b）异源二聚体组成。mIg 主要功能是结合特异性抗原。Igα 和 Igβ 也属于免疫球蛋白超家族成员，主要功能是作为信号传导分子转导抗原与 BCR 结合产生的信号，参与 Ig 从胞内向胞膜的转运。

（刘尚梅 宋艳 鲁海珍）

T xìbāo shòutǐ

T 细胞受体（T cell receptor，TCR） 异源二聚体，是所有 T 细胞表面的特征性标志。以非共价键与 CD3 结合，形成 TCR-CD3 复合物。TCR 的作用是识别抗原。TCR 是一组跨膜蛋白，具有识别抗原及主要组织相容性复合体作用。TCR 又分为 α、β、γ 及 δ 链，β 链与正常 T 细胞反应，表达于大多数 T 淋巴瘤和白血病，胸腺的 T 细胞淋巴瘤缺少表达。δ 链表达于少数 T 细胞及 T 细胞淋巴瘤（主要是胸腺 T 淋巴细胞淋巴瘤）。TCR 分为两类：TCR1 和 TCR2；TCR1 由 γ 和 δ 两条链组成，TCR2 由 α 和 β 两条链组成。外周血中，90%～95% 的 T 细胞表达 TCR2；而且任一 T 细胞只表达 TCR2 和 TCR1 之一。

（刘尚梅 宋艳 鲁海珍）

Bcl-1 jīyīn

Bcl-1 基因（Bcl-1 gene） 原癌基因，主要用于淋巴造血系统肿瘤及其他组织来源恶性肿瘤的诊断及预后研究，与结肠癌淋巴结转移相关，可能提示预后差。

（刘尚梅 宋艳 鲁海珍）

Bcl-2 jīyīn

Bcl-2 基因（Bcl-2 gene） 首次于 1984 年研究人类 B 细胞滤泡淋巴瘤时发现。正常的 *Bcl*-2 基因位于染色体 18q1.3 上，约含 230kb，有 3 个外显子和 2 个内含子。编码产物为 26kD 的蛋白质。位于线粒体膜、滑面内质网和核膜上。*Bcl*-2 基因家族是细胞凋亡的重要控制基因，在维持细胞生理性分化、发育和细胞数量的动态平衡中具有重要作用。*Bcl*-2 表达于细胞膜或胞质，是细胞凋亡家族成员之一，在组织内广泛存在，*Bcl*-2 被认为起抑制凋亡的功能。90% 滤泡淋巴瘤在 18q21 发生易位，使相邻的 *Bcl*-2 基因变成一种免疫球蛋白。主要用于标记滤泡淋巴瘤与反应性增生的鉴别、毛细胞白血病及细胞凋亡及与预后关系的研究。

（刘尚梅 宋艳 鲁海珍）

Bcl-6 jīyīn

Bcl-6 基因（Bcl-6 gene） 基因由于在弥漫大 B 细胞淋巴瘤中涉及 3q27 染色体异位而得以克隆，又称 *LAZ3* 或 *Bcl-5* 基因，编码一个 POZ/锌指蛋白，属于一种转录抑制因子。在正常淋巴组织中 Bcl-6 蛋白主要表达于生发中心（GC）B 细胞（中心细胞和中心母细胞）和 CIM 阳性 T 细胞，促进淋巴细胞分化、控制 GC 的形成以及 T 细胞依赖的抗原反应。*Bcl-6* 基因的生物学活动是一个复杂的多信号传导的级联反应，作用机制未完全阐明。*Bcl-6* 基因结构的改变可能影响到一系列重要的癌基因、抑癌基因以及重要的免疫系统发育基因，这更提示它在淋巴细胞发育和淋巴细胞源性肿瘤发生中的重要作用。Bcl-6 主要表达于正常生发中心 B 淋巴细胞及其来源肿瘤，在滤泡性淋巴瘤、弥漫大 B 细胞淋巴瘤、伯基特（Burkitt）淋巴瘤以及结节性淋巴细胞为主型霍奇金淋巴瘤中表达。和 CD10、MUM1 联合应用于弥漫大 B 细胞淋巴瘤的分型。

（刘尚梅　宋　艳　鲁海珍）

Bcl-10 jīyīn

Bcl-10 基因（Bcl-10 gene） 基因位于染色体 1p22，编码蛋白含有 233 个氨基酸残基，分子量为 32kD。CD10 蛋白作为 NF-κB 通路上游的一个信号分子，*Bcl-10* 的阳性部位是胞质或胞核，是一种凋亡调节分子，在正常组织的淋巴细胞特别是 B 细胞中表达，在 B 细胞滤泡中，生发中心高表达，边缘带中等表达，套区低表达，用于研究 B 细胞发育、生长和凋亡。T 细胞、B 细胞和 NK 细胞均可表达。在边缘带相关 B 细胞淋巴瘤中，若有 t（1;14）的存在，则出现胞质和胞核的强阳性着色，若没有 t（1;14）的存在，则着色减弱。

（刘尚梅　宋　艳　鲁海珍）

duōfāxìng gǔsuǐliú áijīyīn1/gānrǎosù tiáojié yīnzǐ 4

多发性骨髓瘤癌基因 1/干扰素调节因子 4（multiple myeloma oncogene 1/interferon regulatory factor 4，MUM1/IRF4） *MUMl/IRF4* 癌基因的功能最先在多发性骨髓瘤中被识别，又称为多发性骨髓瘤癌基因 1。多发性骨髓瘤患者中 t（6;14）（p25;q32）异位的结果导致 MUMl/IRF4 蛋白过表达，从而促进肿瘤形成。MUM1 是分子量为 50kD 的蛋白质，表达于胞核，是淋巴特异性转录因子和干扰素调节因子家族成员之一。*MUMl/IRF4* 缺陷时，活化的淋巴细胞和浆细胞数量明显减少，抗肿瘤能力下降，表明 *MUMl/IRF4* 在免疫系统的发育过程和终末 B 细胞分化中起重要作用；另外，其可以调节 B 细胞的增殖与分化并活化 T 细胞。MUM1 表达于多发性骨髓瘤、淋巴浆细胞样淋巴瘤、弥漫大 B 细胞淋巴瘤（DLBCL）、里-斯（R-S）细胞等，是重要的淋巴瘤免疫表型标志物，在 T 细胞淋巴瘤中的表达尚无统一的认识。利用基因表达谱研究发现 MUMl 的表达与活化的 DLBCL 及一些预后差的 DLBCL 相关。

（刘尚梅　宋　艳　鲁海珍）

mòduān tuōyǎng hégānsuān zhuǎnyíméi

末端脱氧核苷酸转移酶（terminal deoxynucleotidyl transferase，TdT） 不需模板的存在而催化游离脱氧核苷酸随机地插入到 DNA 链 3' 羟基末端的 DNA 聚合酶。该酶参与淋巴细胞发育过程中的免疫球蛋白和 T 细胞受体基因重排，在淋巴前体细胞中高表达。1973 年，麦卡弗里（McCaffrey）等人报道了第一例 TdT 阳性的急性淋巴细胞白血病。在随后的研究中，发现在绝大部分急性淋巴细胞白血病以及小部分的急性髓细胞性白血病病例中都有 TdT 的表达。因而 TdT 曾被认为是急性淋巴细胞白血病的具有诊断意义的指标。TdT 在大多数 T 或 B 淋巴母细胞淋巴瘤和白血病及一些髓性白血病表达，是急性淋巴母细胞淋巴瘤/白血病较特异的标志物。

（刘尚梅　宋　艳　鲁海珍）

èxìng línbāliú

恶性淋巴瘤（malignant lymphoma，ML） 原发于淋巴结或淋巴组织的恶性肿瘤。分为霍奇金淋巴瘤（HL）和非霍奇金淋巴瘤（NHL）两大类。两者的临床表现、治疗方法和预后转归等均存在较大差异。

临床表现 淋巴瘤属于全身性疾病，几乎可以侵犯全身任何组织和器官。临床表现主要取决于病变部位和侵犯范围。无痛性淋巴结肿大是最为常见的首发症状。全身症状包括 B 症状（发热、盗汗和体重下降）以及乏力、皮肤瘙痒、贫血等其他症状。

诊断 完整的淋巴瘤诊断包括病理分型、临床分期和预后判断。首先，必须依靠病理诊断，除了组织及细胞形态学特点，还包括免疫组化检测，必要时需要进行基因检测以明确病理分型。其次，一经确诊需要进行全面检查，判断病变侵犯的范围和程度，明确临床分期，为制订治疗方案、观察疗效和判断预后等提供依据。检查内容包括：病史及查体、实验室检查（血常规、肝肾功能、乳酸脱氢酶、红细胞沉降率和 β_2 微球蛋白等）、影像学检查〔CT、骨髓活检、受侵部位相关影像学检查如骨扫描、磁共振成像（MRI）、胃镜或肠镜等〕以及其他相关检查。再次，是对于疾病预后的判断，对治疗方案的制订同样十分重要。

治疗 化疗和放疗为主的综合治疗是淋巴瘤的主要治疗模式。此外，免疫靶向治疗、干细胞移植和手术等治疗方式在不同类型的淋巴瘤中均起到相应的作用。

预后 取决于病理类型、临床分期以及其他多种因素的综合影响。不同病理类型的淋巴瘤预后迥异。国际预后评分（IPS）是晚期 HL 的预后判断标准，包括年龄、性别、分期、血红蛋白、白细胞、淋巴细胞、白蛋白等 7 项因素的评分。NHL 的预后判断标准是国际预后指数（IPI），包括年龄、体力状况 ECOG 评分、分期、淋巴结外受侵部位的数目和乳酸脱氢酶（LDH）水平。此外，随着对淋巴瘤分子生物学特性的深入了解，基因表型在预后判断中的价值日趋重要。

（石远凯）

B zhèngzhuàng

B 症状（B symptoms） 部分淋巴瘤患者在出现淋巴结肿大前或同时可能出现一系列非特异性的全身症状。在淋巴瘤的安阿伯-科茨沃尔德（Ann Arbor-Cotswolds）分期系统中，每一期别又根据是否合并有特定的全身症状分为 A 或 B。B 症状主要是指：①发热：不明原因的发热，体温>38℃连续3 天以上。②盗汗：睡眠时出现需要更换床单或被罩的大汗。③体重下降：6 个月内无明显原因体重减轻>10%。B 症状是淋巴瘤分期的重要组成部分，同一期别中伴随有 B 症状发生的病例预后较差。尤其对于霍奇金淋巴瘤（HL）病例，伴有 B 症状是影响生存的不良独立预后因素。

（邢镨元）

línbāliú fēnqī

淋巴瘤分期（staging of lymphoma） 评价体内淋巴瘤的严重程度和受累范围的系统。淋巴细胞在外周血液中循环，少量淋巴细胞存在于几乎每个身体器官。因此理论上淋巴瘤可以发生在淋巴细胞正常迁移到的任何部位。与上皮细胞不同，淋巴细胞常是迁移的，所以不太可能确定淋巴瘤的原发部位，也不应使用适用于上皮肿瘤的 TNM 分期来进行淋巴瘤的分期。除部分特殊病理类型的淋巴瘤外，绝大多数仍沿用1989 年英国科茨沃尔德（Cotswolds）会议上修订的安阿伯-科茨沃尔德（Ann Arbor-Cotswolds）分期系统。这些解剖学分期方法最早用于霍奇金淋巴瘤（HL），以后沿用于非霍奇金淋巴瘤（NHL）。HL 的疾病表现不同于 NHL，因此当安阿伯分期用于 NHL 时出现了许多问题。但是 NHL 应用安阿伯分期已经三十多年，已被作为描述解剖学疾病范围的最好方法，而且是可行的。因此美国癌症联合委员会（AJCC）和国际抗癌联盟（UICC）仍然把安阿伯分期作为适用于 NHL 的正式分期系统，并针对一些具体情况做了较详细的定义，其中包括各部位受侵的诊断依据和标准（表 1，表 2）。

表 1 AJCC 分期第 6 版（2002）

分期	定义
I 期	单一淋巴结区受侵（I）；单一结外器官或部位的局限受侵且无任何淋巴结受侵（IE）
II 期	横膈同侧的 2 个或多个淋巴结区受侵（II）；横膈同侧的单一结外器官或部位的局限受侵伴有区域淋巴结受侵，可伴有或不伴有其他淋巴结区受侵（IIE）。受侵犯的区域数目以下标注明，如 II3
III 期	横膈两侧的淋巴结区受侵（III）；可伴有受侵淋巴结邻近的结外侵犯（IIIE），或伴有脾受侵（IIIS），或两者均受侵（IIIES）
IV 期	弥漫性或播散性的 1 个或多个结外淋巴器官受侵，可伴有或不伴有相关淋巴结受侵；孤立的结外淋巴器官受侵但无邻近区域淋巴结受侵，但伴有远处部位的侵犯；肝或骨髓的任何受侵，或肺的结节样受侵

A 和 B 分类（症状）：每一期别应该根据有无特定的全身症状而分为 A 或 B。这些症状是：
发热 无法解释的发热，体温超过 38℃
盗汗 需要更换床单或被罩的大汗
体重减轻 诊断前 6 个月内无法解释的体重减轻超过平时体重的 10%
注意：单纯瘙痒不视为 B 症状；不能耐受饮酒、疲乏或与可疑感染有关的短暂发热也不视为 B 症状

表 2 NHL 受侵部位的定义

淋巴结受侵	临床发现淋巴结肿大，有合理原因可以不做病理学检查（如果可疑淋巴结的受侵与否决定了治疗策略，应当对其做活检）；X 线平片、CT 或者淋巴管造影发现淋巴结肿大。淋巴结大于 1.5cm 则认为异常
脾受侵	有明确的可触及的脾大；或触诊可疑的脾大并有影像学检查证实（超声或 CT）；或既有脾大又有非囊性和血管性的多发病灶（仅有影像学的脾大不能确诊）
肝受侵	非囊性和血管性的多发病灶。无论有无肝功能检查异常，仅有临床上的肝大则不能确诊。肝功能检查异常或影像学可疑时，可行肝活检以确定是否肝受侵
肺受侵	有肺实质受侵的影像学证据（排除其他可能的原因，特别是感染）。可疑病例可行肺活检证实
骨受侵	采用适当的影像学检查证实
中枢神经系统受侵	脊髓硬膜内沉积物，或脊髓、硬脑膜受侵，诊断依据临床病史和 X 线平片、脑脊液、脊髓造影、CT 和（或）MRI 检查的证据（应该谨慎分析脊髓硬膜内沉积物，因为可能是软组织病变、骨转移或播散性病变的结果）。在有其他结外受侵部位时，如有颅内占位病变就应该考虑到中枢神经系统受侵
骨髓受侵	采用骨髓穿刺和活检确认

lymphoma）较多见，在所有霍奇金淋巴瘤中占 15%～30%。任何部位的淋巴组织均可受累，肿瘤累及脾、肝、骨髓也不少见。此型霍奇金淋巴瘤好发于男性，主要发生于成年人，儿童罕见，与艾滋病病毒及 EB 病毒感染关系密切。病理学显示病变组织内存在多种成分，淋巴细胞、组织细胞、嗜酸性粒细胞和浆细胞等炎症细胞都易于见到；变异性单核里-斯（R-S）细胞的数量不等，一般不难发现；典型 R-S 细胞也能见到；小坏死灶、纤维化可有可无。此型霍奇金淋巴瘤可能易与早期的结节硬化型经典型霍奇金淋巴瘤相混淆，患者得到诊断时病变常较广泛，预后一般。

（何小慧 莫红楠）

línbā xìbāo xiāojiǎnxíng jīngdiǎnxíng Huòqíjīn línbāliú

淋巴细胞消减型经典型霍奇金淋巴瘤（lymphocyte depletion Hodgkin lymphoma）

发病率较低，在所有霍奇金淋巴瘤中所占比例不到 5%。此型霍奇金淋巴瘤可能与 HIV 感染有关，多见于老年人和发展中国家。男性患者常见，占 60%～75%。病理特征为大量多形性里-斯（R-S）细胞，病变中淋巴细胞显著减少，低倍镜下病变淋巴结内细胞成分稀疏而呈"荒芜"图像，肿瘤细胞与其他细胞的比例高于淋巴细胞为主型和混合细胞型霍奇金淋巴瘤，坏死灶和纤维化不少见。其诊断容易与弥漫大细胞淋巴瘤相混淆。此型霍奇金淋巴瘤有较高侵袭性，诊断时常为晚期，常有淋巴结外受侵，病情进展迅速，预后较差。组织内嗜酸性粒细胞增多与不良预后相关。

（何小慧 莫红楠）

MOPP fāng'àn

MOPP 方案（mustargen + oncovin + procarbazine + prednisone, MOPP）

由氮芥、长春新碱、丙卡巴肼、泼尼松等药物组成的治疗霍奇金淋巴瘤的联合化疗方案，28 天为一周期，通常需要 6 个周期的治疗。氮芥及长春新碱为静脉给药，丙卡巴肼及泼尼松为口服给药。MOPP 方案由德·维塔（De Vita）等于 1967 年首次报道，此方案治疗晚期霍奇金淋巴瘤的完全缓解率达到 80%，长期无病生存和总生存率分别为 35%～52% 和 50%～64%。如今，MOPP 方案已经被 ABVD 方案所取代，不再是治疗霍奇金淋巴瘤的一线方案，主要用于对 ABVD 方案药物过敏或因心肺疾病无法耐受 ABVD 方案的患者。MOPP 方案治疗后 20 年内出现第二肿瘤的可能性是 20%，可能导致骨髓异常增殖综合征或急性白血病。此方案主要的不良反应有不育、骨髓抑制、神经毒性、脱发、皮肤光过敏，其他不良反应还包括恶心、呕吐、腹痛、寒战、便秘、尿频等。

（何小慧 莫红楠）

ABVD fāng'àn

ABVD 方案（adriamycin + bleomycin + vinblastine + dacarbazine, ABVD）

由多柔比星、博来霉素、长春碱、达卡巴嗪等药物组成的治疗霍奇金淋巴瘤的一线治疗方案。1975 年，博纳多纳（Bonadonna）提出了与 MOPP 无交叉耐药的 ABVD 方案，28 天为一周期，每周期给药两次。ABVD 方案的药物都是静脉给药（表）。ABVD 方案治疗的给药周期数取决于治疗效果。2 周期化疗后行 PET 检查有助于评价预后。对 MOPP 方案治疗无效的晚期霍奇金淋巴瘤病例，ABVD 方案仍可达到 75%～80% 的完全缓解率。临床研究证实，ABVD 方案的疗效优于 MOPP 方案，总生存率更高，无进展生存率更高，复发病例的预后也更好。ABVD 方案的毒性较 MOPP 方案低，除了血液学毒性较低外，化疗导致第二肿瘤的发生率也更低。ABVD 方案的毒性反应分为急性不良反应和迟发不良反应。急性不良反应出现于接受化疗药物治疗的同时，主要包括脱发、恶心、呕吐、骨髓抑制、过敏反应、神经毒性；迟发不良反应出现于化疗结束后数月至数年后，主要包括不育、肺毒性、心脏毒性、第二肿瘤等。

（何小慧 莫红楠）

BEACOPP fāng'àn

BEACOPP 方案（bleomycin + etoposide+adriamycin+cyclophosphamide+oncovin+procarbazine+prednisone, BEACOPP）

由博来霉素、依托泊苷、多柔比星、环磷酰胺、长春新碱、丙卡巴肼、泼尼松等药物组成，用于治疗 Ⅲ/Ⅳ 期霍奇金淋巴瘤的化疗方案。由德国霍奇金病研究组（GHSG）提

表　ABVD 方案用法

药物	剂量	用法	时间
多柔比星	25mg/m²	静滴	第 1 天，第 15 天
博来霉素	10U/m²	静滴	第 1 天，第 15 天
长春碱	6mg/m²	静滴	第 1 天，第 15 天
达卡巴嗪	375mg/m²	静滴	第 1 天，第 15 天

表　BEACOPP 方案用法

药物	剂量	用法	时间
博来霉素	10mg/m^2	静滴	第 8 天
依托泊苷	100mg/m^2	静滴	第 1~3 天
多柔比星	25mg/m^2	静滴	第 1 天
环磷酰胺	650mg/m^2	静滴	第 1 天
长春新碱	1.4mg/m^2	静滴	第 8 天（≤2mg）
丙卡巴肼	100mg/m^2	口服	第 1~7 天
泼尼松	40mg/m^2	口服	第 1~14 天

出，21 天为一周期，治疗一般需要 6 到 8 周期（表）。近年来研究应用 BEACOPP 方案的疗效与 AB-VD 方案相当。GSHG 的 HD9 研究发现标准的 BEACOPP 方案治疗晚期霍奇金淋巴瘤患者，其完全缓解率为 88%，总生存率为 94%。在德国和澳大利亚，BEACOPP 方案已经成为治疗 Ⅲ/Ⅳ 期霍奇金淋巴瘤的一线方案；而在另一些国家中，BEACOPP 方案还在进行临床研究。在美国，考虑到经济因素以及 BEACOPP 方案可能导致的第二肿瘤，Ⅲ/Ⅳ 期霍奇金淋巴瘤的一线治疗方案仍倾向于 AB-VD 方案。BEACOPP 方案主要的不良反应包括骨髓抑制、恶心呕吐、脱发、腹泻、皮肤脱色、感觉麻木等。

（何小慧　莫红楠）

qiánghuà de BEACOPP fāng'àn

强化的 BEACOPP 方案（escalated-dose BEACOPP） 由博来霉素、依托泊苷、多柔比星、环磷酰胺、长春新碱、丙卡巴肼、泼尼松等药物组成，晚期霍奇金淋巴瘤的标准一线治疗方案，21 天为一周期（表）。与标准的 BEACOPP 方案相比，主要增加了环磷酰胺、依托泊苷和多柔比星的剂量。GSHG 的 HD9 研究发现强化的 BEACOPP 方案治疗晚期霍奇金淋巴瘤患者，其完全缓解

率为 91%，总生存率为 96%。研究者认为，强化的 BEACOPP 方案明显提高了晚期霍奇金淋巴瘤的疗效，尚未发现增加第二原发肿瘤的风险。强化的 BEACOPP 方案主要的不良反应包括骨髓抑制、恶心、呕吐、脱发、腹泻、皮肤脱色、感觉麻木等。强化的 BEACOPP 方案治疗导致的骨髓抑制较标准的 BEACOPP 方案更严重，需要采用重组人集落刺激因子支持。

（何小慧　莫红楠）

fēi Huòqíjīn línbāliú

非霍奇金淋巴瘤（non-Hodgkin lymphoma，NHL） 除外霍奇金淋巴瘤，起源于淋巴组织、细胞的一组异质性很高的增殖性疾病的总称。根据起源淋巴细胞种类的不同，可以分为 B 细胞淋巴瘤、T 细胞淋巴瘤和 NK/T 细胞淋巴瘤，

其中 B 细胞淋巴瘤多见，约占 NHL 的 75%。根据起源淋巴细胞的成熟度，可以分为前体淋巴细胞起源和成熟淋巴细胞起源的 NHL。2008 年，世界卫生组织（WHO）将 NHL 分为高度侵袭性、侵袭性和惰性三大类型。高度侵袭性 NHL 表现为肿瘤细胞增殖迅速，病变进展快，需要尽快介入治疗，惰性 NHL 表现为肿瘤细胞增殖较慢，有时可以观察等待数年病变无明显进展，侵袭性 NHL 介于高度侵袭性和惰性 NHL 之间，弥漫大 B 细胞淋巴瘤是最常见的侵袭性淋巴瘤。

NHL 所包括的疾病种类众多，因此临床表现复杂多样。NHL 可以起源于淋巴结、淋巴结样器官（韦氏环、脾）或淋巴结外器官组织。淋巴结起源者往往表现为无痛性淋巴结增大，也可以合并淋巴结外器官的受侵。常见的淋巴结外起源部位包括：胃肠道、皮肤、骨骼、中枢神经系统、鼻腔和生殖系统等。可伴有全身症状，如乏力、发热、盗汗和体重下降等。本病的确诊主要依据病理学诊断，还需要实验室检查和影像学检查等协助分期和判断预后。为准确进行病理学诊断，应尽可能获取完整的淋巴结或切取病变组织，粗针穿刺活检仅用于无法

表　强化 BEACOPP 方案用法

药物	剂量	用法	时间
博来霉素	10mg/m^2	静滴	第 8 天
依托泊苷	200mg/m^2	静滴	第 1~3 天
多柔比星	35mg/m^2	静滴	第 1 天
环磷酰胺	1250mg/m^2	静滴	第 1 天
长春新碱	1.4mg/m^2	静滴	第 8 天（≤2mg）
丙卡巴肼	100mg/m^2	口服	第 1~7 天
泼尼松	40mg/m^2	口服	第 1~14 天

有效、安全地获得切除或切取病变组织的患者。NHL 的治疗以化疗和放疗联合为主。多数 NHL 属于化疗、放疗敏感肿瘤，具有较高的治愈可能。NHL 的预后与不同病理类型、侵袭性、临床分期以及特征性的遗传改变等因素有关。不同类型的 NHL 往往有其独特的预后判断指标。

（石远凯）

gāodù qīnxíxìng línbāliú

高度侵袭性淋巴瘤（highly aggressive lymphoma） 疾病进展及破坏正常组织非常迅速的非霍奇金淋巴瘤。本病包括：伯基特（Burkitt）淋巴瘤/白血病和 T/B 淋巴母细胞淋巴瘤/白血病。

本病较为少见，占全部淋巴瘤患者的 4%～5%。临床上多以淋巴结肿大为首发症状，疾病进展迅速，淋巴结往往融合成团，发生在体内深部的淋巴结肿大，可由于压迫、浸润周围组织产生相应症状，如：纵隔部位的淋巴结肿块可致胸闷、胸痛、呼吸困难、上腔静脉压迫综合征等，腹腔内淋巴结肿块可致腹痛、腹部包块、肠梗阻、输尿管梗阻、肾盂积液等临床表现。多数患者肿瘤进展迅速，可合并骨髓受侵，导致贫血、血小板减少；其他实质器官，如：肝受侵导致黄疸、肝区疼痛，骨受侵导致病理性骨折，中枢神经系统受侵导致颅内压增高等。可同时合并 B 症状（发热、盗汗、体重减轻），以及衰弱、乏力等。

本病的诊断更多依赖病理诊断。治疗上以化疗为主，中等强度的化疗方案，如 CHOP 样方案的完全缓解（CR）率为 30%～70%，但治愈率小于 30%。目前尚缺乏标准的治疗选择，多推荐应用 HyperCVAD/MTX+Ara-C、改

良 BFM90 等较大强度的方案作为一线治疗选择，对于一线治疗未达到 CR 的患者，或一线治疗后复发的患者，推荐选择高剂量化疗联合自体外周血造血干细胞移植或异基因移植来施行治疗。

（刘 鹏）

qīnxíxìng línbāliú

侵袭性淋巴瘤（moderatively aggressive lymphoma） 疾病进展及破坏正常组织较快的非霍奇金淋巴瘤。本病主要包括：弥漫大 B 细胞淋巴瘤（DLBCL）、套细胞淋巴瘤（MCL）、非特异型外周 T 细胞淋巴瘤（PTCL-NOS）、间变大细胞淋巴瘤（ALCL）、滤泡淋巴瘤Ⅲ$_B$级（FL3b）等。

临床上多以淋巴结肿大为首发症状，发生在体内深部的淋巴结肿大，可由于压迫、浸润周围组织产生相应症状，如：纵隔部位的淋巴结肿块可致胸闷、胸痛、呼吸困难、上腔静脉压迫综合征等，腹腔内淋巴结肿块可致腹痛、腹部包块、肠梗阻、输尿管梗阻、肾盂积液等临床表现。如合并骨髓受侵，导致贫血、血小板减少；其他实质器官，如肝受侵导致黄疸、肝区疼痛，骨受侵导致病理性骨折，中枢神经系统受侵导致颅内压增高等。可同时合并 B 症状（发热、盗汗、体重减轻），及衰弱、乏力等。

根据国际预后指数（IPI）评分，可以初步判断中度侵袭性淋巴瘤的预后，其总体治愈率在 50% 左右；但不同的病理亚型，预后各不相同，其中 B 细胞淋巴瘤多采用联合利妥昔单抗的化疗方案。

（刘 鹏）

duòxìng línbāliú

惰性淋巴瘤（indolent lymphoma） 疾病进展较慢，患者自然

病程较长的非霍奇金淋巴瘤。本病主要包括：慢性淋巴细胞白血病/小淋巴细胞淋巴瘤（CLL/SLL）、滤泡淋巴瘤（FL）1～2 级、淋巴浆细胞样淋巴瘤；边缘区 B 细胞淋巴瘤、结外黏膜相关淋巴组织边缘区 B 细胞淋巴瘤、结内边缘区淋巴瘤和脾边缘带淋巴瘤，其中黏膜相关淋巴组织边缘区 B 细胞淋巴瘤常发生于胃肠道、腮腺、甲状腺、眼眶等部位，恶性程度低。

T 细胞惰性淋巴瘤主要包括皮肤 T 细胞淋巴瘤（CTCL）：蕈样肉芽肿/塞泽里综合征（MF/SS）、蕈样肉芽肿的变异型、亲毛囊型蕈样肉芽肿、佩吉特样网状细胞增生症、肉芽肿性皮肤松弛症、原发皮肤 CD30 阳性 T 细胞淋巴增殖性疾病、原发皮肤间变大细胞淋巴瘤、淋巴瘤样丘疹病、皮下脂膜炎样 T 细胞淋巴瘤、原发皮肤小/中 CD4$^+$ 多形性 T 细胞淋巴瘤，多侵及皮肤，自然病程迁延，部分病例可一定程度上自行缓解。

惰性淋巴瘤的诊断更多依赖病理诊断。对于早期（Ⅰ/Ⅱ 期）患者，由于肿瘤受累于局部，可选择接受放疗或放/化疗综合治疗；而对于晚期（Ⅲ/Ⅳ 期）惰性淋巴瘤，考虑到肿瘤进展多较为缓慢、患者自然病程较长、而肿瘤受累广泛且无法彻底根治，治疗上，需要根据患者的一般状况、肿瘤累及负荷和肿瘤进展程度与速度，判断是否需要立即开始治疗或可以观察等待。对于 B 细胞惰性淋巴瘤，治疗上可以选择利妥昔单抗联合化疗、单药化疗、利妥昔单抗单药治疗等；对于皮肤 T 细胞淋巴瘤，可采用光照射治疗、化疗、局部放疗等。

（刘 鹏）

T xìbāo yòulínbāxìbāo báixuèbìng

T 细胞幼淋巴细胞白血病 （T-cell prolymphocytic leukemia, T-PLL）

起源于 T 细胞的外周淋巴细胞肿瘤。幼淋巴细胞白血病（PLL）是一种较为少见的特殊类型淋巴细胞白血病，可起源于 B 或 T 细胞。中位发病年龄在 50 岁以上，多见于男性。

临床表现 本病病程可以表现为急性、亚急性和慢性，以慢性居多；患者常以疲乏、虚弱、体重下降、食欲减退为首发主诉症状，多伴发低热、复发性口腔溃疡等，少数患者有骨痛及获得性出血倾向。体格检查中多见脾大，部分患者表现为巨脾；肝大，呈轻到中度；多有淋巴结肿大。T-PLL 患者通常在发病早期观察到躯干、面部、手臂皮肤受累：表现为面部及耳周弥漫性浸润性红斑、无脱屑非痒性红皮病，某些病例皮肤浸润酷似蜂窝织炎，对抗生素治疗无效；极少的病例可有中枢神经系统白血病、白血病性胸腔积液或腹水，一些患者可并发心肺功能损害。

并发症与其他白血病相同，可合并感染发热、出血、贫血、肝大、脾大、淋巴结肿大，皮肤损害，肝、肾、心、肺功能损害，中枢神经系统白血病等并发症。严重者可危及生命。

病理学特点 外周血幼淋巴细胞比例大于 50%，与成熟淋巴细胞相比，其形态特点为：胞体稍大、胞质丰富、核/质比例稍低，核染色质浓集呈块状或粗细不等排列不匀，沿核膜周边较密集核质与核仁发育不同步，即核仁明显而核质较成熟。T-PLL 患者的幼淋巴细胞核/质比例高、胞质强嗜碱性、无颗粒，常有突起；核椭圆形或不规则可有折叠、扭曲，核染色质较致密，核仁明显通常为一个。小细胞变异型 T-PLL（约占 19%）胞体小，光镜下核仁不明显，电镜下则可见核仁。骨髓象：增生明显活跃，以淋巴细胞为主，幼淋巴细胞形态特点与外周血一致。骨髓干抽现象少见，活检示白血病细胞呈弥漫性或混合性浸润。相差显微镜下观：幼淋巴细胞核仁 1～2 个，部分细胞胞质中有粗颗粒，有时聚集在胞质一侧，部分细胞胞质可见突起的小绒毛。电镜超微结构显示幼淋巴细胞有绒毛状小突起 0.07～2.5μm 长。多数细胞有大的核仁，核圆形，胞质丰富，高尔基体不发达。

细胞化学显示 T-PLL 细胞 α 非特异性酯酶为阳性，酶型为大颗粒型。细胞遗传学显示 76% 的 T-PLL 有 14 号染色体断裂，断裂点为 q11 和 q32，inv（14）（q11；q32）是常见的核型；53% 的 T-PLL 有 8 号染色体三体。免疫表型 T-PLL：CD1a⁻，YdT⁻，CD2⁺，CD3⁺，CD5⁺，CD7⁺，CD25⁻/⁺，CD38⁺/⁻；CD4⁺/CD8⁻ 者占 65%，CD4⁺/CD8⁺ 者占 21%，CD4⁻/CD8⁻ 者占 13%。

诊断 ①多见于 50 岁以上，患者脾大明显，病程呈进展性。②外周血白细胞明显升高，幼淋巴细胞>55%。③幼淋巴细胞特征为胞体较大，胞质呈嗜碱性，核染色质浓密，核仁清晰，核/质比例低。④免疫表型：CD2、CD3、CD4、CD5、CD7 阳性。⑤能排除慢性淋巴细胞白血病（CLL）。

治疗 应用烷化剂治疗疗效不佳，中位生存期约为 7.5 个月，脱氧腺苷类似物治疗有效率高，但尚不明确是否提高生存率。喷司他丁 4mg/m² 静脉给药，每周 1 次，共 4 周。然后，再每 2 周给药 1 次，直到完全缓解或部分缓解，此方案缓解率约 50%。

研究显示，15 例 T-PLL 患者应用抗 CD52 特异性单克隆抗体阿伦单抗治疗，11 例（73%）获得不同程度缓解，其中 9 例患者达完全缓解；而喷司他丁的患者缓解率为 40%，完全缓解率为 12%。喷司他丁+阿伦单抗疗法对伴有巨大局部肿块及高白细胞计数的 T-PLL 患者亦有效；而大剂量化疗及同种异基因干细胞移植治疗 T-PLL 也初步获得成功。

预后 本病预后差，中位生存期为 7.5 个月，性别、脾大、皮损、淋巴细胞数等对预后均无影响。淋巴结肿大、年龄小于 50 岁、无肝大、脾大者预后较好。

（刘 鹏）

dàkēlì línbāxìbāo báixuèbìng

大颗粒淋巴细胞白血病 （large granular lymphocytic leukemia, LGLL）

起源于 T 细胞和 NK 细胞的克隆性疾病。1977 年，麦克纳（Mckenna RW）提出是一种伴外周血大颗粒淋巴细胞增多的慢性中性粒细胞减少性临床综合征。1985 年，洛克伦（Loughran TPJr）建议将其定义为大颗粒淋巴细胞白血病，确定了其恶性肿瘤的性质。1993 年，卢博米尔（Lubomir S）又根据异常克隆细胞来源，分为 T 细胞 LGLL 和 NK 细胞 LGLL。T 细胞大颗粒淋巴细胞白血病（T-LGLL）是细胞毒性 T 细胞的克隆性增殖，可导致中性粒细胞减少、贫血和（或）血小板减少症；往往与自身免疫病，特别是类风湿关节炎和其他淋巴增殖性疾病相关联。通过流式细胞技术发现存在 CD8⁺ CD57⁺ T 细胞的过度增殖，并通过 T 细胞受体基因重排的研究证实。病程表现为惰性，可以用免疫抑制剂，如类固醇、甲氨蝶呤、环磷酰胺和环孢素 A 以改善血细胞减少。

法美英（FAB）协作组把其归为慢性 T 淋巴细胞白血病。大颗粒淋巴细胞占正常外周血单个核细胞的 10% ~ 15%，包括 CD3⁻（NK 细胞）和 CD3⁺（T 细胞）两个细胞群。因此，修订的欧-美淋巴瘤分类将 LGLL 分为 T-LGLL 和 NK-LGLL。T-LGLL 为 $CD3^+$ 克隆增殖，T 细胞受体重排研究可证明其单克隆性。

流行病学 $CD3^+$ T-LGLL 约占 LGLL 的 85%，常见于中老年患者，中位发病年龄 60（4~88）岁，仅 10% 的患者年龄在 40 岁以下，儿童病例罕见。

病因和发病机制 T-LGLL 的病因不详，可能与 HTLVI/Ⅱ样反转录病毒有关 NL-LGLL 与 EB 病毒感染有关。研究表明，本病是细胞凋亡的失调，存在 Fas/FasL 通路异常。

临床表现 1/3 的 T-LGLL 患者就诊时可无症状；多以反复细菌感染（常与中性粒细胞减少有关）和疲乏感为首发症状，20% ~ 30% 的患者可有夜间盗汗、体重下降等。脾大、肝大、淋巴结肿大。并发症有反复感染发热；骨髓纤维化是 LGLL 最常见的并发症。

实验室检查 ①外周血可有贫血、血小板减少、中性粒细胞减少，中性粒细胞绝对值常低于 $0.5 \times 10^9/L$，淋巴细胞绝对值增高，大颗粒淋巴细胞明显增高。②骨髓象：可见红系细胞增生低下，髓系细胞成熟障碍，LGL 呈间质性浸润、大颗粒淋巴细胞浸润、浆细胞可增高。③酸性磷酸酶（ACP）染色强阳性、非特异性酯酶（ANAE）染色弱阳性或阴性。④类风湿因子 60% 阳性，80% 抗核抗体阳性，41% 可有抗中

性粒细胞抗体和抗血小板抗体，常有单克隆高丙球蛋白血症；细胞免疫缺陷，NK 细胞减少，活性降低。⑤库姆斯（Coombs）试验阳性。⑥免疫表型为 $CD3^+$、$CD8^+$、$CD57^+$。

诊断 贫血、血小板减少、中性粒细胞明显减少，淋巴细胞尤其是大颗粒淋巴细胞明显增高；发现 $CD3^+$、$CD8^+$、$CD57^+$ T 细胞；TCR 单克隆基因重排。

治疗 有以下几方面：①糖皮质激素治疗，可改善症状。②甲氨蝶呤 10mg/周，有效率可达 60%。③中性粒细胞减少伴反复感染者，可用环孢素 A 12mg/（kg·d），皮下注射；粒细胞集落刺激因子（G-CSF）75μg 皮下注射，1 次/日；粒细胞-巨噬细胞集落刺激因子（GM-CSF）75μg 皮下注射，1 次/天。④伴有输血依赖的贫血或纯红再障者，用环孢素 A 12mg/（kg·d）治疗，待血红蛋白逐渐上升、淋巴细胞下降后，以 150mg/次，2 次/天维持。⑤脾大伴有免疫性血小板减少、紫癜、溶血性贫血，可行脾切除。⑥嘌呤类似物晚期病例可选用氟达拉宾、Z-CDA、氢氯噻嗪（DCT）等。

疗效评价标准 ①完全缓解（CR）：无临床症状及脾大、血象正常、淋巴细胞 $< 4 \times 10^9/L$、LGL 绝对值 $< 2 \times 10^9/L$。②部分缓解（PR）：脾缩小 > 50%、外周血 ANC > $1.5 \times 10^9/L$ 或较前增加 > 50%，淋巴细胞较前减少 > 50%。③稳定：症状及实验室检查无变化。④恶化症状加重：脾增大 > 50%，淋巴细胞增加 > 50%。

预后 本病治疗反应较好，中位生存期可达 10 年以上；患者需要定期检查和采取对应治疗。

（刘 鹏）

mànxìng zìrán shāshāng xìbāo línbā zēngzhíxìng jíbìng

慢性自然杀伤细胞淋巴增殖性疾病（chronic lymphoproliferative disorders of natural killer cell）

不明原因的外周血自然杀伤（NK）细胞计数的绝对增多 $\geq 0.6 \times 10^9/L$，且持续 6 个月以上的淋巴细胞增殖性疾病（世界卫生组织 2008 年造血与淋巴组织肿瘤分类）。本病临床罕见，中位发病年龄 60 岁。病因不明，可能与病毒感染及杀伤性免疫球蛋白样受体大量活化有关。本病 NK 细胞大多数为大颗粒性淋巴细胞，免疫表型为 $CD3^-$、$CD16^+$、$CD56^+$，占淋巴细胞总数的 40% 以上；可出现细胞毒标志阳性（T 细胞内抗原、粒酶 B 和粒酶 M）。大多数患者可无任何症状和体征，部分患者可有中性粒细胞减少和贫血，极少部分出现肝脾大、淋巴结肿大和皮肤损害表现等；可能与实体肿瘤、血液肿瘤、血管炎、脾切除术、神经病变和自身免疫病发生具有相关性。主要采用皮质类固醇及免疫抑制剂治疗。本病预后较好，患者生存期较长；但血细胞减少、反复感染、并发症和细胞遗传学异常的患者预后差，少部分可进展为侵袭性 NK 细胞肿瘤性疾病。

（刘 鹏）

qīnxíxìng zìrán shāshāng xìbāo báixuèbìng

侵袭性自然杀伤细胞白血病（aggressive natural killer cell leukemia，ANKL）

属于成熟自然杀伤（NK）细胞肿瘤，以 NK 细胞系统性增生为特征，具有高度侵袭性的白血病。

1986 年，费尔南德斯（Fernandez）等从 1 例 70 岁男性白血病患者的外周血中建立了 NK 细

胞来源的肿瘤细胞株，证实了本病可发生于成年人，并具有恶性增殖的特性，文中首次采用了侵袭性自然杀伤细胞白血病的名称。1990 年，Imamura 等正式提出 ANKL 是独立于 T 细胞和 B 细胞之外的单独存在于血液系统的恶性疾病，世界卫生组织（WHO）2001 年造血与淋巴组织肿瘤分类中将其正式命名为侵袭性自然杀伤细胞白血病，归入成熟 T 细胞和 NK 细胞肿瘤中。

流行病学 任何年龄均可发病，多在 10～40 岁发病，男性稍多于女性。多见于亚洲和高加索地区，已报道的病例中，日本、中国患者较多。

临床表现 多数（70%）患者起病时即可表现为 B 症状（发热、盗汗、体重下降）。最常见的累及部位是骨髓、外周血、肝和脾，其次为淋巴结（约 37%）；其他器官亦可累及，如皮肤、肾、肺、浆膜腔、中枢神经系统、扁桃体、纵隔及睾丸等。该病有别于一般白血病，外周血和骨髓中的肿瘤细胞数量可能并不多。患者白细胞可表现为异常增高，以淋巴细胞为主，也有表现为白细胞减少；部分患者可出现血红蛋白及血小板减少，常出现凝血功能异常。疾病后期，几乎所有患者都会有肝功能异常和全血细胞减少、乳酸脱氢酶通常升高；大多数患者呈侵袭性、暴发性的临床过程，短期内可出现多器官功能衰竭，以肝功能衰竭为主，逐渐累及到其他器官；常出现弥散性血管内凝血和嗜血细胞综合征，尤其是在终末期。

病理学 侵袭性 NK 细胞白血病（ANKL）细胞的形态与大小均有相当大的异质性。典型的 ANKL 细胞通常表现为多形性，核圆形或不规则形，染色质较细，核仁明显或不明显，胞质丰富，淡染或弱嗜碱性，多数病例胞质中存在粗大的嗜苯胺蓝颗粒。骨髓活检组织中异常细胞常呈簇状或片状分布，核圆形或不规则，染色质致密，可有小核仁。其他类型白血病细胞在骨髓内常为弥漫性分布，而骨髓继发性肿瘤常为灶性分布。即使外周血 NK 大颗粒淋巴细胞明显增高，骨髓病理部分仍然显示肿瘤细胞散在或者成簇分布。除肿瘤细胞外，常有多少不等的组织细胞反应，可伴嗜血细胞现象。此外，侵袭性自然杀伤细胞白血病（ANKL）骨髓组织学检查可见大块坏死，中间混有正常骨髓组织，以及不典型的单个核细胞。肝活检可以发现肝组织大块的坏死，肝门脉区及肝血窦区广泛肿瘤细胞浸润，伴有大量的巨噬细胞。

ANKL 细胞遗传学异常，形式多种多样，尚无特异性的细胞遗传学异常；最常见的染色体异常为 6q 缺失，但已知 6 号染色体长臂的异常同时还常见于急性淋巴细胞白血病以及 B 细胞淋巴瘤。其他异常包括 11q 缺失，13q 缺失及多种染色体异常可同时存在。

诊断 尚无统一的诊断标准，主要依据临床表现、细胞形态学及免疫学特点综合考虑，要求满足下列条件：①常有发热、黄疸及肝大、脾大，部分患者可有淋巴结肿大、胸腔积液、腹水等。②发病急，进展快，临床呈侵袭性及暴发性的过程，预后差。③形态学：外周血和（或）骨髓中出现轻度不成熟的大淋巴细胞，胞质淡染、可见嗜苯胺蓝颗粒，核染色质较细，偶见核仁，但是免疫表型提示为成熟 NK 细胞。④典型的免疫表型是 sCD3$^-$、cCD3$\epsilon^{+/-}$ 及 CD16$^{-/+}$、CD56$^+$、CD57$^-$；T 细胞、B 细胞（CD19 和 CD20）和髓系（髓过氧化物酶）特异性标志抗原阴性。⑤T 细胞受体和免疫球蛋白重链（IgH）为胚系构型。⑥有 EB 病毒感染的证据支持该诊断，但不能作为诊断的必要条件。⑦排除其他引起大颗粒淋巴细胞增多的疾病。

治疗和预后 多数患者对于传统化疗无反应或反应差，病情进展迅速。比较有效的化疗药物包括蒽环类药物和门冬酰胺酶。有报道造血干细胞移植可能有效。大多数患者呈侵袭性、暴发性的临床过程，在 1～2 年内死亡；实际上，许多患者死于出现症状的几天到几周内，中位生存期一般在 2 个月左右。

（刘 鹏）

értóng xìtǒngxìng EB bìngdú yángxìng T xìbāo línbā zēngzhíxìng jíbìng

儿童系统性 EB 病毒阳性 T 细胞淋巴增殖性疾病（systemic EB virus positive T-cell lymphoproliferative disease of childhood, SEBV + TLPDC） 以 EB 病毒（EBV）感染的细胞毒性 T 细胞（CTL）克隆性增殖为特征的 T 淋巴细胞肿瘤性病变。本病少见，呈急性或亚急性临床过程。好发于亚洲地区儿童和青年人，可继发于原发性急性 EBV 感染，或与慢性活动性 EBV 感染同时发生。

本病的发生与 EBV 感染密切相关，而 EBV 感染 T 细胞（主要是 CTL）可能是本病的发病机制及出现相应并发症的关键。急性 SEBV+TLPDC 多发生于患者首次感染 EBV 时。EBV 首先感染 B 细胞并在其内复制，此时多无临床症状，或仅表现为传染性单核细胞增多症。随后 CTL 被激活，该类 T 细胞可调控感染的 B 细胞活性。然而，在少数病例中，EBV感染T细胞，可诱导EBV持续存在，导致患者体内高病毒载量，发展为EBV相关的T细胞淋巴组织增殖性疾病。CD8$^+$T细胞是EBV感染的主要靶细胞，EBV感染使得CD8$^+$T细胞出现功能缺陷，无法清除自身反应性T细胞和病毒感染的细胞，可大量释放多种免疫细胞因子，包括肿瘤坏死因子（TNF-α）和γ干扰素（IFN-γ）等，导致嗜血细胞综合征的发生，加速机体的免疫性损伤。亚急性SEBV+TLPDC多认为感染的是CD4$^+$T细胞。

临床上大部分为急性患者，病情进展非常快，发病初期可表现为传染性单核细胞增多症：发热，肝大、脾大、扁桃体肿大，浅表淋巴结肿大等，随后骨髓、皮肤或肺等全身多器官功能受损并逐渐加重，可出现嗜血细胞综合征的表现，于数天或数周内死亡。少部分患者也可表现为亚急性病程，在感染组织中EBV数量增多，外周血中EBV抗体滴度异常升高。主要表现为：发热、淋巴结肿大、肝大、脾大、肝功能异常、全血细胞减少、间质性肺炎等，在数月内患者病情逐渐加重死亡。病理学可见肿瘤细胞多为异型不明显的小淋巴细胞，免疫表型CD2$^+$、CD3$^+$、TIA1$^+$、CD56$^-$、CD8$^+$/CD4$^+$。EBV原位杂交阳性和分子克隆技术分析显示TCR呈克隆性重排。本病尚无有效的治疗方法，免疫球蛋白、激素、干扰素、利妥昔单抗等疗效不理想。目前对本病的治疗主要包括应用抗病毒药物、环孢素A、依托泊苷、EBV特异性CTL治疗和造血干细胞移植等。

（杨建良）

zhòngdòu shuǐpàobìngyàng línbāliú
种痘水疱病样淋巴瘤（hydroa vacciniforme-like lymphoma）以皮肤水肿性红斑，水疱破溃、结痂，同时伴有发热和肝脾大的皮肤T细胞淋巴瘤。较少见。儿童多见，男女比例无明显差别，亚洲和拉丁美洲报道较多。患儿常有光敏感，对蚊虫的叮咬也高度敏感。皮损开始主要累及面部和四肢等暴露部位，反复发作，数月或数年后也可累及躯干和臀部等，发作时可伴有全身不适、发热、食欲减退、淋巴结及肝脾大，严重者出现肝功能异常及嗜血现象。皮损具有多形性，可以呈红色丘疹、水疱、结痂、坏死及凹陷瘢痕，有痒感。皮肤或淋巴结活检病理表现主要为真皮异形淋巴细胞浸润和血管中心坏死。免疫表型：CD3$^+$、CD8$^+$，部分患者表达CD56、TIA-1、粒酶B和穿孔素。分子病理：大部分患者有T细胞受体基因的重排。几乎所有患者皮损中EB病毒原位杂交阳性，血清中EB病毒抗体阳性。证实慢性活动性EB病毒感染与该型淋巴瘤发病密切相关。本病需与种痘样水疱病、皮下脂膜炎T细胞淋巴瘤、种痘水疱淋巴瘤样丘疹病、血管免疫母细胞性T细胞淋巴瘤等鉴别。患者接受联合化疗可呈现轻到中度的缓解，免疫化疗，强化联合化疗，干细胞移植等效果尚可。部分患者糖皮质激素联合静脉丙种球蛋白、阿昔洛韦即可控制症状。

（杨建良）

chéngrén T xìbāo báixuèbìng
成人T细胞白血病（adult T cell leukemia，ATL）由人T细胞白血病病毒1型（HTLV-1）感染引起的外周T细胞淋巴瘤。本病具高度侵袭性。由于HTLV-1与一部分T细胞非霍奇金淋巴瘤的发病确有关联，又称成人T细胞白血病/淋巴瘤（ATLL）。

流行病学 本病有明显的地域分布，世界范围内的高发区域有日本东南部、加勒比海沿岸地区和非洲西部地区。至今中国东南沿海地区发现了数十例ATL。本病多见于成年人，尤其是50~60岁的中老年人，男女之比为2∶1。HTLV-1属于RNA病毒，病毒抗体阳性表明是病毒携带者，典型的ATL细胞DNA中存在有前病毒基因的嵌合，其感染途径包括母婴传播、性传播、输血传播。有报道美国东南部城市中药物滥用的黑人群体中HTLV-1的感染率达30%~49%，与共用病毒污染的注射器有关。

病因和发病机制 HTLV-1感染是病因：①ATL的发生与该病毒携带者的高发区有特异相关性。②ATL患者皆存在HTLV-1抗体。③ATL细胞中可检出前病毒DNA基因的嵌合。④HTLV-1能选择性转染CD4$^+$T细胞。

临床表现 呈多样性。ATL可分五型：急性型、慢性型、冒烟型、淋巴瘤型、急变型。急性型约占60%，女性多发，多合并严重的皮肤浸润，肝脾大、全身淋巴结明显肿大，多有高热。白细胞数增高，外周血涂片中可见典型的ATL细胞。可有高钙血症、高胆红素血症。骨质破坏，如发生在头盖骨，可见穿凿样骨病灶。慢性型约占20%，此型白细胞数多偏高。肝、脾轻度肿大，淋巴结浸润少见，可有皮肤、肺组织浸润，临床经过缓慢。临床症状轻微或缺如者，可追踪观察，暂不治疗。

诊断 依据：①临床症状、体征。②白细胞升高可达一万至几十万，外周血涂片中可见异常淋巴细胞增多，尤其是可见花瓣状的典型的 ATL 细胞。③血清抗 HTLV-1 抗体阳性，HTLV 前病毒 DNA 嵌合阳性；即可明确诊断。

治疗和预后　治疗效果很不理想。对于急性型、淋巴瘤型的 ATL 患者，尽可能应用强烈化疗，缓解后行异基因移植，对某些患者可以改善疗效。慢性型一般临床观察，亦不予治疗，但有症状和体征者，尤其疑有恶变趋势者，尽早联合化疗为宜。冒烟型一般不使用化疗。除了传统化疗和移植，干扰素、齐多夫定、三氧化二砷、针对 ATL 细胞表面分子的靶向治疗、维 A 酸衍生物、硼替佐米等都曾进行了早期研究。病情发展迅速，治疗效果差，预后极差，中位生存期约 4 个月。

（杨建良）

bíxíng jiéwài NK/T xìbāo línbāliú

鼻型结外 NK/T 细胞淋巴瘤

（extranodal NK/T-cell lymphoma, nasal type）　好发于鼻部及其邻近组织，来源于 NK 细胞或 T 细胞的淋巴瘤。属于非霍奇金淋巴瘤（NHL）的一种少见类型，占 NHL 的 2%~10%，多发生于亚洲及南美洲，西欧及北美少见。其恶性细胞大部分来源于成熟的自然杀伤（NK）细胞，少部分来源于 NK 样 T 细胞，因此称之为 NK/T 细胞淋巴瘤。最常见的发生部位为鼻腔，也可完全发生在鼻外部位，如皮肤、胃肠道、睾丸、中枢神经系统、肺、骨髓等。在世界卫生组织（WHO）2008 年造血与淋巴组织恶性肿瘤分类中统一命名为结外 NK/T 细胞淋巴瘤，鼻型。发病机制尚不清楚，发现与 EB 病毒感染密切相关。好发于成年男性，中位发病年龄约 50 岁，男女之比为（2~4）:1。典型的病变表现为发生于面中部（特别是鼻部）的坏死性肉芽肿性病变。最常见的症状为鼻塞，局部病变广泛受侵时，出现眼球突出、面部肿胀、硬腭穿孔、脑神经麻痹、恶臭和发热等症状和体征。B 症状常见，约有 30%。肿瘤常局限于鼻腔及其邻近结构，邻近器官或结构受侵以同侧筛窦和上颌窦最常见。远处播散以皮肤最常见，和 T 淋巴细胞归巢现象有关。可以并发嗜血细胞综合征，表现为高热、肝功能异常、血细胞减少等症状和体征。诊断依赖于病变组织的病理学检查和分子生物学检测。鉴别诊断包括炎症性病变、韦格纳（Wegener）肉芽肿、非特异型外周 T 细胞淋巴瘤等。本病对放射治疗敏感，放疗是早期的主要治疗手段，但对化疗抗拒，化疗完全缓解率较低。

（董梅）

chángbìng xiāngguān T xìbāo línbāliú

肠病相关 T 细胞淋巴瘤

（enteropathy associated T-cell lymphoma, EATCL）　肠病患者所患来源于 T 细胞的肠道淋巴瘤。其具有单一的组织类型。20 世纪 70 年代，有报道一些患有特发性脂肪泻的患者，只有严格禁止含谷物蛋白质的饮食后，病情才能获得控制，因而称为谷蛋白敏感性肠病。虽然这些患者患肠道淋巴瘤和癌的概率远高于普通人群，但也可发生于没有肠病基础的患者。远端空肠最常受累，也可发生在小肠其他部位，少见于胃和结肠，肠系膜淋巴结可受累。发病年龄 50~70 岁，男性居多。有谷蛋白过敏性肠病史者可出现乳糜泻，但亚洲患者很少出现。临床常有发热、贫血、慢性腹痛、腹泻、体重减轻、急性肠穿孔或慢性多发的小肠溃疡、反复出血等。红细胞、白细胞、血小板减少，肝大、脾大，偶有全身水肿的报道。临床过程较为凶险，预后极差，常在确诊后 1 周~6 个月死于反复消化道出血、穿孔、脓毒败血症或肿瘤复发播散等。因临床表现复杂、多样，易造成误诊或漏诊。依靠病灶活检的病理进行诊断，鉴别诊断包括淋巴结外 NK/T 细胞淋巴瘤，结外黏膜相关淋巴组织边缘区 B 细胞淋巴瘤，伴有嗜酸性粒细胞浸润的 T 细胞淋巴瘤。

（董梅）

gān-pí T xìbāo línbāliú

肝脾 T 细胞淋巴瘤

（hepatosplenic T-cell lymphoma, HSTCL）　主要表现为肝脾增大的，具侵袭性的外周 T 细胞淋巴瘤。罕见。中等大小的肿瘤细胞在肝、脾和骨髓的窦性浸润，大多数病例为 γ/δT 细胞表型，少数为 α/βT 细胞表型。HSTCL 在外周 T 细胞淋巴瘤中不足 5%，在非霍奇金淋巴瘤（NHL）不足 1%，好发于男性，以青年人为多。病因尚不明确，相当一部分 HSTCL 病例有免疫抑制或长期抗原刺激的病史。HSTCL 临床呈侵袭性的病程，主要表现为脾大、肝大、全身症状（包括发热、疲乏、体重减轻等）、白细胞减少等，少数患者可出现其他部位（如皮肤、口腔黏膜、肾、脑膜）的受侵，一般无淋巴结受侵。肝、脾活检和骨髓检查在诊断中起决定性作用，值得注意的是骨髓中肿瘤细胞的定位具有特征性，需仔细观察并配合免疫组化检查。本病应与其他 γ/δT 细胞淋巴瘤相鉴别。HSTCL 治疗方法包括脾切除和各种方案的化疗，脾切除往往在巨脾时采用，可以改善症状，但不能控制疾病的进程。

（董梅）

pí xià zhīmóyányàng T xìbāo línbāliú
皮下脂膜炎样 T 细胞淋巴瘤

（subcutaneous panniculitis-like T-cell lymphoma） 累及皮下脂肪组织且与脂膜炎相似的原发于皮下的 T 细胞淋巴瘤。本病罕见。病变的皮下组织有大小不等的多形性 T 细胞和大量巨噬细胞浸润，主要累及双下肢，多伴有嗜血细胞综合征（HPS）。病因和发病机制不明，过去常诊断为结节性脂膜炎、良性纤维瘤、恶性组织细胞增多症等。成年人和儿童均可发生，男女比例相当。病变主要累及皮肤，而无淋巴结、骨髓、内脏的侵犯。主要表现为皮肤结节或斑块，部分患者可出现皮肤溃疡。皮肤损害多为非特异性，可出现于任何部位，以四肢和躯干居多，尤其是双下肢最常见。常伴有全身症状和体征，如发热、疲劳、肌痛、体重减轻等。本病至少可分为在组织学、表型和预后上明显不同的两个亚型，一种亚型 CD8$^+$，T 细胞受体（TCR）的类型为 α/β，只侵犯皮下组织，一般不累及皮肤，临床进展缓慢，呈低度恶性；另一种亚型 CD4$^-$、CD8$^+$，常表达 CD56，TCR 类型为 γ/δ，不仅侵犯皮下组织，且常常侵犯表皮和真皮，预后不好。伴 HPS 者，多进展迅速，预后极差。诊断主要根据病例组织学检查，病变主要侵犯皮下脂肪组织，多为弥漫性脂膜炎样。本病尚无标准治疗方案，多数观点认为可予以化疗与放疗相结合，化疗方案多以 CHOP 或类似方案为主，但治疗效果多不理想，中位生存时间仅约 22 个月。

（董梅）

xùnyàngzhēnjūnbìng
蕈样真菌病（mycosis fungoides, MF） 来源于 T 细胞的原发性皮

肤淋巴瘤。因其皮肤肿瘤结节形状类似蘑菇而命名，与真菌感染无关。本病常见，确切病因和发病机制尚不明确，可能与遗传、环境和免疫因素有关。有学者在 MF 患者的外周血或皮肤病灶中检测到人 T 细胞白血病病毒 1 型（HTLV-1），因此认为 HTLV-1 感染可能与 MF 的发生相关。另有研究表明 MF 的起病可能与组织相容性抗原有关。MF 的病程可以很长，皮损表现多样。根据疾病发展过程和皮损形态，大致可分为斑片、斑块、肿瘤或弥漫性红斑。患者可出现超过一种形态学类型的皮肤病变，或者在疾病过程中从一种类型向另一种类型转变。MF 的另一种皮损是广泛性红皮病，发生率约 10%。15% ~ 20% 的 MF 患者病程中出现皮肤外器官侵犯，包括淋巴结和内脏器官。皮肤活检是 MF 唯一和最重要的确诊手段。当临床怀疑 MF 时应对皮损部位反复进行穿刺、切除的多点活检，深度达到 4~6mm，以获得完整和足够的组织来评价皮肤各层结构的改变。鉴别诊断包括皮炎湿疹类皮肤病，苔藓样皮炎类皮肤病，银屑病样皮炎类皮肤病，光化性网状细胞增生病，淋巴瘤样丘疹病，大细胞性淋巴瘤。本病尚无根治性方法，对 MF 的早期皮损，不宜采用强烈的治疗，以局部治疗为主，Ⅲ、Ⅳ 期和难治性病变采用以全身治疗为主的综合治疗。治疗方法包括局部药物涂抹（皮质类固醇，氮芥，卡莫司汀，贝沙罗汀软膏）、电子束照射、光疗法、生物治疗和全身化疗。

（董梅）

Sàizélǐ zōnghézhēng
塞泽里综合征（Sézary syndrome, SS） 白血病性、红皮病性、低度

恶性的 T 细胞淋巴瘤。是蕈样真菌病的红皮病亚型。蕈样真菌病表现为广泛性红皮病伴外周血受侵（循环中异常细胞占淋巴细胞比例>5%）时的一组症状和体征。临床表现为剥脱性、浸润性红皮病和广泛淋巴结肿大，手、脚掌皮肤过度角化和增厚，常出现龟裂，甲营养不良和脱发常见。皮肤奇痒是其特征之一。由于抓挠常导致表皮脱落、渗出和结痂。皮损组织、淋巴结和外周血中可见到塞泽里细胞。确诊依赖于特征性的临床表现、组织病理学特点和外周血中塞泽里细胞的检测。单凭外周血中检测到塞泽里细胞不能诊断为 SS。诊断 SS 应符合以下条件：塞泽里细胞计数绝对值 ≥1×10^9/L；CD4$^+$ 细胞与 CD8$^+$ 细胞的比值 ≥10；皮肤表型为 CD3$^+$、CD4$^+$、CD5$^+$、CD45RO$^+$、CD7$^-$、CD8$^-$；存在 T 细胞克隆性增殖的证据。本病尚无根治性方法，治疗方法包括局部药物涂抹（皮质类固醇，氮芥，卡莫司汀，贝沙罗汀软膏）、电子束照射、光疗法、生物治疗和全身化疗。本病起病缓慢，早期如治疗合理，可以获得多年缓解，少数患者可自行缓解。晚期患者大多因免疫功能低下而死于继发感染。

（董梅）

yuánfā pífū CD30 yángxìng T xìbāo línbā zēngzhíxìng jíbìng
原发皮肤 CD30 阳性 T 细胞淋巴增殖性疾病（primary cutaneous CD30-positive lymphoproliferative disorders） 原发于皮肤 T 细胞淋巴瘤中第二常见的类型，约占原发皮肤 T 细胞淋巴瘤的 30%，可分为原发皮肤 CD30 阳性大 T 细胞淋巴瘤和淋巴瘤样丘疹病，两者属于同一疾病谱系，必须结合临床表现和病程特点才能区分，

但从组织学上不足以鉴别两者。这些疾病的共同特点是肿瘤细胞表达 CD30 抗原。

（董 梅）

yuánfā pífū CD30 yángxìng dà T xìbāo línbāliú

原发皮肤 CD30 阳性大 T 细胞淋巴瘤（primary cutaneous CD30-positive large T-cell lymphoma）

约占原发皮肤 T 细胞淋巴瘤的 14%，好发于成年人，儿童和青少年少见，平均发病年龄 60 岁左右。皮损特征为红色结节或肿瘤，表面光滑，约半数有溃疡形成。可发生于躯干、脸部和四肢。皮损 90% 为孤立性或多发但局限性，只有 10% 的患者皮损范围广泛。约 10% 的患者皮损可自发性部分或完全消退。病变常局限于皮肤，即使复发也很少侵犯皮肤/淋巴结外器官。临床进程缓慢，即使有区域淋巴结受侵，5 年生存率仍可达 95%。按肿瘤细胞的形态可分为间变性、多形性和免疫母细胞性三种亚型，以大细胞间变性最常见，占 80% 左右。诊断应符合以下三条：①组织学上 CD30+ 瘤细胞在 75% 以上。②临床无淋巴瘤样丘疹病表现，即无成批反复出现、可自行消退的丘疹或结节。③就诊时无皮肤外器官受侵。鉴别诊断包括淋巴瘤样丘疹病，交界性疾病，继发于 MF 的皮肤大细胞淋巴瘤，继发性 CD30+ 皮肤大 T 细胞淋巴瘤。治疗上按低度恶性淋巴瘤对待，对放疗和化疗高度敏感。孤立或局限性病变可采用手术切除或局部放疗。首次治疗的完全缓解率 95% 以上，中位缓解期 16 个月，复发率约 50%，多复发于原病灶部位，约 50% 复发时可累及皮肤外器官，但几乎均为淋巴结。

（董 梅）

línbāliúyàng qiūzhěnbìng

淋巴瘤样丘疹病（lymphomatoid papulosis，LyP）

有自愈倾向的斑疹坏死性或斑疹结节性皮肤病变，组织学特征表现为 CD30+ 的低度恶性淋巴瘤。常发生于成年人，中位发病年龄 45 岁。临床特征为慢性、反复出现的斑疹、斑疹坏死性或结节性皮肤病变，好发于躯干和四肢。单个的病变常自行消失，留下瘢痕。病程长短不一，从数月到数年，发展缓慢。高达 20% 的淋巴瘤样丘疹病在病程中进展为或伴发另一种类型的皮肤淋巴瘤，通常为蕈样真菌病（MF）、间变大细胞淋巴瘤或霍奇金淋巴瘤。5 年生存率几乎为 100%。口服甲氨蝶呤能有效抑制新病灶的出现。补骨脂素 A 段紫外光疗法（PUVA）和皮肤局部涂抹化疗也有效。但停药后复发快。因此，对于病灶少和非瘢痕性病变，可采取严密观察的方法，而不给予积极地干预措施。

（董 梅）

yuánfā pífū jiānbiàn dàxìbāo línbāliú

原发皮肤间变大细胞淋巴瘤（primary cutaneous anaplastic large cell lymphoma，PCALCL）

原发于皮肤的 CD30 阳性淋巴细胞增殖性疾病中的一个亚型。占所有皮肤淋巴瘤的 1%～3%，其免疫学特点是表达 CD30 抗原的瘤细胞数>75%。患者一般为老年人，中位发病年龄 60 岁，男性多见，男女比约为（1.5～2）：1。本病的皮肤病变以躯干和四肢多见，其次为头颈部。临床上可在患者的皮肤及皮下发现实性的紫红色肿块，不伴明显的症状，有的病例会发生自发性破溃。肿块一般为单发，多发的病例较少见。约 25% 的患者会出现肿物的自发消退。内脏及淋巴结受侵少见。

诊断标准：淋巴瘤发生于皮肤，且至少在诊断后 6 个月内无皮肤外病变，病例符合本病的特点，且无蕈样肉芽肿、外周 T 细胞淋巴瘤、淋巴瘤样丘疹病或霍奇金淋巴瘤病史等。属于低度恶性淋巴瘤，进展缓慢，预后较好。本病尚无标准治疗方案。对于病灶局限的病例，单纯的手术切除加或不加放疗就可以取得良好的疗效。对于有皮肤播散性病变的病例，易并发皮肤以外的累及，应给予全身治疗。

（董 梅）

yuánfā pífū γ/δ T xìbāo línbāliú

原发皮肤 γ/δ T 细胞淋巴瘤（primary cutaneous gamma/delta T-cell lymphoma）

来源于成熟活化 γ/δ T 细胞的克隆增殖性皮肤外周 T 细胞淋巴瘤，肿瘤细胞表达细胞毒 T 细胞表型。这一组病例包括具 γ/δ 表型的皮下脂膜炎样 T 细胞淋巴瘤。本病少见，占皮肤 T 细胞淋巴瘤的比例不足 5%，多数发生在成年人，男女发病率无明显差异。临床表现不恒定。可以以嗜表皮为主，表现为斑片、斑块；可以主要位于真皮深层或皮下，成为坏死性瘤块或结节，类似 α/β 型皮下脂膜炎样 T 细胞淋巴瘤，好发于四肢。常侵犯黏膜和其他淋巴结外部位，但淋巴结、脾和骨髓受侵少见。脂膜炎样的肿瘤患者可出现嗜血细胞综合征，推测可能是肿瘤性 T 细胞分泌一种称为细胞吞噬诱导因子的淋巴因子，激活骨髓、肝、脾、淋巴结和肺组织，巨噬细胞吞噬血细胞，这种作用不被抗体和补体致敏。可分为三种组织学浸润方式，向表皮、真皮和皮下侵犯。在同一患者的不同活检组织或同一活检组织内往往可见到一种以上的组织学浸润方式。

按进展性淋巴瘤治疗，对联合化疗和放疗相对抗拒。

（董　梅）

原发皮肤侵袭性嗜表皮性 CD8 阳性细胞毒性 T 细胞淋巴瘤

（primary cutaneous aggressive epidermotropic CD8-positive cyto-toxic T-cell lymphoma）　以 α/β 源性、CD8 阳性、细胞毒性 T 细胞侵袭表皮为特征的皮肤 T 细胞淋巴瘤。多数病例具有侵袭性行为。主要发生在成年人。临床特点为局限或播散的暴发性丘疹、结节或肿瘤，伴中心溃疡和坏死，或过度角化的斑片或斑块。疾病可以类似于其他嗜表皮性皮肤 T 细胞淋巴瘤。可累及内脏器官包括肺、睾丸、中枢神经系统和口腔黏膜，但很少累及淋巴结。EB 病毒常阴性，可检测到 T 细胞受体克隆性重排。与其他类型的来源于 CD8[+] 细胞毒 T 细胞的皮肤 T 细胞淋巴瘤的鉴别诊断只能依靠临床表现和生物学行为。中位生存时间 32 个月左右。按进展性淋巴瘤治疗。

（董　梅）

非特异型外周 T 细胞淋巴瘤

（peripheral T-cell lymphoma, not otherwise specified, PTCL-NOS）　2011 年，世界卫生组织（WHO）淋巴组织恶性肿瘤分类中在列出的几种特殊类型的外周 T 细胞淋巴瘤（PTCL），如血管免疫母细胞 T 细胞淋巴瘤、成人 T 细胞白细胞/淋巴瘤、T/NK 淋巴瘤及间变大细胞淋巴瘤等之外的其他未能分类的外周 T 细胞淋巴瘤。包括了大部分淋巴结的未能独立分型的 PTCL。PTCL-NOS 的发病有明显的区域分布特点，西方国家发病率低，约占非霍奇金淋巴瘤患者的 7%，而在中国和其他亚洲国家发病率较高，占 15%。患者通常为中老年人，男性多见，男女比为 2:1。

临床表现　约半数患者有全身症状，包括发热、盗汗、消瘦及皮肤瘙痒。可累及淋巴结、结外器官或组织。累及淋巴结时，表现为淋巴结进行性增大，可有疼痛，可单个或融合成块。常见部位包括颈部锁骨上、腋窝及腹股沟淋巴结。也可发生在纵隔或腹腔淋巴结，肿大的淋巴结可压迫邻近器官引起咳嗽、胸闷及气促。部分患者可侵犯鼻腔、鼻咽、口咽、鼻窦、扁桃体、皮肤和皮下组织、肝、脾、骨髓、胃肠道、肺、甲状腺等。累及鼻腔、鼻咽、口咽时，临床表现为鼻塞、流涕、咽痛，鼻腔或口腔黏膜溃疡或肿块。累及皮肤及皮下组织时，表现为皮肤结节、肿块、溃疡。肝、脾侵犯致肝大、脾大，骨髓侵犯可致白细胞、红细胞及血小板减少。偶见嗜血细胞综合征。实验室检查可发现白细胞介素-2（IL-2）受体、β$_2$ 微球蛋白、乳酸脱氢酶（LDH）增高及红细胞沉降率加快。

诊断　依据临床表现、病理学和免疫组织化学检查，必要时进行分子遗传学检查可以确诊。

病理特点　PTCL-NOS 无特异的形态学特征，由弥漫分布的非典型性小、中、大细胞混合构成，肿瘤细胞常有不规则细胞核，有分叶状、多边形、花瓣状或脑回状突起，染色质细，核仁小而不明显；有的病变组织由中等和大细胞混合构成，炎症反应背景包括嗜酸性粒细胞和分散的上皮组织细胞。在一些 T 细胞淋巴瘤中可见大量上皮样组织细胞，在整个淋巴瘤内呈灶状分步，命名为淋巴上皮样淋巴瘤，在 WHO 分型中作为 PTCL-NOS 的形态学变异型。当肿瘤细胞以小和中等细胞为主，以滤泡间浸润为特征，则成为 T 区变异型。

免疫表型　全 T 细胞标志物（CD2、CD3、CD5、CD7）、CD43 可阳性，缺乏 B 细胞抗原表达。肿瘤细胞可表达 CD45，但 CD5、CD7 常有表达缺失。绝大多数 PTCL-NOS 病例 CD4[+] 和 CD8[-]。

鉴别诊断　PTCL-NOS 是一类异质性的疾病类型，由于它在细胞形态学、细胞遗传学和分子生物学及临床表现上无特殊性，应属于 T 细胞淋巴瘤中的排除性诊断。当排除了其他独立分类的 T 细胞淋巴瘤后，方可作诊断。当病变累及鼻腔、鼻咽，应与结外 T/NK 细胞淋巴瘤鉴别，进一步检查 CD56、EB 病毒、TIA-1 或颗粒酶 B，如阳性支持 T/NK 细胞淋巴瘤的诊断。病变累及皮肤应与蕈样真菌病（MF）鉴别，典型的皮肤损害、脑回状细胞及波特里耶（Pautrier）微脓肿，T 细胞除表达 CD3、CD45RO 外，还表达 CD4 及 CD29，支持 MF 诊断。

治疗　对常规 CHOP、CHOP 样化疗方案疗效不佳，尤其在国际预后指数（IPI）评分中高危组，对 I、II 期（低或低中危）患者进行受累野放疗常显示有效。推荐初始化疗方案包括 CHOP、EPOCH 或 HyperCVAD 与 MTX 和阿糖胞苷交替。在初始治疗后应对全部阳性病变进行复查，进行治疗中期再分期。对再分期为完全缓解，临床分期为 I/II 期患者应完成既定放疗；再分期为部分缓解的 I/II 期患者推荐进行高剂量化疗联合自体造血干细胞移植作为一线巩固治疗；对高危的临床Ⅰ/Ⅱ期或Ⅲ/Ⅳ期患者，如初始化疗达完全缓解，可观察，也可用高剂量化疗联合自体造血干细胞移植作为巩固；对复发难治性病例，高剂量化疗联合自体造血干细胞移植或异基因造血干细胞移植均可作为治疗的选择。新药如吉西他滨、地尼白介素、阿仑单抗、硼替佐米均可作为复发后治疗选择。

预后 本病化疗后容易复发，5年生存率仅22%～27%。不良预后因素包括年老（>60岁），体能状况差（PS≥2），血清LDH升高，骨髓侵犯及晚期患者，结外病变数及对化疗抗拒（化疗后不能达到完全缓解或缓解期短）。文献提示，IPI评分是判断PTCL-NOS的重要预后指标。

（周立强）

xuèguǎn miǎnyì mǔxìbāo T xìbāo línbāliú

血管免疫母细胞T细胞淋巴瘤

（angioimmunoblastic T-cell lymphoma, AITL） 以T淋巴细胞异常增生伴高内皮血管及滤泡树突状细胞增生为主要特征的侵袭性外周T细胞淋巴瘤。占外周T细胞淋巴瘤的15%～20%；多发生在中老年人，中位年龄59～65岁，男女比约为1：1。

临床表现 全身淋巴结肿大、肝大、脾大、发热、盗汗、体重减轻和皮疹等。全身淋巴结肿大者占94%～97%，除浅表淋巴结肿大外，纵隔和腹膜后淋巴结肿大也很常见。64%～85%的患者出现B症状，脾大占70%～72%，肝大占52%～72%，皮疹占48%～58%，骨髓受累占61%，肺是常见的受侵部位，但胃肠道累及罕见，80%以上的患者为Ⅲ/Ⅳ期。少部分患者可出现关节炎、胸腔积液、腹水、水肿、血管炎、自身免疫性甲状腺疾病等。由于免疫力低下，易并发感染。

诊断 依据临床表现、病理学和免疫组织化学检查可以诊断。

病理特点 为累及淋巴结的多形性浸润，伴有明显的高内皮小静脉增生和滤泡树突状细胞增生。肿瘤性T细胞呈中等大小，具有丰富透亮的胞质，肿瘤细胞灶性或弥漫性浸润，淋巴结结构被部分或完全破坏。背景细胞多样纷杂，可见小淋巴细胞、组织细胞、免疫母细胞、浆细胞和嗜酸性粒细胞等。肿瘤细胞数量有时很少，经常不如反应性增生的背景细胞丰富。血管增生明显呈树枝状，血管周围滤泡树突状细胞增生。可存在被EB病毒感染的大B细胞，形态学上类似里-斯（R-S）细胞。

免疫表型 肿瘤性T细胞起源于CD4$^+$T细胞的一种特殊亚群，即滤泡辅助T淋巴细胞（T$_{FH}$），表达全T细胞抗原，如CD2、CD3、CD5、CD7等。瘤细胞表达CD10，部分也表达Bcl-6；滤泡树突状细胞CD21$^+$、CD23$^+$、CD35$^+$，常分布于高内皮细胞小静脉周围；恶性细胞表达化学趋化因子CXCL13（90%～100%）和程序性死亡-1（PD-1），而滤泡树突状细胞表达其配体PD-L1。反应性转化大B细胞CD20$^+$、CD30$^{+/-}$、LMP1$^{+/-}$。

治疗 虽然少数患者可自发消退或在泼尼松治疗后长期缓解，但多数AITL属于侵袭性疾病，以全身治疗为主，尚无标准治疗方案；早期（Ⅰ/Ⅱ期）患者可结合受累野放疗。皮质类固醇单药或联合化疗方案是最常用的治疗方法；在患者身体状况能够承受的前提下，初始治疗以联合化疗方案为佳。常用的联合化疗方案为含蒽环类药物联合方案，如CHOP、CHOEP、EPOCH、ACVBP、HyperCVADV等，尽管患者能暂时获得较高完全缓解率，但疗效持续时间短、复发率高，5年总生存（OS）率不足30%。随着对该病认识的深入，一些新的作用机制和独特靶点的治疗药物被研究开发应用，包括吉西他滨、普拉曲沙、门冬酰胺酶（L-ASP）、环孢素A、阿仑单抗、来那度胺、硼替佐米、组蛋白去乙酰化酶抑制剂等。研究显示，初治或敏感复发患者采取高剂量化疗联合造血干细胞移植治疗有效。

预后 虽然少数患者可能自行缓解或呈现相对惰性的病程，但多数患者预后不佳，长期生存率为10%～35%。尚无明确的独立预后因素，可能与预后相关的因素包括年龄、性别、分期、B症状、皮疹或瘙痒、水肿、腹水、血清乳酸脱氢酶（LDH）水平、血红蛋白水平等。

（周生余）

jiānbiàn dàxìbāo línbāliú

间变大细胞淋巴瘤

（anaplastic large cell lymphoma, ALCL） 肿瘤细胞位于淋巴结副皮质区和窦状隙内，常呈间变性特征并表达CD30抗原，60%～80%表达间变性淋巴瘤激酶（ALK）融合蛋白，40%～60%可检测出t（2；5）（p23;q35）易位的T细胞淋巴瘤。临床呈侵袭性，多见于年轻男性，常伴B症状和结外侵犯，尤其多见皮肤和骨受累。在临床上可分为原发性（系统性和皮肤）ALCL及继发性（由其他淋巴瘤转化而来）ALCL两种。

临床表现 原发性ALCL可分为ALK阳性原发性系统性ALCL（ALK$^+$ ALCL）、ALK阴性原发性系统性 ALCL（ALK⁻ ALCL）以及原发性皮肤 ALCL，其临床表现和预后有明显差异。

ALK 阳性原发性系统性 ALCL（ALK⁺ ALCL） 常见于30 岁以内年轻患者，男性多见，男女比可达 6∶1；发病时多为疾病晚期（Ⅲ~Ⅳ期），常伴有 B 症状（75%），特别是高热；常见浅表和腹腔淋巴结的肿大，而大约40% 的儿童患者还会伴有腹股沟淋巴结的肿大，纵隔受侵比霍奇金淋巴瘤少见，但 25% 的患者可有脾大；结外侵犯多见（60%），约 40% 患者有两个或两个以上结外病变，皮肤（21%）、骨（17%）和软组织（17%）是最常见被累及的结外部位，罕见胃肠道和中枢神经系统侵犯；骨髓侵犯依检测方法的不同占 10% ~30%。ALK⁺ ALCL 化疗疗效较好，5 年生存率可达 70%~80%。

ALK 阴性原发性系统性 ALCL（ALK⁻ ALCL） 发病年龄相对较大，男女比为 0.9∶1，结外病变的发病率较低，但常规治疗疗效较差，预后不良，5 年生存率 30%~40%。

原发性皮肤 ALCL 原发于皮肤，约占皮肤淋巴瘤的 10%。多发生在老年人，平均发病年龄为60 岁左右，ALK 阴性且缺乏细胞毒性表型。病变表现为实体的、无症状的皮肤或皮下紫红色肿块。表面可发生溃疡，较少见的是以多肿瘤结节的形式侵犯周边区域或多部位、多中心发生肿瘤为特征。相比原发性系统性 ALCL 预后较好，局部病灶经手术切除（加或不加放疗）即能获得较高生存率，但播散性病变或系统侵犯，可联合全身化疗。

诊断 依据临床表现、病理学、免疫组织化学和分子遗传学检查可以诊断。

病理特点 肿瘤性间变性淋巴细胞于淋巴结副皮质区和窦状隙内成巢状或沿淋巴窦弥散性播散。ALCL 的特征性细胞表现为不同比率的形态古怪、有着肾形或马蹄形核的细胞，靠近胞核常有一个嗜酸性区域。由于肿瘤细胞形态变化较大并伴有反应性细胞，根据这些细胞成分，ALCL 在形态学上可分为：普通型（70%）、小细胞型（5%~10%）、淋巴组织细胞型（10%）及一些少见类型。

免疫表型 大多数 ALCL 表达一种或多种 T 细胞抗原，然而，由于全 T 细胞抗原的丢失，有些病例可以表现一种明显的"裸细胞"表型。所有 ALCL 病例均强表达 CD30，ALK 在 60%~80% 的病例有表达，大多数 ALCL 病例EMA 阳性。相比 CD30 阳性 B 细胞间变淋巴瘤，ALCL 常缺乏 EBV相关标志。簇集素（clusterin）仅在 ALCL 表达，可区分霍奇金淋巴瘤。

遗传学特点 ALCL 无论是否表达 T 细胞抗原，大约 90% 的病例有 T 细胞受体（TCR）基因重排，多数为 TCRβ、TCRγ 基因重排。60%~80% 左右 ALCL 病例存在 2 号染色体 ALK 基因易位，产生有致癌性的异常 ALK 融合蛋白。ALK 阳性 ALCL 中最常见的核型异常是 t（2；5）（p23；q35）易位，即 ALK 基因与 5 号染色体的核仁磷蛋白（NPM）基因融合而表达 NPM-ALK 融合蛋白，该核型异常约占 ALK 阳性 ALCL 的75%。最近尚有更多的 ALK 基因与其他基因通过染色体易位或染色体的倒位而形成的融合基因被发现，如 t（1；2）（q25；p23）所形成的 TPM3-ALK 基因，t（2；3）（p23；q21）产生的 TFG-ALKs 基因、TFG-ALKL 基因和 TFG-ALKxL基因，inv（2）（p23；q35）所形成的 ATIC-ALK 基因，t（2；17）（p23；q23）形成的 CLTCL-ALK 基因及 t（X；2）（q11；p23）形成的MSN-ALK 基因。

治疗 原发性系统性 ALCL以化疗为主要手段，辅以放疗。早期 ALCL 行化疗后做受累野放疗，晚期以化疗为主。大多数报道以联合化疗为主，儿童及成人患者都具有较好的近远期疗效。儿童患者因其病程类似伯基特（Burkitt）淋巴瘤，故倾向于治疗淋巴母细胞淋巴瘤的强烈联合方案，并预防中枢神经系统侵犯。近年来认为应结合 ALK 和 IPI 评分等预后因素对患者评估，对于低危 ALK⁺ 患者（IPI 为 0~1）采用常规化疗即可；对于高危ALK⁺ 患者（IPI ≥ 2）及 ALK⁻ 患者，一线诱导缓解后应采用大剂量化疗联合自体造血干细胞移植巩固治疗可提高疗效。

预后 独立的预后因素包括ALK 及国际预后指数（IPI）评分，其他的影响因素有 CD56、疗前可溶性 CD30 分子水平、CTLs的活化比例等。在儿童和年轻患者的侵袭性 NHL 中，ALK 阳性系统性 ALCL 治愈可能性最大，预后优于任何其他形式的外周 T 细胞淋巴瘤。ALK 阳性和 ALK 阴性ALCL 之间预后的差异性首先由Shiota 等报道，ALK 阳性病例的 5年生存率（79.8%）远好过 ALK阴性病例（32.9%），P < 0.01。法利尼（Falini B）等对 78 例ALCL（ALK 阳性 53 例，ALK 阴性 25 例）患者预后统计显示，ALK 阳性病例总生存率（71.0%±6.0%）远好过 ALK 阴性病例（15.0%±11.0%），P < 0.0007。ALK 阳性病例 10 年无病

生存率（82.0%±6.0%）也远好过 ALK 阴性病例（28.0%±14.0%），$P<0.0001$。

（周生余）

mànxìng línbā xìbāo báixuèbìng/
xiǎo línbā xìbāo línbāliú

慢性淋巴细胞白血病/小淋巴细胞淋巴瘤（chronic lymphocytic leukemia/small lymphocytic lymphoma，CLL/SLL）

以单克隆、成熟样小淋巴细胞在外周血、骨髓和淋巴组织不断蓄积为特征并产生相应临床症状的一种慢性淋巴细胞增殖性疾病。世界卫生组织（WHO）2008 年造血和淋巴组织肿瘤分类将 B-CLL 与 SLL 视为同一疾病的不同临床表现。本病常见于老年人，发病中位年龄65 岁，男性多于女性。CLL/SLL是一种异质性疾病，病程长短不一，可长达 10 余年，中位生存期一般 6~7 年。约 5%患者发生大细胞转化，其中位生存期仅 5 个月。患者主要死亡原因为骨髓衰竭导致的严重贫血、出血或感染。

临床表现　起病时常无明显症状，进展缓慢、隐匿，偶因查体或检查其他疾病时发现。早期可有倦怠乏力，逐渐出现腹部不适、食欲缺乏、消瘦、低热、盗汗。晚期可出现头晕、心悸、气短、皮肤紫癜、瘙痒，骨痛，常易感染。80%患者有淋巴结肿大，50%~70% 有轻至中度脾大；8%~10%患者可并发自身免疫性溶血性贫血；晚期患者可出现贫血、血小板减少、皮肤黏膜紫癜。

诊断　依据临床表现、病理学、免疫组织化学和分子遗传学检查可以诊断。

病理特点　CLL/SLL 有三种不同的细胞成分：小淋巴细胞、幼淋巴细胞和副免疫母细胞。生长方式包括弥漫性、假滤泡性、

肿瘤形成和副免疫母细胞性，后两型常出现在病情进展过程中。CLL 可向弥漫大 B 细胞淋巴瘤转化（见里克特综合征）。有时 CLL会有浆细胞转化或含有里-斯（R-S）细胞。

免疫表型　典型的 CLL 细胞为细胞表面免疫球蛋白（sIg）弱表达，CD5$^+$，CD23$^+$，CD43$^{+/-}$，CD10$^-$，CD19$^+$，CD20 弱表达和周期蛋白 cyclin D1$^-$。免疫组化显示 CD38 和（或）ZAP70 高表达是 CLL 预后不良因素。

遗传学特点　约 80%的 CLL患者存在细胞遗传学的异常，这对于 CLL 的诊断、鉴别诊断、治疗方案的选择和预后具有重要的意义。细胞遗传学技术（常规染色体或荧光原位杂交）可检测包括 t（11;14）、t（11q;v）、+12、del（11q）、del（13q）、del（17p）等染色体异常。一般认为具有单纯 del（13q）的 CLL 患者预后较好，染色体正常和+12 预后中等，而具有 del（11q）或 del（17p）的 CLL 患者预后明显差于染色体正常或单纯 del（13q）的患者。具有 del（17p）的 CLL 患者对于含有阿仑单抗的治疗方案较为敏感。约 50%的 CLL 有免疫球蛋白重链可变区（IgV$_H$）体细胞突变，流式细胞术检测不具有IgV$_H$ 突变的 CLL 患者预后明显差于具有突变的患者。

治疗　是否治疗及如何治疗取决于临床分期、预后因素、症状和疾病状态，约三分之一的初诊 CLL/SLL 患者经过规范的临床评估后并不需要积极治疗，而遵循"观察和等待"的原则；对于具备治疗指征的中低危患者［拉伊（Rai）分期为 0、Ⅰ 和 Ⅱ 期］、进展性高危患者（拉伊分期为 Ⅲ和 Ⅳ 期）以及病理学检测提示出

现弥漫大 B 细胞/霍奇金淋巴瘤转化的患者都必须尽快进行治疗。治疗指征包括：①符合并愿意参加临床试验的患者。②明显的疾病相关症状，包括严重的疲劳、夜间盗汗、体重减轻和非感染相关发热。③终末器官功能受损。④进行性巨块型病变（脾肋缘下大于 6cm，淋巴结直径约 10cm）。⑤淋巴细胞倍增时间 ≤ 6 月。⑥进行性贫血。⑦进行性血小板减少。具有治疗指征的 CLL 患者，应根据年龄、疾病状态、细胞遗传学 FISH 检测结果进行分层治疗。一线治疗可采用：苯丁酸氮芥±泼尼松、苯达莫司汀±利妥昔单抗（BR）、CP 方案±利妥昔单抗、FR（氟达拉滨±利妥昔单抗）、FCR（氟达拉滨+环磷酰胺±利妥昔单抗）、PCR（喷司他丁+环磷酰胺±利妥昔单抗）等；二线可选用阿仑单抗为主的治疗、含利妥昔单抗的联合治疗、奥法妥木单抗、CHOP、HyperCVAD、剂量调节的 EPOCH 或 OFAR 等方案，年轻、预后差的患者可选择参加进行自体和异基因造血干细胞移植的临床研究。

预后　对于 CLL 预后具有明确意义的指标为疾病的临床分期［拉伊/比内（Rai/Binet）分期］、IgV$_H$ 突变状态和染色体改变［荧光原位杂交（FISH）检测］。德国的一项大型研究采用的 FISH 技术中应用了所有感兴趣的探针，发现 80%以上的 CLL 患者有染色体异常。325 例患者中，最常见的染色体异常分别是：13q14-（55%），del 11q22-23（18%），三 体 12q13（16%），17p13-（7%）。FISH 检测到的染色体异常与生存显著相关，del 13q 是唯一异常者的生存期最长，为 133个月；正常核型和 12q 三体者的

中位生存期分别为 111 个和 114 个月；del 11q 和 del 11p 者的中位生存期分别为 79 个月和 32 个月。进入 21 世纪以来的研究发现，半数以上的 CLL 患者有 IgV$_H$ 基因的突变，IgV$_H$ 基因突变者比非 IgV$_H$ 基因突变者的生存期明显延长，分别为 20 年和 9 年。

（周生余）

B xìbāo yòulínbāxìbāo báixuèbìng

B 细胞幼淋巴细胞白血病（B-cell prolymphocytic leukemia，B-PLL）

起源于 B 细胞的外周淋巴细胞白血病。较少见，其特征为至少 55% 的外周血白血病淋巴细胞为幼淋巴细胞。发病以中老年人为主，一般在 50 岁以上，多见于男性；呈亚急性临床经过，主要表现为脾大、外周血白细胞明显升高（常大于 $100×10^9/L$）且幼淋巴细胞>55%；单药烷化剂或联合化疗有效但缓解期短，脾切除可减轻症状；预后差，中位生存期为 1~3 年。

临床表现　本病病程可以表现为急性、亚急性和慢性，以慢性居多。症状包括疲乏、虚弱、体重下降、食欲缺乏，常有低热及复发性口腔溃疡，少数患者有骨痛及获得性出血倾向。脾大是本病的特征，约 2/3 的患者有显著的脾大；可合并轻中度肝大；很少或没有淋巴结肿大。患者可合并感染、出血、贫血、皮肤损害，及白细胞过多引起白细胞淤滞而导致的心肺并发症。极少的病例可有中枢神经系统白血病、白血病性胸腔积液或恶性腹水。

诊断　依据临床表现、病理学、免疫组织化学和分子遗传学检查可以诊断。

病理特点　B-PLL 起源于已发生免疫球蛋白基因重排成熟的 B 细胞。研究表明，B-PLL 可由慢性淋巴细胞白血病（CLL）发展而来，也可起源于后生发中心 B 细胞。外周血和骨髓中出现大量幼淋样细胞，骨髓活检示白血病细胞呈弥漫性或混合性浸润。肿瘤细胞特征：比静息淋巴细胞大，核/质比例高，缺乏颗粒的嗜碱性胞质，中等密度染色质和单一明显核仁。

免疫表型　B-PLL 细胞表面免疫球蛋白（sIg）强表达（IgM），CD19$^+$、CD20$^+$、CD22$^+$、CD24$^+$、FMC7$^+$、CD79b$^{+/-}$、CD5$^{-/+}$（大部分不表达，不到 30% 表达），CD10$^{-/+}$、CD23$^{-/+}$；50% 患者可出现 ZAP70 和 CD38 阳性，但不影响预后。

遗传学特点　大部分 B-PLL 患者存在细胞遗传学的异常，主要包括 del（11q）、del（13q）、del（17p）等染色体异常，60% 的 B-PLL 患者有 14q+，极少出现 t（11;14）（q13;q32）异位和 12 号染色体三倍体（有该异常的患者可能由 CLL 发展而来）。50% 患者出现 TP53 突变，这与治疗耐药相关。

治疗　B-PLL 患者就诊时，通常已是进展期，大多数患者有明显脾大和白细胞增多，诊断后不久病情发展迅速。既往对 B-PLL 采用与 CLL 相似的治疗策略，但苯丁酸氮芥和 CHOP 方案有效率（RR）低于 20%，缓解持续时间短，且长期生存率很低。氟达拉滨、克拉屈滨及喷司他丁对 B-PLL 有效率可达 50%，但缓解时间难以超过 12 个月。含氟达拉滨的联合方案如 FC（氟达拉滨+环磷酰胺），RR50%，中位生存期可达 32 个月。另外，利妥昔单抗单药或特别是联合化疗被认为治疗 B-PLL 可能具有更好的疗效。脾切除可减轻症状，但仅是暂时的，脾区放疗可能有效，尤其适用于不能选用化疗和脾切除的患者。近年来的研究认为，对于具备治疗指征的患者，应该按照是否存在 TP53 突变或缺失分层治疗。不具有 TP53 突变或缺失患者，推荐 FCR（氟达拉滨+环磷酰胺+利妥昔单抗）或 BR（苯达莫司汀±利妥昔单抗）治疗，完全缓解（CR）患者可"观察和等待"，未获 CR 者，推荐阿伦单抗为主的治疗，脾切除，或参加临床试验。具有 TP53 突变或缺失患者，推荐一线阿伦单抗为主的治疗，CR 患者可观察和等待，未获 CR 者，推荐脾切除或参加临床试验。年轻、预后差的患者，可根据诱导治疗疗效等选择参加进行自体和异基因干细胞移植的临床研究。

预后　较差，中位生存期仅 1~3 年。唯一明确的不良预后因素为 TP53 的异常，治疗上采用利妥昔单抗可改善患者预后。

（周生余）

pí biānyuándài línbāliú

脾边缘带淋巴瘤（splenic marginal zone lymphoma，SMZL）

原发于脾的低度恶性边缘带 B 细胞淋巴瘤。在淋巴组织恶性病变中不足 2%。本病患者主要为中老年人，无性别差异。临床常呈慢性过程。

临床表现　主要特征为脾大、淋巴细胞增多和血细胞减少。几乎所有患者都有脾大，骨髓累及率 90%，除脾门淋巴结，其他淋巴结和（或）器官的累及不常见，部分病例表现单独的淋巴细胞增多。起病时罕见 B 症状和乳酸脱氢酶（LDH）增高，随访中如出现应怀疑转化。循环的淋巴细胞有胞质绒毛状突出，40% 的病例血清中有单克隆性血清蛋白。就诊时多已晚期，累及脾、血液和骨髓，进展缓慢。

诊断 依据临床表现、病理学、免疫组织化学和分子遗传学检查可以诊断。

病理特点 SMZL 可能起源于生发中心后 B 淋巴细胞。常见血液和骨髓累及（67%~100%），其可通过细胞形态学和（或）流式细胞术进行检测进一步确证。典型的肿瘤性淋巴瘤细胞呈绒毛状淋巴细胞，其他亦可表现为无特殊征象的小淋巴样细胞、淋巴浆细胞样细胞、具核裂的淋巴细胞或伴相对丰富苍白胞质的淋巴细胞。骨髓活检显示，淋巴样肿瘤细胞典型浸润在窦状隙内，在进展的病例窦状隙和结性浸润并存，虽非完全特异但具高度特征性；少数病例可见浆细胞样特征。脾组织学显示，肿瘤性小淋巴瘤细胞环绕和取代脾白髓生发中心，正常的滤泡套区消失，并混合散在的母细胞样大细胞侵犯边缘带。大多数病例红髓受累，可见窦状隙浸润、上皮样组织细胞及肿瘤细胞浆样细胞分化。

免疫表型 石蜡包埋组织的免疫组化常与血液或骨髓流式细胞术的检测结果相一致。sIgM+，sIgD+，CD20+，CD79a+，Pax-5+；大多数病例的细胞 CD3、CD5、CD10、CD23 和 CD43、周期蛋白 cyclinDl、flfflnex-in-Al 和 Bcl-6 为阴性。

遗传学特点 70%~80%患者出现染色体改变，常见于 1、3、7、8、14 号染色体。常有克隆性 IgH 和 IgL 基因重排，40%的患者出现 7q31-32、7q21-36 缺失，位于 7q21 的 CDK6 基因异位也有报道。

治疗 早期/无症状患者采取观察和等待的策略，每 3~6 个月随访体检，进行血细胞计数和生化检查。如果有疾病进展的证据，需作重新分期。疾病进展/有症状者可开始治疗。治疗方案包括：①丙肝病毒阳性患者：可单用干扰素，剂量 300 万 U 3 次/周（或长效聚乙二醇化干扰素），用药 6~12 个月或联用利巴韦林 1000~1200mg/d 口服。精确的抗病毒治疗方案应取决于感染 HCV 基因型。②脾切除：有巨脾和（或）脾功能亢进者应作首选，无显著淋巴结肿大和无 HCV 感染者适合脾切除术。在适合手术的病例中，大多数患者对脾切除有反应，半数患者不需进一步治疗。③化疗和（或）单克隆抗体免疫治疗：指征为不适合手术的患者、血细胞减少（由于骨髓浸润）和（或）淋巴细胞计数增高和（或）结外累及的患者。其应用的模式：氟达拉滨（F）单一用药或联用环磷酰胺（FC）口服或静注，以用于 CLL 的标准剂量；利妥昔单抗（R）单一用药 375mg（m²·w），用药 4~8 周；联用 RF 或 RFC。R 单一用药在老年患者（>75 岁）或有肾功能损害者比 F 或 FC 更可取。当反应不足时脾切除可提供更好的、外加的反应，对化疗耐受更好。

预后 中数生存期约 10 年；有 10% 可转化为弥漫大 B 细胞淋巴瘤。根据血红蛋白（Hb）低于 120g/L，LDH 水平高于正常值和白蛋白水平低于 35 g/L，将患者分成 3 组：低危组（占 41%）无不利的预后因素，中危组（占 34%）有一个不良的预后因素，高危组（占 25%）有 2 或 3 个不良的预后因素。低危、中危和高危组 5 年特殊病因生存率（CSS）分别为 88%、73% 和 50%。淋巴结肿大、高淋巴细胞数或非造血部位的浸润亦发现与进展和总生存期、无进展生存期缩短相关。疾病进展与组织学转化为大细胞淋巴瘤相关。本病遗传学改变与生存预后相关，330 例回顾性分析表明，72% 患者具有染色体核型改变，典型改变有染色体 3/3q、7q、6q 缺失，8q/1q/14q 易位；单一突变患者生存优于多基因突变患者，其中位总生存期分别为 14 年和 8.4 年，14q 缺失患者预后最差，中位总生存期仅 2.6 年。

（周生余）

máoxìbāo báixuèbìng

毛细胞白血病（hairy cell leukemia，HCL）

慢性成熟小 B 淋巴细胞性白血病，属 B 细胞恶性增殖，临床呈慢性过程的特殊类型的白血病。曾称白血性网状内皮细胞增生症，因典型的白血病细胞胞质突起形似绒毛而得名。发病率约占所有白血病类型的 2%。平均发病年龄约为 50 岁，多见于男性，慢性病程。其病因和发病机制尚不清楚，病毒、射线、遗传等因素都未经证实。

临床表现 主要表现为脾大、脾功能亢进、全血细胞减少（以白细胞血小板为主）、难治性贫血、骨髓抑制、骨髓干抽。单核细胞减少具有特征性。其他表现有反复机会性感染、血管炎、自身免疫性溶血性贫血（AIHA）或其他免疫异常。也可见溶骨性损害及其他器官累及。

诊断 在外周血或骨髓中见到有特征性的多毛细胞。细胞胞质周边不规则，呈锯齿状或伪足状突起，有时为细长毛发状伸出。免疫组化：典型的毛细胞表达 CD11c、CD25、CD123、CD103，同时还表达 CD20、CD22、CD52、周期蛋白 cyclin D1 和单克隆的 sIg

和 FMC7，不表达 CD23、21（晚 B 细胞标志），尤其 CD103 是 HCL 较特异的表型，因为它与 B 细胞无关，是整合素家族的一员。细胞化学检查抗酒石酸酸性磷酸酶（TRAP）染色或免疫组化阳性。临床上出现不明原因的脾大而无淋巴结肿大、全血细胞减少，诊断应考虑本病，TRAP 染色及免疫组化阳性可进一步帮助诊断。

治疗 首选嘌呤类似物治疗，常用的有喷司他丁或克拉屈滨，完全缓解率在 70%~80%，其他选择有 α 干扰素、氟达拉滨+环磷酰胺方案等。解救治疗常用药物包括另外一种嘌呤类似物、CD20 单抗等。脾切除现已不作为常规治疗手段，适用于巨脾伴重度全血细胞减少或不能耐受其他治疗方法的患者。

预后 早期报道的中位生存时间为 5~6 年，最短数月、最长十余年。进入 21 世纪以来的数据显示绝大部分患者的生存时间在 15 年以上。

（张长弓）

máoxìbāo báixuèbìng biànyìxíng

毛细胞白血病变异型（hairy cell leukemia variant，HCLv）

约 10% 的毛细胞白血病患者属于变异型。典型的 HCLv 表现为中度脾大，白细胞增多而不是白细胞减少，且全血细胞也增多。细胞形态介于经典型 HCL 和前淋巴细胞白血病之间。细胞核/质比例更高，核染色质更加浓缩，核仁更清楚。HCLv 与经典型 HCL 具有相同的 B 细胞抗原，但 HCLv 缺乏 CD25、ANXA1 或 TRAP。治疗上对嘌呤类似物等一线药物不敏感，考虑为一种独立性疾病。诊断后的平均生存时间约 9 年。IGHV4-34 表达是预后不良的因素，有研究认为若排除了 IGHV4-34 表达的因素，经典型 HCL 与 HCLv 生存类似。

（张长弓）

pí mímànxìng hóngsuǐ xiǎo B xìbāo línbāliú

脾弥漫性红髓小 B 细胞淋巴瘤（splenic diffuse red pulp small B-cell lymphoma）

脾红髓呈现弥漫性单一形态小 B 淋巴细胞浸润模式，并累及骨髓窦、外周血的 B 细胞淋巴瘤。细胞通常呈现绒毛状形态。又称脾边缘带淋巴瘤弥漫变异型、绒毛细胞脾 B 细胞淋巴瘤等。本病少见，占所有非霍奇金淋巴瘤<1%，占脾淋巴瘤的 10%，大部分患者在 40 岁以上，没有性别差异。临床分期多为 IV 期，存在脾、骨髓、外周血受累，淋巴结受累少见。本病是白血病样肿瘤，存在相对低水平的淋巴细胞增多，大部分患者存在巨脾，可能存在血小板减少、白细胞减少，贫血相对少见，部分患者以红斑及瘙痒性丘疹的形式存在皮肤浸润。显微镜下形态：细胞呈绒毛状，骨髓窦间浸润是规则性通常也是唯一的发现，可伴随间质性浸润、结节样浸润，脾红髓包括脾索与脾窦呈现弥漫性浸润。细胞化学 TRAP 染色阴性。特征性免疫组化为：$CD20^+$、$DBA44^+$、IgG^+；IgD^-、$Annexin\ A1^-$、$CD25^-$、$CD5^-$、$CD103^-$、$CD123^-$、$CD11c^-$、$CD10^-$、$CD23^-$。本病呈惰性进程，但难以治愈，切脾后常有较好的缓解。

（张长弓）

línbā jiāngxìbāoyàng línbāliú/Huáshì jùqiúdànbáixuèzhèng

淋巴浆细胞样淋巴瘤/华氏巨球蛋白血症（lymphoplasmacytic lymphoma/Waldenström macro-globulinemia，LPL/WM）

由小 B 淋巴细胞、浆细胞样淋巴细胞和浆细胞组成的惰性成熟 B 细胞淋巴瘤。通常累及骨髓、淋巴结和脾，不满足其他含浆细胞样细胞的小 B 细胞淋巴瘤的诊断标准。约占结内淋巴瘤的 1.5%，中位发病年龄 60 岁，男性略占优势。在淋巴浆细胞样淋巴瘤患者中有明确的亚群合并华氏巨球蛋白血症，被认为是 LPL 累及骨髓合并单克隆 IgM 丙种球蛋白病。华氏巨球蛋白血症家族史、丙肝病毒相关的 II 型混合冷球蛋白血症可能与本病发病分布有关，同时干扰素抗丙肝病毒治疗可能使肿瘤消退。

临床上大多数患者累及骨髓，部分累及脾、淋巴结。大部分患者有乏力、虚弱，多与贫血相关。绝大多数患者有副蛋白血症，主要为 IgM 型，与之相关 30% 的患者有高黏滞血症，部分患者有自身免疫现象、冷球蛋白血症，IgM 可沉积于皮肤、胃肠道引起腹泻等症状，与凝血因子、血小板、纤维蛋白结合形成凝血症。显微镜下骨髓病理形态呈结节性、弥漫性、间质性浸润，浸润细胞以小 B 细胞为主混有浆细胞或浆细胞样细胞，可有肥大细胞增生。血液细胞受累亦类似。受累淋巴结瘤细胞呈弥漫分布，没有假滤泡，细胞成分中还有散在印戒样瘤细胞［内含过碘酸希夫（PAS）阳性卢氏小体］，常有少量淋巴窦和淋巴滤泡存在，也可完全破坏。免疫组化显示：$CD19^+$、$CD20^+$、$CD79a^+$ 及 $CD38^+$、$CD138^+$；CD5、CD10、CD23、CD103 常缺乏表达。

苯丁酸氮芥单用或联合泼尼松龙是治疗 LPL/WM 的一线方案。有效率约 60%，中位生存时间约 60 个月。其他可用药物包括烷化剂如环磷酰胺，嘌呤类似物如氟达拉滨或克拉屈滨，靶向治疗如利妥昔单抗、硼替佐米，以及造血干细胞支持下的大剂量化疗。本病中位生存时间 5 ~ 10 年，治疗后可延长缓解期，但不能治愈。年龄、外周血细胞数目、β_2 微球蛋白与预后相关。部分患者可转化为弥漫大 B 细胞淋巴瘤。

(张长弓)

zhōngliànbìng

重链病（heavy chain disease, HCD） 一组淋巴细胞和浆细胞恶性增生或淋巴浆细胞样恶性肿瘤。由三种 B 细胞肿瘤组成，其特征为肿瘤细胞产生单克隆重链而无轻链，根据其来源分为 α 重链病（IgA）、γ 重链病（IgG）、μ 重链病（IgM），重链成分通常是不完整的组分，因此大小各异。其中 α 重链病最多，γ 重链病次之，μ 重链病罕见。

(张长弓)

α zhòngliànbìng

α 重链病（α heavy chain disease, αHCD） 分泌免疫球蛋白 α 链的浆细胞恶性增生所产生的疾病。随着 α 重链的发现，本名越来越多用于文献。但其免疫增殖性小肠病（IPSID）的命名最早使用于 1978 年，其也被世界卫生组织（WHO）认为是 MALT 中伴 α 重链分泌的一种变型，其临床进程可被抗生素逆转，也可能进展为弥漫大 B 细胞淋巴瘤。本病常发生于年轻人，发病高峰为 20 ~ 30 岁，男女相当，多发生于沿地中海国家。与低社会经济状态有关，如卫生状况不佳、营养不良、肠道感染。发病可能与空肠弯曲杆菌导致的慢性炎症有关，在炎症状态下不正常的 B 细胞克隆发生增殖。可向弥漫大 B 细胞淋巴瘤转化。

临床表现 病变累及胃肠道主要是小肠以及肠系膜淋巴结，还可累及胃及大肠的黏膜。呼吸道黏膜受累曾有报道，一般没有骨髓等器官受累。最常见的临床表现为严重吸收不良综合征，起病呈渐进性，早期呈间歇性腹泻，以后表现为持续性腹泻，伴有腹痛、脂肪泻，晚期可出现消瘦、脱水、肠梗阻、肠穿孔、腹水、腹部包块等，发热少见。少见的是表现为反复呼吸道感染的肺型，可有胸腔积液和纵隔淋巴结肿大。

诊断 血清蛋白电泳示 γ 球蛋白显著降低，在 β-α2 区有 IgA 尖峰，血清及尿液免疫电泳，可见 α 重链 Fc 片段，需要免疫固定电泳发现异常的 IgA。病理学可见肠黏膜固有层的重度浸润，为混有小淋巴细胞的浆细胞。边缘带 B 细胞以淋巴上皮病变的结构存在。淋巴浆样浸润分离腺管造成绒毛萎缩。免疫组化显示：边缘带细胞 $CD20^+$、$CD5^+$、$CD10^-$；浆细胞 $CD20^-$、$CD138^+$；均有胞质单克隆 α 重链的表达而无轻链表达。存在相关重链基因的缺失或不明意义 DNA 的插入。

治疗 对于尚无淋巴瘤证据的患者，应首先试用抗生素治疗，如四环素，也可用氨苄西林或甲硝唑。若 3 个月内不见效或患者已有免疫增殖性小肠病或伴有淋巴瘤时，应采用化疗。化疗方案与淋巴瘤相同，为含蒽环类方案如 CHOP（环磷酰胺、多柔比星、长春新碱、泼尼松）。化疗常可取得疗效。但处于病程晚期（病理 Ⅲ 期）已有淋巴瘤的患者在化疗取得缓解后易复发，对此类患者可考虑强化治疗。

预后 病程早期预后好，可长期生存，发生大 B 细胞转化后预后差。

(张长弓)

γ zhòngliànbìng

γ 重链病（γ heavy chain disease, γ HCD） 分泌免疫球蛋白 γ 链的浆细胞恶性增生所产生的疾病。由 B 细胞、浆细胞样 B 细胞、浆细胞组成的肿瘤，其产生经切割的重链，重链缺乏轻链结合点同时也不与轻链绑定。又称富兰克林病。本病中位发病年龄 60 岁，分布没有地域性，男性略占优。可累及淋巴结、韦氏环、胃肠道、骨髓、肝、脾、外周血。大部分患者具有系统性症状如厌食、虚弱、发热、体重下降或反复感染。约 25% 患者有自身免疫病，类风湿关节炎最常见，其他包括自身免疫性贫血、血小板下降以及血管炎、干燥综合征、红斑狼疮等。

通过临床表现很难与炎症、感染鉴别，血清蛋白电泳有时接近正常或呈现宽带，可通过免疫固定电泳检测外周血、尿标本明确诊断。镜下淋巴结呈现淋巴细胞、浆细胞样淋巴细胞、浆细胞、免疫母细胞、组织细胞、嗜酸性粒细胞多组分增殖。外周血呈现淋巴细胞增生伴或不伴浆细胞样淋巴细胞。骨髓中呈现淋巴浆细胞样聚集或含重链浆细胞聚集。免疫组化呈现胞质单克隆重链表达，淋巴样细胞成分中 $CD79a^+$、$CD20^+$，浆细胞成分中 $CD138^+$、$CD5^-$、$CD10^-$。半数患者出现核型异常，但多无特征性、重现性，存在重链基因的缺失或不明意义 DNA 的插入。

无症状患者可随诊观察，有症状患者可给予环磷酰胺、长春新碱、泼尼松（COP）方案或左旋苯丙氨酸氮芥、泼尼松（MP）方案治疗。预后有差别，中位生存 12 个月及 7.4 年均有报道，呈现低级别淋巴浆细胞样浸润的大部分患者对前述方案敏感，也有对利妥昔单抗敏感的报道。

（张长弓）

μ zhòngliànbìng

μ 重链病（μ heavy chain disease，μHCD）

分泌免疫球蛋白μ链的浆细胞恶性增生所产生的疾病。是仅有30~40例的少见病，类似于慢性淋巴细胞白血病B细胞肿瘤，细胞产生缺乏可变区的μ重链。骨髓中有特征性含空泡浆细胞浸润，伴有小圆淋巴细胞。中位发病年龄60岁，男女病例相当。可累及骨髓、肝、脾、外周血，一般无淋巴结肿大。其慢性进展性病程近似于CLL，但其肝大、脾大发生率高及淋巴结肿大缺失有别于CLL。

诊断依据：血清蛋白电泳常正常，免疫电泳能显示与抗μ重链聚合物的反应性。尽管尿中查不到μ重链，50%的患者中可检测到本周蛋白，特别是κ链，其虽然产生却未组装。骨髓镜下形态为含空泡浆细胞浸润，伴有与CLL细胞类似的小圆淋巴细胞。免疫组化表达B细胞抗原，CD5⁻、CD10⁻，胞质有μ重链表达伴或不伴单克隆轻链。存在重链基因的缺失或不明意义DNA的插入。尚无特别而有效的方法，可采用COP或COP加柔红霉素或加卡莫司汀。预后差，中位生存期24个月。

（张长弓）

jiāngxìbāo gǔsuǐliú

浆细胞骨髓瘤（plasma cell myeloma）

浆细胞恶性增殖性疾病。又称多发性骨髓瘤（MM）。骨髓中克隆性浆细胞异常增生，并分泌单克隆免疫球蛋白或其片段（M蛋白），导致相关器官或组织损伤（ROTI）。其占所有肿瘤的1%，血液系统肿瘤的10%~15%，病死率占血液系统肿瘤的20%。在美国，90%发生于50岁以上，中位发病年龄70岁，男女之比1.4∶1，非洲裔族群的发病是高加索人种的2倍，一级亲属的发病率为普通人的3.7倍。感染、慢性疾病、化学或物理暴露造成的慢性抗原刺激可能与发病相关，细胞可能从后生发中心细胞恶变而来。

临床表现　①骨骼症状：骨痛，局部肿块，病理性骨折，可合并截瘫。②免疫力下降：反复细菌性肺炎和（或）尿路感染，败血症；病毒感染以带状疱疹多见。③贫血：正细胞正色素性贫血；少数合并白细胞减少和（或）血小板减少。④高钙血症：有呕吐、乏力、意识模糊、多尿或便秘等症状。⑤肾功能损害：轻链管型肾病是导致肾衰竭的最常见原因。⑥高黏滞综合征：有头昏、眩晕、眼花、耳鸣，可突然发生意识障碍、手指麻木、冠状动脉供血不足、慢性心力衰竭等症状。此外，部分患者的M成分为冷球蛋白，引起微循环障碍，出现雷诺现象。⑦其他：有淀粉样变性者可表现为舌肥大、腮腺肿大、心脏扩大、腹泻或便秘、肝大、脾大及外周神经病等；晚期还可有出血倾向。其高钙血症（校正血清钙高于正常上限值0.25mmol/L以上或>2.8 mmol/L）、肾功能不全（血肌酐>176.8 μmol/L）、贫血（血红蛋白<100g/L或低于正常值20g/L以上）、骨病变（溶骨性损害或骨质疏松伴有压缩性骨折）等终末器官损伤表现可相应以四个缩写字母代替-CRAB。

诊断　依据临床表现、病理学和影像学检查可以诊断。

主要标准　①组织活检证明有浆细胞瘤或骨髓涂片检查：浆细胞>30%，常伴有形态改变。②单克隆免疫球蛋白（M蛋白）：IgG>35g/L，IgA>20g/L，IgM>15g/L，IgD>2g/L，IgE>2g/L，尿中单克隆κ或λ轻链>1g/24小时，并排除淀粉样变。

次要标准　①骨髓检查：浆细胞10%~30%。②单克隆免疫球蛋白或其片段的存在，但低于上述标准。③X线检查有溶骨性损害和（或）广泛骨质疏松。④正常免疫球蛋白含量降低：IgM<0.5g/L，IgA<1.0g/L，IgG<6.0g/L。凡满足下列任一条件者可诊断为MM：主要标准第1项+第2项；或第1项主要标准+次要标准②③④中之一；或第2项主要标准+次要标准①③④中之一；或次要标准①②+次要标准③④中之一。最低诊断标准（符合下列两项）：①骨髓恶性浆细胞≥10%或虽<10%但证实为克隆性和（或）活检为浆细胞瘤且血清和（或）尿出现单克隆M蛋白；如未检测出M蛋白，则需骨髓恶性浆细胞≥30%和（或）活检为浆细胞瘤。②骨髓瘤相关的器官功能损害至少一项（其他类型的终末器官损害也偶可发生，并需进行治疗。如证实这些器官的损害与骨髓瘤相关则其也可用于骨髓瘤的诊断）。有症状MM定义为符合MM的诊断标准同时出现任何ROTI。无症状MM定义为符合MM的诊断标准同时没有任何ROTI的症状与体征。依照增多的异常免疫球蛋白可分为以下八型：IgG型、IgA型、IgD型、IgM型、IgE型、轻链型、双克隆型和不分泌型。根据轻链类型分为κ、λ型。迪里-萨蒙［Durie-Salmon（D-S）］分期体系以及国际分期体系（ISS）均可用。病理学上骨髓活检组织中见浆细胞肿物或浆细胞成分达

30%以上可帮助诊断，骨髓穿刺涂片见异常浆细胞或浆细胞比例增加可帮助诊断，部分患者血中可见浆细胞。免疫组化可见胞质中表达单一类型的免疫球蛋白、缺乏表面免疫球蛋白表达，与正常浆细胞类似表达 CD79a、VS38c、CD138、CD38 强阳性，与浆细胞不同的是不表达 CD19，CD56 常在大部分病例中异常表达而在浆细胞白血病中确无表达，其他可能出现的异常表达有 CD117、CD20、CD52、CD10 及 t（11，14）相关周期蛋白 cyclin D1 表达。

治疗 无症状骨髓瘤或 D-S 分期Ⅰ期患者可随访观察，每 3 个月复查 1 次。有症状的 MM 或没有症状但已出现骨髓瘤相关性器官功能衰竭的患者应早治疗。年龄≤65 岁，适合自体干细胞移植者，避免使用烷化剂和亚硝基脲类药物。适合临床试验者，应考虑进入临床试验。可用药物有地塞米松、沙利度胺、来那度胺、多柔比星、硼替佐米、长春新碱、左旋苯丙氨酸氮芥等，治疗方案多由它们组合而来。化疗同时应加强支持治疗如补液、使用膦酸盐、预防及治疗感染等。

预后 自然病程具有高度异质性，中数生存期为 3～4 年，有些患者可存活 10 年以上。影响 MM 的预后因素有：年龄、C 反应蛋白水平、骨髓浆细胞浸润程度及 D-S 分期（包括肾功能）、ISS 分期。细胞遗传学改变也是决定 MM 疗效反应和生存期的重要因素，如 t（4；14）、t（14；16）、del（17p）。

（张长弓）

gǔ gūlìxìng jiāngxìbāoliú

骨孤立性浆细胞瘤（solitary plasmacytoma of bone，SPB）

局限于骨骼、单个孤立的，以单克隆浆细胞浸润为特征的浆细胞肿瘤。SPB 占浆细胞肿瘤的 3%～5%。多见于男性（65%），中位发病年龄 55 岁。

临床表现 除病变部位外，无骨髓浆细胞增多和浆细胞骨髓瘤表现。以病变部位骨骼疼痛为特征，多累及中轴骨骼。最常见的侵犯部位是骨髓造血功能活跃的骨骼，发病率从高到低依次为：椎骨、肋骨、颅骨、骨盆、股骨、锁骨和肩胛骨。胸椎较颈椎或腰椎更易受侵，罕见肘部或膝盖以下长骨受累。椎体病变可产生脊髓压迫症状。软组织浸润会导致可触及的肿块。无浆细胞瘤相关的贫血、高钙血症或肾衰竭。24%～72%的患者中血清或尿中 M 蛋白阳性。大多数情况下，多克隆免疫球蛋白在正常水平。SPB 在骨骼 X 线、磁共振成像（MRI）影像上呈单个溶骨性病变。

诊断 主要根据组织病理学做出诊断。英国血液学标准化委员会/英国骨髓瘤协会工作指南小组（BCSH/UKMF）关于 SPB 的诊断标准如下：①浆细胞克隆性增殖导致单一区域骨质破坏。②骨髓细胞形态学检查及骨髓活检正常。③包括长骨的骨骼 X 线检查均正常。④无因浆细胞病引起的贫血、高钙血症和肾衰竭。⑤血清单克隆免疫球蛋白缺乏或水平低下。⑥脊椎骨 MRI 扫描无其他部位骨损害。中国诊断标准如下：①X 线、MRI 检查呈单个溶骨性病变。②肿瘤组织活检证实为浆细胞瘤。③多部位骨髓穿刺为正常骨髓象。④一般不伴有单克隆免疫球蛋白增多或其轻链增多，若有增多，应随 SPB 的根治而消失。

治疗 根治性放疗为首选治疗方法。BCSH/UKMF 推荐的最小放疗剂量为 40Gy，一般对于病变直径小于 5cm 的患者可选用 40Gy，分 20 次给予，照射范围为 MRI 所见肿瘤边缘外 2cm；病变直径大于 5cm 的患者，则选择 50Gy，分 25 次给予。若出现椎体、脊髓压迫、神经根损伤等表现，可选择合适的手术治疗。辅助化疗的作用和疗效尚未明确。仅在具有治疗失败高风险（如瘤体大小超过 5cm）或放疗效果差的患者进行化疗。出现多发性骨或器官播散或转化为多发性骨髓瘤（MM）时需予化疗，按 MM 的方案进行治疗。

预后 优于 MM，中位生存期 10 年，约 50%的患者将进展为 MM，中位进展时间为 2～4 年，疾病进展可发生在诊断 15～20 年之后。进展为 MM 的不良预后特征包括：老年患者、瘤体超过 5cm、中轴病变、低水平的非相关性免疫球蛋白、放疗后 M 蛋白持续存在超过 1 年等。

（桂 琳）

gǔ wài/suǐ wài jiāngxìbāoliú

骨外/髓外浆细胞瘤（extra-osseous/extramedullary plasma-cytoma）

原发于骨骼以外的，病理上以不同阶段的浆细胞髓外浸润和相应的单克隆球蛋白局部组织浸润为特征的浆细胞肿瘤。本病占所有浆细胞肿瘤的 3%～5%，好发于男性和老年人，中位发病年龄约 55 岁。

临床表现 80%～90%发生于头颈部。约 80%的骨外浆细胞瘤发生在上呼吸道，包括口咽、鼻咽、鼻窦和喉部，但本病可能会发生在许多其他部位，包括胃肠道、淋巴结、膀胱、中枢神经系统、乳房、甲状腺、睾丸、腮腺和皮肤。上呼吸道的骨外浆细胞瘤发生颈部淋巴结转移的约占 15%。症状多与肿瘤部位相关，包括流涕、鼻出血和鼻塞等。影像学和形态学检查显示无骨髓受累证据。约20%的患者有出现小M蛋白，最常见为IgA型。无浆细胞骨髓瘤的临床特点。

诊断 主要根据组织病理学做出诊断。英国血液学标准化委员会/英国骨髓瘤协会工作指南小组（BCSH/UKMF）关于骨外浆细胞瘤的诊断标准如下：①浆细胞克隆性增殖导致髓外单一肿块。②骨髓细胞形态学检查及骨髓活检正常。③骨骼X线检查包括长骨检查正常。④无因浆细胞病引起的贫血、高钙血症和肾衰竭。⑤血清单克隆免疫球蛋白缺乏或水平低下。中国的诊断标准主要有三点：①肿瘤组织活检病理证实为浆细胞瘤。②肿瘤发生于骨骼或骨髓之外的组织器官。③骨髓穿刺细胞学检查正常，骨骼经X线或磁共振成像（MRI）检查正常。

治疗 首选放疗，对原发灶及附近淋巴结应同时进行放疗。剂量40～50Gy，一般不推荐预防性区域淋巴结照射。一般对于病变直径小于5cm者的患者可选用40Gy，对于病变直径大于5cm的患者，因局部复发率高，多推荐采用50Gy，分次行放疗。对于发生于头颈部以外的病变，若病灶局限且可以完整切除，行单纯手术治疗，不能完整切除者可行病灶切除后放疗。辅助化疗的作用和疗效尚未明确。BCSH/UKMF推荐对高度恶性的病变和病灶大于5cm者进行辅助化疗。此外，对复发难治的病变也可考虑辅助化疗（见浆细胞骨髓瘤）。

预后 优于骨孤立性浆细胞瘤，更优于MM。发生于头颈部的骨外浆细胞瘤预后优于其他部位的病变。多数患者经局部放射

治疗根治，高达25%的患者出现区域性复发，偶尔有患者发生远处部位的转移。约70%的患者无病生存可达10年，约15%的患者进展为MM，进展为MM的时间可长可短，一旦进展为MM，其临床表现及预后与MM一致。

（桂 琳）

jiéwài niánmó xiāngguān línbā zǔzhī biānyuánqū B xìbāo línbāliú

结外黏膜相关淋巴组织边缘区B细胞淋巴瘤（extranodal marginal zone lymphoma of mucosa-associated lymphoid tissue, MALT lymphoma）

起源于黏膜相关淋巴组织边缘区B淋巴细胞的低度恶性的结外淋巴瘤。MALT淋巴瘤占边缘区B淋巴细胞的50%～70%、B细胞淋巴瘤的7%～8%，其中约50%为胃原发。平均发病年龄61岁，男女比例相近。MALT淋巴瘤发展缓慢，多数为局限性病变，很少远处播散。

临床表现 易累及黏膜上皮，最常见的侵犯部位是胃肠道，较常见的非胃肠道部位包括涎腺、甲状腺、眼眶、结膜、肺、皮肤、小肠、胸腺和乳腺等，几乎遍及全身。症状主要与侵犯部位相关，B症状（发热，消瘦，盗汗）少见。虽然可以侵犯局部引流淋巴结，MALT淋巴瘤还是倾向于局限在原发部位。66%～74%的患者发病时为早期（Ⅰ、Ⅱ期），11%～23%的患者有多个部位同时受侵，有时肿瘤可播散到远处淋巴结，偶尔可侵犯其他造血部位，例如骨髓、肝、脾，很少播散到外周淋巴结。MALT淋巴瘤与慢性感染相关，80%～90%的胃MALT淋巴瘤患者幽门螺杆菌（Hp）阳性。

诊断 MALT淋巴瘤由小淋巴细胞组成，常见明显的反应性淋巴滤泡。本病的一个重要病理

特征是淋巴上皮灶，这是由上皮组织中淋巴瘤细胞聚集而形成的单个灶状浸润，是由淋巴瘤细胞向上皮组织定向移动的体现。MALT淋巴瘤的免疫表型与正常边缘带B细胞几乎完全一致（CD19⁺、CD20⁺、CD79a⁺、CD5⁻、CD10⁻、CD23⁻和周期蛋白cyclin D1⁻），常表达细胞表面单克隆性免疫球蛋白（通常是IgM型）。35%的胃MALT淋巴瘤在诊断时存在着向高度恶性转化，表现为大细胞数量增加，融合成簇状或片状结构。MALT淋巴瘤常见的细胞遗传学异常包括3号染色体三体、t（11;18）（q21;q21）和t（1;14）（p22;q14）染色体易位。胃MALT淋巴瘤需进行Hp检测。

治疗 依其分期和原发部位而不同。原发胃的Ⅰ/Ⅱ期MALT淋巴瘤，若Hp阳性，应用抗生素根除Hp治疗可以使70%～80%的患者达到完全缓解。伴有t（11;18）（q21;q21）染色体易位者抗Hp治疗效果差，应首先考虑放疗。局限期胃MALT淋巴瘤抗Hp治疗无效或治疗后复发者首选放疗，若有放疗禁忌证可行利妥昔单抗单药治疗。局限期非胃的MALT淋巴瘤可行受累野放疗、手术治疗，上述治疗可能产生明显并发症的患者可考虑仅给予观察。Ⅲ/Ⅳ期MALT淋巴瘤患者的治疗原则和方案参照晚期滤泡淋巴瘤，治疗指征包括：有临床症状、胃肠道出血、威胁脏器功能、大肿块病变、病情持续进展、患者要求治疗、有可以参加的临床研究方案。一般采用化疗，特殊情况下可以考虑局部放疗。伴大B细胞转化的MALT淋巴瘤按弥漫大B细胞淋巴瘤治疗。

预后 属惰性淋巴瘤，病程进展缓慢，5年生存率可达

80%~95%。治疗多年后仍可出现复发，复发时病变可能会累及其他结外部位，胃外的 MALT 淋巴瘤较原发胃的 MALT 淋巴瘤复发概率大。多处结外部位受侵，甚至骨髓受侵并不提示预后更差。

(桂 琳)

jiénèi biānyuánqū línbāliú

结内边缘区淋巴瘤（nodal marginal zone lymphoma，NMZL）

起源于淋巴结边缘区 B 细胞的惰性淋巴瘤。形态学与结外或脾边缘区 B 细胞淋巴瘤相似，但没有结外或脾病变。NMZL 占非霍奇金淋巴瘤的 1.5%~1.8%，占边缘区淋巴瘤的 10%，患者中位发病年龄约 60 岁，偶见儿童发病，男女比例相近。

临床表现 病变主要侵犯外周淋巴结，偶可累及骨髓和外周血。多数患者表现为无症状的局限或广泛外周淋巴结肿大。发病部位多为颈部淋巴结，其次为腹股沟或腹膜后淋巴结。68%~71% 的患者为Ⅲ/Ⅳ期病变，28%~49% 的患者骨髓侵犯，B 症状（发热、盗汗、体重减轻）不常见，可能与肿瘤进展有关。约 20% 的患者转化为弥漫大 B 细胞淋巴瘤，中位疾病进展时间仅 1~2 年。

诊断 需进行全面检查排除结外受侵。本病的病理形态学类似于结外或脾边缘区淋巴瘤。肿瘤细胞包围活化的滤泡，并扩展到滤泡间区。肿瘤细胞是由边缘区 B 细胞（中心细胞样和单核细胞样）、浆细胞和散在的转化 B 细胞构成。肿瘤细胞浆细胞样分化常见，需与淋巴浆细胞淋巴瘤鉴别。转化的大细胞比例相对较高（有时 > 20%）。孤立的大细胞似乎与预后无关，诊断大 B 细胞淋巴瘤转化需确认有成片的大细胞。免疫表型几乎与 MALT 淋巴瘤一样，典型的免疫表型为：CD20⁺、CD10⁻、CD5⁻、CD23⁻/⁺、CD43⁻/⁺、周期蛋白 cyclin D1⁻ 和 BCL-2 滤泡阴性。遗传学特征很少见到结外 MALT 淋巴瘤相关的 t（11；18）（q21；q21），可见 3 号染色体三体等。

治疗 本病发病率较低，治疗推荐来源于病例数较少的回顾性研究结果，或包含 NMZL 病例的关于惰性淋巴瘤的大宗群组研究。早期患者可行受累野放疗；晚期患者行化疗，化疗方案可选择单药苯丁酸氮芥、氟达拉滨、苯达莫司汀，或联合方案如 CVP、CHOP，联合利妥昔单抗可能提高疗效。伴大 B 细胞转化的结内边缘区淋巴瘤按弥漫大 B 细胞淋巴瘤治疗。

预后 呈惰性病程，但预后较 MALT 淋巴瘤和脾边缘区淋巴瘤差，5 年生存率为 55%~89%。早期患者行局部治疗后预后较好、生存期较长，而进展期患者复发风险高、预后差、生存时间短。可采用滤泡淋巴瘤国际预后指数（FLIPI）进行危险性评估。

(桂 琳)

értóng jiénèi biānyuánqū línbāliú

儿童结内边缘区淋巴瘤（paediatric nodal marginal zone lymphoma）

发生于儿童的淋巴结边缘区，具有独特的临床和形态特征的惰性淋巴瘤。主要为男性发病（男女比为 20∶1），表现为无症状的和局限期病变（Ⅰ期占 90%），病变主要位于头部和颈部淋巴结。病理学检查经常可见逐步转化的生发中心，其滤泡外边界被肿瘤细胞渗透和破坏，其他肿瘤组织学特点类似于成年人。免疫表型类似于成年人结内边缘区淋巴瘤（NMZL）。应用单克隆 Ig 表达与边缘区不典型增生进行鉴别诊断可能是困难的，因为在这种情况下大细胞也表达 CD43。因此，IgH 克隆性重排的研究十分必要，有助于区分儿童 NMZL 和反应性增生。本病预后很好，保守治疗后复发率很低，可获得长期生存。

(桂 琳)

lùpào línbāliú

滤泡淋巴瘤（follicular lymphoma，FL）

起源于淋巴结滤泡 B 淋巴细胞的惰性淋巴瘤。是 B 细胞非霍奇金淋巴瘤的一种类型，典型的 FL 存在 t（14；18）染色体异位及由此造成的抗凋亡基因 Bcl-2 的过度表达。本病好发于老年人，中位发病年龄约 60 岁，男性多于女性。也可以发生在青少年（见儿童滤泡淋巴瘤），大多数预后较好。

临床表现 绝大多数患者表现为淋巴结的无痛性逐渐增大，最常见部位为颈部锁骨上淋巴结，其次为腹股沟、腋下淋巴结；骨髓也常见侵犯；也可侵犯咽淋巴环、脾、皮肤、软组织。少数患者可原发于结外器官，如皮肤、胃肠道〔称为原发性肠道 FL，好发于小肠，尤其是十二指肠（85%），局部手术切除后，预后好〕、眼附属器、乳腺和睾丸。FL 患者由于病情发展缓慢，就诊时一般病变广泛，Ⅲ/Ⅳ 期患者占 70%~80%，40%~70% 可有骨髓侵犯。约 30% 患者可发展为更具侵袭性的弥漫大 B 细胞淋巴瘤。

诊断 病理活检和免疫组织化学法检查是确诊滤泡淋巴瘤的主要依据。

病理特点 FL 起源于淋巴滤泡的生发中心细胞，形态为小核裂细胞，生长方式应至少部分为滤泡样，有时可见弥漫性生长的区域。按照中心母细胞的数量和分布，病理上将 FL 分为 3 级：Ⅰ级：0~5 个中心母细胞/高倍视野；Ⅱ级：6~15 个中心母细胞/高倍视野；Ⅲ级：>15 个中心母细胞/高倍视野，Ⅲa 级：>15 个中心母细胞，但仍有滤泡中心细胞，Ⅲb 级：中心母细胞形成瘤片，无残留滤泡中心细胞。如果在弥漫性生长区域内，肿瘤细胞以母细胞为主或均为母细胞，应诊断为弥漫大 B 细胞淋巴瘤（DLBCL）。FL1~2 级患者的临床特点和预后相似，FL3 级则与 DLBCL 的临床特点相似，应按照 DLBCL 的治疗原则进行治疗。

免疫表型与分子遗传学 典型免疫表型为：CD10⁺，BCL2⁺，BCL6⁺，CD20⁺，CD23⁺/⁻，CD43⁻，CD5⁻，周期蛋白 cyclin D1⁻。FL 细胞可表达 B 细胞相关分子（CD19，CD20，CD22 和 CD79a）、生发中心细胞相关分子（CD10，Bcl-6）和细胞膜表面免疫球蛋白。FL 细胞不表达 CD5、CD23、cyclin D1。绝大部分 FL 表达 Bcl-2（皮肤 FL 一般 Bcl-2 阴性），这有助于与反应性淋巴滤泡增生鉴别。t（14;18）为 FL 的早期基因事件，约 90% FL1 或 2 级淋巴瘤该基因易位导致抗凋亡基因 *Bcl-2* 过表达和细胞抗凋亡能力增强。

治疗 FL 对放射治疗及化疗敏感，部分早期 FL 可通过放射治疗治愈，可首选放疗。晚期 FL 患者的治疗以化疗、抗 CD20 单克隆抗体（利妥昔单抗）等药物治疗为主。根据患者的病理、临床分期及体能状态等可以选择观察与等待、单药和多药联合治疗以及缓解治疗后采用利妥昔单抗维持治疗。初始治疗一般可选择苯达莫司汀或氟达拉滨或 CHOP 方案（环磷酰胺，多柔比星，长春新碱，泼尼松）或 CVP 方案（环磷酰胺，长春新碱，泼尼松）或 FND 方案（氟达拉滨，米托蒽醌，地塞米松）联合利妥昔单抗治疗或放射免疫或利妥昔单抗单药治疗。老年患者可考虑选择放射免疫治疗或利妥昔单抗治疗或单药烷化剂治疗。

预后 FL 一般为惰性病程，患者中位生存时间可达 10 年。根据滤泡淋巴瘤国际预后指数（FLIPI）中的 5 项预后不良相关因素：年龄>60 岁，安阿伯（Ann Arbor）分期为Ⅲ/Ⅳ期，血红蛋白定量<120g/L，淋巴结受累区域>4 个和乳酸脱氢酶（LDH）升高，可将 FL 患者分为低危组（0~1 分），中危组（2 分）和高危组（≥3 分），3 组患者的 10 年生存率分别为 71%、51% 和 36%，中位生存时间分别约为 5 年、10 年和 15 年。

（周立强）

értóng lǜpào línbāliú

儿童滤泡淋巴瘤（paediatric follicular lymphoma）

发生于青少年的滤泡淋巴瘤。占儿童时期淋巴瘤的 1%~2%，男性多于女性，平均发病年龄在 7.5~12 岁。儿童 FL 在临床特征、组织学以及细胞遗传学、预后等方面与成人 FL 具有有显著区别，世界卫生组织（WHO）2008 年第 4 版造血及淋巴组织肿瘤分类暂时将儿童 FL 与成人 FL 区别开来成为一种独立的亚型。

儿童 FL 通常为早期病变，最常受累部位为颈部淋巴结，多见韦氏环受累，也可表现为许多部位的结外浸润，包括睾丸、腮腺、肝、脾、肾、纵隔以及中枢神经系统等。临床症状较轻，多无 B 症状（发热、盗汗、体重减轻）。儿童 FL 通常为 FL 2~3 级、多数缺乏 t（14;18）（q32;q21）染色体易位及 Bcl-2 表达，并且很少发生病理类型的转化。有研究提示，与成年人 FL 不同，Bcl-2 的表达在大多数儿童 FL 中不是一个重要的病理事件，然而 Bcl-2 的表达可能与广泛性病变及治疗抗拒相关。儿童 FL 通常仅通过最小限度的治疗即可治愈。预后优于成年人，治疗后通常没有成人 FL 反复复发、不可治愈的特点，大部分报告的病例在末次随访时无病生存。与 Bcl-2 阴性的患者相比，表达 Bcl-2 蛋白的儿童 FL 诊断时分期较晚，接受联合化疗效果不佳，预后较差。

（桂琳）

yuánfā chángdào lǜpào línbāliú

原发肠道滤泡淋巴瘤（primary intestinal follicular lymphoma）

原发于肠道的滤泡淋巴瘤。是少见的一种亚型。绝大多数的原发肠道 FL 发生在小肠，其中又以十二指肠最为多见。原发十二指肠的 FL 主要位于其第二部分，经常因其他原因行内镜检查时偶然发现。原发肠道 FL，内镜下的表现一般为多发的黏膜结节或小息肉。其病理形态学、免疫表型和遗传学特征与原发于淋巴结的 FL 相似。在临床上，大多数患者表现为惰性和局部性病变。多数原发肠道 FL 为局限期病变（IE 或 ⅡE 期），即使不进行治疗，生存率也很高。

（桂琳）

yuánwèi lǜpào línbāliú

原位滤泡淋巴瘤（in situ follicular lymphoma）

瘤细胞局限于正常淋巴组织结构的特定区域而未侵袭周围组织的滤泡淋巴瘤。又称为滤泡内淋巴瘤。世界卫生组织（WHO）2008 年淋巴造血组织肿瘤分类确立其概念为：淋巴结或其他淋巴组织形态正常，一小部分滤泡为 Bcl-2 阳性。在这些患者中，有些被发现有 FL 病史，或身体其他部位发现 FL，有些则没有发现 FL 的证据。滤泡内肿瘤可能代表淋巴结内存在与外周循环中相同的克隆性 B 细胞，这些细胞存在 Bcl-2 基因重排，但缺少成为进展型淋巴瘤所需的其他基因异常。在某些情况下，这可能是真正的 FL 将发展为显性淋巴瘤的最早证据。这些患者不应被诊断为淋巴瘤，并且推荐对其进行严密的分期和随访；不应基于这一发现对这些患者按淋巴瘤进行治疗。

（桂　琳）

yuánfā pífū lǔpào zhōngxīn línbāliú

原发皮肤滤泡中心淋巴瘤（primary cutaneous follicle center lymphoma, PCFCL）

原发皮肤的 B 细胞淋巴瘤（PCBCL）中最常见的一种，由滤泡中心细胞构成，约占 PCBCL 的 60% 和所有原发皮肤的淋巴瘤的 15%~17%。PCFCL 多见于成年人，中位发病年龄 51 岁，男女比约为 1.5∶1。

临床表现　为孤立或局限性的丘疹、厚的斑块性结节或肿块，表面光滑。好发于头皮、前额和躯干，约 5% 的患者病变位于腿部，15% 的患者有多发病变。发生于躯干部的 PCFCL 常具有特征性的表现，即结节和肿块周围常有丘疹、轻度浸润性斑块或环形红斑的卫星灶。轻度浸润性斑块如不治疗可在数月至 20 年间发展为迅速增长的皮肤病变，但很少扩散至皮肤外组织。

诊断　组织病理学表现多样，可由大小不等的滤泡中心细胞和不同比例的中心母细胞组成。生长方式可呈滤泡性、滤泡和弥漫性混合或单纯弥漫性生长。不同的组织学特点，主要与发病年龄、皮损部位和细胞增殖速度等有关。典型的滤泡样生长方式一般出现于病变早期，随着病变演变，生长方式可过渡为弥漫性生长。免疫组化显示：CD19$^+$、CD20$^+$、CD79α$^+$、Bcl-6$^+$、CD5$^-$ 和 CD43$^-$。滤泡性生长型患者 CD10 可能阳性。BCL-2 通常阴性或弱阳性（主要见于生长模式为滤泡型的患者）。淋巴结原发的滤泡淋巴瘤 90% 以上的患者有 t（14;18）染色体易位，而 PCFCL 患者 t（14;18）染色体易位罕见。

治疗　对于仅有孤立或局限性皮肤病变的患者，可首选局部放疗，剂量至少 30Gy，放疗野应包括距肿瘤边缘 2cm 的正常皮肤。若病变为孤立性、病变较小或范围清晰，可考虑手术切除。对于生长缓慢的病变，可选择观察随访。全身化疗仅限于皮肤损害广泛或已累及皮肤以外器官的患者，化疗方案可选择利妥昔单抗或利妥昔单抗联合 COP 或 CHOP 方案。约 30% 的患者出现皮肤复发。治疗后复发并不提示预后差，若复发仅限于皮肤，仍可选择初治时有效的局部治疗方法。

预后　不论病变为局限性或多灶、肿瘤细胞生长方式为滤泡性或弥漫性、母细胞的数目多少、是否出现 t（14;18）染色体易位和（或）Bcl-2 表达，PCFCL 均预后良好，5 年生存率超过 95%。出现腿部病变的 PCFCL 患者预后相对较差。

（桂　琳）

tàoxìbāo línbāliú

套细胞淋巴瘤（mantle cell lymphoma, MCL）

起源于初级滤泡或套区次级滤泡的幼稚前生发中心细胞，具有独特的临床病理特征的 B 细胞型非霍奇金淋巴瘤。占全部非霍奇金淋巴瘤的 6%。多数病例存在染色体 t（11;14）易位和 Bcl-1 重排，从而导致周期蛋白 cyclin D1 过度表达。MCL 多见于老年人，平均发病年龄 61~68 岁，男性居多，男女比为（2~4）∶1。

临床表现　大多数病例在疾病初期表现为缓慢无痛性进行性的淋巴结增大，脾大和骨髓受侵易被忽略。其后随疾病进展表现为全身淋巴结肿大和骨髓侵犯。肝大、脾大较常见，半数病例累及脾，即使在缺乏淋巴结病变的情况下也常见脾大；结外病变较常见，可以表现为胃肠道多发淋巴瘤样息肉病，咽淋巴环和胸膜受累；中枢神经系统受侵通常是 MCL 的晚期并发症，几乎总是伴随白血病期出现。约 50% 的病例可有贫血，血清乳酸脱氢酶和 β$_2$ 微球蛋白升高，35%~55% 的病例有全身症状如消瘦、发热或盗汗等。

诊断　依据临床表现、病理学、免疫组织化学及分子遗传学检查可以诊断。

病理学　肿瘤生长方式多样，从不明确的结节样套区结构到弥漫性生长的方式都可见。肿瘤成分单一，瘤细胞较成熟淋巴细胞略大，大小形状基本一致。瘤细胞质少，核染色质细、弥漫，核膜轻度不规则。瘤细胞成片分布，其间可见散在体积大的非肿瘤的上皮样细胞。

免疫表型与遗传学特征　肿瘤细胞表达全 B 细胞标志，如 CD20 和 CD79a，同时可表达 CD43 和 CD5，不表达 CD23，特征性表达 cyclinD1。套细胞淋巴瘤最具特征性的染色体异常为 t（11;14）易位，从而引起编码 cyclinD1 的 PRAD1 基因过表达，荧光原位杂交（FISH）技术可发现几乎所有的 MCL 都存在该染色体易位。

鉴别诊断 病理形态检查、免疫组织化学及分子遗传学检查是鉴别诊断的主要依据。MCL 在形态上需要与慢性淋巴细胞白血病/小淋巴细胞性淋巴瘤、滤泡淋巴瘤、边缘带淋巴瘤鉴别。

治疗 MCL 具有侵袭性的生物学行为，但它对治疗的反应却类似惰性淋巴瘤。推荐使用利妥昔单抗-HyperCVAD（高剂量环磷酰胺，长春新碱，多柔比星，地塞米松）/MTX-Ara-C（甲氨蝶呤，阿糖胞苷）方案、R-EPOCH（依托泊苷，环磷酰胺，长春新碱，多柔比星，泼尼松）方案、R-CHOP（环磷酰胺，多柔比星，长春新碱，泼尼松）、利妥昔单抗联合克拉屈滨或苯达莫司汀等作为一线治疗方案。对年轻患者可考虑造血干细胞移植作为一线巩固治疗。以氟达拉滨为基础的联合化疗，如氟达拉滨联合环磷酰胺、FCMR（氟达拉滨、环磷酰胺、米托蒽醌、利妥昔单抗），利妥昔单抗联合沙利度胺，蛋白酶体抑制剂硼替佐米等对复发难治 MCL 已显示有较好疗效，可作为二线治疗的选择。MCL 对放疗敏感，总剂量 2000~2500cGy 时即可见到肿瘤缩小，但放疗后大部分患者出现广泛播散，长期缓解率低。全身照射在自体或异基因骨髓移植诱导治疗中可能有重要作用。

预后 平均生存期 2~3 年。不良预后因素包括老年（年龄≥65 岁）、行为状态差、脾大、外周血受侵、晚期疾病、血清 LDH 及 β_2 微球蛋白增高、低白蛋白血症、瘤细胞母细胞样变等。研究证实国际预后指数是判断 MCL 预后的重要指标。

（周立强）

fēitèzhǐxíng mímàn dà B xìbāo línbāliú
非特指型弥漫大 B 细胞淋巴瘤（diffuse large B-cell lymphoma, not otherwise specific, DLBCL-NOS） 世界卫生组织（WHO）2008 年淋巴组织恶性肿瘤分类中将不能归入已知任何类型的弥漫大 B 细胞淋巴瘤（DLBCL）：如富有 T 细胞/组织细胞的大 B 细胞淋巴瘤、原发中枢神经系统弥漫大 B 细胞淋巴瘤、原发纵隔（胸腺）大 B 细胞淋巴瘤、血管内大 B 细胞淋巴瘤、浆母细胞淋巴瘤、原发渗出性淋巴瘤、ALK 阳性弥漫大 B 细胞淋巴瘤等的其他未能分类的弥漫大 B 细胞淋巴瘤，称为非特指型弥漫大 B 细胞淋巴瘤，它包括了起源于淋巴结、淋巴组织及结外器官的未能独立分型的弥漫大 B 细胞淋巴瘤，是一类常见的弥漫大 B 细胞淋巴瘤。此类淋巴瘤一般存在免疫球蛋白（Ig）基因可变区的体细胞突变，提示来源于生发中心细胞或生发中心后细胞。基因表达谱的研究表明，DLBCL-NOS 病例表现出 B 细胞不同发育阶段的特征。应用 DNA 微阵列研究分析显示，DLBCL-NOS 可划分为两个在生物学上的不同亚型，即生发中心型与非生发中心型，前者的整体生存期好于后者。

临床表现 可发生于任何年龄段，包括儿童。肿瘤的异质性明显，临床表现多样，随原发部位和疾病程度有所不同。起病时多表现为无痛性、进行性淋巴结增大，肿大的淋巴结多见于颈部锁骨上、腋窝、腹股沟、纵隔及腹腔腹膜后和咽淋巴环。原发于结外淋巴组织者，以胃肠道（胃和回盲部）最为常见，也可原发于皮肤、中枢神经系统、骨、肝、脾、乳房、软组织、眼

眶和睾丸等，骨髓和外周血受累较为少见。

诊断 依据临床表现、病理学、免疫组织化学及分子遗传学检查可以诊断。

病理特点 肿瘤细胞弥漫浸润性生长，导致淋巴结正常结构完全消失。瘤细胞体积大，核仁明显，胞质较少。大细胞的细胞核大小等于或超过正常的巨噬细胞核，或超过正常淋巴细胞的两倍。DLBCL-NOS 的细胞学形态不一，可分为多种形态变异型，病理形态的异质性特征明显。

免疫表型与遗传学特点 免疫表型分析显示瘤细胞可不同程度表达细胞膜和（或）细胞质免疫球蛋白（IgM>IgG>IgA），表达全 B 细胞标志物（CD19、CD20、CD22 和 CD79a），可有不同程度 CD5、CD43 和 CD10 表达。滤泡生发中心 B 细胞起源的 DLBCL 特征性免疫表型为 CD10$^+$、Bcl6$^+$；活化 B 细胞起源或非生发中心的 DLBCL 特征性表型为 MUM1$^+$、CD138$^+$、VS38c$^+$。肿瘤的增殖率高，通常超过 40%。

DLBCL 常可检测到 Ig 轻链及重链基因的重排。*Bcl-2* 或 *Bcl-6* 基因重排也较为常见，各见于 30% 以上的病例。依据肿瘤基因表达谱（GEP）能反映肿瘤生物学行为的分子亚群，即起源于生发中心 B 细胞（GCB）和非生发中心样 B 细胞（NON-GCB），如活化 B 细胞（ABC）样的 DLBCL。目前尚不能普遍开展 GEP 分析的情况下，可采用免疫组化检测 CD10、Bcl-6 和 MUM1 将 DLBCL 分为 GCB 样（CD10$^+$、Bcl-6$^{+/-}$、MUM1$^-$）和非 GCB 样（CD10$^-$、Bcl-6$^{-/+}$、MUM1$^+$）二个免疫组化亚群，GCB 样 DLBCL 化疗效果和预后较非 GCB 样 DLBCL 好。

鉴别诊断 需鉴别诊断的疾病包括转移癌、恶性黑色素瘤、传染性单核细胞增多症、坏死性淋巴结炎、伯基特（Burkitt）淋巴瘤和髓外白血病等。

治疗 以弥漫大 B 细胞淋巴瘤国际预后指数为依据。临床研究证实，利妥昔单抗与化疗联合，使得弥漫大 B 细胞淋巴瘤的治疗效果得到明显改善，尤其是联合化疗预后不良的非生发中心亚型。临床 I/II 期，非巨块的患者可以选择利妥昔单抗联合 CHOP 方案 3 周期后加受侵野放射治疗（30～36Gy）；巨块型患者则治疗 6 周期再加受侵野放射治疗。III/IV 期患者可用 R-CHOP 方案（利妥昔单抗-环磷酰胺，多柔比星，长春新碱，泼尼松）6 周期；对国际预后指数高危患者可考虑采用高剂量化疗加自体干细胞移植作为巩固治疗。对某些结外淋巴瘤如鼻旁窦，睾丸，硬脑膜，骨髓大细胞淋巴瘤，HIV 淋巴瘤或 2 个或以上结外部位侵犯的患者应当给予鞘内注射甲氨蝶呤和/或阿糖胞苷以预防中枢神经系统病变。初始治疗非特指型弥漫大 B 细胞淋巴瘤的其他可选择方案还包括 R-EPOCH（利妥昔单抗-依托泊苷，环磷酰胺，长春新碱，多柔比星，泼尼松）方案；剂量密度 CHOP-14 方案（利妥昔单抗-环磷酰胺，多柔比星，长春新碱，泼尼松）等。此外，非特指型弥漫大 B 细胞淋巴瘤的初始治疗还应当注意预防与治疗肿瘤溶解综合征。

预后 国际预后指数是非特指型弥漫大 B 细胞淋巴瘤重要的预后判断指标。其不良预后因素包括年龄>60 岁，晚期（III 或 IV 期），血清乳酸脱氢酶增高，ECOG 体能状况评分≥2 及 1 个以上结外部位受侵。

（周立强）

shēngfā zhōngxīnxíng mímàn dà B xìbāo línbāliú

生发中心型弥漫大 B 细胞淋巴瘤（germinal centre B-like diffuse large B-cell lymphoma，GCB-DL-BCL）

弥漫大 B 细胞淋巴瘤（DLBCL）的一种基因亚型，其特点是肿瘤细胞起源于滤泡生发中心样 B 细胞的 DLBCL，特征性免疫表型为 CD10$^+$、BCL-6$^{+/-}$、MUM1$^-$。治疗上与一般弥漫大 B 细胞淋巴瘤相同。

（周立强）

fēi shēngfā zhōngxīnxíng mímàn dà B xìbāo línbāliú

非生发中心型弥漫大 B 细胞淋巴瘤（non-germinal centre B-like diffuse large B-cell lymphoma，NON-GCB DLBCL）

弥漫大 B 细胞淋巴瘤（DLBCL）的一种基因亚型，肿瘤细胞起源于生发中心后 B 细胞或活化 B 细胞。组织病理形态特征、临床表现与其他弥漫大 B 细胞淋巴瘤类似。免疫表型表达 B 细胞抗原 CD19、CD20、CD22、CD79α，非生发中心细胞表达 MUM1$^+$、CD138$^+$、VS38c$^+$。NON-GCB 型 DLBCL 典型免疫表型为 CD20$^+$，CD10$^-$，Bcl-6$^{-/+}$ 及 MUM1$^+$。治疗与一般弥漫大 B 细胞淋巴瘤类似。联合利妥昔单抗治疗，可以改善患者的生存状况。

（周立强）

fùyú T xìbāo/zǔzhī xìbāo de dà B xìbāo línbāliú

富于 T 细胞/组织细胞的大 B 细胞淋巴瘤（T-cell/histocyte-rich large B-cell lymphoma）

弥漫大 B 细胞淋巴瘤（DLBCL）的亚型之一，其特征为数目有限的散在非典型大 B 细胞，处于丰富 T 细胞的背景中，背景中常有组织细胞。此亚型在所有弥漫大 B 细胞淋巴瘤中不足 10%，好发于中年，以男性为多。

临床表现 常见的表现包括发热、淋巴结肿大、脾大或肝大等。与 DLBCL 整体相比，此亚型的进展期患者较多，III/IV 期患者超过半数；结外受累较常见，肝、脾、骨髓受累发生率高；B 症状发生率高。

诊断 结合病史、体格检查、实验室检查、影像学和病理学检查可以诊断。其中病理学检查最为重要。显微镜下可见淋巴结正常结构破坏，细胞弥漫性分布，在少数情况下可见模糊的结节；散在的单个肿瘤性 B 细胞处于 T 淋巴细胞和数量不等的组织细胞的背景中，其比例不足细胞总数的 10%。肿瘤性 B 细胞的胞核大，深染，异型性和分裂象明显，且不同患者的肿瘤细胞形态学存在很大差异，可以类似传统的中心母细胞或免疫母细胞，或类似霍奇金淋巴瘤里-斯（R-S）细胞，或结节性淋巴细胞为主型霍奇金淋巴瘤的爆米花样细胞。无嗜酸性粒细胞或浆细胞，亦无玫瑰花结和滤泡树突状细胞。肝、脾和骨髓病灶的细胞构成与淋巴结病变相同。脾受累时可见白髓多灶性或微结节样受累，肝受侵时可见汇管处瘤灶。免疫组化显示，肿瘤细胞表达泛 B 细胞抗原和 Bcl-6，部分病例表达 Bcl-2 和 EMA，而 CD15$^-$、CD30$^-$ 和 CD138$^-$。背景中的 T 细胞为 CD3$^+$、CD5$^+$，背景中的组织细胞为 CD68$^+$。肿瘤细胞与生发中心细胞一样具有克隆性的免疫球蛋白基因重排，因此认为肿瘤细胞来源于生发中心 B 细胞。

鉴别诊断 本病病理诊断有难度，尤其需要与结节性淋巴细胞为主型霍奇金淋巴瘤、经典型霍奇金淋巴瘤、外周 T 细胞淋巴瘤和惰性淋巴瘤相鉴别。

治疗 按相应分期的弥漫大 B 细胞淋巴瘤治疗，主要治疗手段包括化疗和放疗。推荐的方案为含蒽环类和利妥昔单抗的方案，如 R-CHOP 方案（利妥昔单抗/环磷酰胺/多柔比星/长春新碱/泼尼松）。部分患者需要放疗。

预后 本病为侵袭性淋巴瘤，临床上存在异质性。部分报告提示此型预后较其他弥漫大 B 细胞淋巴瘤更差，但另一些报告提出二者预后相似；结果的分歧可能是由于各组间病例之间在诊断标准、进展期患者比例或治疗方案强度上存在差异。采用含蒽环类化疗方案时，富于 T 细胞/组织细胞的大 B 细胞淋巴瘤和弥漫大 B 细胞淋巴瘤预后相似；组织细胞丰富的病例异质性较弱，侵袭性较强。

（杨 晟）

yuánfā zhōngshū shénjīng xìtǒng
mímàn dà B xìbāo línbāliú

原发中枢神经系统弥漫大 B 细胞淋巴瘤（primary diffuse large B-cell lymphoma of the central nervus system）

原发于脑内或眼内的弥漫大 B 细胞淋巴瘤，而不包括硬脑膜淋巴瘤、血管内大 B 细胞淋巴瘤、淋巴瘤继发中枢神经系统受侵，以及免疫缺陷相关淋巴瘤。为弥漫大 B 细胞淋巴瘤的亚型之一。此型在所有非霍奇金淋巴瘤中不足 1%，在所有脑肿瘤中仅占 2%~3%。发病中位年龄约为 60 岁，男性略多于女性。

临床表现 50%~80% 的患者出现局灶性症状，精神和反应水平的改变也较为常见；可由于颅内压升高引起恶心、呕吐、头痛症状；脑神经症状和癫痫样发作

少见。软脑膜病变可导致头痛和非对称性脑神经功能异常。眼内淋巴瘤的表现为视野模糊、视野缺损等。

诊断 综合临床表现、实验室检查、影像学检查、病理或细胞学检查可以诊断。脑脊液细胞免疫表型分析和分子遗传学分析可作为辅助性诊断手段。全部原发中枢神经系统弥漫大 B 细胞淋巴瘤中约 60% 表现为幕上病变，60%~80% 的患者为单发；脑淋巴瘤多位于深部白质和邻近脑室；原发软脑膜的病例约占 5%；眼内病变约占 20%。

影像学 表现为中枢神经系统的结节或肿物。磁共振成像（MRI）是首选的检查方法，可见病灶在 T1 加权像呈低信号或等信号，T2 加权像呈高信号，常伴有水肿。

病理学 最重要，可通过立体定向活检或开颅活检取得。在无法取得活检时，脑脊液细胞学检查阳性也可接受。显微镜下可见恶性细胞弥漫性生长，血管周围更为明显。肿瘤细胞形态多类似中心母细胞，与之混杂的细胞包括反应性小淋巴细胞、巨噬细胞、活化小胶质细胞和反应性星形细胞。免疫组化显示肿瘤细胞表达泛 B 细胞抗原，约 60%~80% Bcl-6 阳性，90% MUM1/IRF4 强阳性，CD10 的阳性率约为 10%。Ki67 阳性细胞比例常超过 90%。现认为本病的肿瘤细胞来源于活化 B 细胞。

鉴别诊断 需要鉴别的疾病包括：脱髓鞘疾病、亚急性梗死、感染所致的占位性病变、胶质瘤和转移瘤。尤其应注意鉴别影像学表现与本病相似和激素治疗有效的疾病，如多发性硬化和神经系统结节病。

治疗 以化疗为主。皮质类固醇可以迅速缓解症状，但若未经化疗或放疗，肿瘤多在短期内复发。在活检前，不推荐使用皮质类固醇，但颅内压增高危及生命时除外。化疗是最主要的治疗，首选的化疗方案为含高剂量甲氨蝶呤的方案，可有效延长生存期。其他备选的化疗药物包括阿糖胞苷、亚硝脲类、丙卡巴肼、拓扑替康和替莫唑胺等。利妥昔单抗、脑室内化疗和高剂量化疗联合造血干细胞移植在本病治疗中的地位尚待研究。

全脑放疗可有效缩小肿瘤，缓解症状，与单纯支持治疗相比可延长生存期。但单纯放疗复发率高，并且可造成一定神经毒性，因此仅限于不能接受有效化疗的患者。对于接受含高剂量甲氨蝶呤的患者，倾向于在化疗后不给予巩固性放疗，而将放疗留至复发时使用。手术在本病中的作用仅限于活检，完整切除肿瘤并无益处。

预后 本病恶性程度较高，中位生存期在仅支持治疗时为 2~3 个月，单纯手术时 3~5 个月，单纯放疗 12~16 个月，经含高剂量甲氨蝶呤方案化疗后为 25~84 个月。最重要的预后因素为年龄和行为状态。

（杨 晟）

tuǐxíng yuánfā pífū mímàn dà B xìbāo
línbāliú

腿型原发皮肤弥漫大 B 细胞淋巴瘤（primary cutaneous diffuse large B-cell lymphoma, leg type）

弥漫大 B 细胞淋巴瘤的亚型之一，肿瘤几乎完全由大的转化性 B 细胞构成，原发于皮肤，最常见于下肢。本病占原发皮肤淋巴瘤的 4%，原发皮肤 B 细胞淋巴瘤的 20%。多见于老年人，男女比

为 1:（3~4）。

临床表现　主要表现为皮肤的结节或肿物，少数有溃疡形成。开始多为红斑，逐渐形成紫色结节。病变多位于下肢，尤其是远端，多为单侧。10%~15% 出现在其他部位，主要包括头颈、上肢和躯干。约 1/3 的病例表现为单发结节，约半数为多发但局限的病变，少数患者病变广泛。部分患者的肿瘤可自行完全或部分消退。诊断时病变局限于皮肤，但病程中常扩散至其他部位，最常见的是淋巴结、骨髓和中枢神经系统。

诊断　主要依据两点：①肿瘤原发于皮肤且无皮肤外病变的证据。②肿瘤的病理特点符合本病。组织学特点为恶性细胞非向表皮性均一弥漫浸润，常侵犯皮下组织；肿瘤细胞是大的 B 细胞，包括中心母细胞和免疫母细胞，汇合成片，表现出"圆细胞形态学"特征；核分裂象常见；无小 B 细胞，反应性 T 细胞相对少见。肿瘤性 B 细胞表达泛 B 细胞抗原，并且常表达 Bcl-2、MUM1/IRF4 和 FOXP1。约 10% 的病例 Bcl-2 和 MUM1/IRF4 均为阴性。多数病例表达 Bcl-6，但 CD10 常为阴性。现认为本病来源于生发中心后的外周 B 细胞。

治疗和预后　单纯放疗复发率高。推荐给予含蒽环类和利妥昔单抗的方案进行免疫化疗，常用方案为 R-CHOP 方案（利妥昔单抗/环磷酰胺/多柔比星/长春新碱/泼尼松）；部分患者需要受累野放疗。对于不能耐受此方案的患者，可考虑对所有可见的皮肤病灶进行局部照射，或使用利妥昔单抗单药。本病 5 年生存率约为 50%。皮肤病变为多发者预后相对较差。

（杨 晟）

lǎonián EB bìngdú yángxìng mímàn dà B xìbāo línbāliú

老年 EB 病毒阳性弥漫大 B 细胞淋巴瘤（EB virus positive diffuse large B-cell lymphoma of the elderly）　无已知免疫缺陷或淋巴瘤病史的 50 岁以上患者的 EB 病毒（EBV）阳性克隆性 B 细胞淋巴瘤。是弥漫大 B 细胞淋巴瘤的亚型之一。病因是老年患者免疫衰老，导致 EBV 感染的 B 细胞克隆过度增殖。本型在亚洲免疫功能正常的 DLBCL 患者中占 8%~10%，在西方国家中此比例不足 5%。此型的比例随患者年龄增大而增高，在 90 岁以上的患者中占 20%~25%。中位年龄为 71 岁，男女比为 1.4:1。

临床表现　多样，包括淋巴结肿大、结外部位侵犯和 B 症状（发热、盗汗和体重减轻）等。早年的报告显示受累部位以结外为主，但新近的文献提示淋巴结受累很常见，可占病例的 70%。结外病变包括皮肤、肺、扁桃体和胃，也可发生于软组织、骨、鼻腔、咽/下咽、舌、胸膜、肝、脾、腹膜和骨髓等处。半数以上的患者国际预后指数（IPI）属高危或高中危组。实验室检查无特异性，但可出现乳酸脱氢酶升高和 EBV 抗体滴度升高。

诊断　需要综合临床表现、实验室检查、影像学检查和病理学检查，确诊依赖病理学检查。病理学特点为：淋巴结的正常结构破坏，而代之以许多大的转化细胞/免疫母细胞和里-斯（R-S）细胞。本病在形态学上分为两个亚型，即多形性亚型和大细胞淋巴瘤亚型。其中多形性亚型中的 B 细胞表现为广泛的不同成熟阶段，病变由中心母细胞、免疫母细胞和浆母细胞组成，并混杂有不同

成分的反应性细胞，包括小淋巴细胞、浆细胞、组织细胞和上皮样细胞。大细胞淋巴瘤亚型表现由大的转化性 B 细胞组成弥漫的相对均一病变。两种亚型都表现出大面积的地图样坏死。但实际上部分病例中可见多形性亚型区域和大细胞淋巴瘤区域同时存在，这两种所谓的亚型只是老年 EBV 阳性弥漫大 B 细胞淋巴瘤连续统一体中的不同阶段，并非独立的亚型。两者间的预后并无差异。

肿瘤细胞表达 B 细胞标志物 CD20 和 CD79a；CD15 为阴性，CD30 可为阳性；Ki67 通常为高表达。恶性细胞中 EBV 编码 RNA 原位杂交阳性；MUM1/IRF4 通常为阳性，而 CD10 和 Bcl-6 通常为阴性。超过 90% 的病例 LMP1 阳性，而 EBNA2 阳性的病例占 15%~30%。本型的肿瘤细胞来源于由 EBV 导致转化的成熟的 B 淋巴细胞。

治疗和预后　以化疗为主，但尚无特异性化疗方案。文献中多采用 CHOP 方案（环磷酰胺/多柔比星/长春新碱/泼尼松）。研究中的治疗包括 CD20 抗体如利妥昔单抗、EBV 特异性细胞毒性 T 细胞、组蛋白去乙酰化酶抑制剂、抗疱疹病毒药物如更昔洛韦、蛋白酶体如硼替佐米等。本型呈侵袭性病程，中位生存期约 24 个月。最重要的预后因素是存在 B 症状和年龄大于 70 岁。

（杨 晟）

mànxìng yánzhèng xiāngguānxìng mímàn dà B xìbāo línbāliú

慢性炎症相关性弥漫大 B 细胞淋巴瘤（diffuse large B-cell lymphoma associated with chronic inflammation）　在长期慢性炎症基础上发生并与 EB 病毒（EBV）相关的淋巴系统肿瘤。多数病例

累及体腔或狭窄间隙。脓胸相关性淋巴瘤（PAL）是本病的原型，发生于长期脓胸患者的胸腔。从慢性炎症开始至恶性淋巴瘤发生的间隔时间通常超过 10 年。PAL 发生时中位脓胸病史为 37 年，患者中位年龄为 65～70 岁。男女比为 12.3∶1。多数病例报告来自日本，但其他亚洲国家和西方国家亦有报道。为治疗肺结核或结核性胸膜炎而进行的人工气胸是慢性脓胸患者发生 PAL 的高危因素。PAL 与 EB 病毒密切相关。很可能局部的慢性炎症通过多种细胞因子使 EB 病毒作用下发生恶性转化的 B 细胞逃避机体的免疫监视并过度增殖。

临床表现 最常见的受侵部位是胸腔，其次为骨（尤其是股骨）、关节和关节周围软组织。PAL 的常见表现为胸背部疼痛和发热。少数患者可有腹部、肩部或上肢的疼痛。约 40% 的患者出现胸壁的肿物或肿胀。部分患者也可有咳嗽、咳痰、咯血和呼吸困难。

诊断 结合临床表现、影像学、病理学、免疫组化和实验室检查可以诊断。

影像学 表现为胸膜肿物，少数患者可出现胸膜附近的肺部肿物。PAL 的胸膜肿物在半数以上的患者直径超过 10cm。肿物可侵犯邻近结构，但诊断时多局限于胸腔，约 70% 为临床 Ⅰ／Ⅱ 期。骨、关节、关节周围软组织或皮肤部位的病例在慢性骨髓炎、金属植入物放置于关节或骨，或慢性静脉性溃疡后多年发生，通常表现为疼痛或肿物。受累的骨质在影像学上表现为溶骨性病变。

病理学 确诊 PAL 的病理标本来源于活检或手术切除肿物。显微镜下，与弥漫大 B 细胞淋巴瘤非特指型相同，多数病例表现为中心母细胞、免疫母细胞。可存在大片坏死和血管中心性生长。多数病例表达 CD20 和 CD79a。但部分病例出现浆细胞样分化，CD20 和（或）CD79a 阴性，而表达 MUM1/IRF4 和 CD138。偶有表达一个或多个 T 细胞标志，如 CD2、CD3、CD4 和 CD7。本病的肿瘤细胞来源于经 EB 病毒作用而发生恶性转化的晚期生发中心/生发中心后 B 细胞。

实验室检查 常有白细胞、C 反应蛋白和乳酸脱氢酶的升高，偶有神经元特异性烯醇化酶（NSE）轻度升高。胸腔积液中亦可出现 NSE 升高。

治疗 多数采用化疗和（或）放疗，最常用的化疗方案是 CHOP（环磷酰胺/多柔比星/长春新碱/泼尼松）。与其他类型 DLBCL 相似，PAL 对化疗敏感，亦有报告放疗可以较好预防局部复发。但由于持续存在脓胸，化疗和（或）放疗有时难以施行。有报告在化疗前或化疗期间使用胸廓开窗造口术处理脓胸有效。亦有作者报告肿瘤完全切除术（胸膜肺全切术联合或不联合周围组织切除）的疗效明显好于不切除肿瘤。

预后 本病为侵袭性淋巴瘤，5 年总生存率为 20%～35%。化疗和（或）放疗后达到完全缓解的患者，5 年生存率为 50%。亦有报告肿瘤完全切除术后预后较好。不良预后因素包括行为状态差，临床分期晚，血清乳酸脱氢酶、谷氨酰丙酮酸氨基转移酶或尿素氮水平高。

（杨 晟）

línbāliúyàng ròuyázhǒng

淋巴瘤样肉芽肿（lymphomatoid granulomatosis） 来源于经 EB 病毒（EBV）作用而发生转化的成熟 B 淋巴细胞，累及结外部位的血管中心性和血管破坏性淋巴增殖性疾病。病变由 EBV 阳性 B 细胞和反应性 T 细胞混杂而成，常以后者为主。本病罕见，以中年人为多，发病中位年龄约为 48 岁；男女比约为 2∶1。西方国家似比亚洲多见。这是一种 EBV 驱动的淋巴增生性疾病。存在免疫缺陷者患本病风险增高，这种情况见于异基因器官移植、威斯科特-奥尔德里奇（Wiskott-Aldrich）综合征、人类免疫缺陷病毒感染和 X 连锁淋巴增生综合征等。并且，以往未发现显著免疫缺陷的患者，经临床分析和实验室检查几乎都能发现免疫功能失调的证据。患者可能存在反复或持续感染的病史，包括 EBV 感染，多数患者 T 细胞亚群异常。患者存在免疫功能缺陷，而不能控制 EBV 感染的 B 细胞。

临床表现 90% 以上的患者存在肺部病灶，其他常见受累部位包括神经系统、肾、皮肤和肝。上呼吸道和消化道受侵相对少见。初诊时淋巴结和脾受累非常罕见。最常见的症状为发热、持续的咳嗽伴咳痰、呼吸困难和胸痛。其他全身症状包括体重减轻、不适和疲乏。皮肤病变表现不一，可出现皮下结节、皮肤斑块、斑丘疹、坏死和溃疡。脑部症状包括精神状态改变、共济失调、脑神经麻痹、轻偏瘫或癫痫样发作。

病理学特点 为多形性淋巴细胞浸润，伴明显血管侵犯并常有坏死区。病灶以淋巴细胞为主，并混杂有浆细胞和组织细胞。淋巴细胞中占多数的是小淋巴细胞，为 T 细胞。大的 EBV 阳性 B 淋巴细胞处于显著的炎性反应背景中。此类 B 淋巴细胞一般具有一定程度的异型性，其在病灶中的比例不一，但一般较少。肺部和其他多数结外器官中一般并无形成良好的肉芽肿病变，但皮肤病灶常在皮下组织显现显著的肉芽肿反应。本病有显著的血管改变，表现为淋巴细胞性血管炎，多数病例存在血管壁浸润；并存在不同程度的坏死。其机制主要有两种：当 T 细胞被募集抵抗 EBV 感染时直接侵入血管，引起梗死和组织坏死；或 EBV 本身诱导细胞因子如 IP-10 和 M-ig，从而介导血管破坏。坏死区的大小不一，但在几乎所有病例中均存在。依据 EBV 阳性 B 细胞与反应性淋巴细胞的比例将本病分为三级：1 级指病灶中大的转化性淋巴细胞并无或罕见，而免疫组化可以更好识别；坏死不存在或仅为局灶性；EBER 探针原位杂交只能发现少见的 EBV 阳性细胞（<5 个/高倍视野）。2 级指在多形性背景中偶有大淋巴细胞或免疫母细胞，尤其 CD20 染色时可见小簇状分布；坏死更为常见；原位杂交易见 EBV 阳性细胞，通常为 5～20 个/高倍视野；结节内或结节间 EBV 阳性细胞的数目和分布存在差异，偶可达 50 个/高倍视野。3 级的病灶仍有炎性背景，但大的异型 B 细胞易于通过 CD20 发现，并可形成大的集群；常存在显著的多形性细胞和霍奇金样细胞，坏死通常广泛；原位杂交显示 EBV 阳性细胞非常多（>50 个/高倍视野），可汇合形成局限的小片。最重要的是鉴别 3 级和其他两级，因为前者应按弥漫大 B 细胞淋巴瘤治疗。EBV 阳性 B 细胞的数量可能在不同部位间存在差异，或随时间推移而变化。因此，当疗效与预期不符时，应考虑重新活检。EBV 阳性 B 细胞通常表达 CD20，CD30 可为阳性，但 CD15 为阴性。异型细胞 LMP1 阳

性，EBV 原位杂交阳性。背景淋巴细胞为 CD3$^+$T 细胞，CD4$^+$细胞较 CD8$^+$细胞更为多见。

诊断 需结合病史、体格检查、实验室检查、影像检查和病理学检查，其中病理学检查是决定性的检查。尽管常有发热，但患者血白细胞计数正常。多数患者 T 淋巴细胞亚群异常。肺部影像学表现为双侧肺部结节，大小不一，以中下肺野为甚，可有中心性坏死或空洞。脑部病变表现为白质、深层灰质或脑干的多发病灶。部分病例有软脑膜强化，提示软脑膜受侵。本病确诊所需的病理标本常通过电视辅助胸腔手术获取；皮肤活检通常不能发现特征性的病理表现。

治疗 若免疫功能失调为医源性，例如使用免疫抑制剂，则应尽可能停用影响免疫功能的医疗干预，低级别淋巴瘤样肉芽肿可以观察等待，部分病灶可以自行消退。对于疾病负荷较小的低级别病变，即使免疫功能异常不可逆，也可以短期密切观察，一小部分患者可以自行缓解或长期疾病稳定。高级别淋巴瘤样肉芽肿需要立即治疗，此类病例的自然病程类似侵袭性淋巴瘤。用于本病的药物包括皮质类固醇、利妥昔单抗、α-2b 干扰素和联合化疗。皮质类固醇可以一过性改善神经症状和肺部症状，但不能长期控制疾病。零星数据表明利妥昔单抗治疗本病有效。对于 1 级和 2 级淋巴瘤样肉芽肿，应给予干扰素治疗，可以达到持久缓解。而对于 3 级淋巴瘤样肉芽肿，应给予免疫化疗，推荐方案为剂量递增的利妥昔单抗/泼尼松/依托泊苷/长春新碱/环磷酰胺/多柔比星。亦有报告自体造血干细胞移植有效。

预后 部分病例病情波动，偶有病灶自发消退，但多数患者的病程则更具侵袭性。病死率为 28%~71%，多数死亡在 2 年内发生。一组大宗报告中患者经抗生素、激素和化疗治疗后中位生存期为 14 个月，60% 的患者在诊断后 3 年内死亡。常见的死亡原因为呼吸衰竭、肺出血、中枢神经受侵或转化为侵袭性淋巴瘤。

(杨 晟)

yuánfā zònggé (xiōngxiàn) dà B xìbāo línbāliú

原发纵隔（胸腺）大 B 细胞淋巴瘤 [primary mediastinal (thymic) large B-cell lymphoma, PMLBCL]

原发于纵隔的弥漫大 B 细胞淋巴瘤亚型，来源于胸腺中的 B 细胞，表现为侵袭性的病程，具有独特的临床表现、病理形态学、免疫表型和遗传学特征。PMLBCL 是成年人最常见的纵隔原发非霍奇金淋巴瘤，占非霍奇金淋巴瘤的 2%～4%。发病中位年龄约 35 岁，男女比约为 1:2。

临床表现 常表现为前上纵隔肿物局部压迫和侵犯，引起进行性加重的咳嗽、胸痛、呼吸困难和吞咽困难。也可出现上腔静脉综合征、乳腺水肿、声嘶和膈神经麻痹。肿物多数可达 10cm 以上，并可侵犯至肺、胸壁、胸膜或心包。由于肿瘤侵犯或淋巴回流受阻，部分患者可出现胸腔积液或心包积液。初诊时多数患者为 I/II 期，少数患者出现 B 症状。多数患者有血乳酸脱氢酶（LDH）升高，但 β$_2$ 微球蛋白升高者并不常见。初诊时肿瘤通常局限在胸腔内，罕有胃肠道、脾、皮肤、骨髓等结外器官受累。复发多发生于结外器官，如肝、胃肠道、肾、肾上腺和中枢神经系统。

诊断 需要结合病史、体检、

实验室检查、影像学检查和病理检查，其中以病理检查最为重要。多数情况下肿瘤局限于胸腔，所以常需要纵隔镜或胸腔镜活检。开胸探查并不常用，也不必完整切除肿物。病理形态学特点为大的或中等大小的恶性细胞呈弥漫性增生，伴不同程度的纤维化。肿瘤细胞大小不等，核形不一，可类似于中心母细胞、大中心细胞或免疫母细胞；胞核可无裂、有裂，或呈多叶状。多数病例中恶性细胞胞质丰富、淡染，称为"透明"细胞，偶尔肿瘤细胞形态类似里-斯（R-S）细胞。瘤细胞间可有反应性淋巴细胞和嗜酸性粒细胞。约半数病例伴有不同程度的纤维化，并且在同一肿瘤的不同区域轻重程度也不等。PMLBCL累及淋巴结时，受累淋巴结的结构留存，无纤维化；而侵及肺和邻近软组织时，常有纤维化和坏死。PMLBCL的肿瘤细胞表达B细胞表面标志，如CD19、CD20、CD22、C79α；尽管存在免疫球蛋白基因重排，但免疫球蛋白通常不表达或表达不完全，一般也不表达CD21、CD5、HLA-Ⅰ和HLA-Ⅱ类抗原；CD30常有表达，但为弱阳性，CD15偶有阳性；MUM1/IRF4和CD23常为阳性，部分病例Bcl-2、Bcl-6和CD10阳性；肿瘤细胞MAL、CD54、CD95、TRAF1和核REAL阳性。PMLBCL的肿瘤细胞呈2倍体，但常见染色体的区域扩增，如9p的区域扩增与*JAK-2*基因扩增有关，2p区域扩增与*c-REL*基因扩增有关，亦有X染色体的过表达；无*Bcl-2*和*Bcl-6*的基因重排，但常见*Bcl-2*的过表达；多数患者有*mal*基因的过表达；其他的基因异常包括*p16*和*TP53*基因失活等。基因表达谱的研究表明

PMLBCL的分子印记与经典型霍奇金淋巴瘤相似。PMBCL存在NFκB和JAL-STAT信号通路的组成性激活。本病的肿瘤细胞来源于胸腺髓质的星形B细胞，表达激活诱导的胞苷脱氨酶（AID）。

PMLBCL的分期标准与结内DLBCL相同，镓（^{67}Ga）扫描有助于分期、疗效评价与随访，氟代脱氧葡萄糖-正电子发射体层显像（FDG-PET）可评价残存病变是否含有恶性细胞。

鉴别诊断 本病需与霍奇金淋巴瘤、淋巴母细胞淋巴瘤、间变大细胞淋巴瘤、原发纵隔的生殖细胞肿瘤以及胸腺瘤、胸腺癌等疾病相鉴别。罕见病例的肿瘤组织中经典型霍奇金淋巴瘤和PMLBCL成分并存，称为复合性淋巴瘤；一些病例的特征介于经典型霍奇金淋巴瘤和PMLBCL之间，极难明确划分，可归于灰区淋巴瘤。

治疗 与传统的弥漫大B细胞淋巴瘤相同，以免疫化疗为主，部分患者需放疗。以往有回顾性研究提示强化方案如MACOP-B方案（甲氨蝶呤/多柔比星/环磷酰胺/长春新碱/泼尼松/博来霉素）和VACOP-B方案（依托泊苷/多柔比星/环磷酰胺/长春新碱/泼尼松/博来霉素）的疗效优于CHOP方案（环磷酰胺/多柔比星/长春新碱/泼尼松）和CHOP样方案。但CHOP方案联合CD20的单克隆抗体利妥昔单抗后，疗效已较为理想，并且更为可行。所以利妥昔单抗联合CHOP方案是较为常用的方案。高剂量化疗联合自体外周血干细胞移植用于初治高危患者的意义尚不明确。PMLBCL复发后一般采用常规化疗解救，继以高剂量化疗。

预后 早年PMLBCL的预后

较差，但新近的报告表明其预后与其他DLBCL相似或更佳。不良预后因素包括行为状态差、初始治疗后未完全缓解、侵犯胸腔邻近脏器、胸腔积液或心包积液等。病理标本中存在透明细胞或纤维化对预后无明确影响。

（杨 晟）

xuèguǎn nèi dà B xìbāo línbāliú

血管内大B细胞淋巴瘤（intravascular large B-cell lymphoma）

结外大B细胞淋巴瘤，其特点是淋巴瘤细胞选择性在血管腔内（尤其是毛细血管腔内）生长。此病极其罕见，发病中位年龄67岁，男性略多于女性。

病因和发病机制 尚不明确，可能与CD11a、CD49d（VLA-4）、CD29、CD54（ICAM-1）等黏附分子异常有关。

临床表现 表现为高度侵袭性、播散性的疾病。症状主要由不同器官小血管内肿瘤阻塞所致。本病的恶性细胞可累及各个器官，因此临床表现多样，往往是非特异性的，伴有行为状态的迅速恶化，诊断困难。本病分为两型，其一为经典型，见于西方国家；其二为亚洲变异型，见于日本等地。经典型的患者中半数以上有B症状，约1/4的患者B症状是仅有的表现。约半数的患者有发热，部分患者表现为不明原因的发热。中枢神经系统和皮肤是最常见的累及部位。中枢神经系统受侵约占40%~70%，但多伴发于其他部位受侵。中枢神经系统症状多样，如感觉或运动异常、意识障碍、智力改变、眩晕等。脑部磁共振成像（MRI）提示缺血或脱髓鞘改变，易被诊为血管炎。皮肤受侵占10%~60%，通常位于上臂、大腿、小腿和躯干，可表现为红斑疹、结节、斑块、

肿块、色素沉着斑、紫癜、溃疡和橘皮样改变等。肝、脾累及约占1/4，而骨髓累及约占1/3，尚可累及心脏、肺、胃肠道、泌尿生殖系统、内分泌系统而出现心功能不全、呼吸困难、胃肠道症状、泌尿系症状、水肿和疼痛等表现。淋巴结累及率仅约10%。疾病诊断时多为Ⅲ/Ⅳ期，病情进展急骤。经典型中约25%的病例除皮肤外无其他部位的累及，称为皮肤变异型。皮肤变异型的行为状态较好，发病中位年龄为59岁，几乎仅见于女性，B症状发生率较低（30%）。此变异型的预后好于其他病例。

日本学者报道血管内大细胞淋巴瘤存在一种亚洲变异型，主要表现为嗜血细胞综合征、骨髓受侵、发热、肝大、脾大和血小板减少，而中枢神经系统和皮肤受侵较少见，易出现多器官功能衰竭。此型的预后较经典型差。

诊断 本病侵袭性强，需尽快确诊。但由于少见且临床表现复杂多变，易误诊或漏诊。确诊本病必须组织学活检。肿瘤常广泛播散至结外器官，所有受侵器官均可显示本病的镜下特征，较常见的部位包括骨髓和外周血、肝、脾、皮肤和肺等。在临床无受侵表现的肝、脾和骨髓，病理检查仍可能发现受侵。对于看起来无受侵的皮肤进行随机活检的敏感性也较高。胃肠道亦为可考虑的活检部位。为提高诊断率，可多次活检。因受侵率低，淋巴结活检对诊断的意义不大。本病的特征性病理表现是肿瘤细胞主要局限在小血管或中等大小血管的管腔内。瘤细胞大，核仁明显，胞质少，核分裂象常见。在肝、脾和骨髓中，淋巴瘤细胞表现为窦性浸润。一些变异

性表现包括核染色质粗糙、核不规则、细胞较小、肿瘤细胞局限性血管外浸润、较大的动脉和静脉受累，以及大血管壁受累等。亚洲变异型的肿瘤细胞形态学无明显差异，但伴有大量的非肿瘤性细胞，最突出的是嗜血细胞性组织细胞。

瘤细胞表达B细胞表面标志物：CD19、CD20、CD22、CD79α。Bcl-2和MUM1/IRF4在约90%的病例中为阳性，少部分病例表达CD10、Bcl-6和CD5。本病的分子生物学和细胞遗传学研究很少。本病存在免疫球蛋白基因克隆性重排。有报告称约60%的病例存在细胞遗传学异常。有限资料表明，本病存在1、6、18号染色体异常，尤以1p异常和18号染色体三体常见。认为本病来源于转化的外周B细胞。

实验室检查：贫血、白细胞减少和血小板减少、血清乳酸脱氢酶（LDH）水平增高、血清β2微球蛋白水平升高、红细胞沉降率增快、低白蛋白血症、血清中存在单克隆抗体。皮肤变异型的贫血、血清LDH高水平、红细胞沉降率增快、低白蛋白血症等的发生率与其他病例相似，但未见白细胞减少、血小板减少和血清单克隆抗体。

治疗 本病通常表现为迅速进展的播散性和致死性，因此一般推荐全身联合化疗。推荐采用含蒽环类的化疗方案。利妥昔单抗单药或联合化疗治疗此病有一定疗效。对于中枢神经系统受侵的患者，含蒽环类的化疗方案疗效不佳，须采用含甲氨蝶呤（MTX）的方案，如高剂量MTX、MTX联合卡莫司汀/依托泊苷/甲泼尼龙或鞘内注射。单发皮肤病灶的老年患者可考虑单纯放疗。

由于复发率高，可考虑在初次缓解后给予高剂量化疗，有取得长期生存的报道。复发后采用高剂量化疗的资料更为有限，长期缓解的概率似乎更小。由于患者中位年龄大，行为状态不佳，能接受高剂量化疗者只占少数，这一疗法更适合年轻高危患者。

预后 比结内弥漫大B细胞淋巴瘤差。本病的预后因素研究很少。有研究表明ECOG评分0~1、皮肤变异型、Ⅰ期和接受化疗提示预后相对较好。亦有研究提示接受含利妥昔单抗的方案预后较好。亚洲变异型预后较其他病例差。本病经含蒽环类的化疗方案治疗后，缓解率约60%，完全缓解率约45%；约半数患者复发，中位至进展时间为7月，3年无事件生存率为27%；3年总生存率为32%，中位生存期12个月。亚洲变异型经含蒽环类方案治疗后完全缓解率为53%，2年总生存率为32%。

（杨 晟）

jiānbiànxìng línbāliújīméi yángxìng dà B xìbāo línbāliú

间变性淋巴瘤激酶阳性大B细胞淋巴瘤［anaplastic lymphoma kinase（ALK）positive large B-cell lymphoma］间变性淋巴瘤激酶阳性单形性大免疫母细胞样B细胞淋巴瘤，有时伴有浆母细胞分化。本型在所有弥漫大B细胞淋巴瘤中不足1%。各年龄段均可出现，发病中位年龄为37~44.5岁，18岁以下患者占15%~20%；男女比例为（3~5）:1。

临床表现 最常见的是淋巴结肿大，尤以颈淋巴结为多，亦可表现为纵隔肿物。结外累及也有报告，包括胃肠道、硬膜外腔、卵巢、骨、鼻咽部或鼻腔、舌、脑和肝等。骨髓和脾亦可受累。

多数患者为Ⅲ/Ⅳ期。

诊断 结合病史、体格检查、实验室检查、影像学和病理学检查，确诊依赖于病理学检查。病理学表现：肿瘤细胞体积中等或大，形态为免疫母细胞样或浆母细胞样，核圆，染色质分散，核仁单个而突出，位于中心，胞质丰富。肿瘤细胞呈片状生长，在淋巴结内呈现窦性浸润。可能出现异型的多核肿瘤性巨细胞。肿瘤细胞CD3、CD20和CD79a均为阴性，CD45为阴性或弱阳性；强表达EMA，CD138和VS38均为阳性；CD30为阴性；偶有细胞角蛋白阳性；亦可为CD4、CD57或MUM1/IRF4阳性。多数肿瘤胞质表达轻链限制性免疫球蛋白，通常为IgA，也可为IgG。免疫组化显示所有病例的肿瘤细胞均为ALK阳性，多为胞质颗粒状着色，高度提示CLTC-ALK蛋白表达；少数病例表现为胞质、胞核和核仁ALK染色，提示可能为NPM-ALK蛋白表达。肿瘤存在免疫蛋白基因克隆性重排。最重要的遗传学改变是*ALK*基因异常。ALK是胰岛素受体超家族的一种酪氨酸激酶，与细胞增殖、生存等功能相关。本病的ALK酪氨酸激酶发生不依赖于配体结合的组成性激活，导致下游效应分子不受控制的活化，从而导致肿瘤发生、发展。本病可以表达全长ALK，但更常见的是表达融合基因产物。融合的情况分为几种，最常见的是染色体2p23上的*ALK*基因异位到17q23上的网格蛋白（*CLTC*）基因上，产生CLTC-ALK融合蛋白；其次是*ALK*基因与5q35上的核仁磷酸蛋白（*NPM*）基因融合，产生NPM-ALK蛋白。其他基因改变还包括*SEC31A-ALK*基因融合、*SQSTM1-ALK*基因融合、5'*ALK*基因缺失、*ALK*基因重复/2号染色体额外拷贝等。本病来源于伴浆细胞分化的生发中心后B细胞。

治疗 本病因罕见，一般参考弥漫大B细胞淋巴瘤的治疗，以化疗为主，部分患者需行放疗，但因CD20阴性，不使用利妥昔单抗。成人患者中常用的化疗方案为CHOP（环磷酰胺/多柔比星/长春新碱/泼尼松），但疗效不够理想。儿童患者多接受高强度化疗方案，如BFM90、LMB89、LMB96、POG8719，疗效差于其他儿童侵袭性淋巴瘤。ALK抑制剂对本病的疗效正在研究中。

预后 本病呈侵袭性病程，并且现有治疗的疗效欠佳。5年生存率为25%，中位生存期为20~24个月，其中晚期患者的中位生存期为12~18个月。最重要的预后指标为诊断时的分期。

（杨 晟）

jiāngmǔxìbāo línbāliú

浆母细胞淋巴瘤（plasmablastic lymphoma，PBL）

弥漫大B细胞淋巴瘤的一种变异型，具有高度侵袭性。是一种少见类型，但在HIV感染的男性患者中发生率较高，占艾滋病相关淋巴瘤的2.6%。大部分患者有HIV感染及口腔肿物的典型表现，也可发生于其他部位，特别是黏膜覆盖的部位如鼻旁窦、眼、皮肤、骨、胃肠道，发病时多处于晚期。显微镜下形态类似于免疫母细胞，免疫组化呈现浆细胞的特点，CD38、CD138、Vs38c及MUM1/IRF4阳性，CD20、CD45、PAX-5阴性或弱阳性，CD79a、EBER、cIg在大部分情况下阳性，口腔型者EBER近乎100%阳性。强化的治疗方案有可能改善生存。本病预后差，中位生存时间不足1年。

（张长弓）

qǐyuányú rénlèi pàozhěnbìngdú 8 xíng yángxìng de duōzhōngxīn Kǎsī'ěrmànbìng de dà B xìbāo línbāliú

起源于人类疱疹病毒8型阳性的多中心卡斯尔曼病的大B细胞淋巴瘤（large B-cell lymphoma arising in HHV8-associated multicentric Castleman disease）

发生于多中心卡斯尔曼（Castleman）病患者，肿瘤由人类疱疹病毒（HHV）8型感染的单克隆增殖的B淋巴细胞构成，细胞类似于表达IgM的浆母细胞，通常存在HIV感染。本病又称HHV8阳性浆母细胞淋巴瘤，散发于存在艾滋病病毒感染的HHV8阳性卡斯尔曼病人群。

病变主要累及淋巴结、脾，也可经由血流侵及内脏。临床表现为HHV阳性卡斯尔曼病背景，存在免疫缺陷、淋巴结肿大、巨脾及卡波西肉瘤的表现。病理学表现为淋巴结及脾的滤泡呈现各种程度的受累及玻璃样变，套区侵入生发中心甚至使之消失。套区细胞中存在多样的浆母细胞，具有兼性浓染及含小泡的胞质、偏心性、双核仁，相似的细胞可存在于滤泡间伴明显的成熟浆细胞浸润，这些浆母细胞最终可完全占领淋巴结及脾结构。浆母细胞免疫组化呈现LANA-1点状核染、病毒白介素-6表达、cIgM强表达、CD20$^{+/-}$、CD38$^{+/-}$、CD79a$^-$、CD138$^-$、CD27$^-$、EBER$^-$。滤泡间浆细胞则cIgM$^-$、cIgA$^+$、LANA-1$^-$。

治疗上配合HAART推荐CODOX-M/IVAC、EPOCH或hyper-CVAD方案。预后差，无论是HHV8阳性卡斯尔曼病还是HHV8阳性浆母细胞淋巴瘤，病程呈现高度侵袭性，中位生存期一般只有数月。

（张长弓）

yuánfāxìng shènchūxìng línbāliú

原发性渗出性淋巴瘤（primary effusion lymphoma，PEL）

属于大B细胞淋巴瘤，有明显的渗出却没有明确的肿物，发生于人类疱疹病毒（HHV）8型感染的患者。多发生于伴艾滋病病毒（HIV）感染严重免疫缺陷的中青年男性，患者常合并EB病毒感染，也可发生于器官移植受者、免疫缺陷的老年患者，以及HHV8流行地域患者。HHV8编码物可能与增殖及抗凋亡基因有关。

病变常累及胸膜、心包、腹膜等处，表现为明显渗出，但一般只累及一处体腔，也可累及体腔外部位如胃肠道、皮肤、肺、中枢神经系统、淋巴结等。病理形态学上肿瘤细胞呈现多样性，介于浆母、免疫母细胞与间变细胞之间。免疫表型为CD45$^+$和CD30$^+$，明显缺乏B细胞和T细胞相关的抗原表达。无c-MYC基因（可易位基因）重排。渗出液中常可检测到HHV-8。由于本病少见，治疗资料有限，尚无最佳治疗方案，可参照艾滋病相关淋巴瘤的治疗，方案选高度恶性淋巴瘤的治疗方案，同时考虑高效抗反转录病毒治疗。浆膜腔局部放射治疗也是可取的手段，常能减轻患者痛苦和延长生存期。预后不佳，中位生存期常在6个月以内。

（张长弓）

Bójītè línbāliú

伯基特淋巴瘤（Burkitt lymphoma，BL）

可能来源于滤泡生发中心细胞的高度恶性的B细胞非霍奇金淋巴瘤。多发于儿童，成人偶见，男多于女。本病与EB病毒的感染关系密切。

临床表现 BL病变可累及全身各器官组织，结外部位如头颈、腹部、骨髓、中枢神经系统等是BL最常受累及的部位。根据临床表现、形态学和生物学特点的不同，BL可分为三个变异型：①地方性伯基特淋巴瘤：有50%的患者累及颌骨和面部骨（眼眶），空肠、回肠、网膜、卵巢、肾、乳腺等器官也可受累。②散发性伯基特淋巴瘤：不常累及颌骨，多数病例表现为腹部肿块，其中空肠、回肠最常累及，卵巢、肾和乳腺也是较常累及的部位。③免疫缺陷相关性伯基特淋巴瘤：常累及淋巴结。散发性和免疫缺陷相关性BL患者多见骨髓和中枢神经系统侵犯。不少病例可出现白血病，但纯粹以急性白血病（伯基特白血病）伴骨髓受累和出现B淋巴母细胞的情况很少见。有急性白血病或瘤负荷高的患者常常出现血尿酸和乳酸脱氢酶（LDH）升高。

诊断 结合临床表现、病理学、免疫组化和分子遗传学检查可以诊断。

病理学 经典型BL呈现弥漫浸润的高增殖率和高凋亡率的较单一、中等大小的肿瘤性B细胞，常见"星空"现象，这是巨噬细胞吞噬凋亡的肿瘤细胞所致。肿瘤细胞有时呈铺路石或镶嵌样排列，核圆形、染色质粗，副染色质相对清晰，有多个（通常是2~5个）嗜碱性核仁，中等大小，位于核中央。胞质深嗜碱性、常伴有脂质空泡，核分裂象多见。

免疫表型 瘤细胞表达膜IgM、单一轻链、B细胞相关抗原（如CD19、CD20、CD22）、CD10和Bcl-6，不表达Bcl-2、CD5、CD23和TdT。核增殖指数非常高，呈Ki67阳性细胞>95%。

遗传学特点 存在Ig重链、轻链重排，具有Ig基因自体突变（与生发中心分化阶段的基因型一致）。几乎所有病例都有MYC易位，其中，t（8；14）（q24；q32）占约80%，t（2；8）（p12；q24）和t（8；22）（q24；q11）占15%。其他遗传学改变包括p53失活及继发突变，这些情况可见于30%的地方性和散发性BL。

治疗 BL对化疗很敏感，能用化疗治愈，现已明确BL的治疗应以化疗±利妥昔单抗（R）为主，主要药物包括环磷酰胺（CTX）、多柔比星、长春新碱（VCR）、泼尼松（PDN）、甲氨蝶呤（MTX）、阿糖胞苷（Ara-C）、依托泊苷（VP-16）、异环磷酰胺（IFO）等，特别强调高强度、短疗程给药以及中枢神经系统预防，同时应防治"肿瘤溶解综合征"。临床上具有代表性的化疗方案包括有：CALGB10002、CODOX-M/IVAC±R、DA-EPOCH-R、R-Hyper-CVAD，2年或3年EFS和OS可达70%~90%。

预后 一般认为，低危及年轻（<60岁）患者预后优于高危及年老（≥60岁）患者，患者2年不复发可视为治愈。散发区发病、成年人、病理分期晚、LDH高、骨髓受侵及HIV阳性为不良预后因素。

（周生余）

jièyú mímàn dà B xìbāo hé Bójītè línbāliú zhījiān bùnéng fēnlèi de B xìbāo línbāliú

介于弥漫大B细胞和伯基特淋巴瘤之间不能分类的B细胞淋巴瘤（B-cell lymphoma，unclassifiable，with features intermediate between diffuse Large B-cell lymphoma and Burkitt lymphoma，BCLu-DLBCL/BL）

临床、形态学和（或）免疫表型特征介于弥漫大B细胞淋巴瘤（DLBCL）和伯基特淋巴瘤（BL）之间的侵袭

巴细胞起源的肿瘤，肿瘤细胞的染色体数小于46条，严格的定义是小于45条，甚至是小于44条才更能反映其临床特征。占ALL的5%，但如果将染色体数目限制为小于45条，则仅占约1%。在儿童和成人患者中均可发生，但近单倍体（染色体数23～29条）患者仅限于儿童。临床表现与其他B-ALL无明显差异。从形态学和免疫表型上与其他ALL无法区分。典型者为前B细胞表型，CD19$^+$、CD10$^+$，无其他免疫表型。遗传学上，表现为染色体条数的减少，从45条染色体到近单倍体不等。有可能存在染色体结构的异常，但无特征性的染色体异常。在近单倍体B-ALL中，染色体结构异常少见。本病预后较差，疾病缓解时间短。染色体数目与预后有关，有44～45条染色体的患者预后最好。有研究认为，近单倍体的患者预后较差，但这一点并未达成共识。有些证据显示，与其他类型B-ALL不同，低二倍体患者诱导化疗后虽然微小残存病变为阴性，依然预后欠佳。

B淋巴母细胞白血病/淋巴瘤伴 t（5;14）（q31;q32）；IL3-IGH 不成熟的前体B淋巴细胞起源的肿瘤，伴有特征性的染色体异位，即位于5号染色体上的IL3基因和位于14号染色体上的IGH基因发生易位，特征性表现为不同程度的嗜酸性粒细胞增多。骨髓中的幼稚淋巴细胞比例可无明显增高，甚至下降。本病罕见发生，占ALL的不足1%，儿童和成年人均有报道。临床表现与其他B-ALL无明显差异。特征性表现为无症状的外周血嗜酸性粒细胞增多，而肿瘤细胞在外周血中甚至不能检测到。形态学上具

有典型的淋巴母细胞形态。嗜酸性粒细胞是反应性细胞而不是肿瘤细胞。肿瘤细胞的免疫表型是CD19$^+$、CD10$^+$。如果发现少量CD19$^+$、CD10$^+$的淋巴母细胞，同时又伴有嗜酸性粒细胞增多，应提示这一疾病。本病预后较差，但是因发病率低，报道例数有限，结论并不肯定。诊断时肿瘤细胞的比例不是预后指标。

B淋巴母细胞白血病/淋巴瘤伴 t（1;19）（q23;p13.3）；E2A-PBX1（TCF3-PBX1） 不成熟的前体B淋巴细胞起源的肿瘤，伴有特征性的染色体异位，即位于19号染色体上的E2A（TCF3）基因和位于1号染色体上的PBX1基因发生易位。本病约占ALL的5%，在儿童患者中相对常见，是最常见的儿童染色体异常之一，占4%～6%，成年人中相对少见。临床表现与其他B-ALL无明显差异。从形态学和细胞化学上与其他类型ALL无明显差别。典型肿瘤细胞免疫表型属前B细胞来源，CD19$^+$、CD10$^+$、cIg$^+$、CD34$^-$、TdT$^+$。遗传学上，E2A-PBX1基因易位后产生一功能性融合蛋白，具有转录激活因子的功能，具有癌基因样作用，同时也干扰了E2A和PBX1编码的正常转录因子的作用。在早期研究中，E2A-PBX1易位认为与预后差相关，但采用强化治疗可以改善预后。

（秦 燕）

T línbāmǔxìbāo báixuèbìng/línbāliú

T淋巴母细胞白血病/淋巴瘤

（T lymphoblastic leukemia/lymphoma） 是前体T淋巴细胞（淋巴母细胞）来源的高侵袭性恶性肿瘤。包括两种疾病形态：①如果以累及骨髓和外周血为主要临床表现，称为急性淋巴细胞白血病（ALL）。②而如果以胸腺、淋

巴结或淋巴结外器官受累为主要临床特点，没有或仅有轻度骨髓和外周血的累及，则称为淋巴母细胞淋巴瘤（LBL）。关于白血病和淋巴瘤的界限，一般认为骨髓中幼稚淋巴细胞的比例大于25%，为白血病，小于25%则为淋巴瘤。T-ALL约占儿童ALL的15%，青少年的发病率高于低龄儿童，男性多于女性。T-ALL约占成人ALL的25%。绝大部分LBL为T-LBL，占85%～90%，与T-ALL相同，青少年男性发病率高，约占儿童非霍奇金淋巴瘤（NHL）发病率的40%，但在任何年龄均可见，占成年人NHL发病率的5%左右。

病因 不详，可能与遗传因素有关。

临床表现 T-LBL的典型临床表现为前上纵隔大肿块，患者常主诉咳嗽、气短，可以伴有胸腔积液、心包积液和上腔静脉压迫综合征等。可同时伴有全身多发的淋巴结肿大，以及肝、脾、骨髓和中枢神经系统受侵。如果疾病进展为T-ALL，则其临床表现与ALL没有区别，是疾病发展的终末事件。T-ALL与B-ALL相比，除同样表现为外周血和骨髓受侵，白细胞计数增高外，多还伴有上纵隔肿物。在肿瘤负荷相当的前提下，T-ALL与B-ALL相比，对骨髓造血系统的影响相对不明显。

诊断 依据临床表现、病理学、免疫组化和细胞遗传学检查可以诊断。

病理学 T-ALL/LBL与B-ALL/LBL在细胞形态上无法区分。从骨髓细胞学涂片观察，细胞多为中等大小，核质比高，但细胞的大小可以变化很大，小细胞形态为胞质少、胞核染色质浓缩、

核仁不清楚，大细胞则为胞质量中等、淡染、染色质纤细并且核仁相对明显，胞核可以为圆形、不规则或轮辐状。少数情况下，T-ALL 肿瘤细胞与成熟淋巴细胞相似，需要通过免疫组化方法，与成熟 T 淋巴细胞白血病鉴别。在骨髓活检标本中，T-ALL/LBL 的肿瘤细胞形态为高核质比，染色质匀细，核仁不明显。T-LBL 累及淋巴结，通常表现为淋巴结结构的完全破坏，并可侵及包膜，少部分病例可仅累及副皮质区而保存生发中心结构。T-LBL 累及胸腺表现为胸腺副皮质区结果被肿瘤破坏和替代。可以伴有"星空"现象。

免疫组化 通常末端脱氧核糖核酸转移酶（TdT）阳性，T 细胞的分子标志物 CD2、CD3、CD4、CD5、CF7 和 CD8 不同程度阳性，胞质 CD3（cCD3）和 CD7 通常为阳性。除了 TdT，可以鉴别为不成熟 T 淋巴细胞起源的分子为 CD99、CD34 和 CD1a，CD99 尤为有用。约 10% 的病例可以观察到 CD79a 阳性，髓系白细胞相关抗原 CD13 和 CD33 可以在 19% ~ 32% 的病例中检测到。CD117（C-KIT）有时为阳性，这与 FLT3 的激活性突变有关。T-ALL/LBL 可以根据细胞抗原区分在胸腺内的不同成熟阶段，原 T 细胞：cCD3$^+$、CD7$^+$、CD2$^-$、CD1a$^-$、CD34$^{+/-}$；前 T 细胞：cCD3$^+$、CD7$^+$、CD2$^+$、CD1a$^-$、CD34$^{+/-}$；皮质 T 细胞：cCD3$^+$、CD7$^+$、CD2$^+$、CD1a$^+$、CD34$^-$；髓质 T 细胞：cCD3$^+$、CD7$^+$、CD2$^+$、CD1a$^-$、CD34$^-$、表面 CD3$^+$。原 T 细胞和前 T 细胞阶段 CD4 和 CD8 均为阴性，到皮质 T 细胞阶段，CD4 和 CD8 双阳性，髓质 T 细胞则 CD4 或 CD8 单阳性。一些研究提示在 T 细胞分化阶段与生

存相关。T-ALL 倾向与来源于更不成熟的 T 细胞，T-LBL 则相对成熟，但两者之间有交叉。

治疗 主要是化疗。无论是 ALL 还是 LBL，无论分期早晚，均采用 ALL 方案化疗，治疗目的是清除体内所有的肿瘤细胞（见 B 淋巴母细胞白血病/淋巴瘤）。

（秦 燕）

yízhí hòu línbā xìbāo zēngzhíxìng jíbìng

移植后淋巴细胞增殖性疾病

（post-transplant lymphoprolifera-tive disorders，PTLD） 造血干细胞移植及实体器官移植后的一组常急性广泛性起病、进展迅速、预后极差的并发症。PTLD 不是单一疾病，而是一类疾病：包括异常增生（炎性或反应性）和淋巴细胞恶性增生，可以为自限性，也可能为侵袭性、广泛弥散性疾病。

病因和发病机制 约 90% 为 B 细胞来源，90% ~ 95% EB 病毒（EBV）阳性。现已基本明确引起 PTLD 的主要原因是 EBV 感染和免疫功能损伤或抑制。EBV 是一种疱疹病毒，B 淋巴细胞膜上有 EBV 特异性受体。在免疫力正常情况下，感染 EBV 的 B 细胞处于静止状态，无病毒基因增殖复制。而 T 细胞在调控受感染的 B 细胞增生中起重要作用，使 B 细胞的生长和死亡处于平衡状态。但当机体免疫受到抑制时，如造血干细胞及实体器官移植后，因 T 细胞功能损伤，这种平衡即被打破，EBV 再激活呈无限繁殖状态，致使 B 淋巴细胞大量增生，进展为淋巴细胞增殖性疾病。

发生率 因移植种类不同而异，心脏移植后发生率为 2% ~ 13%，肺移植后发生率为 12%，心肺联合移植者为 5% ~ 9%，肝移植者为 2%，肾移植者为 1% ~ 3%，造血干细胞移植后发生率 < 2%。具

备一些危险因素者 PTLD 发生率会明显增加，可高达 15% ~ 25%，危险因素包括：非血缘和 HLA 配型不相合；去除 T 细胞移植；使用较强的免疫抑制剂；使用抗胸腺免疫球蛋白和抗 CD3 抗体；移植前受者 EB 病毒血清学阴性。

病理分类 细胞来源约 90% 来自 B 细胞，也有少部分为 T 细胞性。根据世界卫生组织（WHO）2008 年造血与淋巴系统肿瘤分类，将 PTLD 主要分为以下四个病理类型。

早期病变 包括反应性浆细胞增生和传染性单核细胞增多症样病变。均属于多克隆性增生，仅累及淋巴结，多发生于移植后前 3 个月，预后好。病理学特征是受累淋巴结仍保留一定程度的正常结构，反应性浆细胞增生以大量的浆细胞增生为特征，仅含少量免疫母细胞，而传染性单核细胞增多症样病变具有典型的传染性单核细胞增多症的形态学特征，副皮质区扩大，含有大量免疫母细胞。

多形性 PTLD 细胞来源均为成熟 B 细胞。属于单克隆性增生，除累及淋巴结外，还可累及淋巴结外组织或器官，预后较好。其病理学特征是受累组织正常结构完全破坏，被多种 B 细胞分化阶段的细胞浸润，包括免疫母细胞、浆细胞、小和中等大的淋巴细胞以及具有不规则核的中心细胞样细胞。细胞遗传学正常，无致瘤性改变。

单形性 PTLD 包括单形性 B 细胞 PTLD 和单形性 T/NK 细胞 PTLD，为 B 细胞或 T/NK 细胞淋巴瘤，预后差。①单形性 B 细胞 PTLD：大多数单形性 B 细胞 PTLD 为弥漫大 B 细胞淋巴瘤，其中多数为免疫母细胞变异型，其

次为中心母细胞型和间变细胞型，少部分病例为伯基特/伯基特样淋巴瘤，浆细胞淋巴瘤，浆细胞瘤样病变最少见。病理特征为淋巴结或其他受累组织正常结构消失，大量转化的细胞呈肿瘤性生长，虽然大多数细胞形态均一，但可含一定数量的异形和多核细胞以及浆细胞样细胞。②单形性 T/NK 细胞 PTLD：T 细胞肿瘤约占 PTLD 病例总数的 10%。包括多种组织病理学类型：外周 T 细胞淋巴瘤（非特指型），皮下脂膜炎样 T 细胞淋巴瘤、肝脾 T 细胞淋巴瘤、NK/T 细胞淋巴瘤、T 细胞大颗粒淋巴细胞白血病等。

霍奇金淋巴瘤和霍奇金淋巴瘤样 PTLD 为单克隆性，累及淋巴结，具有典型的霍奇金淋巴瘤的形态学和免疫表型特征，EBV 阳性。在诊断时注意与多形性 PTLD 鉴别，因在一些多形性 PTLD 病例中也可见到里-斯（R-S）样细胞。

临床表现 PTLD 可以发生在移植后 1 年内，也可以发生在移植 1 年后，早发生者预后差，发生在移植后 1 年以后的相对更局限，多呈慢性过程。造血干细胞移植后 PTLD 通常发生在移植后 2~3 个月，有报道最早是移植后 1 周，最晚至移植后 11 年。本病几乎累及所有器官，包括淋巴造血系统（肝、脾、淋巴结）、中枢神经系统、骨髓、胃肠道和肺等。移植物受累的概率也很高，可以导致移植器官的功能异常。与受累器官相关，临床表现多样，包括发热、淋巴结肿大、肝大、脾大、腹泻、腹痛、咽炎及中枢神经系统症状等，可出现呼吸道梗阻，呼吸衰竭，淋巴细胞广泛弥漫地侵犯器官，迅速出现多器官功能衰竭。累及中枢神经系统者预后极差。

诊断 依据：①具有上述高危因素。②不明原因出现发热，扁桃体、肝大、脾大及淋巴结肿大等临床表现，抗感染治疗无效。③病理组织活检行免疫组织化学检测。④定量 PCR 检测血清或病理组织 EB 病毒 DNA 水平。其中病理组织活检在诊断中有重要意义，对临床怀疑 PTLD 的患者应尽早行淋巴结活检以提高诊断率。

治疗 移植后早期发生的 PTLD 预后差，对播散性发病的患者治疗困难。造血干细胞移植 PTLD 病死率约 90%，高于实体器官移植。可采用的治疗措施包括：①抗病毒：如阿昔洛韦、更昔洛韦等，但对于是否能够降低 PTLD 危险性尚不能确定。②免疫抑制剂减量或停药：对于大部分多克隆淋巴增殖性疾病能得到完全控制或明显改善，而疾病广泛侵犯、器官功能损伤者对此种治疗反应欠佳，且会引发严重移植物抗宿主病（GVHD）。③化疗：对于采用免疫抑制剂减量或停药无效的患者可采用化疗抑制细胞增殖，方案同非霍奇金淋巴瘤，但不良反应较为严重。④局部治疗：通过外科手术切除或放疗对于局灶性疾病有效。⑤细胞因子治疗：α干扰素和静脉用免疫球蛋白等具有抗病毒作用，患者能获得缓解，但远期效果仍有待研究。⑥细胞免疫治疗：可采用 EBV 特异 CTL 和供者淋巴细胞输注（DLI）过继免疫治疗，其中采用 DLI 治疗 PTLD 约 90% 有效，但 DLI 有引发 GVHD 的危险，需注意预防。⑦单克隆抗体：有研究采用 B 细胞靶向的单克隆抗体（抗 CD21 和抗 CD24）治疗，部分患者可获得完全缓解和长期生存。近年来利妥昔单抗已成为目前治疗移植后 B 细胞 PTLD 的最有效药物。

另外，在高危患者 EB 病毒负荷持续升高时，可考虑将利妥昔单抗作为预防性治疗。

（杨建良）

Lǐkètè zōnghézhēng

里克特综合征（Richter syndrome，RS） 狭义的 RS 是指慢性淋巴细胞白血病（CLL）/小淋巴细胞白血病（SLL）的患者发生向更高度恶性的非霍奇金淋巴瘤（NHL）转化的过程，其中绝大多数是向弥漫大 B 细胞淋巴瘤（DLBCL）的转化，又称为经典型里克特综合征。广义的 RS 是指由一种细胞类型的白血病/淋巴瘤转化为或并发另一种细胞类型的淋巴瘤/白血病，又称为变异型里克特综合征。为罕见的淋巴造血系统疾病。

临床表现 包括全身症状、淋巴结进行性肿大、结外病变，全身症状包括发热、体重下降、盗汗等。淋巴结肿大多表现为单个部位的淋巴结迅速增大，并伴有相应症状如腹膜后淋巴结肿大或脾大引起的腹部症状等。肺、胃肠道以及中枢神经系统等结外部位的受累也通常伴随着相应的症状。实验室检查提示乳酸脱氢酶（LDH）升高和单克隆球蛋白升高等。

诊断 依据临床表现和实验室检查可以诊断。CLL 患者在治疗过程中出现病情进展、对原来的化疗药物不敏感时应考虑本病的可能性。出现以下情况时应进行淋巴结活检：①淋巴结直径大于 5cm。②淋巴结快速增大（倍增时间少于 3 个月）。③出现可疑的结外病灶。④出现 B 症状。⑤LDH 明显升高。最终诊断取决于活检证实病理类型的转化。

治疗 里克特综合征具有明显的异质性。在经典型 RS 中，根据 CLL 和 DLBCL 两者的克隆关系可以分为两种类型：一种 DLBCL 克隆与原 CLL 无关，而是新发生的第二原发肿瘤，约占 20%；另一种 DLBCL 克隆由 CLL 发展而来，占 80% 左右。前者的治疗方案遵循 DLBCL 的治疗原则，首选 R-CHOP 方案，未达 CR 者可选择 RICE 或 R-DHAP 解救治疗序贯自体干细胞移植。对于后者，尚无标准治疗方案，可选择化疗、靶向治疗和干细胞移植。R-CHOP 方案序贯干细胞移植是常用的治疗方案，其他还包括 RICE、R-DHAP 等。解救治疗包括进入临床试验或最佳支持治疗。有报道使用 R-FCM 方案（利妥昔单抗、氟达拉滨、环磷酰胺、米托蒽醌）治疗里克特综合征具有较高的有效率，尚需进一步临床试验的证实。此外，某些结外病变还可以结合局部放疗或手术切除。

预后 本病是一种高度侵袭性疾病，治疗手段有限，预后不佳。由于异质性明显，不同类型 RS 的中位生存期差异较大。DLBCL 克隆由 CLL 发展而来的经典型 RS，其中位生存期仅为 1 年；而 DLBCL 克隆与原 CLL 无关的经典型 RS，其中位生存期可长达 5 年。

（陈闪闪）

guójì yùhòu zhǐshù

国际预后指数 （international prognostic index，IPI）

国际非霍奇金淋巴瘤预后因素计划（International Non-Hodgkin Lymphoma Prognostic Factors Project）采集了 1982~1987 年美国、欧洲、加拿大的 3273 例侵袭性淋巴瘤患者的可能影响预后的基础数据，采用回归分析方法确定了五个独立影响患者预后的因素，建立了一个预后判断系统，称之为非霍奇金淋巴瘤的国际预后指数。这五个独立预后因素分别为年龄、分期、血清乳酸脱氢酶（LDH）水平、行为状态 ECOG 评分、结外受累部位的数目。年龄>60 岁、分期为 III 或 IV 期、血清 LDH>正常值上线、ECOG 评分≥2、结外受累部位>1 个为预后不良因素，根据不良预后因素的数目可以把侵袭性淋巴瘤分为低危、低中危、中高危、高危四个组（表 1）。由于年龄因素还是影响治疗选择的重要因素，采用强烈治疗方案的临床研究也常常选择年龄≤60 岁的患者，因此对于年龄在 60 岁以下的 DLBCL 病例亦可用年龄调整的 IPI（aaIPI）预测预后（表 2）。不同组间患者的完全缓解（CR）率、无复发生存率（RFS）和总生存率（OS）预后差异很大。IPI 0/1 分、2 分、3 分、4/5 分组 2 年 RFS 率分别为 79%、66%、59%、58%；5 年 RFS 率分别为 70%、50%、49%、40%；2 年 OS 率分别为 84%、66%、54%、34%；5 年 OS 率分别为 73%、51%、43%、26%。

由于这项研究中的侵袭性淋巴瘤实际上大多数是弥漫大 B 细胞淋巴瘤（DLBCL），因此 IPI 最适用于 DLBCL 患者判断预后。IPI 亦适用于惰性淋巴瘤和 T 细胞淋巴瘤。

（邢镨元）

lǔpào línbāliú guójì yùhòu zhǐshù

滤泡淋巴瘤国际预后指数 （follicular lymphoma international prognostic index，FLIPI）

滤泡淋巴瘤（FL）是一组异质性疾病，经过对欧洲、美国 1985~1992 年收治的 4167 例 FL 患者临床资料的回顾性研究，确定了五个影响其预后的独立因素，包括年龄≥60 岁、安阿伯（Ann Arbor）分期（III/IV 期）、血清血红蛋白水平（<120 g/L）、受侵淋巴结数目（>4 个）、血清乳酸脱氢酶（LDH）水平（>正常值上限）（表 1）。根据病例在这五项因素中的得分判断预后，分为：低危组、中危组、高危组（表 2）。不同组间患者的预后差别较大，低、中、高危组 5 年总生存率（OS）分别为 90.6%、77.6%、52.5%；10 年总生存率分别为 70.7%、

表 1 非霍奇金淋巴瘤的国际预后指数

所有患者	IPI	
年龄>60 岁	低危	0 或 1
III 或 IV 期	低/中危	2
血清 LDH>1×正常上限（ULN）	中/高危	3
ECOG 评分≥2	高危	4 或 5
结外受累部位>1 个		

表 2 经年龄校正的国际预后指数

患者≤60 岁	国际预后指数，患者≤60 岁	
III 或 IV 期	低危	0
血清 LDH>1×正常值	低/中危	1
一般状态评分 2~4	中/高危	2
	高危	3

50.9%、35.5%（表3）。

（邢镭元）

kuòdàyě zhàoshè

扩大野照射（extended field irradiation） 照射范围既包括受累淋巴结区域，又包括未受累的多个淋巴结区域的霍奇金淋巴瘤放射治疗方法。霍奇金淋巴瘤现代放疗技术的发展始于 20 世纪 20 年代瑞士放射治疗学家吉尔伯特（Gilbert）的研究。他主张既要治疗明显受累的淋巴结，也要治疗邻近受累的淋巴结，后者可能包含可疑的、肉眼和各种检查无法发现的病变。在 20 世纪 60~70 年代，随着高能 X 线和 γ 射线得到广泛应用，扩大野照射可以有效地治愈大部分早期霍奇金淋巴瘤。因此，单纯扩大野放疗在传统上是早期霍奇金淋巴瘤的标准治疗手段，即使是现在，若患者不能耐受化疗，单纯扩大野放疗仍然是早期霍奇金淋巴瘤的根治性治疗手段。

扩大野包括全淋巴结照射野和次全淋巴结照射野。全淋巴结照射野包括斗篷野和倒 Y 野，后者分为锄形野和盆腔野；次全淋巴结照射野指斗篷野和锄形野照射（图），其在临床中的应用更加多见。

（王维虎）

dǒupéngyě

斗篷野（mantle field） 适用于病灶位于横膈以上的淋巴瘤放疗的照射野。是传统上经常用的一种淋巴瘤放疗的照射野。其上界为乳突尖水平，下界至第 10 胸椎下缘，照射范围包括双侧颌下、颈部、锁骨上下、腋窝、纵隔、隆突下和肺门淋巴结。需要保护的重要器官主要包括双肺、心脏、喉、脊髓和肱骨头。因为这种大面积、不规则的照射野看起来很像一个斗篷，因此，习惯地称其

表 1　滤泡淋巴瘤国际预后指数

年龄	≥60 岁
安阿伯分期	Ⅲ/Ⅳ 期
血红蛋白水平	<120 g/L
血清 LDH 水平	>正常值上限（ULN）
受累淋巴结区数目	>4 个

表 2　根据 FLIPI 的危险分组

危险因素	数量
低危	0、1
中危	2
高危	≥3

表 3　FLIPI 与 FL 患者 10 年总生存率

FLIPI 分组	危险因素得分	5 年 OS（%）	10 年 OS（%）
低危组	0、1	90.6	70.7
中危组	2	77.6	50.9
高危组	≥3	52.5	35.5

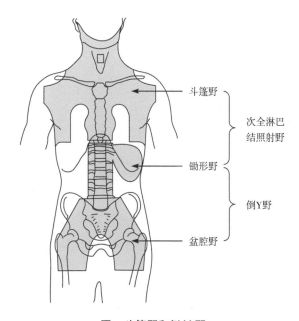

图　斗篷野和倒 Y 野

为斗篷野（见扩大野照射图）。

（王维虎）

dào Y yě

倒 Y 野（inverted Y field） 适用于病灶位于横膈以下的淋巴瘤的放疗的照射野。其上界为第 10 胸椎下缘，下界在股骨小转子下 5cm 或闭孔下缘下 7cm。照射范围包括脾、脾门淋巴结、腹主动脉旁淋巴结、双侧髂血管旁淋巴结、双侧腹股沟区淋巴结和股三角淋巴结。这样的大面积、不规则照射野很像倒写的英文字母 Y，因此称为倒 Y 野（见扩大野照射图）。

（王维虎）

chúxíngyě

锄形野（hoe field） 范围包括脾、脾门淋巴结和腹主动脉旁淋巴结的照射野。是一种淋巴瘤放疗照射野，倒 Y 野的上半部分。因为该照射范围看起来像锄头，所以形象地称为锄形野（见扩大野照射图）。

（王维虎）

pénqiāngyě

盆腔野（pelvis field） 范围包括双侧髂血管旁淋巴结、双侧腹股沟和双侧股三角淋巴结的照射野。是一种淋巴瘤放疗照射野，倒 Y 野的下半部分，上界在腰 4 椎体下缘，下界位于股骨小转子下 5cm 或闭孔下缘下 7cm。盆腔野照射时，对于男性患者需要尽量保护双侧睾丸（见扩大野照射图）。

（王维虎）

xiǎodòupéngyě

小斗篷野（mini-mantle field） 范围包括双颈淋巴结和纵隔淋巴结或肺门淋巴结的照射野。又称双颈纵隔野，其上界在下颌骨体中线和乳突尖连线，下界在隆突下 5cm 或胸 8 下缘或化疗前肿瘤下界下 2cm，照射野包括了双侧颈部淋巴结、双侧锁骨上下淋巴结、全纵隔淋巴结、和双侧肺门淋巴结（图）。

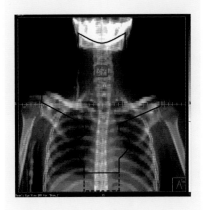

图 小斗篷野

（王维虎）

shòulěiyě

受累野（involved field） 范围包括受累及的淋巴结和结外病变无淋巴结累及时的器官的照射野。有多项随机研究证明：在放疗和化疗综合治疗的情况下，对于早期霍奇金淋巴瘤采用只包括受累区域的受累野照射可以取得和扩大野照射相同的疗效，同时降低了治疗的急性和长期毒副作用。因此，在综合治疗的情况下，受累野是早期霍奇金淋巴瘤放疗的标准设野选择。

受累野的设计遵循以下原则：①受累野是一个特定的区域，并非单一受累的淋巴结。②常用的受累野有：颈部、纵隔、腋窝、脾、腹主动脉旁和腹股沟。③一般情况下受累野应包括化疗前病变累及的区域。但对于纵隔巨大肿物或腹主动脉旁淋巴结受累野的侧界定义时，往往参考化疗后肿瘤的范围，以减少正常组织的照射剂量。④受累野的设计传统上是采用普通 X 线模拟机来定位，根据骨性标志勾画射野边界。但在现代技术条件下，多数是在模拟 CT 图像中，根据淋巴结区域的定义来确定受累野的范围。⑤化疗前的影像资料（准确反映化疗前肿瘤的具体位置和范围大小），与化疗后的影像资料一样，对制定放射治疗方案非常重要，因此，淋巴瘤患者在化疗前一定要有完善的 CT 或磁共振的图像。

（王维虎）

dānjǐngyě

单颈野（unilateral neck field） 适用于淋巴瘤侵犯一侧颈部和（或）锁骨上淋巴结时的放疗照射野。最常用的受累野之一。其上界在下颌骨体中线和乳突尖连线，下界在锁骨下缘下 2cm。照射范围包括一侧全颈部和同侧锁骨上下区（图）。

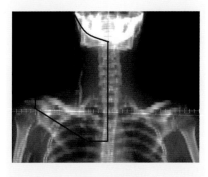

图 单颈野

（王维虎）

shuāngjǐngyě

双颈野（bilateral neck field） 适用于肿瘤侵犯双侧颈部淋巴结、有或无锁骨上淋巴结受累时的放疗照射野。常用的受累野之一，其上界在下颌骨体中线和乳突尖连线。下界在锁骨下缘下 2cm。照射范围包括双侧颈部和同侧锁骨上下淋巴结区（图）。

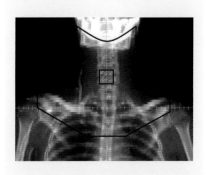

图 双颈野

（王维虎）

zònggéyě

纵隔野（mediastinum field） 适用于淋巴瘤病变侵犯纵隔和（或）肺门淋巴结时的放疗照射野。常用的受累野之一，其上界在颈 6 椎体上缘，下界在隆突下 5cm 或胸 8 椎体下缘，或者化疗前肿瘤下界下 2cm。照射范围包括纵隔、双侧肺门和双侧锁骨上下区淋巴结（图）。

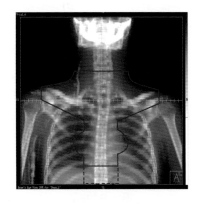

图　纵隔野

注：实线为胸 8 椎体下缘，虚线为
胸 10 椎体下缘

（王维虎）

dānjǐngzònggéyě
单颈纵隔野（unilateral neck and mediastinal field）

适用于淋巴瘤病变侵犯纵隔淋巴结和一侧颈部淋巴结，有或无肺门淋巴结受累时的放疗照射野。常用的受累野之一，其上界在受累同侧颈部为下颌骨体中线和乳突尖连线，对侧颈部上界位于颈 6 椎体上缘，下界位于隆突下 5cm 或胸 8 椎体下缘或化疗前肿瘤下界下 2cm。照射范围包括纵隔、双侧肺门、双侧锁骨上下和一侧颈部淋巴结区域（图）。

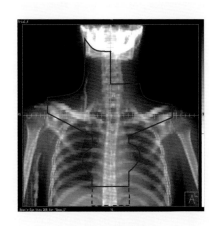

图　单颈纵隔野

（王维虎）

yèwōyě
腋窝野（axillary fossa field）

适用于淋巴瘤病变侵犯一侧腋窝淋巴结时的放疗照射野。常用的受累野之一，其上界为颈 6 椎体上缘，下界为胸 8 椎体下缘水平或最低的腋窝淋巴结下缘下 2cm。照射范围包括一侧腋窝和同侧锁骨上、下区淋巴结（图）。

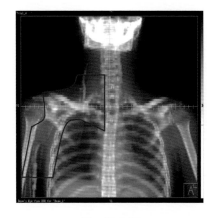

图　腋窝野

（王维虎）

fùzhǔdòngmàipángyě
腹主动脉旁野（para-abdominal aorta field）

适用于淋巴瘤病变侵犯腹主动脉旁淋巴结时的放疗照射野。常用的受累野之一，其上界在胸 11 椎体上缘，下界在腰 4 椎体下缘。照射范围包括整个腹主动脉旁淋巴引流区（图）。

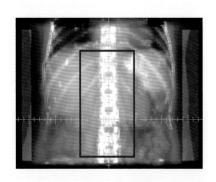

图　腹主动脉旁野

（王维虎）

dāncè pénqiāngyě
单侧盆腔野（hemipelvic field）

适用于淋巴瘤病变侵犯一侧腹股沟或股三角，或一侧髂血管淋巴结时的放疗照射野。常用的受累野之一，其上界在骶髂关节中部。如果髂总淋巴结受侵，射野上界延伸至腰 4~5 椎体之间或受侵淋巴结上缘上 2cm，其下界在股骨小转子下 5cm。照射范围包括一侧腹股沟、股三角和髂血管淋巴结区域（图）。

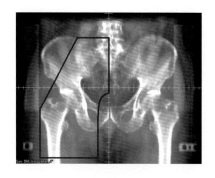

图　单侧盆腔野

（王维虎）

quánshēn diànzǐxiàn zhàoshè
全身电子线照射（total electron irradiation）

用于治疗全身范围的浅表病变的放射治疗方法。适用于皮肤表浅恶性肿瘤，如蕈样真菌病等，其特点是病变主要涉及表皮和真皮等身体的表浅部位，且常表现为多发性病变，甚至整个身体表面累及。全身电子线照射一般采用远距离和分阶段照射技术，以获得包括整个身体表面的剂量分布。全身电子线照射的剂量分布于身体的浅皮层，不损害骨髓和胃肠道等深部组织，故应用于治疗皮肤表浅肿瘤时最为理想。

（王维虎）

jīdǐxìbāo'ái
基底细胞癌（basal cell carcinoma）

起源于表皮基底细胞或毛

囊外根鞘的上皮性低度恶性肿瘤。又称基底细胞上皮瘤、侵蚀性溃疡等。人体最常见的局部生长性皮肤肿瘤。出现肿瘤时没有癌前期的病变，生长缓慢。呈基质依赖性，只发生局部侵袭，极少转移。主要发生在老年人，50岁以上多见，很少发生在30岁以下。男女发病数基本相等。

病因和发病机制 本病的发生与几个危险因素有关，包括：紫外线辐射、长期使用晒黑灯和医疗紫外线治疗、电离辐射、化学性致癌物、职业危险因素等。多见于长期日光曝晒者，好发于身体的暴露部位，特别是面部，主要在眼眦、鼻部、鼻唇沟和颊部，躯干和四肢等非暴露部位少见。而间歇性强烈灼伤，早年的日光曝晒比晚年曝晒对肿瘤的发生影响更大。还可发生于慢性放射性皮炎基础上，在长期X线或境界线放射部位发生放射性皮炎处易产生基底细胞癌。长期摄入无机砷或含砷较高的饮水、食物等亦可发生此肿瘤。在烧伤瘢痕、文身和其他物理性损伤，以及某些错构瘤，如皮脂腺痣、疣状表皮痣等处亦常发生基底细胞癌。

基底细胞癌由不分化的多能表皮干细胞而来，此细胞起源于毛囊间的基底细胞，毛囊或皮脂腺中的干细胞，由基质依赖性多潜能基底样细胞组成，表现为向表皮或附属器分化的低度恶性肿瘤。基底细胞癌由表皮的基底层和毛囊的细胞岛及环绕周围的纤维基质两种成分组成。*PTCH* 基因控制细胞的增殖和分化，该基因的异常与基底细胞癌的发生有关。其他途径还包括抑癌基因 *p53* 的突变，紫外线照射引起 DNA 的损伤，损伤位于 *p53* 的突变热点，基底细胞癌中 *p53* 基因突变率超过50%。

临床表现 肿瘤早期为一表面光亮的具有珍珠样隆起边缘的圆形斑片，表皮较薄，常可见少量扩张的毛细血管和小黑点。也可表现为淡红色珍珠样丘疹或斑块。表面稍有角化，或伴有小而浅表的糜烂、结痂或浅表溃疡。有20多种亚型，常见的临床亚型包括结节溃疡型，色素型，硬斑病或纤维化型，浅表型和平库斯（Pinkus）纤维上皮瘤型等。

结节溃疡型 较常见，占45%～60%，损害一般为单个，黄豆大小，浅褐色半透明状，质硬的丘疹或结节，表面常有扩张的毛细血管，轻微外伤后易出血。结节通常缓慢增大，中央凹陷，常形成糜烂或溃疡。溃疡基底部呈颗粒状或肉芽状，易出血并覆以浆液性分泌物或结痂，典型的皮损为缓慢扩大的溃疡周边绕以珍珠样隆起边缘，呈蜡样或珍珠样外观的小结节，参差不齐并向内卷起，即呈现侵蚀性溃疡。溃疡向周围或深部侵袭，边缘可继续扩大。严重者破坏局部软组织和骨骼。

色素型 占1%～7%，在肿瘤的皮损中有一些黑褐色斑点状色素沉着，灰褐色至深黑色，分布不均匀，边缘部分较深，中央部分呈点状或网状分布，有时肿瘤完全呈黑素和蓝黑素，易误诊为恶性黑素色瘤。

硬斑病样或纤维化型 占4%～17%，多见于青年人，好发于头面部，尤其是颊部、前额、鼻部、眼睑、颧部等，颈部或胸部也可发生。表现为一种单发的、大小不一、常数厘米大小呈扁平或稍隆起的局限性硬化斑块，灰白色至淡红色，表面轻度萎缩，边缘不清或清楚，呈不规则形或匐行状浸润，生长缓慢。表面平

滑且长期保持完整，少有破溃。

浅表型 占15%～35%，多见于成年人，平均诊断年龄57岁。好发于躯干等非暴露部位，特别是背部，也见于面部和四肢，表现为一个或数个红斑或脱屑性斑片，边界清楚，稍有浸润。肿瘤生长缓慢，向周围扩大。斑片周围至少有一部分区域绕以细小珍珠样边缘或呈线形、匐行性蜡样堤状边缘。斑片表面通常可见小的浅表糜烂、溃疡和结痂。愈后留瘢痕。

平库斯纤维上皮瘤型 常见于50岁以上患者，多发生在躯干下部，特别是腹部、腰部和腹股沟。损害为单发或多发，高出皮面的结节或斑块，淡红或棕色，表面光滑，质地中等，略有蒂，似纤维瘤或息肉样，生长缓慢，较大损害的中央可萎缩或破溃。

诊断 需结合病史、物理检查和皮肤活检综合分析。病史主要包括发病年龄、病程、肿瘤的生长速度和治疗情况。皮肤活检是必需的。组织病理学特点为不对称，可与表皮相连，瘤细胞在瘤团块周边排列成栅栏状，中央无一定排列方式。细胞具有特征性，细胞核大，呈卵圆形或长形，胞质较少，细胞之间无细胞间桥，其胞核与表皮基底细胞类似，核有丝分裂象极少见。在肿瘤增生的同时，肿瘤团块周围可见肿瘤间质内结缔组织增生，黏液变性等。肿瘤细胞也分为许多不同的类型。临床上所见结节溃疡型，可为实体性、角化性或腺样基底细胞癌。色素型，肿瘤细胞团块中有大量黑色素。硬斑病样或纤维化型，结缔组织增生明显，瘤细胞往往排列呈条索状。在浅表型中，可见瘤组织呈蕾芽状或不规则增生，附着于表皮的下面。

鉴别诊断 通常早期的基底细胞癌难与老年性皮脂腺增生、角化棘皮瘤、鳞癌、寻常疣等鉴别，色素性基底细胞癌有时需要与恶性黑色素瘤鉴别，浅表性基底细胞癌有时类似湿疹、扁平苔藓、鲍恩病等，硬斑病样型基底细胞癌的质地较硬，类似局限性硬皮病。因此，要靠组织病理学检查确诊。

治疗 治疗前需对肿瘤的高危性和低危性进行判断和分类，制订合理的治疗方案。根据瘤体的大小、发病部位等具体情况可采用外科切除、放射治疗、物理治疗和化疗等不同的治疗方法。

预后和预防 治疗后一般预后良好。主要的预防措施是减少紫外线辐射。常规使用遮光剂和戴宽帽檐的帽子可有效地降低肿瘤的发病风险。

（曾学思）

pífū línzhuàngxìbāo'ái

皮肤鳞状细胞癌（squamous cell carcimona）

起源于表皮或附属器角质形成细胞的一种恶性肿瘤。鳞状细胞癌通常简称鳞癌，又称表皮样癌。癌细胞倾向于不同程度的角化。

病因和发病机制 病因尚不清楚，但与下列因素明显有关：日光中紫外线的照射和不同种族皮肤对日光照射的敏感性，同时，纬度、湿度和烟尘等对紫外线的照射也有影响；化学因素，经常接触某些化学品如砷、多环碳氢化合物（焦油等）和沥青等；癌前期皮肤病，如日光角化病、砷角化病、放射性皮炎或黏膜白斑等；瘢痕、外伤和其他慢性皮肤病，如寻常狼疮、红斑狼疮、慢性溃疡、扁平苔藓等。

临床表现 本病主要发生于老年人，50～60岁为发病高峰，40岁以下较少见，男性多于女性，好发于头皮、面、颈和手背等暴露部位，少数为非暴露部位，多继发于原有皮疹的基础上，很少发生于正常皮肤。表现为斑块、结节或疣状损害，损害迅速增大，表面呈菜花状增生，或中央破溃形成溃疡。基底部有浸润，边界不清，触之有坚实感。肿瘤周围组织往往充血，呈暗红色。分化较好的肿瘤呈乳头瘤状，早期表现往往有结痂，以后可脱落而形成溃疡，呈火山口样，有宽而高起的边缘，外翻如菜花状，溃疡底面高低不平，易出血，上覆污灰色痂，有腥臭的脓性分泌物和坏死组织，如发展较快，向深层组织浸润。如侵犯深部组织，尤其是骨膜及骨质时，则有剧痛。如生长在口唇或生殖器，往往表现为小溃疡，反复出现不易治愈。鳞癌易于转移，尤其是沿淋巴道转移，出现局部淋巴结常肿大，晚期常有全身症状，如发热、消瘦、恶病质等。

诊断 临床上若原先皮损处有瘢痕、慢性溃疡、角化病等，或外表正常皮肤上发生质地较硬的斑块或结节，边缘隆起并向四周扩展，增长迅速，应考虑为鳞癌，但需病理学确诊。

病理学特点：癌组织向下生长，突破基底膜带并侵入真皮。呈不规则的团块状或条束状，由鳞状细胞和非典型的鳞状细胞组成，鳞状细胞胞体较大，呈多边形或不规则形，胞质丰富，部分胞质透明呈空泡化，有细胞间桥，胞核大小及染色深浅不相同，并见巨核、多核肿瘤细胞和有丝分裂象。常见角化珠及较多角化不良细胞。未分化或低分化的鳞状细胞胞体较小，无细胞间桥，呈梭形，胞质很少，核深染，有较多不典型有丝分裂象，其中无角化不良细胞。通常采用布罗德斯（Broders）提出的未分化癌细胞所占的百分比将鳞癌分为Ⅳ级，须结合癌细胞的非典型程度与损害的侵袭程度进行分级。

Ⅰ级鳞癌 其中所含的非典型鳞状细胞低于25%，癌组织向真皮侵犯，不超过汗腺水平，癌细胞团块边缘在一些部位可见基底细胞排列，癌细胞与周围的间质无明显分界，癌组织的细胞排列不规则，大小不等，有不少角化珠。有的中心部位已完全角化，有的仅部分角化。Ⅰ级鳞癌一般不发生转移。

Ⅱ级鳞癌 癌组织向下侵犯，达到真皮深层。癌细胞团块与周围间质的境界不清，非典型鳞状细胞较Ⅰ级为多，约25%～50%，角化情况轻，仅有少数角化珠，其中心多见角化不全。

Ⅲ级鳞癌 有大量的非典型鳞状细胞，约50%～70%，角化情况不明显，或根本见不到。可见个别角化不良细胞。胞核不典型，有丝分裂象显著。

Ⅳ级鳞癌 几乎整个癌组织的细胞均为非典型鳞状细胞，且无细胞间桥。有丝分裂象多，已完全看不到角化情况，如癌细胞呈梭形时，常呈旋涡状排列。此时鳞癌已很难与肉瘤鉴别。

治疗和预后 根据肿瘤分化程度、瘤体大小、发病部位等具体情况采用手术治疗、放射治疗、药物治疗。本病5年治愈率可达90%左右，发生于日光角化病者预后较好，而发生于鲍恩病或耳部者容易发生早期转移。

（曾学思）

Bào'ēnbìng

鲍恩病（Bowen disease）

皮肤鳞状细胞原位癌病变，来源于附

属器上皮组织的表皮内鳞状细胞癌。又称原位鳞状细胞癌，是一个临床术语，可侵入邻近的表皮结构，最终可变为侵袭性生长。本病最易侵犯老年人，皮损原发于曝光部位。大部分患者有慢性光损伤的病史。并与慢性日光损伤的程度直接相关。慢性砷剂引起的鲍恩病发生于非曝光部位，当本病发生于掌跖和隐蔽的非生殖器部位时，应注意是否有砷剂接触史。甲周和生殖器部位的皮损与高危的人乳头瘤病毒（HPV）感染类型有关。许多鲍恩样鳞状细胞原位癌病变源自先前存在的HPV感染。

临床上身体任何部位的皮肤黏膜均可发生鲍恩病，常单发，少数多发。早期表现为淡红或暗红色丘疹和小斑片，逐渐扩大后渐融合成持久性、略隆起的非浸润性红色斑片或斑块，上覆黏着性鳞屑或痂。皮损界限清楚，形态不规则，直径数毫米至数厘米不等。约3%～5%的患者演变为侵袭性鳞状细胞癌，如皮损局部出现结节、溃疡，常提示出现侵袭性生长。结合临床表现和病理学检查可以确诊。病理学表现为表皮角化过度，常有角化不全，棘层肥厚；全层表皮细胞异型，排列紊乱，极性消失；角化不良细胞及异型核分裂象常见，可见多核瘤巨细胞；皮肤附属器常受累；基底膜完整；真皮浅层中度淋巴细胞为主的浸润。本病需与钱币状湿疹、浅表型基底细胞癌、脂溢性角化病、乳房外佩吉特病等鉴别。

根据皮损情况、全身健康情况综合考虑，以选择合适的治疗方法。如外用化学治疗药物、冷冻治疗、刮除术、放疗、激光治疗、手术切除等。本病治疗后复发率约为10%，肛周鲍恩病复发晚且复发率高（5年复发率高达31%）。治疗后应进行随访。

（曾学思）

Bào'ēnyàng qiūzhěnbìng

鲍恩样丘疹病（Bowenoid papulosis）

生殖器部位多发性斑丘疹，良性经过，可自行消退，而组织病理呈低度恶性鳞状细胞原位癌表现。发病年龄为1～64岁，多好发于21～30岁之间，男女均可发病。本病多与人乳头瘤病毒（HPV）16型和18型感染相关。

皮损为多个或单个丘疹，呈肤色、肉色、红褐色或黑色，大小不等，直径2～10mm，呈圆形、椭圆形或不规则形，境界清楚，丘疹表面可光亮呈天鹅绒外观，或轻度角化呈疣状，皮损散在分布或群集排列呈线状或环状，甚至可融合成斑块。皮损好发于腹股沟、外生殖器及肛周的皮肤黏膜，男性好发于阴茎及龟头，女性多发于大小阴唇及肛周。一般无自觉症状，部分患者有瘙痒或烧灼感。病程慢性，少数患者的皮损可自然消退，但可复发，少数可转变为浸润型癌（<5%）。本病有特殊的原位鳞癌的组织象，而临床经过良性。组织病理学显示表皮细胞排列紊乱，有很多核大、深染、成堆的异型鳞状上皮细胞，亦有角化不良、多核及异型核分裂的角质形成细胞。需与扁平苔藓、脂溢性角化症、尖锐湿疣、痣细胞痣、鲍恩病、凯拉（Queyrat）增生性红斑等鉴别。与鲍恩病的区别是本病发病年龄轻，皮损多发，有色素沉着倾向，而鲍恩病多发生于老年人，皮损常在龟头，呈单个大斑块，斑块缓慢离心性增大并有浸润。

手术切除效果最好，但不宜大范围切除。还可采用电灼、冷冻、二氧化碳激光、腐蚀剂、Nd：YAG激光、外用5%咪喹莫特、光动力学治疗、疫苗治疗和口服维A酸。病程为慢性，少数皮损可自然消退，但可复发，少数可转变为浸润型癌（<5%）。

（曾学思）

zhīyìxìng jiǎohuàbìng

脂溢性角化病（seborrheic keratosis）

起源于表皮角质形成细胞的良性肿瘤。又称脂溢性疣、老年疣。该病可发生于任何年龄，但以中老年人居多。

病因和发病机制　年龄和日光照射可能是脂溢性角化病的原因。生殖器部位人乳头瘤病毒（HPV）感染可能是脂溢性角化病的易患因素。以前认为脂溢性角化病多发生于男性，目前认为性别差异可能没有直接关联。发病机制与角质形成细胞成熟迟缓和凋亡受阻的分子机制有关。

临床表现　好发于40岁以上人群；最常见于面、躯干、上肢，可发生于掌跖以外的体表任何部位；皮损可为一个甚至数百个，一般为20～40个；初期损害常为一个或多个扁平淡褐色斑，界清，表面光滑或细颗粒状，直径一般小于1cm，偶尔直径超过5cm；高出或略高出皮面，无光泽，犹如"黏着"在皮肤表面，毛囊角栓是重要特征之一；晚期损害常有明显色素沉着和油腻性鳞屑覆盖；受刺激后可肿胀，伴渗液、结痂、出血；一般无自觉症状。浅色脂溢性角化病表现为白色角化性丘疹，2～6mm，有小圆石样表面。

多发性发疹性脂溢性角化病即莱塞-特雷拉（Léser-Trélat）征，是伴有恶性肿瘤的脂溢性角化病，以胃肠道腺癌最多见。可能是一种副肿瘤皮肤综合征，表现为当内脏肿瘤发生时或发生后，突然出现大量脂溢性角化皮损，主要皮损出现在躯干，其次是四肢。40%的病例伴有瘙痒。

诊断和鉴别诊断 依据病理学检查确诊。显微镜下表现为角化过度、棘层肥厚、乳头瘤样增生；病变下端与周围正常表皮平齐，无向下生长倾向，两侧边界清楚；增生的表皮中可见两型细胞：鳞状细胞与基底样细胞；假性角囊肿。临床上有时难以与痣细胞痣、蓝痣相鉴别。有时还需与日光角化病、寻常疣、传染性软疣、鲍恩病、鳞癌和恶性黑色素瘤等相鉴别。

治疗和预后 一般不需治疗。对于瘙痒、发生炎症或有碍美容者可手术切除。此外还可用激光、冷冻、刮除等方法治疗。上述治疗疗效确切，但是都有创伤，皮损多发者不宜接受，可内服药和外用制剂治疗。本病极少发生恶变。如恶变常为鳞癌。自发性消退罕见。

（曾学思）

rìguāng jiǎohuàbìng

日光角化病（solar keratosis）

日光长期暴晒或其他辐射损伤皮肤所引起的癌前期损害。又称光化性角化病。好发于中老年人，皮色白皙者容易发病。有时可发展成鳞状细胞癌。本病病因和发病机制尚不清楚。照射日光、紫外线和放射线、辐射热、电离辐射以及接触沥青、煤提炼产物均可诱发本病。个体易感性在发病中亦起重要作用。DNA损伤的累积和DNA修复功能低下可发生本病。

皮疹常单发，多见于面、耳、手背和前臂等部位。在长期曝晒的皮肤上开始出现散在的正常皮色或淡红色扁平丘疹或小结节；也有境界不清的红斑、色素斑或毛细血管扩张。皮疹直径一般为2~6mm，常轻微隆起，圆形或不规则圆形，边缘正常或有炎症现象，表面疣状增殖，质硬，可呈斑块状，表面光亮或有轻微黏着性鳞屑。也可为黄褐色或黑褐色，表面干燥，角化显著且不易剥离。慢性经过，一般无自觉症状或有轻痒。本病转变为鳞癌的概率为0.01%~0.3%。

根据临床表现和病理变化诊断。病理表现为角化过度其间有角化不全交替出现，颗粒层灶性增厚或消失。棘层肥厚，棘细胞排列紊乱，有的细胞呈多形性，其胞核有异型。表皮中部有一些角化不良的细胞。基底细胞的胞核常紧密聚集，不典型基底细胞形成的表皮突不规则向下延伸。有时在紧接表皮基底层中不典型细胞上方，见裂隙或腔隙，其中有少数棘突松解细胞。尚可见基底细胞液化变性及表皮下带状炎细胞浸润。不典型细胞可向真皮内呈带状或管状增生或围绕毛囊和汗管导管上部，如管套状。需与脂溢性角化病、盘状红斑狼疮、萎缩型和色素性扁平苔藓、恶性雀斑痣相鉴别。

治疗采用冷冻、电灼、微波或激光、外用氟尿嘧啶、复方维A酸乳膏、皮损内注射干扰素、口服阿维A酯等，发现有恶变时应及早彻底切除。

（曾学思）

shēn jiǎohuàbìng

砷角化病（arsenical keratosis）

慢性砷中毒时的一种皮肤症状。本病可见于染料、农药、制革等工业的工人中，亦可由于饮用高砷水、含砷药物引起。砷剂进入人体内后与含巯基的蛋白质结合，表皮角蛋白因含有较多巯基，故含砷量高，同时由于砷剂抑制了巯基的活性而使酪氨酸酶的活性增加，因而产生较多的黑色素。

角化损害主要发生于掌跖部，表现为：①点状角化：似掌跖点状角化病和寻常疣，其上散有色素脱失，有时可摸到不易看见的粗糙的角化点。②鸡眼样角化：多对称分布于双侧掌跖，为鸡眼样角化突起，中央略凹陷，融合成片。③疣状角化：似寻常疣，但多发而对称，可融合成片。④角化性斑（丘）疹：多发生于躯干，褐色，米粒至指甲大，表面粗糙，基底呈皮色或暗红色；也可以表现为汗孔角化症样、老年疣状、苔藓样、毛囊炎样及毛细血管扩张样等，同一患者可以有多种角化病变存在。

除了角化性皮损外，躯干、四肢等处还可见到色素异常改变，常为色素沉着，伴有色素脱失，称为砷黑变病。特别是在脐部出现五彩纸屑样改变，是慢性砷中毒的典型表现。

根据病史、临床表现及病理检查可以诊断：有不同形式的接触砷剂或砷化合物史；临床表现为掌跖角化及躯干、四肢色素异常；尿、发和皮肤组织含砷量增高。病理学表现：常见角化过度，可伴有角化不全，轻至中度的角质形成细胞发育不良，细胞轻度异型，核深染，表皮突向下不规则延伸，真皮上部有慢性炎细胞浸润，也可出现真皮的嗜碱性变性和色素失禁。临床上应与皲裂性湿疹、手足皲裂症及掌跖角化症相鉴别。需定期全身皮肤检查和全身体格检查。治疗上采用手术切除、冷冻、电干燥法、刮除术、二氧化碳激光、局部化疗、光动力疗法。砷角化病可以癌变，如鲍恩病、侵袭性鳞状细胞癌、浅表性多中心基底细胞癌和梅克尔（Merkel）细胞癌。

（曾学思）

xúnchángyóu
寻常疣（verruca vulgaris）

人类乳头瘤病毒（HPV）感染皮肤黏膜引起的良性赘生物。多由人乳头瘤病毒 2 型感染所致，直接或间接接触传播，可自身接种，手部多见。长期在水中浸泡是常见的诱发因素。俗称刺瘊、瘊子等，中医称千日疮。

皮损初起为针尖大的丘疹，逐渐扩大，呈圆形或多角形，表面粗糙，角化明显，触之坚固，高出皮面，灰黄、污黄或污褐色，继续发育呈乳头样增殖。摩擦或撞击易出血，偶可引起细菌感染。数目不等，可为单发甚至数十个，可融合，少数出现同形反应。多发生于青少年，一般无自觉症状，偶有压痛。任何部位均可发生，常好发于手指、手背、足缘等处，1%~2%可发生于生殖器部位。发生在甲周为甲周疣，发生于甲床为甲下疣。疣体细长突起伴顶端角化者为丝状疣，好发于眼睑、颈、颏部等处；疣体表面呈参差不齐突起者称指状疣，好发于头皮，也可发生于趾间、面部。

根据临床表现、发病部位及发展情况进行诊断。病理学表现：表皮乳头瘤样增生伴角化过度，增厚的角质层内间有角化不全，常位于乳头体的正上方，排列成叠瓦状。此种角化不全细胞的细胞核大，深嗜碱性。表皮突延长，在疣周围向内弯曲，呈抱球状向中心延伸，在棘层上部和颗粒层内有大的空泡化细胞，为圆形，核深染，嗜碱性，核周有一透明带围绕。这些细胞仅含少量透明角质颗粒。相反在非空泡化的颗粒细胞内含大量簇集的透明角质颗粒。真皮乳头层内可有炎细胞浸润伴血管增生、扩张。

本病需与疣状皮肤结核鉴别，后者为不规则的疣状斑块，四周有红晕。临床治疗以破坏疣体、调节局部皮肤生长、刺激局部或全身免疫反应为主要手段。主要有全身治疗、局部治疗、光动力学治疗、物理治疗和外科手术切除等。

（曾学思）

zhíyóu
跖疣（verruca plantaris）

发生在足底的寻常疣。多由人乳头瘤病毒 1 型感染所致。外伤和摩擦为诱因，与足部多汗也有关系。可发生于足底任何部位，好发于足部压力点，特别是跖骨中部，也可在胼胝的基底上发生。皮损初起为细小发亮的丘疹，渐增至黄豆大小或更大，因受压而形成淡黄或和黄色胼胝样斑块或扁平丘疹，表面粗糙，界限清楚，边缘绕以稍高的角质环，去除角质层后，其下发有疏松的角质软芯，可见毛细血管破裂出血而形成的小黑点，若含有多个角质软芯，称为镶嵌疣。有不同程度的挤压性疼痛。

根据临床表现、发病部位及发展情况进行诊断。病理学表现：整个损害陷入真皮，角质层更为增厚，并有广泛的角化不全。棘层上部细胞的空泡形成较明显，构成明显的网状。真皮内有较多的炎细胞浸润。深在性掌跖疣的组织特征为在表皮下部的细胞胞质内有很多透明角质颗粒，它与正常角质不同，为嗜酸性，在棘细胞层上部增大，互相融合成形态不一、均质性、大的包涵体。此种包涵体围绕在空泡化核的四周或被核四周空泡化改变将它与核隔开。

本病需与鸡眼、点状掌跖角化病鉴别。鸡眼压痛明显，表面平滑，点状掌跖角化症早年发病，常有家族史，手足及掌跖均有损害，散在分布，以受压部位皮损多见。治疗以破坏疣体、调节局部皮肤生长、刺激局部或全身免疫反应为主要手段。主要有全身治疗、局部治疗、光动力学治疗、物理治疗和外科手术切除等。

（曾学思）

biǎnpíngyóu
扁平疣（verruca plana）

多由人乳头瘤病毒 3 型感染所致的良性赘生物。又称青年扁平疣。好发于青少年。多见于颜面、手背及前臂等处。大多骤然出现，为米粒大到绿豆大扁平隆起的丘疹，表面光滑质硬，浅褐色或正常皮色，圆形、椭圆形或多角形，数目较多，多密集分布，可沿抓痕分布排列成线状，长期存在的扁平疣可融合成片。一般无自觉症状，偶有微痒。病程缓慢，有时突然自行消失，亦可持续存在多年，愈后不留瘢痕。

根据临床表现、发病部位及发展情况进行诊断。病理学表现：明显角化过度，颗粒层均匀增厚和棘层肥厚，表皮突仅轻微延长。表皮上部棘细胞有广泛的空泡形成，空泡化细胞的核位于细胞的中央，有不同程度的固缩。其中一些核呈深嗜碱性。角质层细胞因空泡形成而呈明显的筛网状。有些扁平疣基底层内含有大量的黑素。需与毛发上皮瘤、汗管瘤、扁平苔藓相鉴别。毛发上皮瘤及汗管瘤好发于眼睑部位且组织学表现不同，易于鉴别。扁平苔藓儿童少见，好发四肢屈侧，面部少见，瘙痒明显，常有黏膜损害，皮损呈紫红色，有白色网状纹。

治疗上以破坏疣体、调节局部皮肤生长、刺激局部或全身免疫反应为主要手段。主要有全身治疗、局部治疗、光动力学治疗、物理治疗和外科手术切除等。

（曾学思）

角化棘皮瘤（keratoacanthoma）

临床及病理上均十分类似鳞癌可以自愈的皮肤假性肿瘤。又称自愈性原发性鳞状细胞癌、鳞状细胞假上皮瘤。角化棘皮瘤究竟是作为一个良性、恶性还是中间型的鳞状上皮增生性病变，其生物学行为仍然存在争议。

病因和发病机制　病因有多种学说，但以病毒感染的可能性最大，因在本病病损内可见到病毒样核内包涵体。其他有关病因包括日光曝晒、外伤、职业性接触焦油与石油产品、暴露于致癌物质等。本病可能与某些皮肤病如着色性干皮病、银屑病、药疹等并发。多发型者则与素质及遗传因素有关。本病的发生与免疫有关。一般认为损害起源于毛囊，它可能是毛囊角化上皮呈假上皮瘤样增生的表现。

临床表现　临床上分三型。

单发型　最常见，多见于老年人，以60~70岁多见，男性略多于女性，主要发生于暴露部位，特别是面部中央、鼻、颊和眼周，其次为手腕背侧与前臂伸侧，口唇也常见，其他毛发部位也可发生。常常无自觉症状，偶有瘙痒和压痛。开始为肤色或红色小丘疹，渐增生为坚实圆顶形结节，边缘倾斜，表面光滑，肤色或淡红色，触之呈分叶状，中央充满角质，除去角栓后则成火山口状，其下呈乳头瘤状，类似传染性软疣。基底无浸润，与下面组织无粘连。通常在数星期内增到1~

2cm或更大，一般在半年内自行消退，留有轻度凹陷的萎缩性瘢痕。有时病变可不典型而呈多种类型的疣状皮损。并可见三个罕见的临床类型：①巨大角化棘皮瘤：皮损生长迅速，直径可达5cm或更大，并可引起其下方组织的破坏，好发于鼻部和眼睑，数月后可自行消退，常伴有大片角化性斑块的剥离。②边缘离心性角化棘皮瘤：皮损更大，直径可达20cm，边缘高起且卷曲，中央萎缩，最常见于手背或小腿，无自行消退倾向。③甲下角化棘皮瘤：位于甲远端的下面，呈火山口样角化性赘生物，可有压痛，具破坏性，X线片示末端指骨可有损伤。

多发型　不常见，发病年龄较早，通常在20~30岁，偶在儿童至婴儿期发病。男性较多见，有时有家族史，呈常染色体显性遗传。可发生于全身各处，不一定都好发于暴露部位，甚至黏膜、黏膜皮肤移行部位及掌、跖也能发生。损害与单发型者相似，惟数目较多，一般为3~10个，很少超过12个。但角栓不如单发型者明显，经数月后留下凹陷性瘢痕，病程长者则很少有自然消退的倾向。

发疹型　罕见，皮损数目可成千上万，分布广泛。临床表现十分典型，开始为红色而硬固的小丘疹，顶端有细小鳞屑。一般在2~8周内丘疹迅速增大，为圆或卵圆形硬固隆起的半球状或圆顶状结节，中央有一角栓，有时稍有痒感。皮损发育成熟者直径约1~2cm，边缘光滑发亮呈斜坡状，与周围正常皮肤逐渐移行，基底周围有时有红晕，边缘可见毛细血管扩张。肿瘤基底不硬，与下方组织无浸润粘连。

当皮损达到最大限度时，一般维持2~8周，以后则慢慢消退，此为本病特征之一。然而也有长达多年。故整个病程可分为生长期、静止期及自然消退期三个阶段。消退时肿瘤逐渐吸收，留下略有凹陷而往往有色素减退的瘢痕。

诊断和鉴别诊断　诊断要点为早期迅速生长，边缘倾斜，中央有角栓，当长到最大限度时，角栓脱落，边缘渐平，留下凹陷性瘢痕。最后确诊需要做病理检查。显微镜下可见肿瘤位于真皮，对称分布，有分叶。在发育成熟的损害中，中心可见大而不规则表皮凹陷，其中充满角质，两侧表皮则像口唇状或拱壁状伸展于凹陷两侧。其基底部有不规则的表皮向上和向下增生，也可见一定程度的非典型改变，可见角化珠。需与鳞癌鉴别，病理方面表现为细胞高度角化及嗜酸性毛玻璃样的细胞，同时早期角化棘皮瘤也能见异形细胞。在分化好的鳞癌中也可见到含有角质的表皮凹陷，因此有时鉴别仍较困难。

治疗和预后　单发型常采用外科切除，局部化疗及放射治疗也可选用。在多发型者，因所造成破坏程度不同，每个肿瘤均需个别考虑其处理方法。肿物较大而多，全身情况允许，可以考虑系统化疗，如甲氨蝶呤，有时有效。本病良性，可自然消退，少数病例还有复发和恶化的危险。

（曾学思）

恶性黑色素瘤（malignant melanoma）

起源于正常黑色素细胞或原有痣细胞的高度恶性肿瘤，简称恶黑。多发生于皮肤，也可发生于视网膜、脑膜、甚至是胃肠道的黑色素细胞。好发于30岁以上的成年人，青年发病者少，儿童罕见。

病因和发病机制　病因不明，可能是多种因素相互作用的结果，包括：种族与遗传、创伤与刺激、病毒感染、日光照射以及免疫因素等。

临床表现　早期表现是在正常皮肤上出现黑色皮损，或原有的黑色素细胞痣近期内突然增大，色素加深，呈斑块或结节状增生，也可呈蕈状或菜花状，表面易破溃、出血。皮损周边有不规则的色素沉着或色素脱失斑。如向皮下组织生长，则呈皮下结节或肿块。如向周围扩散，尚可出现卫星状损害。根据恶黑的发病方式、起源、病程与预后的不同，将恶黑分为两大类或两个阶段，即原位性恶黑及侵袭性恶黑。原位恶黑是指病变仅局限于表皮内，处于原位阶段，可分为三型：恶性雀斑痣、浅表扩散性原位恶性黑色素瘤、肢端原位黑色素瘤。侵袭性恶黑主要分为四型：恶性雀斑样黑色素瘤、浅表扩散性黑色素瘤、肢端雀斑样痣黑色素瘤和结节性恶性黑色素瘤。

诊断　临床标准可概括为"ABCDE 标准"。A：皮损不对称；B：皮损边界不规则；C：皮损色素不均匀；D：皮损直径大于6mm；E：皮损近期增大。病理学表现：黑色素细胞发生间变或呈异型性改变，主要表现为核增大、深染，细胞形态大小不一；恶性交界变化为表皮真皮交界处的黑色素细胞呈不典型增生，细胞分散不成巢，或巢与巢融合，表皮突之间的基底层有不典型的黑色素细胞连续性的增生；不典型的黑色素细胞突破基底膜，侵入真皮；瘤细胞散布表皮全层；缺乏成熟现象；间质反应；黑色素形

成增加；真皮带状炎症浸润；表面溃疡形成。

鉴别诊断　本病应与色痣（即痣细胞痣）、蓝痣、幼年性黑色素瘤（即梭形细胞痣或上皮样细胞痣）等鉴别。

治疗和预后　治疗包括手术、化疗、放疗、刮除术及电干燥术、冷冻、免疫治疗。恶性黑色素瘤生长分为两个阶段。大部分病变早期水平生长，在这一阶段它们不形成真正的肿瘤，并且不转移。如果此时得以诊断，并将所有肿瘤切除，则预后很好。只有在垂直生长阶段并有浸润性肿瘤形成时，预后才难以预测。晚期恶黑预后差，特别是当转移扩散至内脏器官时。局部淋巴结侵犯者，其 10 年生存率明显低于病变位于皮肤者。有远处转移者，其预后非常差。

（徐秀莲）

浅表扩散性黑色素瘤（superficial spreading melanoma）　可见于体表任何地方，以沿体表浅层向外扩展的方式生长的恶性黑色素瘤。由浅表扩散性原位恶性黑色素瘤发展而来。色素性斑片基础上出现浸润性结节，伴有破溃和出血。临床诊断标准见恶性黑色素瘤。病理学表现：表皮一般不变薄，有时见棘层增厚。整个表皮内见不规则分布的佩吉特（Paget）样黑色素细胞，细胞核常有异型，深染，胞质丰富并含多少不等的黑色素，主要位于表皮下部，散在或呈巢状分布。真皮内见炎症浸润及噬黑色素细胞。本病应与色痣（即痣细胞痣）、蓝痣、幼年性黑色素瘤（即梭形细胞痣或上皮样细胞痣）等鉴别。5年生存率约为 70%。

（徐秀莲）

结节性恶性黑色素瘤（nodular malignant melanoma）　侵入皮下组织，在体表形成肿块的恶性黑色素瘤。占恶性黑色素瘤的3%～4%，多见于 50～60 岁的老年人。好发于躯干和四肢，开始为隆起的斑块、结节，黑色或青黑色。生长迅速，因此一发现就是隆起结节，很快增大，可发生溃疡，或隆起如蕈状或菜花样。病理学表现：肿瘤位于真皮内，一般表皮不受累，偶累及病变周边表皮，但一般不超过三个皮突。肿瘤细胞体积偏大，呈结节状增生。细胞增生活跃，可见较多的核分裂象。本病应与色痣（即痣细胞痣）、蓝痣、幼年性黑色素瘤（即梭形细胞痣或上皮样细胞痣）等鉴别。治疗上采用手术、化疗、放疗、刮除术及电干燥术、冷冻及免疫治疗。大多数肿瘤在被切除时瘤体已经较厚，因此预后差，在转移前接受治疗者，5 年存活率为 50%～60%。

（徐秀莲）

肢端雀斑样痣黑色素瘤（acral-lentiginous melanoma）　发生于肢体末端皮下，外观呈斑状色素沉着的恶性黑色素瘤。又称肢端黑色素瘤。女性发病率较高，多见于老年人。好发于手指或足趾，以及承重部位，如足底，甲下恶性黑色素瘤是较少见的类型，好发于拇指（趾）。原位生长时间较短，很快发生侵袭性生长。此型具有双向生长模式，既有水平放射状生长，又有垂直性生长。在水平放射状生长时，表现为斑状损害，边缘不规则，边界不清楚，颜色不均匀，表面不隆起。出现垂直生长时，可出现溃疡及蓝色或黑色的结节，原有色素斑中央

即出现丘疹、结节，甚至呈疣状或破溃，此时常易转移。临床诊断标准见恶性黑色素瘤。病理学表现：水平放射状生长病变的表皮内可见大而异型的黑色素细胞，核大、深染、不规则，核仁明显，胞质中见黑色素颗粒。这些细胞常位于基底层，显示细长树突状突起，可延伸达表皮浅表部位。表皮通常也增生肥厚。在增生肥厚区域下方常见垂直侵袭性生长的现象。在侵袭性垂直性生长时，肿瘤结节常见大片以梭形为主的黑色素瘤细胞，常伴有结缔组织增生。本病应与色痣（即痣细胞痣）、蓝痣、幼年性黑色素瘤（即梭形细胞痣或上皮样细胞痣）等鉴别。治疗上采用手术、化疗、放疗、刮除术及电干燥术、冷冻、免疫治疗。

（徐秀莲）

jiédìzǔzhī zēngshēngxìng hēisèsùliú

结缔组织增生性黑色素瘤

（desmoplastic melanoma） 浸润较深的恶性黑色素瘤。是一种罕见的变异亚型，可发生于任何年龄，好发于老年人。严重的日晒伤是其主要的发病原因之一，其他少见的原因有放射损伤、先天性黑素痣及慢性灼伤瘢痕等。多见于头、颈及上背部，四肢也可累及。多数发生在曝光部位雀斑痣的基础上，少数源于浅表扩散性黑色素瘤和肢端雀斑样痣黑色素瘤。表现为肤色或红斑样的结节或硬化的斑块。临床的诊断线索是皮肤或黏膜的真皮或皮下结节表面有色素沉着。此型黑素瘤容易复发和转移，常见肺部转移，少见淋巴结扩散。病理学表现：真皮内见梭形细胞呈浸润性生长，边界不清楚，常累及皮下脂肪组织，甚至骨骼肌和骨骼；间质内胶原纤维增生，呈硬化改变，常

见神经受累，肿瘤内结节性淋巴样细胞浸润是重要的诊断线索。此病常被误诊而失去早期治疗的机会，导致复发和转移率增高。本病需与瘢痕、浅表结节筋膜炎、纤维瘤或纤维肉瘤鉴别。免疫组化有助于鉴别诊断。采用手术治疗。本病易复发和转移。5 年生存率约为 72%，总体死亡率为 11% ~ 66%。

（徐秀莲）

értóng hēisèsùliú

儿童黑色素瘤

（melanoma in childhood） 发生于儿童的恶性黑色素瘤。非常罕见，仅占黑色素瘤的 1% 以下。大部分被诊断为儿童黑色素瘤的，其实是施皮茨（Spitz）痣，真正的儿童黑色素瘤常因此被误诊而延误治疗。日晒可能是一个病因，常与一些基础性疾病有关，如着色性干皮病、发育不良性痣、巨型先天性痣、皮神经黑色素沉着病，近 12% 的巨型先天性痣会发展为黑色素瘤，其他诱发因素包括家族性黑色素瘤、胎前期放射线照射和免疫缺陷等。少数在母体子宫中产生或经胎盘获得。本病几乎均为后天性的，病变好发于躯干，其次是头颈部。多数难以通过临床表现确认，有时肿瘤大小、颜色及出血等表现与成年人黑色素瘤相似。

结合临床表现与病理来确诊。病理表现：以浅表扩散性黑色素瘤和结节性恶性黑色素瘤最为常见，可发生在发育不良痣、普通痣细胞痣、先天性痣等前驱病变基础上。如由巨型先天性痣演变者常为真皮内境界清楚的瘤细胞结节，细胞异型性明显。其中儿童小细胞黑色素瘤、施皮茨样黑色素瘤和蓝痣等几种特殊类型诊断比较困难。本病易被误诊，需与施皮茨痣、先天性痣等鉴别。

先天性痣可在真皮与表皮交界处和表皮处见到明显的异型细胞，并伴有佩吉特样扩散和有丝分裂活跃的现象，在新生儿表现尤为突出。

（徐秀莲）

zhìyàng hēisèsùliú

痣样黑色素瘤

（nevoid melanoma） 外形类似痣的恶性黑色素瘤。较为罕见。主要见于年轻人，平均发病年龄 43 岁。好发于躯干和四肢近端，通常为单发的结节，直径大于 1cm，棕黄色、疣状或半球状。依据临床表现和病理学可以诊断。病理学表现：疣状痣样黑色素瘤呈疣状或圆顶状，以后者多见。角化过度和乳头瘤样增生，皮突消失，表皮变薄，病变不对称，边界不清楚。结节状痣样黑色素瘤则可见密集的瘤细胞聚集呈团块状，其上方表皮变薄。两种痣样黑色素瘤的异型细胞主要分布于表皮基底层。瘤细胞多为片状生长，成巢现象少见。若有成巢现象，可见瘤细胞大小不一。瘤细胞为上皮细胞样，较小，胞质淡染或嗜酸性，胞核圆形或椭圆形，囊泡状。本病需与最小偏离型、结节型和来源于皮内痣的黑色素瘤、普通黑色素细胞痣等进行鉴别。治疗上采用手术、化疗、放疗、刮除术及电干燥术、冷冻及免疫治疗。本病的复发率为 50%，转移率为 25% ~ 50%，死亡率不低于 25%。

（徐秀莲）

xiāntiānxìng zhìxìbāozhì

先天性痣细胞痣

（congenital melanocytic nevus） 出生时即有以躯干部多见的黑或褐色斑为特征的黑色素细胞发育异常的疾病。不遗传。全身各处均可发生，大小差异大，小自几毫米，大至

覆盖整个头皮、肩部、背部或一侧肢体。分为先天性巨痣和先天性小痣。前者临床少见，好发于头、面、背、腰部或一侧，形如帽、靴、短裤状等，常呈褐色、棕黑色或黑色，界限清楚，柔软而又浸润感，表面不平。常有粗黑的毛，如兽皮状，故又称巨大毛痣或兽皮痣。后者发病率比先天性巨痣高，无特定好发部位。为淡褐色至褐黑色不规则斑片，或常稍隆起的扁平斑块，界限清楚，表面可增生不平或长出黑毛。病理学表现为三种成分混合，以其中一种为主：混合痣或皮内痣；神经痣；蓝痣。前两者较常见，类似蓝痣的成分少见，而且可扩散到硬脑膜或脑部。先天性痣的黑色素细胞有时深达真皮网状层，甚至皮下组织，可围绕皮肤附属器如毛囊皮脂腺、小汗腺、竖毛肌内、神经束内以及小血管和网状层胶原束内。10%~30%的巨型先天性色痣患者在痣或卫星状损害处发生恶性黑色素瘤，婴儿期或以后任何年龄均可发生，故应尽早切除。约1%的小型先天性色痣可发生恶性黑色素瘤，较一般人群高，应定期随诊，可能发生恶变时，尽可能手术切除。

（徐秀莲）

jùdà xiāntiānxìng zhìxìbāozhì

巨大先天性痣细胞痣（giant congenital melanocytic nevus）

一种特殊类型的先天性痣细胞痣。本病发生机制：基因组杂交证实先天性色素痣的非典型结节增生有染色体异常，提示有丝分裂纺锤体缺陷，不同于黑色素瘤中见到的染色体异常。临床表现为大片黑色或棕黑色的斑片，表面多毛，其中散布有较小的颜色较深的斑，或者为小的卫星状损害。皮肤可增厚，呈疣状。好发于躯

干，尤其是背部。巨大型毛痣出生时即有，并在发生部位成比例地生长。伴结节的泛发型先天性色素痣可累及全身，包括掌、跖、口腔黏膜。有些先天性色素痣可能与胎盘的良性黑色素细胞浸润有关。病理学表现：巨大型先天性色素痣内的良性增生结节可与恶性黑色素瘤混淆，前者缺乏细胞的高度异型性、无坏死、罕见有丝分裂、结节处的细胞和附近痣细胞存在逐渐过渡现象，以及缺乏压迫性扩张生长是其鉴别要点。这些痣与巨大型先天性色素痣相似，但常无皮下脂肪组织受累。有时先天性色素痣的许多特点也见于后天性痣。

本病的治疗方法应个体化。几乎一半的先天性色素痣转化的黑色素瘤发生在深部组织。完全切除浅层损害，可减轻但不能消除发展成黑色素瘤的风险。在软脑膜黑变病中，发生黑色素瘤的风险仍高。卫星状损害和四肢损害比中轴部大的损害可能有较低的恶变率，广泛切除的利弊难以取舍。累及关键功能区的损害手术难度大。只要可能，选择连续切除的方法。组织扩张和皮瓣覆盖对于头颈部特别有用。其他治疗方法尚有皮肤磨削术、刮除术和二氧化碳激光。

（徐秀莲）

lánzhì

蓝痣（blue nevus）

黑色素细胞局限于真皮中、下层增生所形成的良性肿瘤。外观多呈蓝色。又称蓝神经痣、色素细胞瘤。病因不明。有两种不同类型，普通蓝痣和细胞蓝痣。普通蓝痣皮损为蓝色、灰蓝色或铁青色结节，圆顶，表面光滑，多数位于手背、足部、四肢、腰、臀等部位亦可发生。细胞蓝痣，通常是一个大

而坚实的蓝色或蓝黑色结节，最常见于臀部和骶尾区，偶尔出生时即有。根据本病的临床和病理特征可确诊。普通蓝痣组织学改变：病变位于真皮中上部；由细长或树突状穿插于真皮胶原束间的痣细胞构成；痣细胞含色素量不等；基质常发生纤维化。细胞性蓝痣组织学改变：病变位于真皮内，境界清楚，可累及皮下脂肪；肿瘤由两类细胞构成：即饱满的梭形细胞和细长的两极样或树突状黑色素细胞，痣细胞内色素含量不等。所有类型蓝痣均无成熟现象。需与色素痣和恶性黑色素瘤鉴别，色素痣无特殊的蓝色，恶性黑色素瘤通常较晚发病，不呈蓝色，并且组织病理变化不同。手术切除是治疗蓝痣的主要手段。预后良好。

（徐秀莲）

hùnhézhì

混合痣（compound nevus）

痣细胞的分布除了表皮层与真皮层的接合处之外，还深入到真皮层的痣。是痣细胞痣的一种。本病属发育畸形，即黑色素细胞在由神经嵴到表皮的移动过程中，由于偶然异常，造成黑色素细胞的局部聚集而成。基本损害一般为直径小于6mm的斑疹、丘疹、结节，疣状或乳头瘤状，多为圆形，常对称分布，界限清楚，边缘规则，色泽均匀，数目多少不等。出生时即有，或出生后不久发生，一般光滑、无毛，扁平或稍高出皮面，有时有毛发穿出，淡褐色至深褐色斑疹。组织病理学表现为真皮及真表皮交界处的痣细胞巢。

根据临床表现和病理学可以诊断。应与皮内痣和脂溢性角化病、色素性基底细胞癌、皮肤纤维瘤、神经纤维瘤等鉴别。除美

容需要外，一般无需治疗，发生在掌跖、腰围、腋窝、腹股沟、肩部等处易受摩擦损伤部位应密切观察，特别对一些边缘不规则、颜色不均匀，直径超过 1.5cm 的损害更应该注意，一旦发现皮损近期有增大或部分皮损高起或有破溃、出血时应及时切除。皮损较大者，切除后植皮。皮损较小且较浅者，可采用二氧化碳激光治疗，治疗要彻底，否则残留痣细胞易复发。日常生活中应减少摩擦及外来因素损伤痣体。

（徐秀莲）

fāyùbùliángzhì
发育不良痣（dysplastic nevus）

具单发或多发的不规则斑丘疹样色素性病变的痣。是一种特殊的痣细胞痣。又称为家族性非典型多发痣-黑素瘤综合征、B-K综合征、非典型痣、发育不良痣综合痣等。

患者出生时正常，幼儿期出现大量形态学正常的痣，而在青春期或青春期前后，皮损数目更多并且具有非典型临床特征。表现为皮损较大（直径大于 6mm），形状不规则，边缘不规则或界限不清，颜色各异，通常为灰色、深棕色和粉红色的混合皮损。有时周围可被红斑包绕，呈肩带现象。皱褶部位通常不受累。病理学表现：绝大多数为混合痣，少数为交界痣；肩带现象，即表皮痣细胞向两侧延伸，超过真皮内痣细胞范围；真表皮交界处痣细胞呈"桥"形融合；表皮突伸长，在"肩膀"处尤为明显；表皮突底部及两侧有痣细胞巢；表皮棘层中部或上部可见黑色素细胞，大都成巢；单个痣细胞沿表皮基底层分布，呈黑子样增生；常有轻至中度炎症细胞浸润；表皮突周围绕有粗而宽的胶原带；黑色

素细胞核大深染，核仁明显，具多形性和不规则性。粉尘状色素沉着使细胞呈橄榄绿色特征性表现。细胞异型性不一致，正常和不典型黑色素细胞混合出现。主要依靠组织病理学表现确诊。应与浅表扩散型黑色素瘤的放射生长期鉴别。病理检查无向恶性黑色素瘤转变者，采用局部手术切净。

（徐秀莲）

fùfāxìng hēisèsùxìbāozhì
复发性黑色素细胞痣（persistent melanocytic nevus）

近期切除的色痣出现的类似浅表扩散型黑色素瘤的黑色损害。又称为假性黑色素瘤、复发痣等。临床表现为类似浅表扩散性黑色素瘤的黑素性损害，可发生在最近削切后的黑色素细胞痣部位。其境界清楚且与色素性瘢痕的临床范围一致。发生于硬化性苔藓或大疱疾病损害上的黑色素细胞痣有相同的特征。病理学表现为皮损境界清楚，以不超过瘢痕区为特征；表皮真皮交界处痣细胞单个和巢状分布；真皮发生纤维化，瘢痕内见散在的痣细胞；真皮深部或瘢痕的边缘见痣细胞巢；真皮乳头层见慢性炎细胞浸润和噬色素细胞。复发施皮茨痣的诊断比较棘手，因为良性施皮茨痣的许多组织学特征与黑色素瘤重叠。在良性复发施皮茨痣中，真皮改变仍然存在细胞成熟、损害基底部细胞散在分布、良性痣有典型的免疫组化染色特点。复发蓝痣的诊断也比较特殊，可表现为肿瘤富于细胞、细胞多形性、出现有丝分裂象及淋巴样宿主反应。若缺乏明显的细胞异型、有丝分裂或坏死时，损害可能系良性。治疗上采用手术切除并活检。

（徐秀莲）

Shīpícízhì
施皮茨痣（Spitz nevus）

一种良性黑色素细胞肿瘤。又称梭形和上皮样细胞痣，良性幼年黑色素瘤。1948 年，由施皮茨（Spitzs）报道并命名。约 1/3 的病例发生在成年人，最多发生于 20 岁之前。临床常表现为粉红色、表面光滑、隆起、圆形的坚实丘疹。少见皮损为发生于儿童或成年人的多个簇集或播散分布的皮损。分为交界、混合或皮内痣，混合痣最常见。组织病理学表现：大都为混合痣，也可为皮内痣或交界痣。基本结构与普通痣细胞痣相同：病变小，边界清楚，对称，可见成熟现象；不同之处为：痣细胞大，由梭形痣细胞、上皮样痣细胞或二者混合组成，细胞异型偶见。此外其特点还有，真表皮交界处的痣细胞巢垂直排列，与角质形成细胞之间界限清楚；痣细胞内黑素极少或缺如；真皮乳头上方表皮基底细胞层内可见嗜酸性玻璃样小体（Kamino 小体）；表皮常增生，表皮突伸长；真皮浅层水肿，毛细血管扩张。此外，施皮茨痣还有一些变异型如色素性上皮样细胞痣、结缔组织增生痣、佩吉特样施皮茨痣、里德（Reed）色素性梭形细胞痣等，有各自的组织病理学特点。主要依据临床表现和病理学确诊。应与黑色素瘤、色痣等进行鉴别。治疗上采用手术切除。由于组织学与黑色素瘤重叠，只要可能应完全切除，然而，是否完全切除全部的施皮茨痣，应反复权衡对患者的利弊。

（徐秀莲）

sèsùxìng suōxíngxìbāozhì
色素性梭形细胞痣（pigmented spindle cell nevus）

表皮、真皮交界处梭形细胞增生形成的痣。是一种特殊的痣细胞痣。由里德

（Reed RJ）于 1975 年首次报告，又称里德痣。多数人认为色素性梭形细胞痣是施皮茨痣的一种亚型。临床表现为发生于年轻女性小腿的色素斑疹，丘疹和结节。病理学表现：病变轻度高起，局限于表皮，可累及真皮乳头。典型病变为均匀一致的细长的梭形细胞聚集分布呈丛状。痣细胞常含有细小的颗粒状黑色素。细胞核形态单一，含有疏松的染色质和小的不明显的核仁。表皮内的丛状损害周围可见裂隙。大量的嗜色素细胞常位于真皮乳头层。有时可见痣细胞向上浸润至表皮，但浸润通常只局限于表皮的下半部。非典型性病变表现为单个细胞沿表皮基底层向外围增生，可形成表皮全层佩吉特样，有时可见细胞异型性。

（徐秀莲）

yūnzhì

晕痣（halo nevus） 围绕色素痣周围以圆形或椭圆形白斑为特征的皮肤病。此后痣本身也可退色而皮损继续发展。又称为获得性离心性白斑病和痣周白癜风等。通常多发，最常见于躯干部，绝大多数发生于青少年。中心痣逐渐失去色素，变成粉红色。然后逐渐消失，遗留卵圆形或圆形色素脱失斑。一段时间后重新恢复颜色。组织病理学表现为真皮内有致密的淋巴细胞、组织细胞浸润，其间散在噬色素细胞；通常表现为混合痣，痣细胞巢或单个痣细胞散在于炎症细胞间；痣细胞轻度异型；周围白斑处基底层黑色素细胞及黑色素缺如。应详细检查皮肤和黏膜以确诊，这对排除可能同时存在的黑色素瘤是必需的，但非常少见。晕痣一般无需治疗。晕痣的中央若以冷冻、激光或手术除掉，则有白晕扩大

及继发白癜风的倾向。晕痣伴发白癜风时，应按白癜风进行治疗。

（徐秀莲）

quèbānzhì

雀斑痣（lentigo） 皮肤或黏膜上的褐色或黑色斑点，又称黑子。可发生于皮肤的任何部位以及皮肤黏膜交界处或眼结合膜。为颜色一致的褐色或黑褐色斑点，米粒至豌豆大小，边界清楚，表面光滑或轻微脱屑，单发或多发，不融合，可局限于某一部位，亦可泛发全身。日晒后颜色不加深，冬季亦不消失。本病自幼儿至成年人各时期均可发生，皮疹持续存在，不会自行消失。无任何不适。病理学表现为表皮黑色素增多、基底层黑色素细胞增多，真皮乳头及表皮突延长，真皮上部有嗜黑色素细胞。本病需与雀斑和混合痣鉴别，这些病偶尔同时存在时会造成诊断上的困难。一般不需治疗。需要时可行激光、冷冻、切除或试用脱色剂。

（徐秀莲）

hànxiànnángliú

汗腺囊瘤（hidrocystomas） 外泌汗腺真皮内导管因分泌物过多受压扩张而致的皮肤肿瘤。罕见。通常为单发，好发于面部或头皮，女性多见。一些患者可为多发性损害，并有色素沉着。皮损多为 1~3mm 的半透明丘疹，偶呈淡蓝色。病理学表现为衬以两层小立方形上皮细胞的单个囊腔，常见到顶浆分泌，以断头分泌的形式分化。囊壁有乳头瘤样增生的皮损可归为囊腺瘤。依据临床表现和病理学确诊。单发损害可切除，也可用肉毒素和激光治疗。

（曾学思）

hànxiàn xiànliú

汗腺腺瘤（hidradenoma） 伴有腺体分化（出现导管、管腔）的

皮肤良性肿瘤。腺瘤可依据优势性的生长方式进一步分类，例如：管状腺瘤、筛状腺瘤或乳头状腺瘤等。目前认为良性汗腺腺瘤的详细亚型分类几乎没有价值。重要的问题仅仅是识别它们是良性的。有一些亚型已成为公认的且较为熟悉的肿瘤，如乳头状汗腺瘤、实性-囊性汗腺腺瘤等。临床表现为一个单发的、直径约 1cm、深在性结节，最常发生于身体的腹侧，尤其是上半部分。结节表面为外观正常的皮肤，呈肤色、蓝色或粉红色。皮损偶呈多发性或线状等分布。皮损可有疼痛，但是不经常出现。组织病理学表现为真皮内单一的结节或多个嗜碱性结节，界限清楚。可表现为管状、筛状、乳头状、微乳头状或混合性生长方式。导管内衬两层上皮细胞，腔面为立方形分泌细胞，周边为立方形或扁平的肌上皮细胞。上皮细胞可小可大，立方形或扁平状。胞质染色从红色到透亮不等。当出现疼痛时，本病应与平滑肌瘤、血管球瘤、神经瘤和血管脂肪瘤鉴别。治疗上常采用手术切除。本病良性，预后好。

（曾学思）

xiǎohànxiàn hànguǎn xiānwéi xiànliú

小汗腺汗管纤维腺瘤（eccrine syringofibroadenoma） 起源于小汗腺并向汗腺导管分化的良性肿瘤。1963 年，首先由马斯卡罗（Mascaro）报告。发病年龄多为中老年。本病有四种临床亚型：单发变异型；舍普夫（Schopf）综合征多发型；无其他皮肤表现的多发型；非家族性单侧线状型。单发变异型常表现为累及四肢的角化过度性结节或斑块。线状型常表现为线状或带状疱疹样分布，有些病例可表现为肢端汗管痣。

舍普夫综合征多发型皮损被称作小汗腺汗管纤维腺瘤病，可发生于汗管性外胚层发育不良。无其他皮肤表现的多发型小汗腺纤维瘤可表现为镶嵌体样。病理学表现为类似于平库斯（Pinkus）纤维上皮瘤，可见上皮细胞条索互相吻合、交织成网，并与表皮相连，且常见导管结构。其间的间质血管丰富，轻度纤维化。根据临床表现、皮损特点和病理学检查可以诊断。治疗上常采用手术切除。

（曾学思）

yuánzhùliú

圆柱瘤（cylindroma） 起源于皮肤附属器的良性肿瘤。又称头巾瘤。分为单发和多发。多见于女性。多发者常为常染色体显性遗传，单发无家族史。临床表现为：圆柱瘤绝大部分发生于头、颈。肿瘤呈孤立的粉红或红色的皮下结节，有时疼痛，生长缓慢，逐渐增多，最后形成多发隆起的小结节，甚至覆盖整个头皮，后者的极端表现就是头巾瘤。肿瘤一般长到一定大小后停止生长，但常伴随年龄增长皮损数目增多。多发的圆柱瘤可能和面部毛发上皮瘤、小汗腺螺旋腺瘤和粟丘疹伴发。组织病理学表现：肿瘤位于真皮内，可扩展到皮下组织，边界清，无包膜。由很多大小和形状不一的瘤细胞团块组成，瘤团呈岛屿状紧密排列，由过碘酸希夫（PAS）染色阳性的红色透明膜围绕，将瘤体分隔成拼图状。肿瘤有两种细胞，一种小而深染，另一种大而淡然，小而深者多位于团块的周边部位，大而淡者位于肿瘤团块中，瘤体内常见导管结构。本病确诊需依据病理学检查。具有诊断特征的表现是肿瘤周围的红色透明膜，将瘤体分割成拼图状。临床上有时需要与头

皮转移性肿瘤鉴别。如数目较少时可手术切除。本病一般为良性，个别可恶变。

（曾学思）

wēinángzhǒng fùshǔqì'ái

微囊肿附属器癌（microcystic adnexal carcinoma） 既向汗管又向毛囊分化的具有局部侵袭性的恶性附属器肿瘤。又称硬化性汗腺导管（汗管）癌、恶性汗腺瘤、伴汗管瘤特征的汗腺癌、局部侵袭性附属器癌、混合性附属器肿瘤，是侵袭性肿瘤，可造成相当大的组织破坏。本病罕见，发病年龄范围较广（11～90岁），大多在50或60岁左右发病。偶见于儿童。

临床表现 好发于头部，尤其是鼻唇部及眶周，也可见于颈部，偶尔累及躯干、腋窝、乳房。生长缓慢，有的皮疹在诊断前已存在了几十年。为肉色、黄色或红色的坚实斑块、结节，可有角化过度。大部分直径0.5～2.0cm，有时中央可见明显的小凹。肿瘤边界不清，偶尔形成溃疡。通常无自觉症状，有时由于肿瘤侵犯神经周围，患者会有疼痛、烧灼感或感觉异常。

诊断 依据临床表现及病理学检查可确诊。病理学表现为肿瘤的边界不清，向深部浸润，偶与表皮或毛囊相连。肿瘤的特征包括病变浅表大量小至中等大小的角囊肿，并可融合成小囊肿，也可见由基底样细胞组成巢状或条索状，嵌于均质化胶原的间质内，有些可见蝌蚪状的团块，类似于汗管瘤的改变。肿瘤深部出现小的实性细胞条索，呈高度浸润的生长模式。肿瘤细胞胞质内空腔的存在是其特征，而且是主要的诊断线索。细胞周围是致密的纤维间质，在深部硬化改变更

明显。皮下脂肪和骨骼肌常常受累，常见神经周围的侵犯。肿瘤细胞的异型性不明显，有丝分裂少见。偶尔可见大的基底细胞样结节，其外周细胞不同程度的呈栅栏状排列。

鉴别诊断 需与结缔组织增生性毛发上皮瘤、毛发腺瘤、汗管瘤、硬化性基底细胞癌和结缔组织增生性鳞状细胞癌相鉴别。与结缔组织增生性毛发上皮瘤、毛发腺瘤不同的是，微囊肿附属器癌位置较深，呈浸润生长的模式，有神经周围浸润和向导管分化的特点。细胞核轻度异型、角囊肿及有丝分裂的存在可区别于汗管瘤。向导管分化的特点及胞质内空腔的形成可与硬化性基底细胞癌和结缔组织增生性鳞状细胞癌相鉴别。

治疗和预后 早期手术切除。本病可局部侵袭肌肉、软骨等，切除不彻底时，复发率可达30%～40%。少数病例有淋巴结转移，但没有多系统侵犯。

（曾学思）

èxìng ruǎngǔyàng hànguǎnliú

恶性软骨样汗管瘤（malignant chondroid syringoma） 皮肤附属器恶性肿瘤。又称皮肤恶性混合瘤。极为罕见。常开始即为恶性，个别可来自良性肿瘤恶变。病因不明。临床上无特征性，表现为肉色或红色结节，易侵犯老年患者的四肢远端，尤其是足部。组织学上有明确的恶性肿瘤表现，如浸润性生长方式，并伴有细胞异型，以及先前存在的残余的良性混合瘤病变，才能做出恶性混合瘤的诊断。大多数的病例依靠黏液样基质和软骨样分化的结构来诊断。细胞多形性、有丝分裂增多或异型核分裂象、坏死及肿瘤侵袭性生长提示恶性，异常的

管状分化、过多的黏液样基质和大量发育不良的软骨样成分也支持恶性的诊断。发现良性病变区域，对诊断也很重要。出现血管和淋巴结浸润或转移则诊断明确，有时组织形态类似良性但已发生转移，应仔细检查有无浸润性生长模式或邻近的真皮或皮下是否存在卫星灶。本病需与黏液癌、骨外黏液样软骨肉瘤和转移性骨软骨肉瘤鉴别。恶性混合瘤不同于癌肉瘤，后者上皮和间质成分都表现出恶性特征，而恶性混合瘤仅上皮成分是恶性的。如果软骨样成分出现核异型、核分裂活跃，最好诊断为化生性癌，即癌肉瘤。治疗上采取手术广泛切除，辅以放疗和化疗。本病恶性程度高，转移率约为 60%，死亡率约为 25%。主要转移到淋巴结、肺和骨骼。

(曾学思)

xiǎohànxiàn hànkǒng'ái

小汗腺汗孔癌 (eccrine porocarcinoma)

起源于皮肤汗腺导管的恶性皮肤附属器肿瘤。又称恶性小汗腺汗孔瘤。较常见，可能是新发生的或者在良性汗孔瘤的基础上发生。本病多见于老年人，尤以 70 岁以上者多见。病因不明，可由良性外泌汗腺汗孔瘤恶变而来，病史较长。好发于下肢、头颈、上肢和躯干；皮损为疣状斑块或结节，表面多有溃疡，直径约 5cm；多有局部淋巴结转移；多经淋巴管向其他部位皮肤或内脏转移。组织病理学特点与汗孔瘤相似。有两个特征性区域：良性汗孔瘤区域和伴导管形成的多形性上皮细胞区域。肿瘤细胞侵袭性生长，伴有间质结缔组织增生。广泛的透明细胞改变。瘤细胞由鳞状细胞和基底样细胞组成，以前者为主。瘤体可局限于表皮

或扩展至真皮，瘤体内出现片状坏死区。瘤细胞不典型，胞核大而深染、形状不规则，可形成多个瘤巨细胞。瘤细胞异形性明显，有大量有丝分裂象。可见汗腺分化的导管样结构。

本病与侵袭性基底细胞上皮瘤的鉴别是出现细胞间桥，周边细胞不呈栅栏状排列。与鳞癌、佩吉特病、恶性外泌汗腺末端螺旋腺瘤及恶性外毛根鞘瘤等鉴别。本病出现导管分化和管腔形成，细胞体积小，而鳞癌细胞大，核深染，胞质浅淡，无管状及囊样结构。治疗上采取早期手术切除。本病有很高的淋巴扩散风险。皮肤出现卫星灶和淋巴结转移常见。远处转移中，肺常受累。其指标包括有丝分裂的活性、淋巴血管浸润和肿瘤厚度，侵袭性生长的肿瘤比膨胀生长的肿瘤复发率高。

(曾学思)

dàhànxiàn'ái

大汗腺癌 (apocrine carcinoma)

起源于大汗腺的皮肤附属器恶性肿瘤。罕见，发病年龄 25～91 岁，平均 60 岁，男女发病率基本一致。多见于大汗腺区域，单发或多发，直径 1.5～8cm，表现为缓慢增大的结节状或囊样斑块，表面皮肤红或紫色，偶有破溃，有不适感，但不痛。可在皮脂腺痣基础上发生，也可以像乳腺癌一样发生毛细血管扩张和炎症性皮肤转移癌。

病理学表现类似于大汗腺瘤和低分化腺癌，可见不同程度分化区、透明细胞改变、基底细胞样特征、大汗腺分化或鳞状细胞化生的比例在肿瘤中表现不一致。高分化区倾向形成腺体结构，可衬一层至多层细胞，胞质嗜伊红，有顶浆分泌；中分化区可见乳头状突起或不规则形的腺样导管结

构；低分化区有实性上皮成分，核异形、深染、有病理分裂象，间质纤维化或透明化。肿瘤有时具有嗜表皮性，有的肿瘤可见到乳房外佩吉特病的改变。肿瘤周围常有正常的大汗腺，偶尔发生于长期存在的良性大汗腺肿瘤基础上。免疫组化显示瘤细胞表达低分子量角蛋白（CAM5.2）、AE1/AE3、上皮膜抗原（EMA）、癌胚抗原（CEA）、细胞角蛋白（CK7、CK15）和 GCDFP-15。

原发性皮肤大汗腺癌与转移性乳腺导管大汗腺癌很难鉴别。除非是发生于皮脂腺痣的基础上，或明确与大汗腺腺瘤相连，所有大汗腺癌，尤其是那些位于典型部位以外的损害，在诊断前应进行仔细的乳房检查，以排除转移性乳腺导管大汗腺癌。汗腺腺癌是具有淋巴结和远处转移（肺和骨）风险的高级别肿瘤。需手术切除治疗，晚期病例可行化疗或放疗。但伴有轻度异型性的肿瘤类似汗腺腺瘤，呈浸润性生长且侵袭性较小。

(曾学思)

pífū niányè'ái

皮肤黏液癌 (skin mucinous carcinoma)

发生于真皮，组织学显示有大量黏液分泌的腺癌。本病罕见，好发于老年男性。常见于头颈部尤其眼睑，偶尔侵犯头皮、腋窝、胸、腹、腹股沟、足和外阴。肿瘤常单发，为肉色红斑或蓝色结节。生长缓慢，可持续多年不变，常在局部呈侵袭性生长，而且常复发，但很少远处转移，常累及局部淋巴结。组织病理学表现为肿瘤位于真皮，常累及皮下脂肪。团块呈岛状漂浮在淡染的黏蛋白湖中，周围由纤细的纤维将其分隔。肿瘤细胞为立方形，常见腺样分化，有筛样结构是其

特征，细胞有丝分裂不明显，局部常见出血，而坏死少见。组织学上无法与转移癌鉴别，尤其是来源于乳房的转移癌。也必须与胃肠道和卵巢来源的肿瘤相鉴别。大部分病例通过临床表现可以区分。发生于面部的黏液癌几乎都是皮肤原发性肿瘤。需手术切除治疗。

（曾学思）

pífū xiànyàng nángxìng'ái

皮肤腺样囊性癌（adenoid cystic carcinoma of the skin） 原发于真皮，组织学以瘤细胞呈实体或条索状分布为特征的肿瘤。罕见，好发于中老年女性。皮损为表面结痂的斑块或结节，生长缓慢，病程很长。肿瘤发生于很多部位，但40%的病例见于头皮、胸、背和腹部也容易受累。组织病理学表现与发生在唾液腺的腺样囊性癌相同，肿瘤位于真皮中下部，常累及皮下脂肪，由腺样或筛状瘤细胞团和许多小的实体性上皮细胞团块组成，腺样空腔有时可扩大为多囊性空腔，衬以扁平立方上皮，团块位于稀疏的纤维或黏液样间质之中。肿瘤细胞大小一致，有丝分裂少见。本病需与腺样基底细胞癌相鉴别。本病不与表皮相连，没有收缩间隙，有更成熟的导管结构。后者上皮膜抗原（EMA）、细胞角蛋白（CAM5.2）、S-100蛋白和癌胚抗原（CEA）阴性。诊断原发肿瘤之前，需排除是由唾液腺扩散或由其他部位转移而来的肿瘤。治疗上采取手术切除并联合放疗。原发于皮肤的肿瘤侵袭性较低。虽然有57%～70%的复发率，但淋巴结核肺部转移相对少见，因肿瘤会在许多年甚至几十年后复发，需长期随诊。

（曾学思）

pízhīxiàn'ái

皮脂腺癌（sebaceous carcinoma） 来源于皮脂腺细胞的恶性肿瘤。真正发生于皮脂腺者很少见，而以发生于睑板腺的腺癌较多见。本病罕见。

临床表现 通常发生于老年人富于皮脂腺的区域，如眼睑、耳部和头颈部的其他区域。分为位于眼周的皮脂腺癌和眼部以外的皮脂腺癌，其中前者占75%。

眼周皮脂腺癌 来源于眼部的皮脂腺，尤其是睑板腺，好发生在上眼睑。皮损开始为黄色小结节或斑块，易误诊为睑结膜炎、睑板腺囊肿、基底细胞癌等。生长缓慢，常可破溃，破坏面部骨骼并转移至内脏，一旦转移，预后很差，5年生存率为50%。

眼外皮脂腺癌 约占25%，好发于头面部、颈部，常为单个淡红色结节，直径1～4cm，也可更大，有时可破溃，预后与眼周皮脂腺癌相当。

诊断 结合临床表现和病理学检查来确诊。病理学表现为肿瘤呈不规则小叶状的生长，有时可在真皮上部弥漫生长，与上方的表皮相连，可见大小不等、不规则形的皮脂腺小叶，不对称，边界不清，失去腺体结构，向深部侵袭性生长，容易穿过浅表横纹肌，在疏松组织内生长和转移。肿瘤结节由两类细胞混杂而成，一类是嗜碱性的皮脂腺生发细胞，核圆形或卵圆形，含数个核仁；另一类是更加成熟的皮脂腺细胞，胞质呈嗜伊红泡沫状小叶，周围部分多为未分化的基底细胞。分化越差的肿瘤，其肿瘤细胞染色越深，胞质中脂质越少，异型明显。某些较大的肿瘤小叶内可见类似鳞状细胞癌的不典型角化细胞。偶可见到向大汗腺分化的特

点，也可向神经或血管、淋巴管侵袭。也可表现为表皮内生长或呈佩吉特样生长，常见于眼周皮脂腺癌。

鉴别诊断 需与基底细胞癌、鳞状细胞癌、睑板腺囊肿或慢性睑结膜炎、良性皮脂腺肿瘤、透明细胞汗腺癌、气球样细胞恶性黑色素瘤等鉴别。

治疗和预后 手术切除。切除后复发再次手术困难。向附近淋巴结转移者，可考虑放疗。本病转移并导致死亡的发生率可高达25%，最常转移至局部淋巴结、肺、肝、脑和骨骼，也可由于局部侵袭转移至颅内。一旦发生转移，预后很差，5年生存率为50%，而上下眼睑同时受累的患者预后极差。

（曾学思）

Pèijítèbìng

佩吉特病（Paget disease） 临床上表现为湿疹样皮损，组织病理以表皮内有大而淡染的异常细胞［佩吉特（Paget）细胞］为特点的一种特殊类型皮肤肿瘤。又称湿疹样癌，分为乳房佩吉特病和乳房外佩吉特病。

病因和发病机制 乳房佩吉特病多认为起源于乳腺导管。乳房外佩吉特病的表皮内腺癌可能就是原发性汗腺癌，通常为原发性表皮内或黏膜内腺癌，也可由病变下方或邻近的腺癌（汗腺、直肠肛门腺体）累及表皮形成继发性受累。

临床表现 二者分别有以下特点。

乳房佩吉特病 通常发生于中年以上女性，平均40～60岁，少数病例可为男性。一般发生于单侧乳头、乳晕及其周围。呈湿疹样外观，表现为境界清楚的红色斑片，表面多有渗出性结痂，

呈灰蓝或灰白色角化性脱屑，并可见皲裂、糜烂或肉芽组织，呈鲜红色，常有渗液。有轻度浸润而无明显痒感。皮损逐渐向周围扩大，病程缓慢，经数月或数年后，病变累及乳房及前胸等部位。损害边缘稍隆起，有明显浸润，外周散在点状皮损。晚期损害向深部扩展时乳头开始内陷、被破坏甚至脱落，或发生溃疡。并见血性乳头溢液。半数患者伴有乳腺癌而可扪及乳房肿块，晚期局部淋巴结常有转移。

乳房外佩吉特病　本病大多好发于男性，女性少见。常发生于 50 岁以上，病程缓慢，病期半年至十多年。其损害好发于顶泌汗腺分布部位，如阴囊、阴茎、大小阴唇和阴道，少数见于肛周、会阴或腋窝等处。大多为单发，少数多发，同时发生于两个部位者更少见，极少数患者可伴发乳房佩吉特病。本病可继发于腺癌的扩展，如从直肠到肛周区，从宫颈到女阴区，从膀胱到尿道、龟头或腹股沟区等。另一方面，长期在生殖器部位的乳房外佩吉特病可侵犯宫颈或泌尿道。损害如同乳房佩吉特病，呈界限清楚的红色斑片，大小不一，边缘狭窄，稍隆起，呈淡褐色，中央潮红、糜烂或渗出，上覆鳞屑或结痂，有时呈疣状、结节状和乳头瘤状，自觉有不同程度的瘙痒，少数有疼痛。

诊断和鉴别诊断　两者病理表现几乎相同。表皮内，特别是棘层下部出现佩吉特细胞，此细胞与表皮细胞迥然不同，较正常角质形成细胞大 1～2 倍，圆形，无细胞棘突及细胞间桥，胞质丰富而淡染，如空泡状。核大，圆形或卵圆形，深染，核膜清晰。一般为 1 个，也可多个核。可见

有丝分裂象。在表皮内可单个存在，也可成巢状聚集，甚至侵及表皮各层而将表皮细胞挤压成网状，基底细胞被挤压在基底膜带与佩吉特细胞之间，呈扁平带状，即佩吉特样现象。佩吉特细胞可沿汗腺导管、汗腺、毛囊及皮脂腺蔓延。真皮内常有中度慢性炎症浸润。佩吉特细胞对组织化学染色结果不一，过碘酸希夫（PAS）染色多呈阳性，耐或不耐淀粉酶。阿辛蓝染色可阳性。乳房佩吉特病为癌性疾病，故早期诊断十分重要，应注意与乳头湿疹鉴别。若 50 岁以上患者，单侧发生皮损，边界清楚，基底有浸润，乳头溢液甚至乳头凹陷，病情进展缓慢，暂时好转后又复发，对症治疗无效者，应考虑乳房佩吉特病；病理检查发现表皮内存在佩吉特细胞，对本病的诊断非常重要。50 岁以上老年人在外生殖器部位或肛周发生长期不愈的湿疹样皮肤损害，特别是边缘明显者，应警惕乳房外佩吉特病可能，活检可明确诊断。主要应与湿疹、鲍恩病及浅表型恶性黑色素瘤鉴别。

治疗　乳房佩吉特病同乳腺癌，外科扩大切除或乳房切除是根本的治疗方法。乳房外佩吉特病采取手术治疗和非手术治疗。其中手术治疗包括常规手术切除和莫氏（Mohs）显微外科手术切除，在切除后部分患者还需要进行局部淋巴结清扫；非手术治疗包括放疗、化疗、免疫调节剂治疗等。

预后　乳房佩吉特病的预后同乳腺癌。乳房外佩吉特病的预后则取决于其来源，即为原发性或继发性，原发性的预后通常较继发性为好，但是原发性乳房外佩吉特病若多次复发后，预后亦

不佳。

（曾学思）

máofà shàngpíliú

毛发上皮瘤（trichoepithelioma）

起源于多潜能的基底细胞并有向毛发分化趋势的皮肤肿瘤。又称囊性腺样上皮瘤。分为单发和多发两型。习惯上，囊性腺样上皮瘤是指多发型的损害，而毛发上皮瘤则可指单发及多发性损害。多发型与遗传有关，多为常染色体显性遗传，单发型者则未见家族史。多发型毛发上皮瘤通常多发病于 20 岁以前，女性常见。常常为正常肤色丘疹，直径在 2～5mm 之间，呈半球形或圆锥形，质地坚实，有透明感，有时尚可见毛细血管扩张，偶可形成斑块，极少破溃。肿瘤发生后数年内可渐渐长大，以后停止生长。皮损常常无自觉症状，有时有轻度烧灼感或痒感。患者极少有明显系统性改变。单发型毛发上皮瘤临床表现无特征性，各年龄段均可发病，多数发生于面部，损害为质硬、正常肤色的肿瘤，无自觉症状。

病理学表现：多发型毛发上皮瘤位于真皮内，约 1/3 的病例与表皮相连，病变境界清楚，周围有结缔组织围绕。肿瘤常不同程度地向毛发结构发育，从原始的毛球样或基底细胞瘤样结构至顿挫性毛囊和角质毛囊均可见到。典型病变中可见许多角质囊肿与肿瘤团块，前者中心为完全角化的角质，外围有一层扁平的嗜碱性细胞，边缘有时可见栅栏状排列的细胞。单发型毛发上皮瘤则含有许多角质囊肿和不成熟的毛乳头，因此是向毛发结构高度分化的损害，有时少数区域内有类似基底细胞瘤的表现。如皮损单发而毛发结构分化的现象很少时，

最好列入角化性基底细胞癌。

多发型在临床上有一定特点，比较容易诊断，但应与汗管瘤、基底细胞痣综合征等鉴别。单发型者临床无特征，需要做病理检查才能确定。单发型者可以手术切除。但多发者尚无满意治疗方法。较小损害可试用电干燥或电凝治疗。

（曾学思）

máonángliú

毛囊瘤（trichofolliculoma） 起源于毛囊组织的良性附属器肿瘤。是一种错构瘤。18～49岁多见，男性多于女性，婴儿和儿童少见。皮损通常发生在面部，特别是鼻两侧，偶见于头皮或颈部，很少见于外阴。皮损为单发圆顶状丘疹，直径0.5～1.0cm，中央有孔样开口，可排出皮脂样物质。特征性的表现是丘疹中央开口处穿出一根或多根柔软的白色毳毛。无自觉症状。诊断可根据临床特点，但常须做病理检查。组织病理学表现为真皮内可见单个囊状的毛囊结构，其中充满角质或双折光的毛干碎片。偶尔可见2～3个囊肿结构，群集在一起。囊壁为角化复层扁平上皮，可与表皮相连，具有明显的颗粒层。此外，有许多条束状增生的上皮组织自囊肿中央向外呈放射性排列，向毛根或次级毛囊分化，大部分为高分化的毛囊下部结构，可产生毛干，可见完整或不成熟毛囊，并见不同时期的不成熟毳毛形成。增生的上皮组织内尚可见到皮脂腺及小角质囊肿。次级毛囊之间由上皮索将其相互连接，上皮索周边处细胞呈栅状排列，中央细胞因含糖原而呈空泡化。在上述肿瘤结构周围可有境界清楚的结缔组织包裹。毛囊瘤是一种来源于毛囊组织的肿瘤，但是毛囊形成得还不完全。在损害内可见毛囊的各个发育时期。应与毛发上皮瘤及基底细胞瘤区别。本病中央充以角质的毛囊囊肿，而囊肿周围有不同程度分化的毛结构，有助于鉴别诊断。基底细胞瘤虽也可含角质囊肿，但无发育不全的毛囊。治疗上采用手术切除。

（曾学思）

máomǔzhìliú

毛母质瘤（pilomatrixoma） 起源于向毛母质细胞分化的原始上皮胚芽细胞的肿瘤。又称毛囊漏斗毛母质瘤、毛囊漏斗毛母质囊肿。好发于青年人和60～70岁的老年人，女性多见。肿瘤通常单发，常染色体显性遗传病患者可表现为多发性皮损。该瘤生长缓慢，皮损为直径0.5～3cm的结节，常发生于头面部，其次为上肢、颈、躯干和下肢。皮损呈质硬的结节，位于真皮或皮下，很少分叶，偶呈囊性，肿瘤虽可与皮肤粘连，但基底可以移动，很少破溃，个别可向表皮穿通而排出内容物，可称为穿通性毛母质瘤。肿瘤直径极少超过12cm，其表面皮肤呈淡蓝色，可发生水疱、皮肤松弛或穿孔。

病理学表现：表皮一般正常，肿瘤位于真皮内，有时可累及到皮下组织，肿瘤呈多结节状，单个肿瘤小叶团块由基底样细胞和影细胞构成，皮损处于发展阶段时以基底样细胞为主，嗜碱性细胞的边界往往不清楚，甚似基底细胞样细胞，大多排列在肿瘤岛的周边，但不呈栅栏状排列。影细胞呈多边形，深嗜伊红的细胞残影，中央透亮缺乏相应的胞核。通常伴有异物巨细胞反应。钙化常见。本病需与基底细胞癌、鳞癌及其他附属器肿瘤鉴别。病理上仅钙化的表皮囊肿类似本病，但上述各病在病理上均有其特征，可以鉴别。尽管影细胞是毛母质瘤的特征性改变，但它也可见于其他毛囊性肿瘤如漏斗部囊肿、毛发上皮瘤及结缔组织增生性毛发上皮瘤。外科切除可治愈本病，但2%～3%的患者局部可复发。

（曾学思）

chuāngshāngxìng shénjīngliú

创伤性神经瘤（traumatic neuroma） 神经纤维在损伤之后，若断离的两端之间有瘢痕或其他组织阻隔，或者因截肢失去远端，再生轴突不能到达远端而与增生的结缔组织混杂在一起，进而形成的再生性增生。较少见。皮损见于伤口、手术瘢痕或截肢处。常为孤立性皮肤色或淡紫红色丘疹或结节，质硬，下肢的损害倾向于多发性。早期无自觉症状，数月后逐渐出现麻刺感、瘙痒和疼痛，常为撕裂性疼痛。残留性多指，见于新生儿和年幼婴儿中，常为无症状性光滑或疣状丘疹，位于小指基部尺侧，类似于完整的多指，组织学检查时未发现手指的正常或残留成分。组织病理学表现：肿瘤位于真皮或皮下组织内，由施万（Schwann）细胞和神经束膜细胞（梭形核和胞质）组成，大小不一杂乱排列。特殊染色显示许多轴突排列不规则；肿瘤边界清楚，有纤维鞘包绕，纤维束之间存在数量不一的纤维组织、炎症细胞和黏蛋白。本病需与肥大性瘢痕、皮肤纤维瘤等鉴别。治疗上采用手术切除。

（徐秀莲）

Méikè'ěrxìbāo'ái

梅克尔细胞癌（Merkel cell carcinoma，MCC） 来源于表皮基底层的慢反应机械感受器梅克尔

（Merkel）细胞的恶性肿瘤。

病因和发病机制 光暴露是重要的原因之一，90%的病例发生在光暴露部位，50%发生在头颈部，40%发生在四肢。补骨脂素A段紫外光（PUVA）治疗和砷暴露可能也是潜在的原因。免疫抑制者、接受器官移植、慢性淋巴细胞白血病和艾滋病病毒（HIV）感染者都会大大增加发生MCC的危险性。

临床表现 为一快速生长的红色到紫红色结节，表面有光泽并有毛细血管扩张。大部分皮损小于2cm。梅克尔细胞癌是一种侵袭性肿瘤，有向真皮和淋巴结扩散的趋势。

诊断和鉴别诊断 临床上很难诊断。病理学表现：肿瘤位于真皮内，可延伸至皮下组织。肿瘤由小的、圆形至卵圆形、大小一致的嗜碱性细胞构成，核呈泡状，有许多小的核仁，胞质少，细胞边界不清；细胞呈片状或结节状分布；常见显著的有丝分裂和灶状坏死。本病需与小细胞肺癌、淋巴瘤、神经母细胞瘤、小细胞内分泌腺癌、黑色素瘤，甚至需和基底细胞癌鉴别。病理上由于瘤细胞形态大小一致而不成熟，因此易误诊为"母细胞"性淋巴瘤或转移癌，特别是来源于肺部的小细胞癌，后者在瘤细胞内也含中心致密的颗粒，因此需电子显微镜检查才能鉴别。

治疗和预后 应对区域淋巴结、胸、肺进行内科检查和CT扫描。70%~80%的患者1期或局限性MCC，5年存活率为64%。2期的患者为局限性疾病，占MCC患者的10%~30%，5年存活率为47%。3期的MCC有远处转移，占MCC患者的1%~4%。平均存活时间为9个月。淋巴结是否累

及时主要的生存预测指标。腿部的皮损尤其难以处理，因为老年患者的下肢很难进行广泛的切除和全程的放疗。下肢皮损的处理不足经常发生，预后很差。

MCC应根据不同的危险因素选择个体化治疗。1、2期的治疗目的为治愈和局部控制，包括对大部分病例联合使用外科手术和放疗。1期患者推荐局部切除。2期患者的治疗原则与1期相同，受累的结节肿块也应手术切除，之后再放疗，也可单独放疗。对3期患者采取姑息疗法。

（徐秀莲）

yīng'ér xuèguǎnliú

婴儿血管瘤（haemangioma of infancy）

起源于残余的胚胎成血管细胞，活跃的内皮样胚芽向邻近组织侵入，形成内皮样条索，经管化后与遗留下的血管相连而形成的良性肿瘤。多见于婴儿和儿童。

病因和发病机制 一种先天性疾病。

临床表现 一般分为鲜红斑痣、毛细血管瘤、海绵状血管瘤和混合型血管瘤，混合型是由两种类型血管瘤混合存在，且以一型为主。

鲜红斑痣 常在出生时或出生后不久出现，好发于面、颈和头皮，有时累及黏膜，多为单侧性，偶为双侧性。常伴有某些较大血管的畸形，如斯德奇－韦伯（Sturge-Weber）综合征或血管骨肥大综合征［克利佩尔－特雷诺内（Klippel-Trenaunay）综合征］。

毛细血管瘤 常在出生后3~5周出现，好发于面、颈和头皮，随婴儿成长而增大，数个月内增长迅速，直径可达数厘米，在一年内长至最大限度，以后数年内可逐渐自行消失。广泛损害

的深部常并发海绵状血管瘤。

海绵状血管瘤 常在出生时或出生后不久发生，好发于头皮和面部，可累及口腔或咽部黏膜。损害一般较大，自行发生，在原有毛细血管瘤处发生或位于皮下，累及骨骼、横纹肌或肠道等，可引起相应症状，发生于内脏者，一般无自觉症状，可伴有血小板减少症和紫癜，可见于以下先天性疾病：蓝色橡皮球样痣和马富奇（Maffucci）综合征。

诊断 根据病史和临床表现，先天性血管瘤不难诊断。病理学表现有以下几方面。

鲜红斑痣 真皮上中部毛细血管扩张，随年龄增长，毛细血管扩张也增加，可延及真皮深层和皮下组织，但内皮细胞不增生。骨肥大性鲜红斑痣示真皮内除见扩张的毛细血管外，尚见红细胞漏出和含铁血黄素沉着，成纤维细胞增生，有些类似多发性出血性肉瘤，但血管内皮细胞和成纤维细胞无异形。

毛细血管瘤 瘤内毛细血管增生，内皮细胞也明显增生，胞体较大，呈不规则圆形或椭圆形，胞质淡伊红色，胞核呈不规则椭圆形，增生的内皮细胞排列不止一层，呈实性条索状或团块状，有的仅见少数很小而不清楚的管腔，以后发生纤维化。

海绵状血管瘤 真皮下部和皮下组织内有很多大小不等的血管腔，其形状不一，衬以单层内皮细胞，外围则由分布不均、排列紊乱的疏松胶原纤维和少量平滑肌细胞组成的厚壁包绕，血窦之间的距离长短不一，在小的血窦内可见血栓形成和钙化。

鉴别诊断 应注意有无并发其他深部组织或内脏血管瘤，组织病理学上有时需与血管平滑肌

瘤、血管纤维瘤和血管脂肪瘤等相鉴别。

治疗和预后 婴儿患者特别是毛细血管瘤或海绵状血管瘤在早期可不治疗，观察数年，如不消退或者影响功能或美容时可选择适当的治疗。一线治疗为皮质类固醇；二线治疗包括干扰素、长春新碱、脉冲激光、放射治疗、外科手术治疗、冷冻疗法、博来霉素皮损内注射等。鲜红斑痣：发生于前额、鼻梁、枕部的多自行消退，较大的或广泛的往往持续终身存在。毛细血管瘤：多在数年内自行消退。海绵状血管瘤约四分之一的病例可因出血、呼吸困难、继发感染或恶变而死亡。

（徐秀莲）

老年性血管瘤 lǎoniánxìng xuèguǎnliú

老年性血管瘤（senile angioma） 老年人血管退行性病变而出现于躯干、四肢的鲜红或暗红色柔软的丘疹和结节。又称樱桃血管瘤。常见于老年人，在成年早期就开始出现，亦可见于青少年。损害数目随患者年龄增长而增多，最常见于躯干和四肢近端，偶发于头皮、面部及四肢远端，不累及手足。皮疹呈鲜红色或樱桃色丘疹，大小不等，小者难以辨认，一般直径1~5mm，逐渐增大，高出皮面1~2mm，呈隆起性半球性损害。质软，呈海绵状，有时呈不规则形。部分损害周围可有贫血晕。无自觉症状，常呈多发性。病理学表现：早期损害，乳头下层可见许多管腔狭窄的新生毛细血管和主要由内皮细胞排列而成的小叶。以后毛细血管逐渐扩张，可见许多中度扩张的毛细血管衬以扁平的内皮细胞。间质水肿，胶原纤维均质化。诊断依据临床表现。需与肾小球样血管瘤、淤

点鉴别。必要时可激光、冷冻和电凝等治疗。

（徐秀莲）

窦状血管瘤 dòuzhuàng xuèguǎnliú

窦状血管瘤（sinusoidal hemangioma） 特殊类型的良性海绵状血管瘤。是一种血管畸形。多见于中年女性。好发于躯干和四肢，特别是乳房的皮下组织内。表现为单发的皮下结节，呈蓝色。组织学中，在真皮深部和皮下组织中，见边界不清的小叶状结构，由紧密相连的血管腔构成，彼此相互贯通形成多腔状，似筛状和窦状。治疗上常采取手术切除等方法。

（徐秀莲）

动静脉血管瘤 dòngjìngmài xuèguǎnliú

动静脉血管瘤（arteriovenous hemangioma） 由小动脉、小静脉和动静脉间的吻合短路所构成的良性血管瘤。又称蔓状动脉瘤。好发于头颈部（特别是唇部）及四肢。多见于中老年人，无性别差异。临床表现为单发暗红色丘疹或结节，大多数损害直径小于1cm，丘疹有间断出血倾向，可伴触痛，局部复发并非本病特征。病变位于深部软组织者发病年龄常较早，并可出现血流动力学并发症，偶可复发。本病与慢性肝病有关。组织病理学表现为真皮内、黏膜下或皮下可见一个由大量血管组成的团块，界限清楚。血管管壁厚，内衬大的内皮细胞，其特征为具有肌层及厚度不一的弹力膜，部分病例可见明显的动脉静脉吻合。管腔内常见微血栓，偶见营养不良性钙化。常常通过连续切片也未能发现动脉成分，此种病变可能为单纯性静脉血管瘤。临床上发现暗红色丘疹或结节，可以考虑血管源性肿瘤，但确诊分型必须做病理检查才能肯

定。皮损小而浅表，可用冷冻、电凝等治疗。

（徐秀莲）

皮肤血管肉瘤 pífū xuèguǎn ròuliú

皮肤血管肉瘤（cutaneous angiosarcoma） 起源于内皮细胞或其前体细胞，为血管或淋巴管内皮细胞的一种恶性肿瘤。又称恶性血管内皮细胞瘤。可形成管腔。本病和恶性淋巴管内皮细胞瘤在临床和组织学上基本相同，并可一起发生，因此，习惯上将此两型当作一个肿瘤，即统称为恶性血管内皮细胞瘤。不同性别、年龄均可发生（见血管肉瘤）。

（徐秀莲）

局限性淋巴管瘤 júxiànxìng línbāguǎnliú

局限性淋巴管瘤（lymphangioma circumscriptum） 由皮肤淋巴管胚胎发育异常导致的浅表淋巴管的先天畸形。并非肿瘤，又称浅表性淋巴管畸形。本病无家族性发病，大多发生在婴儿。可发生于大的可收缩淋巴管即主干淋巴管，位置较深，也可发生于无收缩性淋巴管即起始淋巴管，位于浅表。身体任何部位均可发病，常累及肢体近端。皮损为高出皮肤和黏膜面、针头至豌豆大小水疱样损害，边界清楚，散在分布，或线状排列，或群集成蛙卵样结构。水疱呈半透明乳白色或淡黄色，常因含血液而呈淡红色、红色、蓝色或黑色，表面光滑发亮，部分表面呈褐色疣状，可误诊为病毒疣。损害可因外伤或自发性在一个、几个或更多损害表面流出清亮无色的淋巴液称淋巴漏，皮肤深层的淋巴管扩张可累及皮下组织和肌肉。

根据发病年龄、皮损特点、刺破后有淋巴液漏出和组织病理等不难确诊。病理学表现：病变处表皮变薄，或呈疣状增生，真

皮和皮下组织内淋巴管增生扩张或呈囊状，内衬以单层扁平内皮细胞，腔内见凝固淋巴液、少量淋巴细胞，有时见红细胞，间质内有淋巴细胞浸润，亦可见淋巴滤泡样结构。治疗上首选外科根治术，或术前后联合压迫和硬化治疗来提高疗效，术前应用磁共振成像（MRI）等检查确定皮下淋巴池范围。浅表而局限性损害，手术不适合或不可能，可在损害内注射组织硬化剂，如多西环素、无水乙醇、溶链菌制剂。

（徐秀莲）

pílā'ěr jīliú

皮拉尔肌瘤（pilar leiomyoma）

主要由平滑肌细胞组成的皮肤良性肿瘤。又称毛发平滑肌瘤。可发生于各种年龄，但以 20~30 岁最多见。多发损害者多见于男性，单发者无性别差异。多发者为针头大到豆大、褐色或蓝色、硬固隆起结节。多发生于背、面或四肢伸侧。通常成群发生。结节成弧状或线状排列，群集的结节有时融合成斑块。单发的皮肤或皮下平滑肌瘤通常豆大至核桃大，偶有更大着。特别多见于下肢伸侧、阴囊、大阴唇及乳房。虽然有些病例，肿瘤疼痛甚为突出，特别是较大者更为明显，但并不经常有疼痛。在寒冷及局部刺激的影响下，肿瘤通常可收缩，或出现一种缓慢的蠕动。本病生长缓慢。小的损害也可见自行消退，但甚罕见。发生肉瘤者极少，一般平滑肌肉瘤并不是在原有平滑肌瘤的基础上发展而来。

如临床出现单发或成簇的疼痛性丘疹或结节，即需要考虑到平滑肌瘤。当用一小块冰放在病变处数秒钟，平滑肌即收缩，肌瘤表面即出现皱缩，则是诊断特点之一。病理学表现：平滑肌瘤是由不同走向的平滑肌束纵横交错构成。平滑肌瘤细胞甚似正常的平滑肌细胞。核位于中央，细长而端钝。大多数不含有肌原纤维。肌纤维呈条索状或稍有波浪状。皮肤平滑肌瘤，为浅表平滑肌瘤，通常多发，可能起源于竖毛肌。本病需与神经瘤、神经纤维瘤、血管球瘤、纤维瘤等鉴别，此时，活检甚为重要。手术切除是首选治疗方法，切除不完全者可复发。放射治疗无效。

（徐秀莲）

pífū pínghuájī ròuliú

皮肤平滑肌肉瘤（leiomyosarcoma of the skin）

起源于平滑肌的恶性间叶性肿瘤。有两种临床类型：皮肤平滑肌肉瘤和皮下平滑肌肉瘤。前者来自立毛肌，最常见于青年人，男性好发，最常累及四肢，尤其是小腿，肿瘤可有疼痛感；后者好发年龄为 50~80 岁，通常累及四肢，大腿尤为多见。偶尔有来源于静脉血管壁。诊断主要取决于病理学检查：皮肤型的境界不清，较弥散；皮下型的境界清楚，呈结节状，两者均呈浸润性生长；平滑肌细胞交织排列成束状，胞质嗜酸性，胞核两端钝圆，常呈空泡状，核可呈栅栏状或串联排列；细胞呈多形性，有丝分裂活跃。皮下型的可发生黏液样变和透明变性。大多数细胞平滑肌肌动蛋白（α-SMA）、肌丝蛋白、钙调蛋白弥漫阳性。可见肿瘤为梭形细胞组成，交错成束。核呈长形，端钝。细胞的多少不一，有时可见长梭形或奇形怪状的细胞。核也可呈栅栏状排列。细胞成分多而且核有丝分裂象多者表明恶性程度较高。一般肿瘤内很少胶原组织，仅在小叶间隔内可见少许胶原纤维。本病在治疗上采取广泛切除后植皮。放射治疗无效。皮肤平滑肌肉瘤，局部复发常见，但未见转移。长期随访可有约 50% 肿瘤发生转移，死亡率约为 30%~50%。

（徐秀莲）

yīng'ér jīxiānwéiliúbìng

婴儿肌纤维瘤病（infantile myofibromatosis）

多见于 2 岁以下幼儿，以成肌纤维细胞为主要成分的纤维组织增生性疾病。曾称先天性纤维瘤病，出生不久就出现，损害以多发性结节为主，罕见。病变好发于躯干和四肢，分为浅表型及泛发型两型，前者结节仅发生于皮肤、皮下组织、骨骼肌和骨骼，后者可有内脏损害。最常见于肺、心肌、肝和肠道等部位呈弥漫性纤维组织增生，特别是肺部被多发性结节挤压和受阻塞。结节常在出生时即有，或生后发病，也可先为单发性皮肤结节，以后才显著泛发。病理学表现：真皮或皮下组织或更深处有境界清楚的长梭形细胞，形似成纤维细胞或平滑肌细胞，或见两者之中间型。群集细胞组成束状。胶原纤维不多的细胞较少区内可见黏液样基质和毛细血管增生。电镜下示结节内成纤维细胞均为成肌纤维细胞。由于细胞的收缩，损害最后可消退。治疗采取手术切除。浅表型预后良好。泛发型累及内脏者，常死亡。不论是浅表型和泛发型，存活婴儿的结节在 2 岁以内自行消退。

（徐秀莲）

pífū jīxiānwéiliú

皮肤肌纤维瘤（dermatomyofibroma）

皮肤肌纤维细胞增生而形成的良性肿瘤。少见，好发于年轻女性。皮损多见于躯干上部和颈部，常呈单发结节和斑块，大多直径小于 4cm，呈肤色或浅色，偶呈线状分布，无明显自觉症状。肿瘤生长缓慢。皮损可类似斑块型隆突性皮肤纤维肉瘤或瘢痕疙瘩。病理学表现：肿瘤位于真皮网状层，由束状的单一形态梭形细胞构成（细胞平行于表皮），胞质淡染，嗜酸性，泡状细长的核；一般乳头层和附属器结构不累及；基质内含有胶原纤维束，小血管增生（出血型的类似卡波西肉瘤），可见红细胞外溢，稀疏炎细胞浸润。免疫组织化学显示肌动蛋白及肌钙结合蛋白阳性。本病需与隆突性皮肤纤维肉瘤相鉴别，后者细胞嗜碱性更为明显，且更具有侵袭性。与神经纤维瘤也容易混淆，后者细胞更为淡染，细胞排列和表皮不平行。治疗上采取手术切除，皮损切除后个别有局部复发。

（徐秀莲）

jùxìbāo xiānwéiliú

巨细胞纤维瘤（giant cell fibroma） 由局部纤维结缔组织增生，并含有特征性的多核巨细胞的良性肿瘤。多见于儿童，尤其是 10 岁以下男性儿童，偶见于中老年人。皮损好发于躯干、腹股沟、四肢，为缓慢生长的肿块，直径可达 6cm，发生于皮下的损害常无临床表现。病理学表现：肿瘤位于真皮和皮下组织，境界不清，较多的多核巨细胞排列于不规则的血管间隙中。病变内细胞少而胶原组织丰富，部分基质发生透明样变性和黏液样变，可见梭形细胞和多核巨细胞，偶见席纹状的结构。需与血管瘤、皮下纤维瘤、巨细胞血管纤维瘤等鉴别。治疗上采取手术切除，切除不完全者，有 30%~50%切除后复发。

（徐秀莲）

yìnghuàxìng xiānwéiliú

硬化性纤维瘤（sclerotic fibroma） 由排列成席纹状的嗜酸性胶原束组成的良性纤维瘤。又称席纹状胶原瘤。好发中青年人，男女发病率类似。病变好发于头、颈部和上肢，为生长缓慢的孤立结节，直径常小于 1cm，呈皮色。组织病理学显示病变位于真皮内，界限清楚，无包膜，由细胞较少的透明变性的胶原束组成，透明胶原之间有许多裂隙，排列成席纹状。巨细胞胶原瘤可能是席纹状胶原瘤的一个亚型，可见散在的多核巨细胞，部分细胞异性。应与皮肤纤维瘤，肌纤维瘤和瘢痕疙瘩相鉴别。治疗上采取手术切除。

（徐秀莲）

zēngshēngxìng bānhén

增生性瘢痕（hypertrophic scar） 创伤的修复过程中发生异常，导致组织过度增生而形成的凸出物。是皮肤结缔组织对创伤的反应超过正常范围的表现。由于大量结缔组织增殖和透明样变而形成的过度增长，本病往往发生在皮肤受到创伤后的 3~4 周。表现为隆起增厚、境界清楚的斑块，淡红或红色，表面毛细血管扩张。以后可持续或间断生长数月至数年，形成不规则外观，有时如蟹足状。更常见的是生长数月后即停止发展，潮红消退。病理学表现为：病变主要在真皮，无包膜，与周围组织界限不清，常在血管周围有细小的胶原纤维增生形成结节状，成纤维细胞较多，胶原纤维错综排列，大都未成熟。以后这些纤维增多呈透明样变，血管渐减少。病变处缺少弹性纤维。有创伤史及其他炎症病史时对诊断有利且简单。需与瘢痕疙瘩区别，此时需活检。治疗上应避免手术治疗。必要手术治疗者，则手术后合并放射治疗或局部注射糖皮质激素制剂。音频治疗也有一定效果。治疗不当常复发，部分可发生鳞癌。

（徐秀莲）

bìnglǐxìng gǔzhé

病理性骨折（pathological fracture） 因骨髓炎、骨结核、骨肿瘤等骨骼本身病变引起的骨折。骨的原发性或转移性肿瘤是病理性骨折最常见的原因。不少原发性和转移性骨肿瘤有时因病理性骨折后才被发现。导致病理性骨折的外力有时较重，如撞击、弹跳等，有时也可以很轻，甚至在日常活动中也会发生。有时病理性骨折本身并不重要，重要的是病理性骨折伴有或所致重要组织或重要器官损伤，如脊髓损伤常导致截瘫。

病因 ①骨的原发性或转移性肿瘤：是病理性骨折最常见的原因，特别是溶骨性的原发或转移性骨肿瘤。原发性骨肿瘤如多发性骨髓瘤、骨巨细胞瘤及溶骨性成骨肉瘤等；属于转移性骨肿瘤的如转移性肾癌、乳腺癌、肺癌、甲状腺癌及神经母细胞瘤等。不少原发性和转移性骨肿瘤有时因病理性骨折后才被发现。②骨质疏松：老年、各种营养不良和内分泌等因素可引起全身性骨质疏松，表现为骨皮质萎缩变薄、骨小梁变细、数量减少。主要影响脊椎骨、股骨颈、肋骨等。老年尤其是绝经后老年妇女胸、腰椎压缩性骨折，以及股骨颈、肱骨近端和桡骨远端骨折较为多见。肢体瘫痪、长期固定或久病卧床等可引起局部失用性骨质疏松而导致骨折。③内分泌紊乱：由甲状旁腺腺瘤或增生引起的甲状旁腺功能亢进，可导致骨的脱钙及大量破骨细胞堆积，骨小梁为纤维组织所取代。此时虽有新骨形成，但只能形成纤细的编织骨或非钙化的类骨组织，而极易发生多发性病理性骨折。④骨的发育障碍：有多种属于这类的先天性骨疾患可以引起病理性骨折，例如先天性成骨不全，为一种常染色体显性遗传性疾病，在胎儿或儿童时期发病，是由于先天性间充质发育缺陷，不易分化为成骨细胞，同时成骨细胞合成骨基质中 I 型胶原纤维障碍，因此长骨骨皮质很薄，骨骼变细而脆，极易发生多发性病理性骨折而骨折后新形成的骨痂为软骨性，或为纤维性，难以发生骨化。

临床表现 骨折部位出现疼痛、软组织肿胀、皮下淤血，骨折错位严重出现相应肢体的畸形和功能障碍。

诊断 触诊或搬动肢体时有骨摩擦音，脊柱骨折如导致脊髓和神经根压迫，则出现相应节段的感觉及运动功能障碍。①影像学：除正、侧位 X 线片外，尚应根据部位拍摄特殊体位相，如肋骨切线位等。CT 和磁共振成像（MRI）对原发骨病的诊断有帮助，对已知身患肿瘤或多部位骨折者，发射型计算机体层显像（ECT）或正电子发射体层显像计算机体层扫描（PET-CT）有助于发现原发或其他部位病变。②病理学：对不明原因的病理性骨折，对病灶进行穿刺或切开活检，对诊断和治疗至关重要。穿刺尽量在超声或 CT 引导下进行，避开血肿区。

治疗 ①明确病因：对有明确病因如甲状旁腺功能亢进、骨质疏松症等且可治疗者，应针对原发病因进行治疗。②对局部良性肿瘤所致者，可行肿瘤切除（或刮除）加植骨术，肿瘤范围广泛者则需行截除术，并酌情考虑重建性手术。③因恶性肿瘤所致

者，如全身无转移，可根据肿瘤的性质、病程、分期及全身与局部情况酌情行广泛性或根治性手术，术前根据肿瘤对化疗的敏感性，选择新辅助化疗，化疗期间对骨折部位进行适当的外固定。对脊柱转移瘤造成的椎体病理性骨折，除进行椎体切除、人工椎体置换外，还可选择经皮射频消融、椎体成形等微创手术。对已有全身转移者，可考虑选用药物或放射疗法，局部予以适当固定，以减少患者痛苦。④因成骨不全、畸形性骨炎等疾病所致者，局部以非手术疗法为主。如施行手术治疗，则应充分考虑由于骨质本身结构异常和整个肢体畸形所带来的困难。

(吴志宏)

Ēnnèijīn fēnqī

恩内金分期（Enneking staging）

一种良性和恶性骨骼、软组织肿瘤分期系统。是由恩内金（Enneking WF）在 1980 年提出的。该分期既能帮助确定治疗方案，还有利于对不同治疗方法进行比较。所有良、恶性骨骼和软组织肿瘤均能按恩内金系统进行分期。良性肿瘤的分期以阿拉伯数字标记，恶性肿瘤的分期以罗马数字

标记。

良性肿瘤的分期为：1 期，潜隐性；2 期，活动性；3 期，侵袭性。1 期肿瘤为囊内病变，通常无症状，常偶然发现。X 线片示周边有一圈较厚反应骨，边界清楚、完好，无骨皮质破坏或膨胀。此类肿瘤因不影响骨的强度，不需治疗，症状常自行消失，如非骨化性纤维瘤，病灶小，常无症状，常在诊断其他创伤时于 X 线片上偶然发现。2 期肿瘤也为囊内病变，但生长活跃，因而出现症状或导致病理性骨折。其边界较清楚，但有骨皮质膨胀、变薄。通常病灶周边反应骨带非常薄。需行扩大的刮除术治疗。3 期肿瘤为囊外病变，无论在 X 线片还是临床上均表现出明显的侵袭性，常穿破周边反应骨甚至骨皮质。磁共振成像（MRI）上可出现软组织包块，有 5% 的此类患者还会出现转移灶。治疗包括扩大刮除术、边缘切除术甚至广泛切除术，常出现局部的复发。

肌肉骨骼的恶性肿瘤也可按恩内金外科分期系统进行分期。此系统包含了影响肿瘤预后的重要的因素，按渐进加重的顺序进行分期。能指导手术及辅助治疗

表 肌肉骨骼系统良、恶性肿瘤的恩内金分期系统

良性肿瘤			
1 期潜隐性			
2 期活动性			
3 期侵袭性			
恶性肿瘤			
分期	分级	部位	转移
I A 期	低度恶性	间室内	无
I B 期	低度恶性	间室外	无
II A 期	高度恶性	间室内	无
II B 期	高度恶性	间室外	无
III 期	任何分级	任何部位	局部或远处转移

血管瘤。该病于 1881 年由安杰洛·玛丽亚·马富奇（Angelo Maria Maffucci）首次报道。一般在儿童或青年时期发病，好发于一侧肢体，多见于手、足、前臂。

病因和发病机制 病因不明，无种族性、家族性、性别及遗传学差异。

临床表现 主要表现为骨骼和血管的畸形。骨骼畸形一般在青春期趋于稳定，但也有少数患者在骨骼停止发育后可能会加重。部分患者可发生病理性骨折，且其中相当一部分患者会出现延期愈合或明显的畸形愈合。软组织可受累，出现海绵状血管瘤、毛细血管瘤或静脉扩张等。软组织受累后的主要症状包括疼痛，轻度或中度不适，偶有发热、多汗等症状。可与多种良性和恶性肿瘤合并发生，如甲状腺瘤、甲状旁腺腺瘤、垂体瘤、肾上腺肿瘤、血管内皮瘤、卵巢肿瘤、软骨肉瘤、乳腺癌、星形细胞瘤等。

诊断 主要依据影像学和病理学两方面。

影像学 主要依靠 X 线片诊断，多数位于管状骨的干骺端，呈膨胀性骨质破坏，内部可见粟粒状钙化点，骨皮质变薄，多有硬化带。磁共振成像（MRI）显示病灶内部的非钙化软骨，表现为与透明软骨信号相似的 T1 加权像低信号、T2 加权像高信号。血管瘤多位于皮下软组织，如果病灶内出现静脉石则可通过 X 线片显示。MRI 显示血管瘤较为清晰，在 T1 加权像和 T2 加权像中表现为边界清晰的高信号，内部可见扭曲的管状结构，小的血管瘤均匀强化，较大的病灶增强后边缘结节状强化并逐渐向病灶内扩散填充。

病理学 表现为多部位大小不等的肿块，可呈结节状、串珠状、分叶状生长，切面可呈灰白灰黄色或暗红色，多数呈半透明，略有光泽，肿块内富于黏液，有时可见有碎骨组织或钙化结节。显微镜下可见肿瘤呈分叶状，由肿瘤性软骨细胞及软骨基质构成，软骨细胞在小的分叶边缘处较为密集，中央区域相对稀疏。瘤细胞核呈梭形，可见双核细胞，基质中富含黏液。软骨发育异常，生长紊乱。软骨瘤主要由透明软骨构成，残余软骨从骺板移位至干骺端，增殖生成内生软骨瘤。血管瘤多属海绵型，少数为毛细血管型，一般多见于皮肤、皮下或肌肉，表现为蓝色皮下结节。血管瘤也可累及内脏和黏膜。血管瘤可伴有血栓形成，进而血栓钙化而形成静脉石。

鉴别诊断 ①奥利耶（Ollier）病：不伴有软组织多发血管瘤。本综合征发生早期，骨与血管病变可不同时出现，此时仅有骨骼病变，应与奥利耶（Ollier）病相鉴别。②奥尔布赖特（Albright）病：多发性骨纤维结构不良，伴有性早熟和皮肤色素沉着，病变内部钙化弥漫分布于整个病灶，呈毛玻璃状。③卡波西肉瘤：发病年龄多在 30 岁以后，早期多出现于足部，后可累及其他部位。不存在充满机化血栓和静脉石的海绵状血管腔隙，且梭形细胞间并无上皮样血管内皮细胞。

治疗 目的在于缓解症状，严密观察，尽早发现恶变。骨骼病变主要通过手术治疗，切除或刮除并填充。血管病变可以手术切除、注射硬化剂或放射治疗。骨或软组织病变出现增大或疼痛，应考虑肿瘤恶变可能，需行活检明确性质，积极进行治疗。

（徐立斌）

gǔ ruǎngǔliú

骨软骨瘤（osteochondroma）

发生在骨表面、表面覆以软骨帽的疣状骨性隆起。又称骨软骨性外生性骨疣。是最常见的骨肿瘤，约占良性骨肿瘤的 35%，占全部骨肿瘤的 8%。分为单发性（孤立性）及多发性两型。以单发性为多见，约占全部病例的 90%；多发性者又称遗传性骨软骨瘤病，是一种常染色体显性遗传性疾病，可以出现多处长骨受累，并伴有骨发育不良及弯曲或短缩畸形。但无论单发性或多发性，在发病年龄、性别等方面并无显著差异。骨软骨瘤一般发生于软骨化骨的部位，好发于长管状骨，最常见的累及部位是股骨远端、胫骨近端及肱骨近端的干骺端。累及扁骨的情况并不常见，最多见于髂骨和肩胛骨等。发生于特殊部位的骨软骨瘤有特定的称谓。如发生于关节附近骨端的称为骺生性骨软骨瘤，发生于指（趾）骨末节甲下的称为甲下骨疣。骨软骨瘤很少恶变。但如肿瘤在短时间内生长迅速，尤其成人后生长迅速的，应高度怀疑恶变的可能。恶变的骨软骨瘤称为软骨肉瘤。

临床表现 多见于青少年。大部分患者并无明显症状。最常见的症状是局部生长缓慢的硬性肿块。通常是由于偶然触及肿块或 X 线检查发现肿瘤而就诊。部分患者可以因压迫血管、神经及内脏器官，而产生相应的症状。股骨下端或胫骨上端的内侧病变可以因肌腱滑动使肿物遭到直接冲击或蒂部发生骨折，出现疼痛。瘤体较大时可以压迫神经出现症状。腰椎病变可以发生马尾神经的压迫症状。足和踝部肿物会使走路和穿鞋困难。部分患者可以并发滑囊或滑囊炎等。渐进性的疼痛和（或）肿块突然增大是骨软骨瘤恶变的征象。

诊断　主要依据影像学和病理学两方面。

影像学　骨软骨瘤影像学的特征性结构是与基底骨相延续的骨性突出物。X线表现为从基底骨（主要是干骺端）突出的骨性病变。骨性突出物可以是狭窄基底、长蒂，也可以是广阔基底、短蒂，少数较大的肿瘤顶端可以膨大似菜花。但是不论骨性突出物形态如何，其总是指向骨干，远离骨骺。其边缘可以是整齐的，但也可以凹凸不齐，主要取决于顶端软骨的数量。顶端偶尔可以见到不规则的钙化。若呈吸墨水纸的墨迹状，表明其中软骨尚未钙化。因为骨软骨瘤的软骨帽和继发的滑膜在X线上并不显影，因此骨性突出物往往比实际肿瘤要小。若见到广泛的不规则软骨内絮状、斑点状钙化，需要警惕恶变。CT可以较好地显示骨干中轴不规则的肿瘤，顶端可以有圆形或菜花状不规则的高密度影，为软骨帽的钙化所致。

磁共振成像（MRI）能从多方向、多角度显示瘤体与基底骨的关系，特殊的软骨信号能直接显示软骨帽，而软骨帽的变化是恶变的重要征象。MRI还可显示肿瘤周边的滑囊改变，这些都是MRI检查的优点。软骨帽在T1加权像上呈低信号，在脂肪抑制T2加权像上为明显的高信号，信号特点与关节透明软骨相似。增厚的软骨帽需要警惕恶变。

病理学　骨软骨瘤是一个带蒂或广基的骨性突出物，其皮质和髓腔都与基底骨相延续。肿瘤大小不等，直径为3～4cm，大者可达10cm以上。增厚（>2cm）和不规则的软骨帽提示有恶变的可能。显微镜下，骨软骨瘤结构较特殊，一般可分为三层：①最外层为软骨膜，由一薄层纤维组织组成，与基底骨的骨膜相延续。②中间层为软骨帽盖，由灰白略带蓝色的透明软骨组成，其厚度随患者的年龄而异，年龄越小，软骨帽越厚；在成年人，软骨帽很薄，或几乎消失，其厚度多在1～5mm之间。成年人软骨帽厚度超过1cm应考虑恶变的可能。组织病理学与正常软骨骺板相似，表层软骨细胞及基质组织较不成熟，愈近底层愈成熟，交界处的成熟软骨细胞排列成柱状，并见钙化及骨化现象。③基底部为肿瘤的主体，常占肿瘤的大部分，由海绵状松质骨组成，骨小梁间多为纤维组织，有较丰富的毛细血管网。肿瘤直径一般为3~4cm，大的可达8cm以上。成年人的骨软骨瘤如果直径超过8cm，应警惕发生软骨肉瘤的可能。在骨软骨瘤的顶端，可有一个继发性滑囊形成，特别是较大的肿瘤抵住肌肉或肌腱时，肌肉或肌腱经常在骨软骨瘤顶端来回摩擦，则形成一个滑囊。滑囊的内面可有滑膜覆盖，囊腔内有时可以有游离体。

治疗　无症状者可以不考虑手术治疗，严密观察即可。但若出现下列情况，应考虑手术治疗：肿瘤过大影响外观；出现症状（疼痛、影响关节功能、压迫血管、神经或其他重要组织等）；成年后持续生长；怀疑有恶变倾向；位于中轴骨，如骨盆、肩胛骨、脊柱等。手术时切除范围应包括肿瘤基底四周部分正常骨组织，以免遗漏，引起复发。

预后　发育停止后，骨软骨瘤大多数停止生长，无需特殊治疗。手术切除后，一般可以治愈。复发一般见于切除不完全者。但多次复发或完整切除后复发应提示恶变的可能。

（徐立斌）

chéngruǎngǔxìbāoliú

成软骨细胞瘤（chondroblastoma）　起源于幼稚软骨细胞（成软骨细胞）的良性肿瘤。又称软骨母细胞瘤，占良性肿瘤的4.79%，骨肿瘤的1.45%。其发病率大约为巨细胞瘤的1/5。男性多见，男女比例约为2:1，多为20岁以上的青年患者。成软骨细胞瘤与骨巨细胞瘤的增殖细胞高度相似，但是这些肿瘤细胞具有分泌软骨基质的特性，因此将成软骨细胞瘤归于软骨源性肿瘤。尽管很早就发现了此类肿瘤的某些特征，但直到1942年才确定了良性成软骨细胞瘤的概念，并详细描述了其临床病理特性。一些肿瘤细胞通常呈核分裂象，再加上软骨成分，此类肿瘤常误诊为恶性巨细胞瘤。良性成软骨细胞瘤和软骨黏液样纤维瘤关系密切。一些成软骨细胞瘤出现良性转移，一些则出现巨大的甚至可致命的局部复发，该部分成软骨细胞瘤可称之为侵袭性成软骨细胞瘤。而从细胞学角度看，这些所谓的侵袭性和转移性成软骨细胞瘤和常见的良性肿瘤没有显著的差异，因此，"侵袭性"和"恶性"可以用于描述此类肿瘤临床特性，但不能说明其病理特征。某些骨肉瘤细胞学特性和成软骨细胞瘤极其相似，因此如果肿瘤表现出侵袭性，则需要考虑透明细胞软骨肉瘤等罕见肿瘤的可能性。

临床表现　本病好发于长管状骨的骺端或骨端，但也可以出现在任何部位的骨化中心，如大转子。最常见部位依次为股骨、肱骨、胫骨、肱骨和胫骨，主要是累及近端。其余长管状骨，如尺骨、桡骨、腓骨相对少见。很少部分发生于手和足，多见于距骨和跟骨。极少数患者发病于胸椎、肩胛骨、骨盆、髋臼、肋骨、颅骨等。当肿瘤发生在非典型部位时，必须排除成软骨细胞瘤样骨肉瘤。临床表现无特异性，主要症状为间断性疼痛和邻近关节的肿胀。其他症状如跛行、关节僵硬，累及颞骨的患者可出现进行性听力下降、耳痛等。局部可有疼痛肿胀及压痛，病程可从几个月到很多年。病变邻近关节，关节功能可受影响，部分患者出现关节积液，表现为关节活动受限、肌肉萎缩、软组织肿胀等。

诊断 主要依据影像学和病理学两方面。

影像学 X 线片显示为局限的溶骨性中心或偏心性病变，位于骨骺或骨端，极少穿透骨骺软骨到达干骺端。病变直径较小，通常不超过 7cm，边界清晰，中心区域透亮，病变呈圆形或椭圆形，接近半数的病变周围可形成薄层的移行带，导致皮质变薄甚至断裂，以及关节软骨变薄或受侵。病变可向干骺端或关节下骨扩张，甚至进入关节。30%～50%的病变可见钙化灶，早中期钙化可见小点状、砂砾状高密度灶，晚期钙化明显，并呈模糊疏松状不规则分布，如多腔絮状形态，但无巨细胞瘤具有的明显骨小梁分隔改变。成软骨细胞瘤多发生在骨骺，且被硬化骨壳所局限，故无骨膜反应。当肿瘤蔓延至干骺端而过度膨胀或引起骨质破坏时，可在邻近的骨干或干骺端出现骨膜反应。与巨细胞瘤不同的是，新骨生成在肿瘤正下方骨干皮质外，病程久者骨膜反应更为明显。软组织肿块和病理性骨折少见。30%～50%的病例可见邻近的干骺端和骨干的骨膜炎。大约 3/4 的肿瘤累及邻近的骨皮质，但骨膜下新骨形成少见。位于骨盆的成软骨细胞瘤多来源于髋臼 Y 形软骨。位于扁骨、面颅骨或者其他少见部位的肿瘤缺乏特异的影像学表现。部分病例可出现坏死和囊性变，与成软骨细胞退变、钙盐沉积使原本不丰富的血管受到影响、肿瘤血供减少有关。CT 检查可较为清晰地显示病变特征及其与关节面和骺板的关系，并可更为清晰地显示钙化灶。磁共振成像（MRI）显示病灶呈薄分叶状，T1 加权像呈低信号，T2 加权像信号多变，通常为低信号。肿瘤周围组织呈特征性的肿胀。由于囊腔内血细胞和血浆的分离和沉淀，部分病例可见多囊样液-液平改变。MRI 可更为明确地显示软组织和骨髓侵犯情况，有利于判断病变是否具有恶性倾向及制定手术方式。

病理学 肿瘤组织通常较小，最大直径从 1～7cm 不等。病灶组织缺乏特殊病理学表现，呈现灰红色，包含出血和钙化。少数病例中，软骨基质的特点很明显。如果肿瘤组织被完整取出，可见薄的硬化边缘。5%～8%的病例可见肿瘤形成单纯性或动脉瘤性骨囊肿，表现为完全囊性的病变。复发于软组织内的肿瘤组织边缘清晰，包膜硬化，呈蛋壳样变。病变可直接破坏软骨进入关节腔，或者突破皮质骨及韧带进入。少部分患者可累及软组织。显微镜下可见肿瘤细胞主要为成软骨细胞，呈椭圆形，体积较大，胞膜完整，胞质模糊或局部清晰，染色呈粉红色。特异性征象为：胞核位于细胞中央，为椭圆形，中央有纵沟，呈咖啡豆样的外形。

部分肿瘤细胞具有上皮细胞的某些特点，周围有小的紫色钙化颗粒。这些肿瘤细胞都有水泡样的胞核和大量粉红色的胞质。体积较小的多核巨细胞散布在病灶周围，这些细胞包含 5～40 个胞核。可见较为成熟的软骨岛，其内有软骨细胞和少量的嗜碱性基质。约 1/4 的肿瘤组织的胞质有铁染色阳性的棕黄色颗粒。这些棕黄色颗粒见于肿瘤细胞和部分巨噬细胞。来自颅骨的肿瘤组织常见此类细胞，有助于明确诊断。1/4 的肿瘤组织可见与巨细胞肿瘤类似的小的坏死灶，血管侵入少见，但在扁骨和颅骨的肿瘤组织中较常见。超过 1/3 的肿瘤组织可见继发的动脉瘤性骨囊肿。囊肿通常较小而不能掩盖原发肿瘤。少数肿瘤的主要表现为动脉瘤性骨囊肿，成软骨细胞瘤因受挤压仅表现为结节样。

治疗 手术为主要治疗方法，一般采用病灶刮除植骨，彻底刮除病灶能够有效控制局部复发率，肢体功能预后长期良好。对于复发的病灶，可再次行病灶刮除术。如复发的肿瘤呈侵袭性生长，并存在骨质破坏时，需直接行大块切除。骨缺损重建常采用异体关节或人工关节，若大块切除后能保留关节面，可单纯行大块植骨。化疗与放疗无明显效果，且有恶变为软骨肉瘤的风险。

预后 几乎所有的成软骨细胞瘤通过病灶刮除术可以根除。即使是术后复发或者软组织转移的患者，通过切除术仍能治愈。据文献报道，成软骨细胞瘤的恶变率为 3.7%～4.5%；但实际上，偶见成软骨细胞瘤转移到肺部的病例其实仍为良性肿瘤，目前"恶性成软骨细胞瘤"的概念并不明确。在这方面，良性成软骨细胞瘤与少见的良性骨巨细胞瘤的转移类似，都属于类恶性肿瘤，但转移灶通常不呈进行性。其复发与转移主要取决于两个因素，即手术治疗的彻底性与肿瘤本身的生物学侵袭程度，与病灶大小、患者性别、年龄、生长板是否闭合、是否合并假性动脉瘤等并无明显关系。

（徐立斌）

ruǎngǔ niányèyàng xiānwéiliú

软骨黏液样纤维瘤（chondromyxoid fibroma）来源于软骨形成的结缔组织的良性肿瘤。该病少见。在 1948 年由贾菲（Jaffe）和利希滕斯坦（Lichtenstein）首先报道，发病率占骨与关节肿瘤及瘤样病变的 0.88%，占骨肿瘤的 1.22%，占良性骨肿瘤的 1.71%，在软骨来源的良性病变中发病率居第二位。其特性在于肿瘤中包含有含量不等的软骨样、纤维样、黏液样成分，故较易误诊为软骨肉瘤或软骨黏液肉瘤。

临床表现 10～30 岁好发，男性多见。典型的软骨黏液样纤维瘤好发于长骨的干骺端，下肢管状骨多见，累及股骨和胫骨时主要是股骨远近端、胫骨近端、腓骨远端；可能紧邻骺线或者距离骺线远近不等，其中胫骨近端干骺端是最常见的发病部位。足部的短骨，如跗骨也常发病。其他发病部位如椎体、肋骨、肩胛骨、颅骨、蝶窦、下颌骨等。软骨黏液样纤维瘤的发生部位与发病年龄有关，1～10 岁的所有患者和 20～30 岁的大部分患者均发生于长骨，30～40 岁的患者则几乎都发生于足部的小骨，而 40 岁以上的半数患者发生于长骨、扁骨和肋骨。疼痛为最常见的症状，病程可长达数年。如发病部位没有较厚的软组织覆盖，则主要表现为局部肿胀，发生于短骨的软骨黏液样纤维瘤肿胀较为常见。部分病例并无明显临床症状，仅在影像学检查中偶然发现。查体仅能发现病变区域存在压痛或无痛性的肿块。

诊断 主要依据影像学和病理学两方面。

影像学 X 线表现为偏心性、边界清楚的局限透亮区，一般位于干骺端与骨干，也可侵犯骨端，延长轴生长。病变边缘硬化明显，另一侧常向外突出骨外，呈不同程度膨胀性改变，骨皮质变薄，病灶内呈单囊性或多囊性改变，多囊性病灶内见粗大梁状分隔。有时可引起骨骼膨胀变形，可使整个短骨呈梭形膨胀。由于肿瘤呈分叶状生长，故在骨破坏区常出现条状、三角状骨嵴，而蜂窝状或多弧形骨嵴和其中点状、簇状甚至弧形的钙化更能明确肿瘤中软骨团的存在。肿瘤边缘一般均有明显的硬化骨质，无骨膜反应及软组织改变。在大多数病例中常表现出骨小梁横跨病变区，但是这些表现仅是容纳肿瘤的骨质腔内表面的皱褶在影像学的反映。骨缺损为圆形或椭圆形，有时病变呈现类似于干骺端纤维缺损的扇形外观。磁共振最常见为分叶状表现。有时在周围的骨质中存在一条硬化线，但钙化在软骨黏液样纤维瘤中较少见。其典型的磁共振成像（MRI）表现为 T1 加权像为低信号，T2 加权像为不均质的高信号。

病理学 软骨黏液样纤维瘤体积较小，直径大多不超过 5cm。瘤体大体表现为坚硬的、少许纤维样的、半透明的组织，常呈分叶状生长，与周围骨质边界清楚。如病变为透明状，则白色黏液样组织在大体上很难被发现。显微镜下可清晰地观察到包括黏液样区域、纤维样区域和软骨样区域在内的不同的显微结构。肿瘤细胞的细胞核可以为圆形、椭圆形、偏心的、纺锤形和星形。细胞质经常延伸呈多极性，在软骨黏液样纤维瘤中，典型的透明软骨病灶并不常见。软骨黏液样纤维瘤有特征性的分叶生长模式，这些分叶的直径大小不一，有的在低倍镜下即可被轻易观察到，有的却只能在中等倍数的镜下才可被观察到。小叶的中央细胞较少，外周细胞较多，几乎所有的分叶状肿瘤都表现为这种生长方式。但是软骨肉瘤中的小叶有不同的表现：虽然也有较多的细胞聚集在小叶的外周，但病变总体上呈均匀的多细胞改变。大约有 50% 的肿瘤在小叶边缘散在分布着良性巨细胞，在小叶间有细胞层相隔。在这些病变区域中，肿瘤细胞经常有成软骨细胞瘤的细胞显微特性。病变细胞的核分裂象不常见。微小的钙化灶大约存在于 1/3 的病变中。钙化灶可能像成软骨细胞瘤中的小花边样沉积或者更多的呈爆米花样沉积。在发生在骨表面的软骨黏液样纤维瘤中，钙化灶较多见，在影像学上常表现成异常的钙化。与影像学所表现一致，软骨黏液样纤维瘤与周围的骨质边界清楚。在组织切片中，可以看到小叶的边缘似乎与周围骨质分开。然而，很少一部分病例也可以在周围的骨质中看到孤立的软骨黏液样纤维瘤病灶。甚至在很少的病例中，尤其是发生在扁骨和短骨的病例中，可以清楚地见到病变向髓腔浸润生长。软骨黏液样纤维瘤的黏液样间质与软骨肉瘤的黏液样病灶不同。软骨黏液样纤维瘤的基质着色均匀，不出现软骨肉瘤中存在的液化灶。约 1/3 的软骨黏液样纤维瘤可以发生小的液化改变灶。12%的软骨黏液样纤维瘤可能出现坏死灶。罕见继发动脉瘤性骨囊肿。软骨黏液样纤维瘤的一个最重要的组织学特性是肿瘤中的某些部分，细胞较大，并且有大小不一和外形不规则的细胞核，甚至有些多核细胞。

鉴别诊断 ①黏液型软骨肉瘤：好发于中老年人的不规则骨，病理学检查可见软骨内化骨或钙化，影像学检查常见病灶中点状或环状矿化影。最重要的鉴别诊断包括一些可能有纺锤样细胞和分叶样生长的黏液样软骨肉瘤。大多数与软骨黏液样纤维瘤相似的软骨肉瘤都是相对高级别的，它们表现为基质液化改变、向周围骨质的明显浸润生长，最重要的是广泛的多细胞改变，且病灶中多可见细小的钙化灶。②软骨黏液样纤维瘤样骨肉瘤：一种少见的普通型骨肉瘤亚型，青少年发病，多位于长骨干骺端。显微镜下可见肿瘤分叶不完整，小叶之间成分单一，部分区域肿瘤细胞丰富，核较大，核仁突出。③成骨细胞瘤：很少的一部分肿瘤可能既有成软骨细胞瘤的特征，又有软骨黏液样纤维瘤的特征。这些病例的诊断主要依靠病变部位，即肿瘤是发生在干骺端还是发生在骨骺。

治疗 整块切除病变区域是最好的治疗方法。首次采取病灶刮除术是有效的，但是有 25% 的复发率。在少部分病例中可能存在软组织种植转移问题。刮除术后常行骨移植。有研究表明植骨可以减少复发的概率。少数不能行手术治疗的病例可应用放疗。

预后 15 岁以下的患者中，如果肿瘤包含增大的和不规则的

细胞核及明显的黏液样的区域，那么肿瘤复发的概率可能增加。软骨黏液样纤维瘤很少发生恶变。

（徐立斌）

zhōngyāngxíng ruǎngǔ ròuliú
中央型软骨肉瘤（central chondrosarcoma）
起源于软骨或成软骨细胞的软骨恶性肿瘤。较常见，约占软骨肉瘤的 1/2。发生于髓腔，呈中心性生长。按发病部位，分为中央型和周围型。本型是其中之一，而周围型软骨肉瘤起始于骨皮质或骨膜而向外生长。两型又可分为原发性和继发性两种。中央型软骨肉瘤绝大多数是原发的，周围型则大多数为继发性的。

临床表现 瘤体主要在骨髓腔内，包膜完整，瘤体多呈分叶状、半透明状结构，瘤组织主要沿骨髓腔生长，内部常液化为糖浆样液体。临床症状轻、进展慢、病史长。本病最常发生于膝关节附近的长骨干骺端，在骨干、腕、踝以下少见。扁骨中多见于骨盆，其次为肋骨、肩胛骨和胸骨等。男性发病为女性的两倍，原发性多见于 30 岁以下，继发性多在 40 岁以上。

诊断 主要依据影像学和病理学两方面。

影像学 早期诊断关键在于识别早期的恶性征象。本病的早期征象为骨髓腔进行性溶骨性破坏，边缘模糊、分布不一的典型钙化且周围形成软组织肿块。影像学上典型表现为：①骨质破坏为大片溶骨性膨胀。②大小不等的软组织肿块，分叶状，内部密度不均，CT 值 15～20HU，增强后为 20～30HU。③肿瘤包膜完整，与周围组织界限清晰。

磁共振成像（MRI）检查可清晰地显示病变范围和信号改变，

分化较好的软骨组织为均匀的长 T2 信号，而纤维组织间隔则为低信号；还可以清晰显示软骨源性肿瘤的特征性表现，如分叶状生长、分隔、间隔强化以及瘤内坏死等。普通髓腔型最常见，约占65%，以长 T1 长 T2 信号为主的混杂信号；黏液型以明显长 T1 长 T2 为主的混杂信号；间质型呈中等 T1 中等 T2 信号为主的混杂信号；透明细胞型表现为明显长 T1 长 T2 信号为主的混杂信号。

病理学 在组织病理学上表现为受累骨髓脂肪和松质骨被伴有不同形式钙化的恶性透明软骨代替。主要病理类型包括普通髓腔型、黏液型、间质型、透明细胞型和去分化型。中央型软骨肉瘤在病理上分为 I～III 级，I 级为低度恶性，II 级为中度恶性，III 级为高度恶性，绝大多数为 I、II 级。

鉴别诊断 中央型软骨肉瘤如仅限于干骺端而无钙化时，需与巨细胞瘤及骨髓炎鉴别。巨细胞瘤多为偏心型膨胀性生长，而中央型软骨肉瘤多以骨干、骨端为中心生长；骨感染多有局部炎症及全身症状，而中央型软骨肉瘤一般以局部症状为主。肿瘤如沿髓腔上下发展，范围较长，需与典型的骨髓炎鉴别。前者早期常仅有骨破坏，无骨膜反应，骨髓炎则无髓腔膨胀且常有死骨。有大量钙化、骨化的中央型软骨肉瘤需与硬化型骨肉瘤鉴别。前者在 MRI 以环状钙化为主，骨膜反应较少，软组织肿块可有薄层骨化包壳；后者以瘤骨为主，并出现各种骨膜改变。

治疗 以手术为主。放疗通常认为无效，偶尔作为临时的姑息治疗。化疗通常无效。

（徐立斌）

pízhì páng ruǎngǔ ròuliú

皮质旁软骨肉瘤（juxtacortical chondrosarcoma）

发生在骨表面并破坏外层皮质的软骨组织恶性肿瘤。发病年龄为 20～50 岁。男女性发病率相同。好发部位为长骨干骺端，特别是股骨远端。皮质旁软骨肉瘤为生长缓慢的侵袭性肿物，在很长一段时间内不会发生转移，但最终可能发生肺转移。

临床表现　局部疼痛，伴有或不伴有肿胀。病变累及骨皮质，边界不清楚。肿瘤一般较骨膜软骨瘤大（大于 5cm）。

诊断　主要依据影像学和病理学两方面。

影像学　X 线检查可见病灶位于长骨表面，通常在干骺端。早期的肿瘤常无钙化，呈软组织密度影。晚期的肿瘤钙化较多。肿瘤与相邻骨之间没有像骨旁骨肉瘤那样的透亮间隙。通常没有骨膜反应。如有皮质受损，则发生的较晚，可表现为增厚、侵蚀或蝶形凹陷。核素扫描表现为核素浓聚。血管造影病灶区表现为低血运病灶。CT 检查可显示出钙化的情况和软组织肿块范围。磁共振成像（MRI）显示病灶区呈低信号。

病理学　可见一大的（直径大于 5cm）分叶状肿物贴附于骨表面。切面透明闪亮，常伴有软骨内骨化和钙化产生的砂砾样白色区域。在未钙化的部分呈质韧、分叶状蓝灰色病灶；在钙化区，呈白垩色。显微镜下与普通软骨肉瘤相似，多数为低度恶性病灶，组织分化较好，表现出一定程度的细胞异型性。有时为具有较高恶性度的病灶，表现出相应的细胞学特点。

鉴别诊断　需与皮质旁软骨瘤、骨膜骨肉瘤等鉴别。皮质旁软骨瘤与软骨肉瘤影像学表现存在交叉，鉴别较困难，通常病灶大于 3cm 即考虑恶性可能。骨膜骨肉瘤可含有成软骨成分，但发病更年轻，有成骨部分，可资鉴别。骨外间叶型需与骨外骨肉瘤、未分化多形性肉瘤、滑膜肉瘤等相鉴别。骨外骨肉瘤典型表现为软组织肿块内高密度云絮样钙化，与软骨类肿瘤的钙化特点不同。未分化多形性肉瘤是中老年人最常见的软组织肿瘤，病灶内可见弧形或点状钙化，典型的软骨样钙化不多见。滑膜肉瘤一般邻近关节，钙化多为斑点状。当去分化型仅表现为溶骨性病灶时，需与转移、淋巴瘤和多发性骨髓瘤等相鉴别，相应的临床病史有助鉴别。

治疗　对于Ⅰ期的皮质旁软骨肉瘤，局部广泛切除即可得到安全的外科边界，而不必行截肢术。对于Ⅱ期或反复复发的Ⅰ期病灶，应考虑根治性切除。放、化疗通常认为无效。

（徐立斌）

qùfēnhuà ruǎngǔ ròuliú

去分化软骨肉瘤（dedifferentiated chondrosarcoma）

除了含有分化良好的肿瘤成分，还出现一种或多种其他恶性肿瘤成分的软骨肉瘤。是软骨肉瘤的一种特殊类型。该病的发病率占所有骨肿瘤的 1%～2%，占软骨肉瘤的 10%。好发于中老年男性，平均发病年龄 50～60 岁。病变部位与普通软骨肉瘤一致，以肩三角、盆三角、膝关节上下和胸肋部多见，部分去分化软骨肉瘤继发于原先存在的良性孤立性或多发性内生性软骨瘤、奥利耶（Oilier）病或骨软骨瘤等。

临床表现　临床症状为局部疼痛、肿胀或病理性骨折。继发于良性病变（如内生性软骨瘤、骨软骨瘤）的病例一般病程持续时间长，表现为既往长时间存在的无痛性软骨性病变基础上，近期迅速增大并出现局部疼痛，这种症状的突然转变与肿瘤恶性程度的增加有关。

诊断　主要依据影像学和病理学两方面。

影像学　双重形态的影像学改变被认为最具特征性，即兼有良性或低度恶性软骨性肿瘤和迅速进展的广泛溶骨性骨质破坏伴骨外浸润的高度恶性肿瘤区域，72% 伴有软组织肿块形成。肿瘤体积大，边界不清。根据肿瘤的发生部位，去分化软骨肉瘤可分为位于髓内的中央型和位于骨表面的周围型。影像学将中央型去分化软骨肉瘤进一步分为以下 3 型：Ⅰ型类似普通型中央型软骨肉瘤的影像学改变，合并骨皮质破坏、软组织肿块及病理性骨折，被认为是"去分化"的表现；Ⅱ型为良性或低级别软骨性肿瘤的基础上出现进行性恶性转化；Ⅲ型缺乏软骨性肿瘤的影像学证据，以致仅凭影像学无法诊断。

病理学　肿瘤内含有两种截然不同但可明确区分的成分相互毗邻，一种为分化良好的软骨肿瘤，可以是内生性软骨瘤或低级别软骨肉瘤；另一种为高级别非软骨性肉瘤。两种成分分界清楚、突然转化，而不逐渐移行，比例不定。

鉴别诊断　①高级别软骨肉瘤：软骨肉瘤 3 级，在软骨小叶周围可以出现少量梭形细胞成分，但两种成分逐渐移行或混杂在一起，肿瘤内也不出现成片高级别非软骨性肉瘤成分。而去分化软骨肉瘤中有成片间变性肉瘤成分，它与高分化软骨成分分界清楚，两者突然转变。②间叶型软骨肉瘤：显微镜下呈一种矛盾的组织学结合，即高度富于细胞的恶性小细胞肿瘤中出现高分化性透明软骨岛。而去分化软骨肉瘤中高分化软骨成分不是镶嵌在幼稚的间叶性小细胞性肉瘤中，而是与间变性肉瘤成分分界清楚，肉瘤成分为非小细胞性间变性肉瘤。③成软骨细胞性骨肉瘤：患者多为青少年，病变好发于长骨干骺端。肿瘤内含高级别软骨肉瘤和含有肿瘤性骨样组织的间变性肉瘤两种成分，两者相互混杂，分界不清。而去分化软骨肉瘤好发于中老年，病变部位与普通软骨肉瘤的好发部位一致，肿瘤内的软骨成分为高分化性软骨肿瘤，间变性肉瘤成分不一定是骨肉瘤，两者分界清楚。

治疗 以手术为主，对化疗不敏感。去分化软骨肉瘤是一种高度恶性肿瘤，即使经过积极治疗，患者很少能存活超过 2 年。平均生存期仅 6 个月，5 年生存率低至 10%~13%。

（徐立斌）

jiānyèxíng ruǎngǔ ròuliú

间叶型软骨肉瘤（mesenchymal chondrosarcoma） 起源于骨或软组织的高度恶性的软骨组织肿瘤。其中软组织病灶占所有间叶型软骨肉瘤的 30%~75%。不同于其他类型软骨肉瘤好发于男性的特点，间叶型软骨肉瘤多发生于女性；本病好发于下肢（尤其是大腿）和头颈部，周围分布者常见于 50 岁左右的人群，而中央分布者则在 30 岁左右的成年人中多见。

临床表现 常见的首要症状是疼痛和肿胀，可出现邻近器官压迫症状，病程较缓慢，可持续 1 个月或多年，与外伤无明显相关性。位于颅内及脊髓内者可引起呕吐、头痛以及各种运动和感觉缺失；位于四肢者多表现为肌肉内缓慢生长的肿块；位于眼眶者可产生突眼、视觉痛和头痛。

诊断 主要依据影像学和病理学两方面。

影像学 CT 表现为软组织肿块内不同形态的钙化，尤其是弓环状钙化是最重要的影像征象之一，对定性诊断有重要价值。间叶型软骨肉瘤钙化多见（67%），但不广泛。间叶型软骨肉瘤在磁共振成像（MRI）T1WI 上多表现为等或低信号，T2WI 多表现为高低混杂信号。周围型间叶型软骨肉瘤钙化较广泛，瘤体内钙化及非钙化成分在 T2WI 上分别显示，或可表现为高信号包绕低信号，或见"胡椒面"征，是提示本病的重要影像信息之一。增强扫描后，呈弥漫性不均匀强化或结节样强化，且钙化区域也可见强化，提示钙化区域较丰富的血流量，此征象也是诊断间叶型软骨肉瘤的重要征象。另外，软骨类肿瘤的分叶状外形较常见，根据这种外形特点诊断软骨肉瘤的敏感度为 52.2%，特异度为 71.4%。联合以上几种征象可大大提高诊断正确性。

病理学 肿瘤呈灰白、灰红色、鱼肉状，质地中等，中央偏硬，可见散在不规则的软骨样半透明区。显微镜下可见高度未分化的原始间叶细胞增生，呈腺泡状、血管外皮瘤样或人字形图像排列，细胞核呈梭形、圆形、卵圆形，胞质内含糖原颗粒，核仁不明显或呈单一的小核仁，核分裂象可多可少。瘤细胞间毛细血管迂回曲折、互相沟通，使瘤组织呈条索状、乳头状或巢状，似血管外皮瘤。部分区域血管稀少，细胞弥散，呈梭形、鱼骨样或人字形排列。软骨区细胞分化程度不一，但都较成熟，且肿瘤中软骨区与未分化区的比例多少不定，软骨岛与间叶性瘤细胞界限较清楚，亦可有逐渐过渡。典型的双相图像是诊断本病的病理特征。有的软骨岛稀少或较不成熟，应与软骨肉瘤和血管外皮瘤鉴别。

鉴别诊断 ①去分化软骨肉瘤：无形态一致的小细胞区，在软骨肉瘤的基础上，出现明显异型的低分化肉瘤，如纤维肉瘤或未分化多形性肉瘤，或呈骨肉瘤表现，有普通型软骨肉瘤复发的病史；而间叶型软骨肉瘤是由未分化的小细胞和分化较成熟的软骨岛组成。②血管外皮瘤：间叶型软骨肉瘤在活检标本中未见到软骨岛时易误诊为血管外皮瘤，应多处取材并结合免疫组化。血管外皮瘤不见软骨岛，CD34 阳性，网状纤维围绕单个细胞可与间叶性软骨肉瘤鉴别。③软骨间叶性错构瘤：该瘤发病年龄为婴幼儿，影像学示实性或半囊半实性或囊性，镜下见软骨岛和不同的间叶成分混合，软骨岛之间是束状排列的梭形细胞和胶原纤维，梭形细胞体积大，核大，胞质丰富，有的区域有黏液样间质背景，有的区域排列呈车辐状，无典型的"血管外皮瘤样"区，两者分界不清，病理性核分裂象罕见。免疫组化显示波形蛋白（vimentin）、S-100 蛋白、平滑肌肌动蛋白（SMA）、CD68 均阳性，角蛋白（CK）、上皮膜抗原（EMA）、结蛋白（desmin）均阴性，该瘤呈良性生物学行为，手术完整切除可治愈。④小细胞骨肉瘤、分化低的滑膜肉瘤和尤因肉瘤：尤因肉瘤不存在分叶状的软骨组织；

滑膜肉瘤具有双向分化，CK、EMA阳性；小细胞骨肉瘤可见成骨现象，结合各自的免疫组化染色应不难诊断。⑤恶性间叶瘤：间叶细胞具有多种分化潜能，除了软骨细胞分化外，尚可见向肌肉、脂肪等肿瘤成分分化，而本瘤仅见软骨分化。

治疗　本瘤恶性度高，容易复发和转移，复发率高达70.6%，转移率为23.5%，多经血行转移至肺和骨，临床病程难以预测。治疗首选手术完整切除，术前化疗可使肿瘤体积缩小、局限，术后可选择放疗或化疗。对于不能根治的病例，可放疗或化疗。因本瘤血管丰富，也可用血栓栓塞治疗。5年生存率为42%~68%，10年生存率为28%~32%。

（徐立斌）

tòumíngxìbāo ruǎngǔ ròuliú

透明细胞软骨肉瘤（clear cell chondrosarcoma）　软骨肉瘤组织学分型中的一型，低度恶性。本病罕见，高发年龄为30~50岁，男女之比为2∶1。多累及长管状骨（85%~90%），尤其是股骨近端（55%~60%）和肱骨近端（15%~20%），膝部累及者占10%~15%，大多位于骨骺，常见干骺端累及，扁平骨约占10%，多骨累及也有报道。

临床表现　临床上表现为局部疼痛、邻近关节活动受限，约25%因病理性骨折来就诊。有报道发生于股骨头者因髋关节扭伤曾被误诊为腱鞘滑囊炎，对症治疗3周无效才确诊为透明细胞软骨肉瘤。

诊断　主要依据影像学和病理学两方面。

影像学　与普通型软骨肉瘤相比，透明细胞软骨肉瘤的基质矿化较少见且不太明显（约占30%病例），约20%病例可见病变周围硬化壳，易误诊为良性病变。约30%病例可见宿主骨轻微膨胀性重塑，尤其是在大的肿瘤，但软组织累及少见（<10%）。CT能较好显示基质矿化、皮质破坏和软组织累及。磁共振成像（MRI）显示T1WI呈同质性中等信号，T2WI呈异质性高信号，对应于病理上的明显钙化和骨化，增强后呈异质性强化。MRI比普通X线检查能更清楚地显示髓内累及的范围及有无软组织累及，而CT能更好地显示皮质破坏及环状钙化。透明细胞软骨肉瘤在MRI上T1WI为低信号，T2WI为中高信号。

病理学　约半数透明细胞软骨肉瘤中含有少量普通低级别软骨肉瘤成分，肿瘤内软骨基质量少，出现钙化的概率较低，因此透明细胞软骨肉瘤影像学改变不同于普通软骨肉瘤，常表现为纯溶骨性骨质破坏。大体表现也不像典型的软骨肉瘤呈淡蓝色半透明或胶冻状，而呈灰白色鱼肉状。肿瘤常伴有继发性动脉瘤性骨囊肿形成，而瘤体则位于囊壁呈结节状。

显微镜下可见透明细胞软骨肉瘤呈现不同于普通软骨肉瘤的特征：①肿瘤细胞呈上皮样，细胞膜厚，细胞边界非常清楚，胞质丰富透明或淡嗜酸性毛玻璃状，圆形中位核。②肿瘤倾向于分叶状生长，偶尔可见窗格样钙化。在肿瘤小叶之间有毛细血管和成簇或散在分布的破骨细胞样巨细胞，而软骨基质的量较少。这种破骨细胞样多核巨细胞很少见于普通软骨肉瘤。瘤细胞境界清楚，窗格样钙化和反应性多核巨细胞的出现，是病理易误诊为成软骨细胞瘤的另一重要原因。③在透明细胞之间有典型的新骨形成，可以是软骨基质骨化，也可以是反应性骨样组织或编织骨。如果是复发病例，还能见到前一次手术植骨后残存的板层骨。反应性新骨出现是病理容易误诊为成骨细胞瘤或透明细胞骨肉瘤的原因。④约半数透明细胞软骨肉瘤中含有少量普通低级别软骨肉瘤，两种成分的分界清楚，不应因此将其误诊为高度恶性的去分化软骨肉瘤。

透明细胞软骨肉瘤虽然细胞学和组织学形态与普通软骨肉瘤有很大差异，但免疫组化瘤细胞S-100蛋白阳性，细胞基质Col Ⅱ和Col Ⅹ阳性，提示为软骨性肿瘤。电镜下有各个不同分化阶段软骨细胞的超微结构特征。

鉴别诊断　透明细胞软骨肉瘤为低度恶性肿瘤，在临床和病理上均需与以下肿瘤鉴别：①动脉瘤性骨囊肿（ABC）：透明细胞软骨肉瘤血供丰富，血管扩张及间质出血伴纤维组织增生形成囊壁结构，因此易继发ABC样改变，本病中ABC样区域较广泛，若取材不当更易误诊。但ABC的囊壁为纤维组织，不见异型性的瘤细胞；而在透明细胞软骨肉瘤的ABC样区域中仔细寻找，可见透明细胞软骨肉瘤肿瘤组织穿插其间。②毛细血管扩张型骨肉瘤：本病在低倍镜下可见大量骨小梁，加之ABC样区域中有成片肿瘤细胞生长，细胞有一定的异型性，因此可导致误诊为毛细血管扩张型骨肉瘤。但高倍镜下可见肿瘤细胞肥硕及空泡状，骨小梁为编织骨，其内骨细胞分化好，无异型，系弥漫性反应性新骨或软骨骨化成骨，有别于骨肉瘤中的肿瘤性骨小梁。毛细血管扩张型骨肉瘤之瘤细胞肥大，异型明显，胞质丰富，红染，易见病理性核分裂象，切片几乎未见骨质形成。而透明细胞软骨肉瘤的ABC样区域之瘤细胞异型不明显，胞质丰富，透明，几乎未见核分裂象。③成软骨细胞瘤：透明细胞软骨肉瘤好发部位、年龄、影像学表现均与成软骨细胞瘤相似，镜下可见部分细胞胞质淡红，与成软骨细胞瘤中的成软骨细胞很相像，可有破骨样多核巨细胞及软骨钙化（有时极似成软骨细胞瘤中的窗格样钙化），故易与后者混淆，尤其当病变较小时，但其特征性的透明肿瘤细胞及大量散在的小条编织骨小梁，可资鉴别。透明细胞软骨肉瘤平均发病年龄比成软骨细胞瘤大10~20岁，但也有发生于14岁少年的报道，术中冰冻病理检查考虑透明细胞软骨肉瘤或成软骨细胞瘤时，往往术后病理证实为透明细胞软骨肉瘤，须引起重视。影像学上，透明细胞软骨肉瘤体积较大，无瘤周水肿，T2WI呈高信号；而成软骨细胞瘤绝大多数（实性无囊性变者）在T1、T2像均呈中低信号。

治疗和预后 以手术为主。放化疗通常认为无效。其生物学行为缓慢，易复发，极少转移。

（徐立斌）

gǔyàng gǔliú

骨样骨瘤（osteoid osteoma）

由成骨细胞及其产生的骨样组织构成的良性骨源性肿瘤。最常见于儿童和青少年（85%的患者发生于5~25岁），1935年，由贾菲（Jaffe）首先报道。临床以疼痛为主要症状，病理上以由成骨性的结缔组织及骨样组织组成的瘤巢为特征。约占良性骨肿瘤的10%；而中国国内报道比例较低，约占良性骨肿瘤的1.66%。多发生于四肢骨，尤以股骨近端最为多见。

临床表现 骨样骨瘤是良性的成骨性肿瘤，病灶一般小于2cm，呈限制性生长倾向。疼痛可与体征、病灶不相符。多数患者可表现为局部疼痛，夜间加重。由于瘤巢内富含血管样结构，疼痛可被乙醇等扩血管物质激发，病灶内前列腺素异常增高。关节周围的骨样骨瘤有邻近关节的关节刺激症状。全身骨骼都可发病，2/3的患者发生于四肢骨，尤以股骨近端最为常见。

诊断 主要依据影像学和病理学两方面。

影像学 X线表现：发生在股骨、胫骨及肱骨等长骨干者，可见到典型的瘤巢，直径在0.5~2.0cm，显示密度增高的不透亮阴影。瘤巢中心有钙化，钙化的周围有一透亮圈，表现为典型的牛眼征，瘤巢周围骨质有增生硬化改变。病变位于骨皮质的病例，因瘤巢周围有广泛的反应骨，使骨干增粗硬化，由于密度高，可将小的瘤巢遮盖。CT表现为小圆形或椭圆形透亮的瘤巢及周围不同程度的骨质硬化，还可伴有骨膜反应、周围软组织或相邻关节肿胀。但这种典型表现仅限于瘤巢位于骨皮质内，当瘤巢位于松质骨、骨膜下及复杂部位（如椎体后半部、骨盆、股骨颈或足跟等）时，常无典型表现。磁共振成像（MRI）表现极其多样且无特异性。

根据瘤巢发生的部位，骨样骨瘤可分为四型：①皮质骨型：常见于长骨骨干，瘤巢位于一侧骨皮质内，骨皮质增厚硬化，硬化骨厚薄不等。②松质骨型：多发生在不规则骨及骨端，如脊柱、股骨颈等部位，虽然瘤巢周围也可有骨质增生硬化，但与皮质骨型相比，反应骨明显减少。③髓

腔型：瘤巢发生在髓腔，位于骨干中央，可致骨内膜明显增生硬化，髓腔变窄，甚至闭塞。④骨膜型：瘤巢位于骨膜下，通常表现为骨附近的软组织肿块，最常见于股骨颈的内面，病灶邻近的骨骼有扇形透亮区，系压迫萎缩或骨吸收所致，病灶邻近关节时可无反应性新骨形成，但可有关节肿胀、充血、疼痛，呈急性滑膜炎表现。

病理学 肿瘤呈圆形或椭圆形，直径0.5~2.0cm，周围骨组织硬化，切面呈灰红色颗粒状。显微镜下可见肿瘤由骨样组织构成，其间有少量纤维组织及成骨细胞，间质中为扩张的毛细血管，瘤巢中央有不同程度钙化、骨化。

治疗和预后 本病具有自限性、无恶变倾向，有一定的自愈倾向，可在严密观察下，以消炎镇痛类药物保守治疗。保守治疗无效或不宜保守治疗者，可行手术治疗。骨样骨瘤治疗的关键是彻底切除巢穴。术后复发的机会很小。术中确定瘤巢位置所在较难。CT引导下的微创技术，既可避免一般手术治疗所致的并发症，也无保守治疗所致的药物不良反应、诊断不明确等缺点，同时对骨样骨瘤也有较好的治疗效果，是骨样骨瘤治疗的主要方向。

（赵振国）

gǔjùxìbāoliú

骨巨细胞瘤（giant cell tumor of bone）

由增殖性单核细胞和破骨细胞样多核巨细胞构成的具有局部复发倾向的原发侵袭性骨肿瘤。由于其可以出现远隔（肺）转移，也被认为是中间性或低度恶性骨肿瘤。这种病变直到20世纪40年代才独立于其他含有巨细胞的病变而被认为是一类独立的肿瘤。

骨巨细胞瘤的发病率占全部

原发骨肿瘤的 14%~16%。通常发生在骨已发育成熟的患者中，好发年龄为 20~40 岁，极少患者在骨骺未闭合前发病。女性略高于男性。在成人中主要累及骨端，如果发生在骨骺闭合前的儿童中，则主要累及干骺端。多为单发，常见部位是长骨的骨端，最常见的部位是股骨远端、胫骨近端、桡骨远端，也可见于骶骨、胫骨远端、肱骨近端、股骨近端和腓骨近端。偶见于手及足部的小骨、胸腰段的椎体和肋骨。

临床表现 疼痛为酸痛或钝痛，偶有剧痛及夜间痛，多见于病变范围较广者。部分病例有局部肿胀，多为骨性膨胀的结果。病变穿破骨皮质而侵入软组织时，局部包块更为明显。压痛及皮温增高普遍存在。毗邻病变的关节活动受限。躯干骨发生肿瘤，可产生相应症状，如骶前肿块可压迫骶丛引起剧痛，压迫直肠造成排便困难等。

诊断 主要依据影像学和病理学两方面。

影像学 X 线片最具诊断价值，表现为骨端的溶骨性破坏，可侵及干骺端，向关节侧延伸侵及部分或全部邻近关节软骨下的骨皮质。在骨端的周围可见明显的骨皮质膨胀、变薄。病变内部为不同程度的溶骨改变，皮质外多没有骨膜反应；当出现病理骨折时则可见骨膜反应。通常可见到骨膜下新生骨有中断，骨膜保持完整，病变的松质骨边缘部分可有明显的界线。骨巨细胞瘤没有肿瘤基质的矿物化，关节渗出少见，但经常伴有病理性骨折发生。CT 在确定肿瘤范围方面优于 X 线片，可精确确定肿瘤在皮质内的范围，肿瘤与其他结构的关系，皮质是否完整和确定肿瘤的

侵袭范围。磁共振具有高质量的对比度和分辨率，并可多平面成像。和大多数骨肿瘤一样，骨巨细胞瘤显示出长的纵向弛豫时间和长的横向弛豫时间。骨扫描可诊断出在骨巨细胞瘤累及的部位，放射性核素的摄取量增加。但其既不能确诊，也不能确定肿瘤的侵及范围，只可以除外或帮助确诊多发病变。

病理学 瘤组织十分松软脆，血供丰富，瘤组织呈红褐色，肉眼可见黄色的含铁血黄素物质沉淀。囊样变多见，近边缘部位有时可刮出较硬韧组织。骨巨细胞瘤按分化程度可分为三级：Ⅰ级，基质细胞颇稀疏，核分裂少，多核巨细胞甚多；Ⅱ级，基质细胞多而密集，核分裂较多；Ⅲ级，以基质细胞为主，核异形性明显，分裂极多，多核细胞很少。

治疗 按照恩内金（Enneking）肌肉骨骼系统肿瘤分期的治疗原则，应采取边缘或大于边缘的外科边界进行外科治疗：①局部切除：如病变部分切除后对功能影响不大，最好完全切除，如腓骨上端、尺骨下端、桡骨上端、手骨、足骨等。②刮除加辅助治疗：既降低了肿瘤的复发率，又极大限度地保留了肢体的功能。刮除干净后再用高速磨钻打磨残留的骨嵴。化学方法如应用苯酚溶液或无水乙醇涂抹刮除后肿瘤空腔内的表面；细胞毒素物质（如局部应用的化疗药物）用于有可能发生局部复发的表面。物理治疗方法有冷冻或热治疗。用聚甲基丙烯酸甲酯（骨水泥）填充肿瘤内切除所剩的空腔时产生的热量使残存肿瘤组织坏死来预防复发。③切除或截肢：如为恶性，范围较大，有软组织浸润或术后复发，应根据具体情况考虑局部

切除或截肢，切除肿瘤后若失去关节作用，可考虑应用自体骨、异体骨、人工关节或关节融合术。④放射治疗：在手术不易达到，或切除后对功能影响过大者，如椎体骨巨细胞瘤，可放射治疗，有一定疗效。少数患者照射后可发生恶变。经手术或放射治疗后，要长期随诊，注意有无局部复发、恶性改变及肺部转移。⑤化疗效果不佳，慎选。术前或是术后出现的远隔转移，转移瘤切除前可应用化疗控制病情发展。

（赵振国）

chénggǔxìbāoliú

成骨细胞瘤（osteoblastoma）

成骨细胞产生大量的矿化不良的骨样组织和编织骨成分的良性或局部侵袭性肿瘤。又称良性成骨细胞瘤、大骨样骨瘤、良性骨母细胞瘤等。是一种特殊类型的临床较为少见的原发性骨肿瘤，发生率约占全身骨肿瘤的 1%，良性骨肿瘤 3%。可发生于任何骨组织，较好发于脊柱及四肢长骨。1956 年，贾菲（Jaffe）和利希滕斯坦（Lichtenstein）将其正式命名成骨细胞瘤。

临床表现 男性发病明显多于女性。年轻人更易患病，30 岁前发病多见。成骨细胞瘤好发于脊柱，约 40% 发生于脊柱及骶骨，其余发生于长骨。位于脊柱的成骨细胞瘤常侵犯后柱。逐渐加重的疼痛是最常见的症状。亦可见局部肿胀、压痛、发热及步态的变化。可伴神经功能障碍，症状表现为肢端麻木及针刺感至截瘫。查体对于该病的诊断价值不大，但可能发现压痛部位的肿块。有时可见邻近肌肉萎缩，而脊柱部位的肿瘤累及脊髓或神经根时可出现相应的神经功能障碍。

诊断 主要依据影像学和病

理学两方面。

影像学 ①X 线表现：肿瘤呈溶骨性膨胀改变，边界清楚，病灶外的骨皮质变薄。根据钙化以及血管丰富的程度，或表现为斑块状钙化，或为较大的透亮区。病变若波及一侧皮质，可侵入周围软组织。②CT 表现：主要特点为膨胀性骨破坏，厚薄不一的高密度硬化缘和不同程度的钙化和骨化。根据受累部位可分为中心型、皮质型、骨膜下型和松质型。中心型：病变发生于长骨髓腔内，呈中心性囊状破坏；皮质型：病变位于骨皮质内，偏心生长，骨皮质呈薄壳状膨胀，周围骨硬化明显；骨膜下型：多见于长骨干骺部，局部皮质压迫性骨质吸收；松质型：病变位于脊椎或不规则骨的骨松质内，周围无明显骨质硬化或仅呈一线样高密度硬化环。发生于脊柱者，病变多位于棘突、椎弓和横突，椎体病变多由附件蔓延所致。中心膨胀性生长并渐进性成骨为主要表现，骨壳可有局限性缺损。在管状骨，病变多位于干骺，亦可累及骨端或骨干。中心型多见，大小 2～10cm 不等。骨皮质膨胀变薄、缺失或因骨外膜增生而致相邻骨皮质略有增厚，但较骨样骨瘤为轻。

病理学 肿瘤体积差别较大，瘤巢病灶与骨样骨瘤相似，直径超过 1.5cm，肿瘤组织多呈紫红色或灰褐色，质地坚实，有砂砾样感。肿瘤血管丰富，体积较大的可见局部出血和囊性变，肉芽组织样生长，有时形成继发性动脉瘤性骨囊肿。显微镜下可见肿瘤组织由大量增殖的成骨细胞、分化成熟的骨小梁、排列规则的骨样组织和富含血管的间质构成。瘤组织围绕骨小梁排列，在横切面上呈菊花样，瘤细胞无明显异

型性，核分裂少见。侵袭性成骨细胞瘤的成骨细胞更丰富，体积明显变大，细胞呈多边形，核仁大而嗜酸，整个细胞呈上皮样变化，即上皮样成骨细胞，该种细胞数量较多且有一定的异型性，核分裂易见。骨小梁宽大而不规则，未见软骨样分化，有时可见梭形成骨细胞。常伴有动脉瘤性骨囊肿结构出现。

治疗 针对肿瘤组织学的特点进行手术治疗：局部刮除和植骨填塞空腔。侵袭性成骨细胞瘤病变刮除后复发率较高，只有在那些无法行边缘或广泛切除的部位才选择刮除术。经过反应区在包膜外行大块边缘性切除可降低复发率，在反应区外的广泛性大块切除复发率极低。脊柱的成骨细胞瘤经局部刮除后多可治愈，复发率也较低。若同时有神经根或脊髓压迫症状时可行椎管减压手术。对于无法手术、反复复发的侵袭性成骨细胞瘤可考虑化疗和放疗。对照射病例更应注意是否会转化成纤维肉瘤或骨肉瘤。

（赵振国）

gǔròuliú

骨肉瘤（osteosarcoma） 瘤细胞能直接产生肿瘤骨及骨样组织的恶性结缔组织肿瘤。占原发性骨肿瘤的 20%，其发生率仅次于多发骨髓瘤。骨肉瘤好发于青少年和年轻人。患者的年龄分布有两个高峰期，第一个高峰期为 10～20 岁，约占儿童肿瘤的 5%。第二个高峰为年龄较大的成年人。男性稍多于女性。骨肉瘤是高度恶性的间叶组织肿瘤，其特点是恶性肉瘤基质细胞产生骨样基质。骨肉瘤在局部呈侵袭性生长并且易发生转移。曾经对骨肉瘤的评估和治疗主要是 X 线片、胸部 X 线片和截肢。用这种方法治疗只

有 10%～20% 的患者能够长期存活。

20 世纪 90 年代以来，对骨肉瘤的诊断和治疗取得了巨大的进步。利用先进的影像技术［CT 和磁共振成像（MRI）］能够清晰地显示肿瘤的局部解剖情况和生长方式。胸部螺旋 CT 扫描对于发现隐匿的肺转移灶非常敏感。同时，经过改良的分级系统有助于判断患者的预后。多药联合化疗极大地提高了患者的长期生存率和施行保肢术的可能性。其他方面的进步，如假体的设计和对异体骨使用经验的积累等，使肢体骨肉瘤患者的保肢手术率提高至 90%～95%。

临床表现 最常见的是短时期内出现疼痛和肿胀。骨肉瘤确诊时，患者的症状常已持续数月。如果延迟诊断，则肿瘤表面的皮肤可因肿瘤膨胀而紧绷，并且可见明显的浅表静脉充盈。病理性骨折最常发生于切开活检术后。骨肉瘤可发生于任何骨，但一般好发于长骨的干骺部。膝关节是最常受累及的部位，约占所有部位的 50%，约半数的骨肉瘤发生于股骨，其他部位依次为胫骨、肱骨、骨盆、颌骨、腓骨和肋骨。15%～20% 的患者就诊时即有 X 线片可见的转移灶。但是，约 80% 的局限性骨肉瘤手术切除后会出现转移，因而据此推测实际上有超过 80% 的骨肉瘤患者在确诊时都有亚临床的微小转移。最常见的转移部位是肺，也可以发生于其他部位的骨和软组织。

除红细胞沉降率（ESR）可能增快、血清碱性磷酸酶（AKP）和乳酸脱氢酶（LDH）升高以外，其他实验室检查一般正常。

组织学分型 根据世界卫生组织（WHO）2013 年分类（表）。

表　骨肉瘤分类

骨肉瘤
普通型
成软骨型
成纤维型
成骨型
毛细血管扩张型
小细胞
低级别中心性
继发性
骨旁性
骨膜性
高级别表面

诊断　主要依据影像学和病理学两方面。

影像学　会因为其骨化和钙化量不同而变化极大。肿瘤可呈完全溶骨性或主要硬化性改变，但这两种特点通常混合存在。破坏过程可能局限在髓内，但常常侵及皮质，呈穿透样改变。由于明显溶骨区和正常骨之间是逐渐过渡的，所以病变的边界并不清晰。当肿瘤穿透皮质将骨外膜掀起时，非瘤骨可堆积成层［科德曼（Codman）三角］。若肿瘤继续生长，常可在骨旁形成一个大的软组织肿块。由于骨肉瘤能产生钙化或骨化性类骨质，因此可见到骨的病变部位密度不均，这种密度不均表现常可延续到邻近的软组织。肿瘤细胞形成的增生骨有典型的云絮状外观，而且边界不清。通常结合骨破坏和新生骨增生并存的表现容易获得影像学诊断，但在活检证实之前不应进行决定性治疗。有的骨肉瘤可能被误认为是良性病变；甚至有的会类似骨囊肿。成骨性骨肉瘤形成的类骨质即使量大，如果没有一点钙化也不会形成放射密度。但一般来讲，高度硬化的骨肉瘤常常（但不绝对）是成骨性的。

X线检查是定位和提示诊断骨肉瘤的最有效方法。放射性核素骨扫描可能对发现多发性骨肉瘤有帮助。CT和磁共振成像（MRI）等影像学技术常规性用于对骨肉瘤患者的术前分期研究。随着保肢手术的普及，对这些肿瘤进行准确的治疗前分期变得非常重要。虽然普通X线检查是诊断骨肉瘤的标准方法，但CT和MRI对描述肿瘤范围的优势明显。CT可能在轴位上有优势，而MRI在四肢上有优势。用MRI不同序列来准确评价骨肉瘤髓内和骨外范围时，T1和T2加权序列都是必不可少的。正常骨髓在T1加权像上呈高信号，而在T2加权像上呈低信号。作为对比，骨肉瘤在T1加权像上呈低信号，而在T2加权像上呈高信号。这种对比信号有助于准确评估肿瘤范围，也有助于判断是否有神经血管束包绕其中。

CT有助于判断肺转移。在少部分患者中，CT能发现普通X线漏诊的肺转移灶，而在平片中显示清楚的病灶在CT上可能会发现更多。

病理学　一般骨肉瘤体积较大，其最大直径为8~10cm，由于骨肉瘤内纤维组织、软骨、骨组织所占比例不同，因而其标本的致密程度不一。肿瘤可呈粉色、灰白色，或是由灰至蓝色的鱼肉样改变。在肿瘤断面上有黄至白色的钙化灶及坏死组织。骨肉瘤一般富有血管，如血管特别丰富或发生出血，则肿瘤组织呈紫红色，生长迅速的肿瘤常发生坏死及囊性变。在大多数骨肉瘤中包括高度硬化者，肿瘤的软组织部分边缘很容易切开，而这部分正是肿瘤的"最活跃部分"，术中切取这部分标本做冷冻病理检查最

适宜。

骨肉瘤的组织学诊断关系到治疗方案及预后的估计，然而常常由于瘤体较大，不同部分取的标本其结果可能有差异。另外，由于其细胞的多形性常需与其他肿瘤以及骨髓炎鉴别诊断，故肿瘤的主要诊断应全面观察并结合临床及影像学检查资料全面考虑，以免误诊。骨肉瘤的主要诊断依据是要有肉瘤性的基质组织，以及由它直接转变而形成的骨样组织及骨小梁。骨肉瘤都含有多形性基质成分，如梭形成纤维细胞、大量的圆形的或卵圆形的带有不规则的、深染的细胞核的成骨细胞，以及奇特形状的多核肿瘤细胞。总之，多形性是主要的。由于基质细胞的多形性，有些细胞可以有上皮样表现或是在异常核分裂基础上有坏死病灶、出血、含铁血黄素及囊状血管间隙等，可以造成误诊。肿瘤性骨样组织及骨小梁在骨肉瘤中产生恶性骨样组织的类型也有很大差异。典型的表现是在恶性基质细胞中产生嗜酸性透明状物质，成为一薄带状。这种骨样组织难以与胶原纤维鉴别诊断。在不脱钙的切片中，在所见的透明薄带中如有钙化存在，则表明这种组织是骨样组织。

鉴别诊断　肿瘤性软骨：在某些骨肉瘤，尤其是生长很快的肿瘤可有多寡不等的软骨形成。当软骨形成特别多而成骨较少时，可误诊为软骨肉瘤。其鉴别诊断要点是骨肉瘤可直接自肿瘤的基质组织产生肿瘤性骨样组织或骨小梁，这在软骨肉瘤并不存在。

普通型骨肉瘤可以产生不等量的软骨和（或）纤维组织，根据有无基质及基质的类型可将普通型骨肉瘤分为三种主要亚型：成

骨型（50%）、成软骨型（25%）和成纤维型（25%）。除此之外还有一些少见的骨肉瘤类型，但是由于缺乏特有的生物学表现，因此被分别归于三种主要类型。①成骨型骨肉瘤：以肿瘤性骨和骨样组织为主要基质成分，从较细的金属丝状和花边状骨样组织到很宽的致密坚实的硬化性骨样组织不等。这类骨肉瘤往往质地坚硬，X线密度较高或呈硬化性改变，在骨样组织之间为间变性多形性瘤细胞。②成软骨型骨肉瘤：以产生软骨基质为主，大多为高级别透明软骨，除了颌骨和盆骨的成软骨细胞性骨肉瘤以外，肿瘤内的软骨基质很少有明显黏液变性或出现其他形式的软骨肉瘤成分，大量高级别软骨肉瘤成分和少量非软骨肉瘤成分紧密而混杂在一起。本亚型的最大特征就是在骨肉瘤组织结构中可见软骨肉瘤的成分。③成纤维型骨肉瘤：以高级别梭形恶性细胞成分为主，伴少量骨样基质产生，伴或不伴软骨成分为特征。整个肿瘤的组织学表现类似于纤维肉瘤或未分化多形性肉瘤，有纤维间质形成，只是因为有少量肿瘤性骨样组织产生而成为骨肉瘤。

治疗 骨肉瘤应采取以手术为主的综合治疗，包括手术、化疗、放疗等。只要及早诊断，术前仔细分型，同时进行骨肉瘤的规范化治疗，包括手术前化疗、手术和术后定期化疗，同时配合免疫和生物疗法等综合治疗方法使骨肉瘤患者的预后明显改善。原则上，早期骨肉瘤应尽可能外科手术治疗。手术须行根治性切除，避免局部复发。保肢术已成为骨肉瘤的主要术式；但在不适宜保肢或无条件保肢的情况下，应果断施行截肢术。

化疗必须是全身性的，以静脉化疗为主。骨肉瘤的化疗效果在20世纪70年代发生重大转折。骨肉瘤的化疗强调规范化，遵循联合用药原则、新辅助化疗原则、剂量强度原则。新辅助化疗强调术前化疗6~8周，然后行肿瘤切除，根据肿瘤组织坏死程度，制定术后化疗方案。如果肿瘤坏死率在90%以上，继续原化疗方案，如果肿瘤坏死率在90%以下，需更换化疗方案，增加新药或提高化疗药物剂量。新辅助化疗已成为骨肉瘤治疗史上的一个重要的里程碑。

预后 如果得到充分恰当的治疗，80%以上的患者能够存活。传统的治疗方法（截肢、放疗）骨肉瘤的预后差，5年存活率不超过20%。对于没有发生肺转移的骨肉瘤，通过术前、术后的化疗和适当的外科治疗，其治愈率在国外可高达60%~80%。

（赵振国）

máoxìxuèguǎn kuòzhāngxíng gǔròuliú

毛细血管扩张型骨肉瘤（osteotelangiectasia） 恶性成骨性肿瘤。为骨肉瘤的一种亚型。占全部骨肉瘤的3.46%~11%。该命名于1976年首次提出，其特征表现为被血液所填充的大的腔隙，可有分隔。又称恶性骨动脉瘤、出血性骨肉瘤、动脉瘤性骨囊肿样骨肉瘤。好发于10~20岁青少年，男性更多见，男女之比约为1.5∶1。

临床表现 主要症状为疼痛和肿胀，较特异的临床表现在于易发生病理性骨折，约占全部病例的1/4，与骨破坏范围大有关。发病部位以长管状骨干、干骺端多见，以股骨、肱骨、胫骨、腓骨最为常见，偶见于肋骨、颅骨、下颌骨、胸椎及肩胛骨等。大约

1/3的病例血清碱性磷酸酶增高，比典型骨肉瘤略低。

诊断 主要依据影像学和病理学两方面。

影像学 X线片上表现为单纯性溶骨性改变，骨质破坏范围大，破坏区多局限不清，骨皮质及骨髓腔广泛破坏，病变呈中心性生长，少数为偏心性，无明显的硬化带。因而，任何可见的硬化性病变均可排除毛细血管扩张型骨肉瘤的诊断。肿瘤常侵犯软组织。大多数病例发生于干骺端，侵及骨端者少见。可见科德曼（Codman）三角和葱皮样骨膜反应。如果在病变内发现明显的硬化，则不支持毛细血管扩张型骨肉瘤的诊断。29%的病例可出现病理性骨折。CT可见溶骨性与膨胀性骨破坏，肿瘤破坏区和软组织肿块内多发小囊变和液-液平面，皮质变薄，多发筛孔样破坏，骨膜反应及放射性骨针较常见。磁共振成像（MRI）可见病变由多发囊腔构成，病变在T1加权像表现为不均质的低信号，T2加权像中则表现为高信号，囊腔内见少量散在的较小液-液平面，均可见骨膜反应。肿瘤有骨外侵犯，类似于动脉瘤性骨囊肿的表现。

病理学 肿瘤表现为与动脉瘤性骨囊肿类似的髓内囊状结构，呈单房或多房性，囊内不完全填充有暗红色血凝块。几乎没有鱼肉样或硬化肿瘤骨形成。病变部位骨皮质变薄、膨大、质软，偶见广泛的不规则的皮质骨缺失和（或）皮质连续性中断伴有软组织肿块。低倍镜下，可见肿瘤由充满血液的或空的腔隙构成，可有薄薄的分隔，呈血窦样及"彩带样"结构。一些肿瘤包含有更多的实性组织，腔隙较小。在肿瘤的边缘层面上可见肿瘤向正常的

骨小梁侵犯。显微镜下可见囊壁及间隔处有间变的肿瘤细胞存在，呈多角形、梭形、核深染。肿瘤细胞表现为多形性、异型性，可见较多的有丝分裂象，并可见不典型有丝分裂，多为病理核分裂象。偶尔可在出血区域见到非附着性不典型性细胞。肿瘤细胞间可见骨样基质，无钙化、骨化，可见扩张的小血管。

鉴别诊断 ①动脉瘤性骨囊肿：为良性骨肿瘤，发病部位与毛细血管扩张型骨肉瘤类似，但病程更长，且表现为进行性的肿胀及疼痛。影像学多在早期即出现偏心性、囊性破坏，伴有多发间隔和骨皮质膨胀；在病变后期，骨壳较厚，并因出现粗细不均的间隔而呈多房性改变。病理学也表现为充满血液的大小不等的囊腔，但组织学并无细胞异型性。②骨巨细胞瘤：如果毛细血管扩张型骨肉瘤发生于干骺端，X线片常表现为多房性、有间隔，类似肥皂泡样改变，并可表现为膨胀性生长，与骨巨细胞瘤鉴别较为困难。但骨巨细胞瘤常位于长骨骨端，无骨皮质虫蚀样破坏及病灶边界不清等恶性肿瘤的征象，肿瘤中单核基质细胞无间变，囊变区内无间隔结构，并非毛细血管扩张型骨肉瘤中沿囊壁分布的小型多核巨细胞。③骨髓炎：临床表现有红、肿、热、痛等炎性症状，病变进展较快，症状突出，晚期可出现死骨，无科德曼三角出现，抗感染治疗有效。

治疗和预后 与普通型骨肉瘤相同，手术为主要的治疗方法，对化疗敏感。本病恶性程度较高，预后差。但如果经过及时的诊断和正确的治疗，其预后可与普通型骨肉瘤相当，甚至预后更好。

(赵振国)

xiǎoxìbāo gǔròuliú
小细胞骨肉瘤（small cell osteosarcoma） 由小细胞构成的骨肉瘤。约占骨肉瘤的 1.5%，又称形态类似于尤因肉瘤细胞的骨肉瘤，当组织学特征类似于尤文肉瘤或恶性淋巴瘤时才可使用这一名称。世界卫生组织（WHO）2013 年骨与软组织肿瘤分类中，将其归为特殊类型的骨肉瘤。其典型的形态学表现为小到中等大小的圆形或短梭形肿瘤细胞弥漫分布，伴有灶性纤细的花边状肿瘤性骨样基质形成。5~83 岁均可发病，但好发于 10~20 岁。女性略多于男性，比例约为 1.1:1。半数以上的病例发生于长骨干骺端，偶见多发性病变。在临床病理诊断上极易误诊为其他类型的小细胞性恶性肿瘤。

临床表现 以局部疼痛、肿胀及肿块形成为主要症状。症状出现的时间每个患者不甚一致，症状可出现在肿瘤诊断前的数天至数年。

诊断 主要依据影像学和病理学两方面。

影像学 X线片上表现为虫蚀样、渗透样皮质骨破坏。病变多为溶骨性破坏，常与成骨性密度增高区域混合存在。病变边缘模糊，邻近骨皮质分层、破坏，骨膜反应呈层状，周围可形成大的软组织肿块。CT 检查较 X 线片能更好显示此征象。大多数病例在髓内或骨旁软组织浸润灶中可有局灶性钙化，提示肿瘤内有瘤骨，该影像学特征有助于鉴别其他小细胞恶性肿瘤。

病理学 小细胞骨肉瘤与普通骨肉瘤在大体上难以区别，表现为肿瘤组织浸润性生长，周围境界不清，切面呈灰白色鱼肉状，质地一般不如普通型骨肉瘤坚硬。

病灶中可见肿瘤性骨样组织，但与普通骨肉瘤有所不同之处在于小细胞骨肉瘤的骨样组织多为散在的小灶性分布，并包绕肿瘤细胞，呈花边状，大片的肿瘤性成骨较为少见。显微镜下，小细胞骨肉瘤以圆形或短梭形幼稚小细胞和肿瘤性骨样基质形成为主要特点。极少数情况下可见体积很小的细胞，类似于出现在尤因肉瘤或恶性淋巴瘤中的细胞。相对于典型的尤因肉瘤，小细胞骨肉瘤的肿瘤细胞胞核大小和形状显示出更多的变异，瘤细胞可能呈圆形、卵圆形或梭形。尤因肉瘤中可出现纤维样物质。因而二者的鉴别点在于，只有看到矿化的骨样基质，才能诊断为小细胞骨肉瘤。肿瘤细胞要小到什么程度才能被诊断为小细胞骨肉瘤目前没有准确的标准。小细胞骨肉瘤按照细胞形态可分为三种组织学类型：①尤因肉瘤样小细胞骨肉瘤：是最常见的组织学类型，类似于尤因肉瘤，细胞核小圆形，染色质较细腻，核仁不清或缺失，细胞大小和形态相对尤因肉瘤显示不一致。②淋巴瘤样小细胞骨肉瘤：肿瘤细胞相对较大，细胞核圆形或卵圆形，染色质粗糙，呈散在凝块状，可见明显的嗜酸性核仁，细胞质丰富，细胞间边界尚清。③小梭形细胞样小细胞骨肉瘤：以小梭形细胞为主，个别细胞有少量胞质。也可将小细胞骨肉瘤分为小圆细胞型和梭形细胞型，其中小圆细胞型按照肿瘤细胞核的大小分为三种亚型：①极小细胞亚型：肿瘤细胞核直径小于 7.5μm（平均直径 6.7μm），细胞体积与成熟的浆细胞大小相近。②小细胞亚型：肿瘤细胞核直径 7.5~9.3μm（平均直径 8.3μm）。③中等大小细胞亚

纤维肉瘤表现为进行性加重的疼痛，病史长达数月，可最终导致病理性骨折。

诊断　主要依据影像学和病理学两方面。

影像学　软组织纤维肉瘤表现为深部肿块，与周围正常组织具有相同的 X 线密度，大约 10% 的患者肿块内有散在的钙化。骨内纤维肉瘤表现为 X 线密度减低区，呈穿透性破坏，病变通常位于主要长骨的髓腔中央。X 线上没有特别的征象可以用于诊断纤维肉瘤。对于骨内纤维肉瘤，放射性核素扫描显示病变内摄取量增多，经常可见在 X 线缺损区的周围呈弥漫性分布。位于软组织内的纤维肉瘤，早期血管相显示肿块内有中等量的摄取增加。纤维肉瘤的血管造影显示肿块为高血运状态。行 CT 检查时可见病变为密度均匀的肿块，其密度与邻近的肌肉组织相似。对于骨内病变，CT 可以更好地显示病变的细节。纤维肉瘤的磁共振成像（MRI）也呈现软组织肉瘤的一般特征，即 T1 加权像上为低信号，T2 加权像上为较高信号。

病理学　在术中，较小的病变经常被一层成熟的纤维组织包裹，并且与周围正常肌肉组织之间有一薄层疏松结缔组织相间隔。这种表现常使手术医师低估了病变的侵袭潜力，而施行肿瘤剥除术，从而只达到病变内切除的外科边界，导致治疗结果不佳。较大的病变通常有由水肿的炎性反应组织构成的假包膜，并且浸润邻近组织。位于骨内的病变具有相似的特征，小的病变可以有包膜，而较大的病变通常呈浸润性生长。根据纤维肉瘤内胶原（白色）和细胞（粉红色）所占的比例不同，肿瘤组织的颜色可表现

为白色、灰色、灰白色或浅粉红色，其质地可以表现为粗糙的皮革状或柔软的肉样组织。肿瘤内常见出血区和囊性退变区，可以解释 CT 密度和 MRI 信号的不均一性。

显微镜下可见肿瘤呈均匀片状，几乎没有分叶倾向，肿瘤的边缘被致密的胶原包裹，较小的病变更是如此。靠近肿瘤边缘的反应组织内常含有肿瘤细胞构成的微小卫星灶。肿瘤也可直接侵入到邻近正常组织，并且肿块与周围组织之间只有少量或没有反应组织。纤维肉瘤主要的细胞学特征是由大小、形态均一的梭形细胞构成。细胞核深染，几乎没有胞质，细胞膜不明显或缺如。细胞被胶原纤维间隔，交织排列，呈鲱鱼骨状，细胞与基质比例随病变的分级而异。有丝分裂的数量差异很大，但总能见到一些有丝分裂象。未分化多形性肉瘤中常见大而形态奇异的有丝分裂象，在纤维肉瘤中却见不到。绝大多数纤维肉瘤具有一定程度的分化，但偶尔有一些病变需要特殊染色。最常用的是马森（Masson）染色，若肿瘤细胞产生的基质被染成绿色，则该基质被确认为胶原。没有针对纤维肉瘤的特异性免疫组化染色。像所有的肉瘤一样，纤维肉瘤也呈波状蛋白染色阳性，这可以将未分化的肿瘤与癌区分开。电子显微镜若可以辨认出肿瘤细胞质内的含有交叉条带的胶原分子，则可确定纤维肉瘤。

治疗　本病遵循软组织肉瘤治疗的一般原则：①广泛切除：根据肿瘤部位决定保肢或截肢。②术前放疗效果满意者可行边缘性切除。

（孙宇庆）

骨未分化高级别多形性肉瘤

（undifferentiated high-grade pleomorphic sarcoma of bone）　骨和软组织的原发的，含有纤维和组织细胞成分的恶性肿瘤。好发年龄为 40~70 岁。男性多于女性。起源于软组织的未分化多形性肉瘤（UPS）最常发生于下肢（大腿多于小腿），其次为上肢（上臂多于前臂）和后腹膜，大多数（85%）起源于深筋膜深层。起源于骨骼的 UPS 倾向于发生在主要长骨的干骺端（依次为股骨、胫骨、肱骨）。典型的 UPS 表现为高度恶性的ⅡB期病变，不足 10% 的病变在初诊时仍局限于间室内。UPS 的病程呈快速侵袭性，主要转移到肺（约 90%），偶尔转移到局部淋巴结（10%~15%）。

临床表现　软组织 UPS 表现为侵袭性强、位置深在，但症状非常轻微的软组织肿块。骨的 UPS 多发生于主要的长骨且呈侵袭性生长，经常出现病理性骨折。

诊断　主要依据影像学和病理学两方面。

影像学　软组织 UPS 没有独特的 X 线征象可以与其他软组织肉瘤相鉴别。病变内鲜有钙化和（或）骨化区，也没有 X 线密度增高或减低区，因此无法提示病变的组织发生。骨内 UPS 呈穿透样密度减低区，边缘不清，皮质破坏并伴有软组织肿块。病变的这些特征并不能提示其组织发生，但有很多骨内 UPS 与已存在的病变伴发，如陈旧性骨梗死、纤维结构不良或佩吉特病，因此，当在这些已有病变的邻近部位出现穿透样侵袭性病变时，则应高度怀疑 UPS。病理性骨折常见。行骨扫描检查时，软组织 UPS 在血

管显像期表现为摄取量增加。骨内 UPS 则在骨显像期表现为弥漫性摄取增加，其范围比 X 线所显示的病变范围要广。骨内和软组织内 UPS 的血管造影都表现为明显的高血供状态。骨内和软组织内的 UPS，其 CT 图像都表现为密度均一的肿块，注射造影剂可使肿块增强。磁共振成像（MRI）检查时，在 T1 加权像为低或中等信号，T2 加权像呈高信号，病变内出血和坏死的范围决定了信号是否均匀。

病理学 显微镜下的典型特征是：①恶性梭形细胞（即纤维细胞）呈轮辐状排列，构成肿瘤的基质；轮辐状指的是由成纤维细胞产生的胶原排列成短束，形成回旋状或车轮状，这种排列形式在低倍镜下显示更明显。②有的区域内含有体积巨大形态奇特的组织细胞，细胞内含有大量颇具特征的嗜酸性胞质。③大量的有丝分裂象。④散在的慢性炎症细胞。上述特点出现的多少可以因病变而异，但常见的主要特征是纤维成分以及形态奇特的恶性组织细胞。恶性组织细胞是体积巨大形态奇特的细胞，具有各种各样的形状。在某些视野中，组织细胞与纤维成分混合在一起，而在另外一些视野中，它们可能聚集成簇。经常可在体积巨大的恶性组织细胞中见到异常的有丝分裂象，形态奇特。中等量的慢性炎症细胞散布于病变之中。与由纤维成分构成的区域相比，在由组织细胞构成的区域中这类炎症细胞比较明显。当骨内 UPS 与骨梗死并存时，肿瘤细胞经常与坏死骨小梁紧密相邻或侵入其中。UPS 有数种组织亚型：炎症型、黏液型、巨细胞型。这些亚型是根据特殊的组织特征来划分的，

而这些特征是典型的 UPS 所不具备的。上述亚型的临床特点和自然病程与典型的 UPS 没有差别。

治疗 对于软组织 UPS，术前放疗是一种非常有用的辅助疗法，放疗可使病变内产生大量坏死，并且在大多数的病例中可刺激产生一层致密的纤维包壳，从而使保留肢体的广泛或者边缘性切除成为比较安全的手术。术前放疗对于骨内 UPS 作用有限。术前化疗对于骨内 UPS 仍处于临床研究阶段，UPS 对化疗的反应比不上骨肉瘤或淋巴瘤。手术是治疗 UPS 的主要手段。手术方法取决于肿瘤的分期。Ⅰ期若不进行术前辅助治疗，应行广泛性切除。Ⅱ期对术前辅助治疗反应满意者可行广泛切除，对术前辅助治疗反应不满意者应行根治性切除。

预后 影响预后的因素有：深度（位置表浅者优于深在者）、大小（体积小者优于体积大者）以及肿瘤的分级/分期。经治疗后，整体存活率约为 50%。

(孙宇庆)

Yóuyīn ròuliú

尤因肉瘤（Ewing sarcoma） 起源于神经外胚层的骨或软组织的小圆细胞构成的恶性肿瘤。为尤因（Ewing）于 1921 年首先描述。本病好发年龄为 5~30 岁，男性多于女性，可发生于任何骨骼，好发于脊柱及长管状骨的骨干。特别好发于腓骨干。通常为ⅡB 期肿瘤，区域淋巴结转移很少见，但可侵入骨骼的其他部位。

临床表现 局部表现为疼痛、触痛以及很快出现的肿块。有时，肿块增大迅速与脓肿相似。发热、不适及体重下降为常见的全身症状。大多数病例病情发展非常迅速。病情发展迅速且有全身表现时，常使人高度怀疑为骨髓炎，

特别是出现贫血、红细胞沉降率加快及白细胞升高并核左移时，此时也要考虑本病的可能。

诊断 主要依据影像学和病理学两方面。

影像学 X 线特点与其病程相一致。早期，随着肿瘤组织侵及骨髓，表现为小面积的骨破坏，呈斑片状、穿凿样、边界不清的溶骨样破坏，并且与正常骨之间有较广泛的移行区。随着病情的发展，肿瘤侵及骨皮质并通过哈佛管到达并掀起骨膜，但不产生广泛的皮质破坏。随着肿瘤对反应性新生骨的不断破坏而产生特殊的"葱皮"样骨膜反应。病灶不断扩大，肿瘤突破反应性新生骨而形成大的软组织肿块，由于突破通常位于病灶中央区的骨膜，使科德曼（Codman）三角向病灶的远、近端移位。有时，某些发展相对较慢的病灶，骨膜反应在溶骨性破坏区外形成完整的薄的皮质骨，呈多层状，使骨干轻度增粗，这种病灶通常无常见的软组织肿块。如果病灶位于高应力区，常出现病理性骨折。有大的软组织肿块的病灶，病灶部位的骨膜被广泛掀起，软组织肿块内混有数量不等的无定形的斑片样骨化，有这种表现时，应考虑到骨肉瘤的可能。毛细血管扩张性骨肉瘤，也有大的软组织肿块，但很少产生肿瘤成骨，因而非常类似尤因肉瘤。尤因肉瘤早期改变（穿凿样溶骨性破坏）与转移癌及骨髓细胞肿瘤很相似。尤因肉瘤的"葱皮样"骨膜反应与骨髓炎病灶的骨膜反应很相似。放射性核素扫描是筛选骨骼转移的最佳方式。由于尤因肉瘤能导致反应骨快速形成，病灶表现为核素摄取增加。其图像常常超过 X 线影像的范围。尤因肉瘤血运丰

富，因此在进行造影时出现动、静脉期快速增强的现象，且常可显示出 X 线图像显示不清的软组织肿块的范围。CT 图像能反映骨内病变的详细情况及骨外软组织肿块，增强 CT 能进一步显示软组织肿块的范围，CT 也是评价淋巴转移的有效方法。磁共振成像（MRI）T1 加权像呈轻度增强，T2 加权像呈中等高信号，此表现反映出肿瘤组织细胞丰富的特点。

病理学 肿瘤组织柔软，呈灰白色，肿物血运丰富，易出血。大面积坏死区很常见，液化坏死明显时，易被误认为是骨髓炎的脓包。显微镜下可见肿瘤组织内细胞丰富，在某些区域，可见大量成片的细胞，其间无骨小梁；有的区域肿瘤细胞充满髓腔，但不破坏骨小梁，有时细胞形成结节，周围由非肿瘤性纤维组织包绕，大片的出血/坏死区很常见。条索状的肿瘤细胞充满于扩大的哈佛管内并且延伸到软组织肿块内。在肿块的边缘可见肿瘤细胞穿透纤维组织包膜进入邻近的肌肉或反应区组织内。肿瘤细胞形态、大小一致。胞质少且细胞边界模糊。胞核充满嗜碱性染色质并呈某种程度的泡状，核分裂象罕见。细胞排列紧密，其间无间质。可见许多单细胞管壁的毛细血管，肿瘤细胞排列在周围。假玫瑰结现象可在一些病灶中出现，由 6~8 个细胞围绕而成，中心为不着色的或轻度嗜酸的透明区域，出现这种现象有助于诊断。

尤因肉瘤的另一个特点是大多数肿瘤细胞内有糖原颗粒。只有通过过碘酸希夫（PAS）染色，其呈亮粉红色，才能在光镜下观察到。直接用电镜也可以观察到，但这些检查技术需要活的肿瘤细胞及对组织进行特殊处理，也就是做 PAS 染色时用乙醇而不是甲醛溶液做固定剂，做电镜检查时应用相应的固定剂。约 80% 尤因肉瘤呈 PAS 阳性，因此，缺乏糖原并不能除外尤因肉瘤的诊断。

治疗 截肢是最初的治疗手段，但由于大部分患者在一年内死于肺转移，因而被放弃。几十年来，对原发病灶进行放疗可得到满意的效果（大约 60%），但是仍无法提高生存率。化疗的出现，显著地提高了生存率，5 年生存率大约 70%，局部控制率（手术加放疗）大大提高。活检明确诊断后，行 3 或 4 个周期化疗，并进行临床及放射学评估。化疗效果好的病例（如疼痛减轻，全身症状消失，肿瘤体积缩小并且骨破坏区出现骨化）通过放疗或手术治疗能达到局部控制。

放疗的适应证是：①肿瘤如果位于手术无法彻底切除的部位，放疗较手术切除能显著保留具有功能的部位。②Ⅲ期的多骨骼病变，远隔部位存在转移，化疗效果差。对于一般的病灶，放疗剂量应该是 50~60Gy。Ⅲ期病例可考虑行全身照射后进行骨髓移植。对于活检后产生的骨缺损应填充聚甲基丙烯酸甲酯（骨水泥）并行预防性内固定，以减少放疗后病理骨折的可能。放疗能降低骨骼生理强度的 50%，小的应力集中性缺损，在正常的骨骼上可以不予以处理，但是在放疗后则可产生骨折。

化疗效果好的病例，经有效的放疗后，局部复发率为 15%。经过有效的化疗，需行广泛手术切除，其适应证为：①位于切除后不影响功能的骨骼上的单发病灶，如锁骨、腓骨、掌骨等。②重要骨骼上的病灶经广泛切除/重建后，造成的功能障碍明显小于放疗所造成的功能障碍。③放疗后出现孤立的局部复发。④骨质大部或全部破坏的、骨折不可避免的、较大的病灶。有时，对高危病灶需采用联合治疗，即化疗、术前放疗及广泛切除。

预后 如果不治疗，90% 的患者在一年内出现致命的肺转移而死亡。

（孙宇庆）

gǔ xuèguǎnliú
骨血管瘤 （hemangioma of bone）

发生于骨内的原发性良性血管错构性病变，由来自中胚层的异常增生的毛细血管型或海绵状血管型的新生血管构成。也可由静脉血管构成，呈肿瘤样改变或为错构瘤，很少部分被认为是真正的肿瘤。与软组织血管瘤相比，较少见，常因偶然原因发现。19 世纪中叶，汤因比（Toynbee）首先报道的是发生于颅骨的骨血管瘤。尸检发现，成年人血管瘤约 10% 发生在椎体，有明显临床症状的很少见。骨血管瘤约占原发骨肿瘤的 1.4%，约占良性骨肿瘤的 2.6%。发病率随年龄增长而升高，大部分在 40 岁以后才有表现。女性较多见，约是男性的 2 倍。

临床表现 超过 75% 的骨血管瘤发生在椎体及颅骨。最常见部位在椎体，尤其胸椎最为好发，其次为颅面骨，很少见于长骨的干骺端。颅骨血管瘤：常见于额骨和顶骨，起病慢，症状轻，一般在发现肿块数年后才就诊，局部可有疼痛、酸胀和眩晕。长骨血管瘤少见，可发生在骨髓内、骨膜和骨皮质，其中以发生在骨髓内多见，而骨膜及骨皮质少见。骨膜血管瘤：较小，通常位于长骨和管状骨的中段，伴有疼痛肿胀，且无创伤史，在放射线检查中，呈浅碟状，凹陷，周围环以增厚的骨皮质。大部分患者无症状。长骨血管瘤初时很少有症状，只有隐痛，逐渐发展为刺痛，呈持续性，并逐渐加重。当病变侵及软组织时，会出现局部水肿。椎体血管瘤：1cm 以下多无症状，疼痛为最早出现的症状。椎体血管瘤常在偶然中发现，多以局部疼痛或相应节段的神经症状为表现。症状轻重程度取决于是否存在神经根、脊髓、马尾的压迫程度。椎体血管瘤可以使椎体膨大、变形而压迫脊髓造成神经症状，包括神经根疼痛、感觉及运动障碍、大小便失禁等，甚至截瘫。胸段中部的椎体血管瘤最常表现出症状，因为此处椎管较窄，受累椎体骨皮质膨胀变薄，可侵及硬膜外腔，产生脊髓压迫症状。椎体受压骨折，骨皮质破坏，产生脊柱后凸及侧凸畸形。有症状的椎体血管瘤可被误诊为椎间盘疾病，手术过程中出现较难控制的出血。出血可来自骨内病变，也可来自于周围软组织，常因异常扩张的肿瘤性血管所致。多发血管瘤综合征：表现为不同类型的骨血管瘤，不仅侵犯骨骼系统，还可以累及其他部位和器官。

诊断 依据临床表现、影像学和病理学检查可诊断。

影像学 椎体血管瘤表现为边界清晰的溶骨性病灶，发生在椎体多为单发，偶尔可累及多椎体，表现为椎体骨质疏松，外形膨胀，内为粗大的骨小梁，呈条纹状或栅栏状轴向垂直排列，有时亦可呈蜂窝状的密度减低区。有时可以在局部解剖区域内累及同一骨的多个部位或多个骨，并可伴有其他器官或软组织血管瘤，称为血管瘤病。肿瘤主要侵犯椎体，可以蔓延至附件，逐渐侵入椎板、椎弓根、横突及棘突，也

可直接侵犯椎间盘及邻近肋骨。受累的椎弓根界限模糊，类似于转移瘤所致骨破坏。椎弓根变宽和椎板增厚是本病的特征性表现。椎体血管瘤的供血动脉常为肋间动脉的骨分支，而这些分支在正常情况下是看不到的，在脊柱血管造影中可以清晰看到。但是，这种选择性肋间动脉造影不能作为确诊的依据。CT 在诊断椎体血管瘤上具有高度特异性，表现为病灶周边边界清楚的骨质硬化，内为点状粗大的骨小梁，增强扫描强化明显。受累椎体骨松质呈粗大网眼状或小蜂窝状改变，残留的骨小梁增粗，呈稀疏排列的高密度粗点，可呈"栅栏状"改变，偶可见骨膜下出血造成的椎旁软组织肿块。磁共振成像（MRI）克服了常规 X 片组织结构重叠的缺点及具有高软组织分辨率的优点，能清晰、敏感的显示骨血管瘤的破坏方式、边界，提示组织成分及显示周围软组织情况。骨血管瘤在 MRI 的 T1、T2 加权像均呈现信号增强，对应为病变骨的成分。而骨外病灶扩展则在 T1 加权像不能显现高信号。运用 MRI 旋转回声技术，发现病变内不同的信号强度很大程度上是由变化的血流速度所决定的。典型的椎体血管瘤在 T1WI 轴位上可见累及椎体一侧或整个椎体的不均匀占位，外形正常或轻度膨胀，低信号区内可见代表增粗骨小梁的多个更低的点状信号影。在横断面上成网格状，在矢状位可见椎体有纵行排列的栅栏状异常信号。在 T2WI 上，椎体血管瘤的信号随 TE 的延长而逐渐增高。在长骨血管瘤通常发生于干骺端，皮质膨胀隆起，内有蜂窝状骨小梁伴增粗的骨小梁。在扁平骨中，这些增粗的骨小梁具有

特征性的 X 线表现。放射性核素 ^{99m}Tc 显像表现为病变部位核素浓集。

病理学 大体可见：肿瘤呈棕红色，没有包膜，与周围正常组织边界清楚。剖面呈暗红色，病灶内有硬化的骨小梁和充满血的散在蜂窝状结构，骨皮质大部分完整，病灶呈分叶状，里面有间隔。显微镜下可见：大部分血管瘤有衬以基底膜的内皮细胞形成的单一管腔构成。形态上与正常的毛细血管完全一样，内皮细胞小、扁平、均匀一致、罕见核分裂象。骨血管瘤可为毛细血管型、海绵状型或混合型，其中海绵状型骨血管瘤最为常见，发生于椎体内的多为混合型。血管瘤组织散在分布于椎体的骨小梁间，不对骨小梁结构造成侵袭性破坏，偶可见有大而厚壁的动脉或静脉构成，与软组织的动-静脉畸形类似。海绵状血管瘤由多、大、壁薄、膨胀的充满血液的血管腔组成，呈窦状，多见于颅骨。研究显示，在骨血管瘤中发现新的融合基因——*EWSR1-NFATC1*，提示染色体重排在血管良性骨肿瘤发病机制及诊断中可能具有意义。

鉴别诊断 椎体血管瘤主要与椎体骨质疏松、佩吉特（Paget）病、脊柱结核和椎体转移瘤鉴别：①骨质疏松：单位骨量下降，一般多个椎管受累，呈弥漫性改变，骨皮质变薄，骨小梁稀少、变细而呈稀疏网格状，边界不清，难以负重，可导致病理性骨折。②骨佩吉特（Paget）病：又称畸形性骨炎，椎体一定程度上增宽，皮质增厚，骨小梁细小和骨髓腔扩大，骨小梁不呈栅栏状，而是增粗且走行紊乱。③椎体转移瘤：多表现为椎体骨质破坏，多发椎体受累，而椎管

血管瘤没有骨质破坏，粗大骨小梁表现为圆点征。转移瘤一般有原发病灶，其瘤体形态不规则，边缘也不清，在MRI的T2WI上，瘤体信号不像血管瘤那样渐变亮。④脊柱结核：为不规则溶骨性破坏，相邻椎间隙变窄或消失，椎体骨质互相嵌入为常见表现，寒性脓肿、骨桥形成及椎体融合等表现不同于血管瘤。

长骨血管瘤需与以下疾病鉴别：①骨纤维结构不良：好发于胫骨前缘骨皮质及颌骨，影像表现可与长骨血管瘤相似，依靠组织病理学鉴别。②非骨化性纤维瘤：好发于8～20岁青少年的下肢长骨干骺端，病变呈卵圆形透亮区，边缘常有薄层硬化带，呈偏心性生长，长轴与骨干平行。③骨纤维异常增殖症：病变呈中心性、磨玻璃样、囊状膨胀透亮及丝瓜络样改变，皮质膨胀变薄。④骨巨细胞瘤：多发于20～40岁，偏心性生长，病变长轴多与骨干垂直，周围无硬化。⑤骨囊肿：多见于20岁以下，一般不超过骺板，长轴与骨干平行，皮质变薄，轻度膨胀，如皮质破入囊内可形成"碎片陷落征"。⑥动脉瘤样骨囊肿：常有液-液平面。

颅骨血管瘤须与脑膜瘤、颅骨骨肉瘤相鉴别：①脑膜瘤：颅骨内板破坏重于外板，骨针相互平行并垂直于颅骨，不同于血管瘤自瘤中心向四周边缘放射并相互交叉，骨质破坏呈斑点状、常同时伴有骨密度增加，周围骨板有增粗的血管影。②颅骨骨肉瘤：病程较短，肿瘤生长迅速，疼痛及压痛明显，溶骨性破坏区边缘硬化，骨针排列不规整，软组织肿块显著。

治疗和预后 骨血管瘤虽有自限性，但难以预测病变最终的发展程度。骨血管瘤对放疗比较敏感，对无法手术切除的可以考虑放疗。对大范围骨质破坏的可以采用放疗和重建手术。在治疗方面，长骨血管瘤的外科手术治疗效果好。单纯椎体血管瘤后壁完整的，可以考虑微创聚甲基丙烯酸甲酯（骨水泥）注射手术。造成脊髓压迫症状的椎体血管瘤可在栓塞后行手术切除。也可在放疗后局部切除。手术范围的确定非常重要，如切除不彻底容易复发。本病预后较好。

（许宋锋）

gǔ xuèguǎn ròuliú

骨血管肉瘤（angiosarcoma of bone） 起源于血管内皮细胞的高度恶性骨肿瘤。又称为恶性骨血管瘤。世界卫生组织（WHO）2013年发布的第4版骨肿瘤组织学分类标准，将骨上皮样血管瘤归类为骨的血管源性肿瘤中良性与恶性之间的中间型，恶性型则定义为骨血管肉瘤和骨上皮样血管内皮瘤。骨血管肉瘤易于局部复发和早期远隔转移。WHO统计，约占原发骨肿瘤的0.23%，占恶性骨肿瘤的0.43%。中国国内统计，约占原发骨肿瘤的0.12%，占恶性骨肿瘤的0.31%。11～70岁均可发病，以21～50岁多见。中国国内以10～30岁多见，30岁以下占69%，男性发病率是女性的约2倍。

病因和发病机制 病因尚不清楚，多数病例可能与外伤有关，也有报道继发于骨梗死。

临床表现 好发部位是长骨，约占60%，依次为胫骨、股骨、肱骨和骨盆。病灶可为单发，也可为多发。有报道34例多发病灶，主要发生于手足骨。临床症状轻微，进展缓慢，可从数月到数年，一旦出现症状则发展较快。主要表现为局部疼痛和肿胀，有时可触及血管搏动、闻及血管杂音。邻近关节常受累出现运动障碍。随着肿瘤的发展，肿瘤侵袭至骨皮质外而形成软组织肿块，皮温增高，进而病理性骨折，肢体功能丧失。病变位于椎体者，可出现椎体塌陷，病理性压缩骨折，压迫脊髓和神经，引起截瘫或神经功能障碍，影响大小便功能。肿瘤主要通过血行传播出现远隔转移。

诊断 依据临床表现、影像学、病理学和免疫组化检查可以诊断。

影像学 单发性骨血管肉瘤侵犯骨的一部分，多位于长骨干骺端。多发性骨血管肉瘤可以侵犯多骨的大部分、单一椎体或间隔的多个椎体。病变呈不规则的斑片状、泡沫状或大片状的溶骨性破坏，呈蜂窝状，边缘模糊，有时类似血管瘤，可出现病理性骨折。椎体和附件可同时受累。肿瘤突破骨皮质，可形成软组织肿块，出现三角形骨膜反应。病灶内无钙化影。瘤骨周围常出现粗细不均、长短不等的放射状骨针与骨干垂直，可有单层层状骨膜反应。CT和磁共振成像（MRI）无特异性表现。血管造影可出现大量不规则而迂曲的肿瘤血管、动静脉早期显影、新生杂乱血管丛与肿瘤湖染色，均提示恶性肿瘤征象。

病理学 大体可见：肿瘤是由出血性海绵样组织构成，呈紫红色或暗褐色，质地脆而柔软，有时呈鱼肉样，伴有新生而杂乱的小血管，周围组织界限不清楚，无包膜。显微镜下可见：肿瘤由无数构型不良的血管腔隙以复杂折叠、杂乱无章的相互吻合而组成，腔壁为异形性单层或多层内皮细胞。细胞呈圆形或椭圆形不典型的内皮细胞,较正常细胞肥大,轻度异形性,核圆形或椭圆形,染色质增多,核仁明显,胞质丰富,浅染或呈细颗粒状。分化较差的细胞呈梭形,核分裂多,在嗜银染色切片上可见细胞形成小团,说明细胞是血管壁的嗜银纤维增生。骨血管肉瘤的确诊依赖病理检查,其特征是:①肿瘤组织区域内可见相互吻合的血管腔隙,其内衬以增生的肿瘤性内皮细胞,体积较大,异型性明显,核分裂多,核仁多见,肿瘤细胞排列紧密,呈巢状,多数细胞分化低。嗜银染色可见血管壁的轮廓,嗜银纤维包绕瘤细胞,这点被认为是内皮肉瘤的特点。②电镜下可见肿瘤细胞间有桥粒样连接,瘤细胞下有基膜;在分化低的骨血管肉瘤中,多个瘤细胞围成的小腔隙或瘤细胞胞质的微腔内可见红细胞,提示有原始血管腔形成;肿瘤细胞胞质内可见吞饮囊泡,有数量不等的粗面内质网及线粒体。

免疫组化 对诊断有重要意义,内皮细胞标志物 F8-RA、CD31、CD34、UEA-I 多为阳性。F8-RA 的敏感性差特异性好,UEA-I 敏感性好特异性差,血栓调节素及 CD34 的敏感性优于 F8-RA,特异性优于 UEA-I。

鉴别诊断 本病需与纤维肉瘤、滑膜肉瘤、溶骨性骨肉瘤、多发性骨髓瘤相鉴别,上述疾病的临床及 X 线表现虽有一定的特点,但确诊仍需依靠病理检查,特别是肿瘤的超微结构及免疫组织化学检查。

治疗和预后 单发病灶恶性度较高,5 年生存率约 18%,而多发病变恶性度相对较低。治疗应以手术切除为主,尽早施行根

治性手术切除或截肢术。位于脊椎合并截瘫者,尽可能进行病灶切除、脊髓减压、内固定手术,术后配合其他有效治疗才能控制病灶。血管肉瘤对放疗有一定敏感性。对已发现有转移灶,或病变范围广泛、手术切除困难,不能彻底手术切除的病例,均可施行放疗。对手术切除不彻底者,可辅助放疗,以提高疗效。化疗对本病疗效不肯定,可配合放疗及手术治疗。对已有全身转移而失去手术或放疗时机的患者,仍可行姑息性化疗,以减轻痛苦,改善生存质量。本病作为一种罕见的高度恶性骨肿瘤,容易发生早期转移,预后极差。

(许宋锋)

gǔ pínghuájī ròuliú

骨平滑肌肉瘤(leiomysarcoma of bone) 起源于骨髓腔内营养血管壁中层的平滑肌细胞或发生于脉管周围的多能性间叶细胞的恶性肿瘤。本病罕见,1965 年,埃文斯(Evans)首次报道了 1 例 73 岁男性的左胫骨近端的骨平滑肌肉瘤,放疗 4 周后死亡,尸检显示肺部转移灶。1977 年,奥弗高(Overgaard)报道第 2 例是 18 岁女性的股骨病变。1978 年,迈斯特(Meister)报道第 3 例是 75 岁男性的右肱骨近端病变。骨平滑肌肉瘤占原发骨肿瘤的约 0.06%,占恶性骨肿瘤的 0.14%。转移性病变较原发性为多见。年龄分布为 9~87 岁,好发于 40~70 岁,中位年龄 47 岁。男女比例相同。

临床表现 发病部位以长管状骨的干骺端最为常见,膝关节周围约占 60%,尤其是股骨和胫骨,其次是下颌骨,还见于肩胛骨、骶骨、髂骨和上颈椎。临床上表现为痛性或无痛性肿块,从出现症状至初次就诊可间隔很长

时间,平均 6.5 个月。疼痛和肿胀是本病常见的症状,约 77% 患者以疼痛为首发表现。有的发生病理骨折后才就诊,疼痛为隐痛或酸痛,一般不剧烈。少数病例无痛。多有肿块或肿胀。肿块质硬,有轻压痛,边界不清。肿胀明显者,皮肤发亮,皮温高,有静脉怒张。邻近关节的病变,可致功能障碍。与其他骨的原发性肉瘤相似的是,骨平滑肌肉瘤也经常发生于附件骨,与发病有关的潜在危险因素包括接受放疗和化疗、骨佩吉特(Paget)病和骨内植物等。实验室检查一般无特异性,部分病例可出现碱性磷酸酶增高,红细胞沉降率可正常或增高。骨平滑肌肉瘤可以转移到其他组织,最常见的部位是肺,其次是腰椎和肝,转移至肾上腺、肾和淋巴结的罕有发生。

诊断 依据临床表现、影像学、病理学和免疫组化检查可以诊断。

影像学 X 线检查可见干骺端或骨干髓腔的界限不清的不规则溶骨性破坏,呈椭圆形或片状,边缘模糊,无硬化。骨皮质膨胀、变薄,部分缺损。破坏严重者一段骨干可完全消失。多数无骨膜反应。少数病例除溶骨性破坏外,亦出现骨膜反应,甚至出现放射状骨针及科德曼(Codman)三角。肿瘤突入软组织者,可形成不规则肿块,内有瘤骨形成。少数病例无软组织肿胀。特殊征象:在溶骨性破坏区周围有大小不一的囊状透亮区,周边环以硬化带,夹杂小斑点状或条纹状钙化影,此为骨梗死的征象。肿瘤起自血管中层,较易形成血管栓子而导致骨梗死。溶骨性破坏区周围出现骨梗死表现,是骨平滑肌肉瘤的一个值得重视的征象。尽管以

往认为骨内病损后的钙化不是骨平滑肌肉瘤的典型放射学表现，但有研究表明，近 20% 出现区域性钙化，表现出类似骨肉瘤这样有矿化行为的骨肿瘤。CT 的典型表现是髓内病变伴随骨皮质破坏并扩展到周围软组织。CT 增强扫描显示部分肿瘤密度增加，血运好于周围组织，同时有助于发现病变内钙化。磁共振成像（MRI）能更好证实髓内病变扩展到软组织的程度和范围。在 T1WI 上表现为低于或等于肌肉的信号，在 T2WI 上表现为混杂的高信号。血管造影可见正常骨髓的边缘部有造影剂滞留的浓密阴影。

病理学　与软组织平滑肌瘤相同，通常被认为是一种梭形细胞肉瘤。大体可见：肿瘤呈结节状，质坚硬，可为圆形或不规则形，呈浸润性生长。界限清楚，部分有完整包膜。切面灰红或灰棕色，质地细腻，硬或脆，鱼肉状，偶见出血、坏死及囊性变。肿瘤可侵入软组织形成多个结节状瘤块。显微镜下的组织结构因肿瘤的分化程度不同而有差异。分化好的肿瘤细胞细长呈梭形或带状，梭形细胞束纵横交错排列，胞质丰富，嗜银染色，胞核呈番茄形，两端钝圆呈棒状。分化不良者，瘤细胞弥漫成片，编织状结构不明显，细胞具有显著的异形性，多见核分裂象。嗜银染色见嗜银纤维粗而直。典型表现是交叉成束的狭长梭形肿瘤细胞，经常呈垂直样交叉，有丰富的嗜酸性胞质和雪茄形两端钝圆的细胞核，有的可见多核巨细胞，可见凝固性坏死和玻璃样变。有的可见到隆凸的脉管系统。电镜下可见：含有致密体的肌动蛋白肌丝平行于细胞的长轴排列成束。扩张的内质网和含有大量胶原的细胞外基质似乎提示成肌纤维性分化的可能性增加，然而遍布细胞质的大量微丝束和外板的存在支持平滑肌分化。

免疫组化　平滑肌特异性的单核抗体识别肌动蛋白对于诊断的敏感性更高。同时采用结蛋白（desmin）单克隆抗体免疫组化染色，本瘤的细胞能均匀染出，是有用的标志物。骨平滑肌肉瘤一般波形蛋白（vimentin）、平滑肌肌动蛋白（SMA）广泛阳性，约半数肿瘤 desmin 阳性，S-100、上皮膜抗原（EMA）、CD68、肌调节蛋白（MyoD1）通常阴性。

鉴别诊断　在溶骨性破坏区周围出现骨梗死的现象时，有助于骨平滑肌肉瘤的诊断。但仅根据组织学形态难与其他梭形细胞肉瘤区分，需借助免疫组化染色来判定肿瘤的组织来源。间叶肿瘤一般呈 vimentin 阳性，平滑肌肉瘤呈肌动蛋白（actin）和 SMA 阳性。同时，还应结合临床和影像学检查，排除来自子宫、胃肠道、泌尿系统和软组织等平滑肌肉瘤转移至骨骼的可能性。

诊断时需要注意与纤维肉瘤、恶性外周神经鞘瘤、未分化多形性肉瘤及溶骨性骨肉瘤进行鉴别。①纤维肉瘤：肿瘤成分单一，瘤细胞梭形，体积较肥硕，排列呈人字形或羽毛状结构，核两端尖细，免疫组化显示 vimentin 阳性，SMA、desmin 一般呈阴性。电镜显示纤维细胞特征。②恶性外周神经鞘瘤：瘤细胞弥漫分布或细胞丰富区与细胞稀疏区交替性分布，可见栅栏状结构或血管外皮瘤样结构，于血管周围常见密集的瘤细胞。免疫组化显示 S-100 蛋白、EMA、CD56 均阳性，不表达平滑肌标志物。③未分化多形性肉瘤：较骨平滑肌肉瘤成分复杂，异型性、车辐状结构更为明显，且可见肿瘤性组织细胞。免疫组化显示 vimentin、CD68、AACT 等均阳性，而 SMA、desmin 一般呈阴性。④骨肉瘤：发病年龄较骨平滑肌肉瘤小，X 线常见骨膜反应或科德曼三角，镜下除可见异型梭形细胞，需仔细寻找肿瘤性成骨，免疫组化一般不表达平滑肌标志物。肿瘤性成骨细胞碱性磷酸酶及骨形态形成蛋白、骨钙素、骨连接蛋白均阳性，而骨原发性平滑肌肉瘤均为阴性。

治疗和预后　手术是唯一有效的治疗方法。根据肿瘤的部位按外科分期进行手术治疗，原则上应行广泛切除或截肢手术，无法完全切除时可进行放射治疗，疗效报道不一。新辅助化疗在改善预后方面的作用还没有被证实，术前用吡柔比星和顺铂进行动脉内化疗能明显减小肿瘤体积。骨平滑肌肉瘤易于复发和转移，预后差。局部复发出现在 15% 高级别和 14% 低级别骨平滑肌肉瘤患者中，但对总的生存率没有明显影响。肿瘤部位接受过放疗的患者中位生存时间较短。大约半数原发性骨平滑肌肉瘤患者确诊时已发生转移或在确诊的 1 年内发生远处转移。5 年总生存率和无瘤生存率分别为 59% 和 41%。

（许宋锋）

gǔ zhīfángliú

骨脂肪瘤（lipoma of bone）　起源于骨髓内脂肪组织的良性肿瘤。罕见，发病率约占良性骨肿瘤的 1.36%。可发生于任何年龄，以 20~50 岁多发，青少年少见，男性略多于女性。

临床表现　可发生于全身各个部位，包括颅骨、髂骨、肋骨、骶骨、跟骨等，但以长管状骨最为多见，如股骨、胫骨等。骨脂肪瘤不仅可以发生于髓腔，也可发生于骨膜甚至关节内。一般为单发，少数多发者见于某些高脂血症患者。病程长，大多无临床症状，少数可有局部疼痛及周围神经压迫症状。表现为局部轻微疼痛或弥漫性胀痛。部位表浅的病骨膨胀隆起，局部出现肿胀。通常为3~5cm边界清楚、通常有硬化的黄色质软肿物，颅骨病灶最大可以到12cm，病灶内有骨化或钙化。

诊断 依据临床表现、影像学和病理学检查可诊断。

影像学 分为骨内型与骨旁型两种。①骨内型：与骨髓关系密切，可呈现骨髓腔单囊性或多囊性溶骨性病损，轻度骨质膨胀、扩张及骨质破坏，边缘锐利，边界清晰，周边无骨质硬化，也无骨膜反应。少数可合并骨折，骨折后有骨膜反应出现。多囊者多见于骨端，内有粗糙不齐的骨嵴样间隔，与骨巨细胞瘤有类似的表现。②骨旁型：起源于骨膜，可在骨皮质外方出现一低密度透亮区，多呈长圆形或梭形，与骨质相连结，多角度拍片与骨皮质也不能分开。脂肪瘤所形成的透明阴影突入软组织，与软组织的分界十分清晰。肿瘤与骨皮质附着处常见局部有骨质增厚。结合肿瘤发生的部位及其邻近骨质的改变，可区分出骨内脂肪瘤、骨旁脂肪瘤。

CT和磁共振成像（MRI）可以判断脂质成分，体现病灶的边缘硬化、钙化、骨嵴、黏液样变、坏死囊变等组织学特点，密度或信号多较均匀，也可夹杂少量软组织密度或信号。CT表现为规则或不规则的以脂肪为主的混杂密度区或单一脂肪密度区，边界清楚，有包膜，多呈分叶状，CT值−40~−136HU。MRI检查中T1WI和T2WI均呈高信号，抑脂序列呈低信号，病灶中央或边缘可见斑块或结节状钙化，可能来源于脂肪组织的坏死皂化或间叶组织化生。

病理学 组织学上，主要由大量成熟脂肪细胞构成，未见造血细胞。脂肪细胞间可夹杂少量纤维结缔组织和细小骨小梁，并可伴发脂肪黏液样变。与软组织脂肪瘤无差别，肿瘤界限较明显，常呈分叶状，部分呈黏液状，有明显包膜，覆盖肿瘤表面的骨质可变薄。切面呈黄色或淡黄色，酷似成熟的脂肪组织，柔软，有光泽，质脆。肿瘤细胞为均匀一致的脂肪细胞，呈椭圆形或多角形。细胞膜界限清楚，胞质透明，无黏液样变；细胞核小而深染，位于细胞中央，核分裂象少见。瘤体中混杂少量纤维间隔及已被吸收呈刺状的骨小梁，偶见钙化、坏死、囊性变及硬化骨。

鉴别诊断 位于长骨骨端的骨脂肪瘤，需与骨巨细胞瘤、邻关节骨囊肿、骨缺血坏死等鉴别。

治疗和预后 手术多为肿瘤刮除植骨。虽有恶变可能性，但预后多良好，术后复发率较低。在无病理骨折或症状不明显时，多应用保守治疗方案。临床上需要积极完善影像学资料，避免不必要的穿刺操作。

(许宋锋)

gǔ zhīfáng ròuliú

骨脂肪肉瘤（liposarcoma of bone） 原发于骨髓内脂肪组织的恶性肿瘤。甚为罕见。1857年，菲尔绍（Virchow）首次描述其组织病理学表现。起源不明，有人认为其起源于脂肪细胞，也有人认为系由间充质细胞衍化而来，或局部软组织肉瘤直接浸润形成，个别认为可能与脂肪瘤恶变有关。约占原发骨肿瘤的0.04%。可发生于各个年龄阶段，30岁左右多见，分化差的黏液瘤型发病年龄较小，分化好的年龄较大。性别无明显差别。

临床表现 好发于长管状骨干骺部，一般不超越骨骺线，很少侵犯骨端。也可发生于骨干，胫骨、股骨、肱骨多见。主要症状为局部疼痛，患肢有沉重感。由于肿瘤生长快，疼痛逐渐加重呈持续性剧痛，夜间尤甚。肿瘤侵入软组织后，出现软组织肿块，边缘不清，有时软组织块可很大，触之质硬如骨，表面可凹凸不平，伴或不伴有压痛。晚期影响患肢功能，出现恶病质等。碱性磷酸酶增高，红细胞沉降率增快。分化不良者，易发生肺及骨转移，多在发病后3年内死亡。

诊断 依据临床表现、影像学和病理学检查可诊断。

影像学 X线表现因肿瘤分化不同而不一致。可以有相对良性的骨质吸收，也可以有广泛的侵蚀性骨质破坏。常见的表现为干骺部偏心性溶骨性破坏，肿瘤浸润扩展，呈圆形或不规则形，大小不一，边界模糊，周围可见骨质硬化。肿瘤密度一致性减低，与邻近肌肉组织相类似，甚至更低。这表示肿瘤含脂肪成分较多，称为瘤区脂肪征。肿瘤内有散在钙化斑点及残存的骨小梁。浸润性生长者，呈现多发小斑片状、斑点状及筛孔样骨质破坏，边界模糊不清，也有大片状或囊状骨质破坏。可发生病理性骨折。大部分无骨膜反应。少数出现线样骨膜反应，也有科德曼（Codman）三角。骨皮质破坏在骨外形成界限不清的软组织肿块阴影，一般较局限。肿块内如有较多脂肪，可出现密度减低区。此种间有透亮的软组织肿块，有一定的诊断意义。CT 平扫呈骨内低密度病灶，CT 值在 −20 ～ −50HU，内可见斑点状钙化。肿瘤可穿透骨皮质形成软组织包块，边界清楚，内含脂肪低密度区，增强后呈不均匀强化。磁共振成像（MRI）扫描，在 T1 加权像上为高低混杂信号或不均匀高信号，在 T2 加权像上原高信号区变为低中信号。T1、T2 加权像均为低信号区域内的病变为钙化或骨硬化。肿瘤突破骨至软组织中的肿块也含脂肪信号，边界清楚，与肌肉的低信号对比明显，血供好。

病理学 大体可见：肿瘤与周围骨髓界限清楚。分化较差时呈灰白色。肿瘤浸润性生长，呈结节状。显微镜下与软组织脂肪肉瘤相似，富于血管，可见纤维肉瘤成分。分化较好的脂肪肉瘤由较成熟的脂肪细胞和含有成脂细胞的黏液样组织混合而成。成脂细胞呈星状或梭形，核分裂象不明显，胞质内有含脂肪的小空泡。分化不良的脂肪肉瘤几乎不含成熟脂肪细胞，成脂细胞非常丰富。当肿瘤组织无黏液样物质存在时，胞质呈空泡状的成脂细胞与褐色脂肪相似。一般分为四型：①黏液瘤型：分化良好时似黏液瘤，含有较成熟的脂肪细胞，胞质内含有脂肪颗粒，核无明显间变，分裂象极少，间质内有淡黄色黏液物质。②脂肪瘤型：瘤细胞似脂肪细胞，但核较大，有轻度异形性。③低分化型：瘤细胞呈多角形，界限尚清，胞质中等，有多数含有类脂细胞小空泡。核圆形或椭圆形，大小形态不一致，染色较深，核分裂象多见。④未分化型：细胞形态多种多样，有圆形、椭圆形或梭形，间变明

显。胞质内有脂质空泡。胞核较大，形态不规则，可见多核瘤巨细胞。电镜下可见，肿瘤细胞与原始的间充质细胞相似，其分化程度相差悬殊。有些细胞器发育很差，基底层不规则，有些分化较好的细胞内含有脂滴，类似成脂细胞。处于中间状态的细胞则以明显扩张的粗面内质网为特点。多数情况下，成脂细胞以及"原始"间充质细胞与毛细血管相邻，周围可见低电子密度的颗粒与胶原纤维。

治疗和预后 采取根治性切除或截肢手术，分化较好的肿瘤如切除不彻底容易复发。分化较差的肿瘤常发生血行转移，最容易发生转移的部位是肺、骨骼和脑。如肿瘤为多发或无法切除时，可行放射治疗和化疗。预后一般很差，不予治疗者大多于 2 年内死亡。

（许宋锋）

gǔ shénjīngshāoliú

骨神经鞘瘤（neurilemmoma of bone） 由骨内施万（Schwann）细胞或神经鞘细胞所产生的良性肿瘤。很少见，约占所有良性骨肿瘤的不到 1%，约占原发骨肿瘤的 0.2%。下颌骨和骶骨是骨神经鞘瘤最常见的发病部位，也可见于其他长骨及扁骨部位。长骨多发生于骨干或近一端。在下颌骨，病变几乎总是累及颏孔。在脊柱或骶骨，通常难以确定肿瘤是否真正来源于骨骼。可发生于任何年龄，多见于 20 ～ 50 岁，男性略多于女性。

临床表现 好发部位依次为颌骨、骶骨、肋骨、尺骨、肱骨、股骨、指趾骨、肩胛骨等。长骨中多见于骨干与干骺端而少见于骨骺中。发生于骨干的可以出现病理性骨折。肿瘤发展缓慢，病

程较长，从数天至数年。大部分患者无症状，偶尔在 X 线检查时发现，少数为体检时发现，50% 可因肿瘤膨胀性生长引起相应受累部位出现症状而就诊。有时局部骨质膨胀和产生轻微疼痛、肿胀。穿破骨质可产生局部肿块并发生病理性骨折，发生于软组织可出现触痛、压痛。累及颌骨可使面部肿胀。腰椎和骶骨的神经鞘瘤，可产生腰背痛或坐骨神经痛等类似于腰椎间盘突出症的表现，可导致膀胱、直肠功能障碍等症状。实验室检查尚无特异性指标。

诊断 依据临床表现、影像学和病理学检查可诊断。

影像学 影像学多呈良性骨肿瘤的表现，不具有典型特征。X 线表现为均匀的溶骨性骨质破坏，边界清晰并可见薄层硬化骨。肿瘤使骨质膨胀，甚至穿破骨外，形成软组织肿瘤。大的肿瘤可呈多房性，但病变区内无钙化或骨化。如起源于骨膜则自外向内破坏形成压迹，甚至穿破骨质。CT 检查表现为密度不均匀的肿块，其密度从接近于肌肉到水的密度不等，边界整齐，造影后呈不规则的增强。磁共振成像（MRI）表现为信号不均匀的肿块，T1 加权信号有高有低，若肿块囊性变或坏死时，T2 加权可表现为明显信号。椎管内神经鞘瘤可经椎管造影帮助诊断，可见神经孔扩大。神经鞘瘤只靠影像学表现难以确诊。

依据肿瘤侵犯骨的方式与部位，影像学表现有所差异：①中心型病灶：肿瘤发生于髓腔，表现为局限性溶骨性破坏，多边界清楚，破坏区与长骨长轴一致，周围有硬化带，中央为低密度肿瘤者可见分叶或多房囊肿样，

骨皮质膨胀。②哑铃状病灶：肿瘤发生于骨营养血管沟入口，呈压迫性半圆性凹陷的骨缺损，并在软组织内生长，呈哑铃状表现。③骨外病灶：发生于骨膜者，显示为圆形或椭圆形软组织块影，可侵蚀骨皮质。

病理学 大体可见：骨的神经鞘瘤界限非常清楚，可能有一个纤维性包囊，呈黄褐色到白色，有光泽，有时可见到灶性黄色脱色区域。在腰骶椎椎管内的神经鞘瘤，早期多可以看到肿瘤与神经的关系，可发生于硬膜外或蛛网膜下，肿瘤体积较大，手术时多难以弄清与神经的关系。肿瘤组织颜色淡红或灰黄，质软而脆，呈黏液样，体积大的肿瘤常有广泛的变形，形成空腔。显微镜下可见肿瘤组织具有明确的组织学分区：①安东尼（Antoni）A型区：为密集的梭形细胞组成，细胞胞质淡染呈纤细的束状向核的两端伸展，核呈卵圆形或梭形，核端稍钝，具有薄而清晰的核膜，染色质稀疏呈细颗粒状，核仁小或不见，细胞呈条索或束带状有规律的排列，胞核也呈单或双排有规律的栅栏状，栅栏间为胞体组成的无核空白带。梭形细胞也可围绕一个中心呈漩涡状排列，称贝罗凯（Verocay）小体。②安东尼B型区：细胞较为稀疏，基质为细胞的蛋白液，细胞呈星芒状或梭形，突起稀疏相连，于网眼间见无胞质、裸核且深染的淋巴样细胞。S-100蛋白与神经鞘瘤有关。S-100蛋白存在于中枢神经系统及施万细胞，有助于判断神经来源的肿瘤。位于骨内的神经鞘瘤容易发生广泛变性，此型较多见。此外，还可以见到陈旧出血及泡沫细胞，有时可见大而深染的细胞核，非恶性表现。

鉴别诊断 需与以下疾病相鉴别：①骨巨细胞瘤：因二者均表现位于干骺端、膨胀性、溶骨性、偏心性肿物，内见骨嵴，影像上很难鉴别，需依靠病理检查。②动脉瘤样骨囊肿：一般破坏区无硬化带，病变区较神经鞘瘤更透亮。③滑膜肉瘤：除溶骨性破坏外，多有软组织肿块影，内有钙化，周围无骨硬化带。此外，骨神经鞘瘤在病理学上还应跟非骨化性纤维瘤、神经纤维瘤病、骨纤维结构不良、良性纤维组织细胞瘤等相鉴别。

治疗和预后 以刮除植骨或完整切除为佳，术后可达到治愈，很少复发。在骨内刮除术中对残腔进行灭活处理能减少肿瘤复发的概率，如用无水乙醇擦拭、氩气电刀烧灼、液氮冷冻等处理。骨神经鞘瘤是良性肿瘤，完整切除可以治愈。神经干的肿瘤，可将纤维囊纵行切开，仔细解剖能将肿瘤完整切除，神经功能不受影响。但因生长部位、体积和侵及范围的影响，不能完整切除，如骶骨神经鞘瘤部位深在、盆腔有丰富静脉丛，术中稍有不慎极易发生大出血而危及患者生命，手术难度大，很难彻底切除。尚无骨神经鞘瘤恶变的病例。

(许宋锋)

chéngyòuxìbāoliú

成釉细胞瘤（ameloblastoma）

发生于骨皮质内的ⅠA期肉瘤，为原发低度恶性肿瘤。罕见，发病年龄为20~50岁，男性多于女性。多见于胫骨、腓骨和颌骨，其他管状骨罕见。肿瘤生长缓慢，约15%的病例死于转移，女性患者的平均死亡年龄为33岁，而男性患者为48岁。

临床表现 多表现为局部的隐痛，逐渐肿胀，并出现小腿畸形。约60%的患者数月或数年前有外伤史，晚期或复发的病变可有软组织包块。

诊断 主要依据影像学和病理学两方面。

影像学 成釉细胞瘤为边缘清楚的、孤立的、位于骨干的放射性透亮区，典型表现为"皂泡样"X线透亮区，早期仅侵及前方皮质，后期逐渐长大并出现骨畸形。血管造影可见病灶血运丰富，静脉相显示肿瘤具有"染色"特征。行放射性核素扫描时可见病变区放射性核素摄取增高，其范围与X线片上所示相同。CT能清楚显示肿瘤在骨内的细节。磁共振成像（MRI）检查T1像为低信号，T2像为高信号，在压脂像下T2信号强度亦不减弱。

病理学 病灶组织质硬，橡皮样，灰白色到黄色，表面光滑，分叶，常侵及皮质和骨膜，可见囊性变和局灶性出血。显微镜下可见两种不同的组织象：一种为幼稚的间叶细胞基质中散在分布着上皮样细胞。上皮成分由圆形到卵圆形细胞组成，有四种形态：梭形细胞型、基底细胞型、鳞状细胞型和腺样结构型，在同一肿瘤中可以含有一种或几种形态。另一种组织象为间叶基质，这种成分被认为是一种反应性成分，而不是肿瘤性成分，由幼稚的生成少许胶原的梭形细胞和其生成的少许胶原疏松排列，细胞大小和形态不一，星形细胞核极似纤维异样增殖症基质细胞的细胞核。纤维区域可以是病变的主要成分，并且极似纤维异样增殖症，但没有纤维异样增殖症中幼稚且发育异常的小梁。肿瘤经免疫组化检查可表现为角蛋白阳性，第Ⅷ因子阴性。

治疗 由于成釉细胞瘤对放

疗和化疗均不敏感，所以手术为唯一的选择。刮除后几乎都复发，因此对此肿瘤，必须行广泛切除。早期ⅠA期肿瘤，若病灶仅限于前方皮质，未侵及髓腔，虽然大块切除后不造成节段性缺损，但是节段性切除是更明智的选择。

（孙宇庆）

gǔzhuǎnyí

骨转移（bone metastasis）

其他部位肿瘤转移至骨的现象。约50%的癌症患者最终发生骨转移，发生部位以中轴骨及下肢为多，尤其髋关节周围区域。易发生骨转移的原发肿瘤依次为乳腺癌（73.1%）、肺癌（32.5%）、肾癌（24%）、直肠癌（13%）、胰腺癌（13%）、胃癌（10.9%）、结肠癌（9.3%）、卵巢癌（9%），其他常见的骨转移原发肿瘤还有前列腺癌。发生于脊柱的骨转移癌最多，其次为骨盆和下肢长骨，膝、肘关节以远较少见。骨转移病灶的形成是原发癌经血行转移、肿瘤细胞与宿主相互作用的结果，较公认的转移方式为：①原发肿瘤细胞浸润周围组织进入血液和淋巴系统。②肿瘤细胞脱落释放于血循环内。③肿瘤细胞在骨髓内的血管壁停留。④肿瘤细胞再透过内皮细胞逸出血管，继而增殖于血管外。⑤转移癌病灶内血运建立，则形成骨转移病灶。恶性肿瘤骨转移是一个复杂的多步骤过程。肿瘤细胞随血流到达骨髓后，通过与成骨细胞、破骨细胞及骨基质细胞的相互作用，破坏骨组织，释放出骨组织中贮存的多种生长因子，使肿瘤细胞不断增生形成转移灶。恶性肿瘤骨转移主要是破骨细胞的骨吸收，大多表现为溶骨性病变，即使是成骨性骨转移也是首先由破骨细胞通过破坏骨表面，为成骨细胞提

供构建肿瘤的基础。骨转移剧烈疼痛是由于肿瘤相关因子释放使破骨细胞活性增高，形成溶骨性骨质破坏，肿瘤分泌前列腺素、乳酸、白介素-2及肿瘤坏死因子等一些疼痛介质及肿瘤侵犯骨膜、周围神经、软组织所致，其中破骨细胞的激活起了关键的作用。

临床表现　除了原发肿瘤的临床表现外，骨转移多表现为疼痛和病理性骨折所致的功能障碍，如为脊柱转移瘤，则可表现为神经功能障碍，甚至截瘫等。

诊断　主要依据影像学和病理学两方面。

影像学　骨转移可分为溶骨性、成骨性、混合性三种类型。一般说来，乳腺癌和肺癌的转移以溶骨性转移为主，前列腺癌则以成骨性转移为主。其中，溶骨性破坏最为多见，在X线片上表现为虫蚀样、穿凿状骨质缺损，界限不清晰，边缘不规则，周围无硬化。溶骨破坏可一骨一灶、一骨多灶或多骨多灶。溶骨区内可见残留骨小梁、残留骨皮质，无骨膜反应。少数病例有皮质膨胀。骨转移癌多数没有软组织阴影。成骨性破坏呈斑点状、片状致密度增高，甚至为象牙质样，骨小梁紊乱、增厚、粗糙、受累骨体积可增大。混合性骨转移兼有成骨和溶骨两种阴影。骨扫描可早期诊断骨转移，防止漏诊。CT、磁共振成像（MRI）可显示病灶大小范围和与周围组织器官的关系。

病理学　活检很重要，可以帮助发现原发肿瘤，指导治疗。但有时活检也难以对诊断做出肯定的结论。

治疗　病理性骨折常为骨转移癌的首发症状，对其多主张积极手术治疗，内固定治疗可改善

预后，提高患者的生活质量。对于能耐受手术，并且预计术后生存期较长，或脊柱转移致神经功能障碍的患者可考虑手术治疗。聚甲基丙烯酸甲酯（骨水泥）的应用，为骨转移的治疗扩大了指征，提高了疗效。骨转移患者不能过度应用麻醉药止痛，会抑制胃肠蠕动，使患者不能正常进食、恶心、呕吐。可结合其他治疗，包括二膦酸盐治疗、化疗、姑息性放疗等。

（吴志宏）

xiānwéi jiégòu bùliáng

纤维结构不良（fibrous dysplasia，FD）

以纤维、骨样组织增生为特点的非遗传性疾病。又称骨纤维异常增殖症。是相对常见的良性疾病，可发生于任何骨骼，利希滕斯坦（Lichtenstein）在1938年初次命名。国外统计本病约占类肿瘤疾病的7%，中国国内调查本病占骨肿瘤样病变的48%。一般认为，本病无遗传史及家族史。

临床表现　FD可表现为单骨或多骨性病变，临床表现以畸形、疼痛和病理性骨折为特征，为髓内良性病变。临床上70%~75%的纤维结构不良为单骨性；30%为多骨性；3%为多骨病变并伴有内分泌紊乱，常见于女性，表现为性早熟和皮肤牛奶咖啡斑，称为麦丘恩-奥尔布赖特（McCune-Albright syndrome，MAS）综合征。大多数患者无自觉症状。常见为单灶性的骨病损。常发生于青少年骨骼快速生长期，可终生扩大发展。多发性纤维结构不良为邻近骨的多发病灶。好发部位为股骨近段、胫骨、肱骨、肋骨和头面骨，全身其他骨也有发生。病损影响骨的强度，反复病理性骨折造成畸形。单骨性FD发现年

龄在 10~70 岁之间，10~30 岁常见。多骨性者较单骨性者发现病变年龄更小，10 岁前即出现临床症状。

诊断 主要依据影像学和病理学两方面。

影像学 可发生于颅面骨，也常累及肋骨和髋骨，偶尔累及锁骨、肩胛骨、骶骨、腕骨和跗骨。脊柱较少受累。病灶区根据纤维、骨含量的不同而表现为不同的密度，病灶区"毛玻璃样"改变是其较为特征性的表现，偶也可发生囊变、可见钙化等。病变区 CT 值通常在 70~130HU，CT 值随病变内钙化或骨化增加。磁共振成像（MRI）病变区特征性呈 T1WI 低信号，T2WI 可低、中、高信号。有些 T2WI 高信号区周围具有不规则的低信号，病变区可有不同程度的强化。长管状骨最常见部位为股骨和胫骨。长管状骨病变主要偏心或中心性位于骨干或干骺端髓腔内，偶尔位于骨骺。常表现为模糊的低密度灶，即"毛玻璃样"改变，边界清楚，周围常有反应性硬化。周围骨皮质可增厚、肥大；偶尔骨内膜呈扇贝样或被侵蚀，骨皮质可局灶性变薄，局部骨膨出。病变更为广泛者局部呈纺锤形，其外部骨皮质常完整、光滑。受累骨因骨强度减弱可出现不同程度的畸形，主要是承重骨的弓形弯曲，股骨颈和股骨干近端弯曲常产生明显的髋内翻，称之为牧羊人手杖畸形，为本病的特征性表现。骨畸形、塑形异常、生长障碍及继发于骨折的肢体不对称可导致两侧下肢不等长。轻微外伤即可引起骨折，骨折很少移位，与正常骨愈合时间相同，有明显的骨痂形成。可见应力性骨折。

病理学 大体可见：FD 为髓内病变，病灶较大，病变组织呈灰白色，质硬韧，刀切可有沙砾样感，受累骨膨胀，皮质骨可变薄。显微镜下为：纤维间质中有不规则骨小梁形成。典型的 FD 纤维性骨发育不成熟、排列不规则，一般不形成成熟的板状骨，骨小梁边缘无成骨细胞和破骨细胞，病灶边缘可以有宿主骨的成骨细胞围绕，即在 FD 病变的边缘也可以见到成骨细胞镶边现象。

治疗 主要方法是手术。最终治疗前应行病理学检查。患者的年龄、发病部位、病变大小、生物学行为、病变或其周围影像学发现决定治疗方案的选择。手术方法主要为刮除、植骨，如肿瘤累及范围广可行整段病骨切除后重建。术后可有复发，单发性 FD 较少发生，多发性 FD 复发多见。如有复发，再次刮除、植骨仍可治愈。植骨和病骨切除仍无法控制严重的 FD 儿童患者出现畸形，他们将承受机械应力和畸形进展导致的骨折，因而需要远期治疗。

预后 较好。有个别恶变的报道，恶变率为 0.4%~0.5%，男性及多发性纤维结构不良的患者恶变率较高。

（吴志宏）

gǔxìng xiānwéi jiégòu bùliáng

骨性纤维结构不良（osteofibrous dysplasia，OFD） 骨的良性自限性纤维–骨性病变。1976 年，坎帕纳奇（Campanacci）首次使用骨性纤维结构不良的名称，此病又称长骨的骨化性纤维瘤、骨性纤维瘤、纤维性骨瘤，几乎特征性累及婴儿和儿童胫骨中段前方的骨皮质。本病发病率约为原发性骨肿瘤的 0.7%。

国外报道主要发生于 10 岁以下儿童，中国国内报道发病年龄为 10~30 岁。无明显男女差别。所报道的病变主要发生在胫骨，也可发生在腓骨，但较少。罕见部位包括尺骨、桡骨、肱骨、跖骨和指（趾）骨。典型的发病部位是骨干，尤其是胫骨的中 1/3，可向干骺端扩展。发生在腓骨远段也同样是其特征。胫骨病变通常位于前面，开始表现为皮质内病变，随后侵犯松质骨。同一骨也可发生多发性的孤立性病变，或一个以上的骨同时或非同时发生病变。

临床表现 主要症状为局部肿物或变形，通常无疼痛，可有轻微不适等症状，偶有病理性骨折。该病可早在婴幼儿期即发现，但往往长期稳定。最多见局部轻微膨胀，无红、热。局部可有轻微压痛，关节活动无障碍。

诊断 主要依据影像学和病理学两方面。①影像学：典型表现为局限于胫骨中段前侧皮质内、单房性或多房性、偏心性、界限清楚的低密度灶，局部骨皮质膨胀变薄，周围骨有硬化，一般无骨膜反应，胫骨常弯曲变形。有时病灶内可见骨嵴或骨性间隔。骨扫描局部放射性浓聚。②病理学：大体可见 OFD 发生在骨皮质，病灶较小。病变组织呈灰白色，质硬韧，刀切可有沙砾样感，受累骨膨胀，皮质骨可变薄。显微镜下可见基本结构是纤维间质中有不规则骨小梁形成。OFD 的病灶中央以成纤维细胞增生为主，伴有少量短、纤细的不成熟编织骨，向病灶周边部逐渐过渡为较粗的骨小梁，并成熟为板层骨，从中央至周边均可见骨小梁表面肥大的成骨细胞被覆。

治疗 一般 15 岁以下 OFD 患者在局部病变组织活检确诊后，应尽量采取保守治疗，严密观察。

熟的梭形细胞则位于肿瘤的周边，也称反向性区带分布。另一方面，骨化性肌炎的晚期病变可因大量的骨组织形成而被误诊为骨瘤。

治疗和预后　采取手术局部完整切除。因是良性病变，极少复发，但如手术切除不净，则可继续生长。

（王　坚）

zhǐ-zhǐ xiānwéi gǔxìng jiǎliú

指趾纤维骨性假瘤（fibroosseous pseudotumor of the digits）

好发于手指皮下脂肪组织内的异位骨形成。又称手足短管状骨旺盛性反应性骨膜炎。病因不明，近40%的病例有外伤史。患者的发病年龄较广，从儿童到老年人均可发生，但好发于青年人，平均年龄为25～30岁。女性略多见。患者可有痛感，外观常表现为红肿。除手指外，足趾有时也可发生。

依据临床表现、影像学、病理学和免疫组化检查可诊断。①影像学表现：X线显示病变位于手指特别是近节指骨旁的软组织内，呈梭形，有时呈分层状。②病理学表现：肿块周界清晰，直径1～3cm，切面呈灰白色，质软至韧。显微镜下可见病变位于皮下软组织内，常呈不规则的结节性生长。形态与骨化性肌炎相似，也是由杂乱增生的成纤维细胞和成熟程度不等的骨样组织所组成。增生的成纤维细胞可见核分裂象，间质疏松或呈黏液样，也可伴有胶原化，形态上类似结节性筋膜炎。骨样组织或骨小梁表面由较为一致的成骨细胞围绕，在骨组织的周围有时还可见围绕的软骨组织。与骨化性肌炎不同的是，多数指趾纤维骨性假瘤缺乏明显的区带性结构，骨样组织常随机性分布于纤维组织内

（图）。有时病变内可见多核性巨细胞，部分病例内还可见淋巴细胞和浆细胞。另有部分病例也可显示类似骨化性肌炎中的区带性分布，即病变的周边为成熟的编织状骨，病变的中央则为不成熟的编织状骨。④免疫组化检查见骨化性肌炎。

需与以下疾病鉴别：①骨外骨肉瘤：极少发生于指趾，瘤细胞显示有明显的异型性和多形性，核分裂象易见（包括病理性核分裂），可见肿瘤性骨样组织。②奇异性骨旁骨软骨瘤性增生：又称诺拉（Nora）病，病变内往往含有大量的软骨成分，并位于病变的周边。

治疗上采取手术局部完整切除。因是良性病变，预后较好。

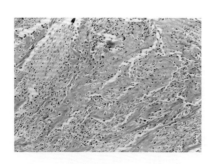

图　指趾纤维骨性假瘤病理表现（HE×200）

（王　坚）

jiǎròuliúyàng jīchéngxiānwéixìbāoxìng zēngshēng

假肉瘤样肌成纤维细胞性增生（pseudosarcomatous myofibroblastic proliferations）

好发于膀胱的肌成纤维细胞性增生。又称器官相关性假肉瘤样肌成纤维细胞性增生、炎性假瘤、假肉瘤样纤维黏液样肿瘤、假肉瘤性肌成纤维细胞性增生、非典型性肌成纤维细胞性肿瘤、非典型性纤维黏液样肿瘤和浆细胞肉芽肿等。病因

不明，多数病例为自发性，约1/4的病例有外伤史或有外科器械检查史。患者年龄范围较广，但多发生于20～40岁间的青年人。两性均可发生，女性多见，男女之比约为1∶2。

临床表现　好发于膀胱、前列腺、尿道和输尿管等处也可发生。当病变位于膀胱时，临床上多表现为无痛性血尿，少数患者可表现为排尿困难或反复性膀胱炎等症状。

诊断　依据临床表现、病理学和免疫组化检查可诊断。

病理学　①大体可见：多数病变呈外生性生长，位于膀胱腔内，呈结节状或息肉样，可带蒂，部分病例位于黏膜下，可延伸至膀胱壁深层。直径为1.5～12cm，多为3～5cm。切面呈灰白色或灰褐色，质地取决于病变内所含黏液量的多少，质软或质韧。②显微镜下可见：病变位于黏膜下或膀胱壁内，由增生的梭形或星状成纤维细胞样细胞组成，细胞排列紊乱，间质疏松，水肿或黏液样，形态上类似结节性筋膜炎（图）。梭形细胞细长，胞质呈淡嗜伊红色，细胞之间的间隔较宽，黏液的间质内可见多少不等的急慢性炎症细胞浸润。部分区域内，梭形细胞也可呈条束状排列，特别是在病变深部细胞偏丰富的区域内。大多数病例内，梭形细胞无异型性，虽可见核分裂象，但多<1～2/10HPF，少数病例内，核因退变而使染色质模糊不清。梭形细胞可浸润膀胱壁内的平滑肌，甚至累及至膀胱壁外或前列腺周围。病变内的血管与肉芽肿中的血管相似，血管腔内常见中心粒细胞。

免疫组化　梭形细胞弥漫强阳性表达波形蛋白（vimentin），

不同程度表达肌动蛋白（actin）、结蛋白（desmin）和钙调理蛋白（calponin），常弥漫性表达角蛋白（AE1/AE3），部分病例可表达活化素受体样激酶1（ALK1）。不表达成肌蛋白（myogenin）、钙调蛋白结合蛋白（h-caldesmon）和S-100蛋白。

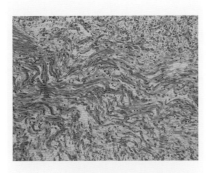

图 假肉瘤样肌成纤维细胞性增生病理表现（HE×200）

鉴别诊断 ①黏液样平滑肌肉瘤：多发生于老年人，瘤细胞密度高，并有一定程度的异型性，瘤细胞表达α-SMA、desmin和h-caldesmon，极少表达AE1/AE3，不表达ALK1。②葡萄簇样横纹肌肉瘤：黏膜下可见密集细胞形成的"生发层"，瘤细胞显示程度不等的异型性，并表达desmin和myogenin。③肉瘤样癌（梭形细胞癌）：瘤细胞显示明显的异型性，核分裂象易见（包括病理性核分裂），常可见原位或浸润性尿路上皮癌成分，瘤细胞表达上皮性标志物，不表达α-SMA和ALK1。

治疗和预后 采取手术切除。大多数病例呈良性经过，切除后一般不复发，少数病例可自发性消退。

（王 坚）

tánlì xiānwéiliú

弹力纤维瘤（elastofibroma）好发于老年人的弹力纤维退行性瘤样病变。病因不明，可能与局部受到摩擦或放射有关。约有1/3的患者有家族史。患者多为50~70岁间的中老年人，多为常年重体力劳动者，女性多见。临床上多表现为背部肩胛骨下角之间深部软组织内缓慢性生长的无痛性肿块。大多数病例为孤立性病变，部分病例可为双侧性，少数病例可为多发性。病变位于背阔肌和菱形肌的深部，固定于胸筋膜、肋骨骨膜或肋间韧带。肩胛以外部位如胸壁、坐骨结节、股骨大转子、尺骨鹰嘴、三角肌、手和足等处也可发生，少数病例还可发生于大网膜以及胃和直肠等实质器官。

依据临床表现、影像学和病理学可诊断。影像学表现：CT和磁共振成像（MRI）显示晶状体样无包膜的软组织肿块，密度与肌肉相似，内含条纹状的脂肪组织，具有诊断价值。病理学表现：①大体呈扁圆形，周界不清，质地坚韧，直径2~15cm，切面呈灰白色纤维样，或夹杂黄色脂肪组织而呈纤维脂肪样。显微镜下可见由退化程度不等的弹力纤维组成，在HE染色下呈淡红色，可呈粗纤维状、串珠状、锯齿状、小花瓣状、颗粒状或圈绒状等多种形状（图），特殊染色下更为清晰。病变的基质呈无定形嗜伊红色，内含交织状排列的胶原纤维和少量的成纤维细胞。病变内含有多少不等、散在分布或呈岛屿状分布的成熟脂肪组织，间质内含有薄壁血管。弹力纤维染色下呈深紫色的细长条状、杆状或分支状，并可见纤细的中央索，边缘似虫噬状。需与弹力纤维脂肪瘤鉴别：后者绝大多数病例发生于纵隔内，周界清晰，有纤维性包膜，显微镜下以脂肪成分为主。

治疗上采取手术切除。因是良性病变，预后较好。

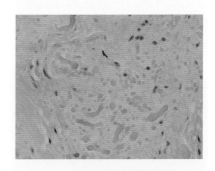

图 弹力纤维瘤病理表现（HE×400）

（王 坚）

yīng'ér xiānwéixìng cuògòuliú

婴儿纤维性错构瘤（fibrous hamartoma of infancy）好发于2岁以内婴儿，由比例不等的致密纤维组织、原始间叶组织和成熟脂肪组织组成的良性肿瘤。病因不明，多被认为是一种错构瘤样病变。多发生于2岁以内的婴儿，其中绝大多数病例发生于1岁以内，近1/4发生于出生时，平均年龄为10个月。偶可见于年龄稍大的幼儿和儿童。男婴多见。

临床表现 好发部位为腋窝，其次为上臂、肩部、胸壁、背部和腹股沟，以及前臂、臀部和外生殖器。偶可位于手腕、手指和头皮等处。多表现为真皮深层或皮下生长迅速的孤立性小结节，可被推动，但周界不清，少数病例可表现为多个散在的结节。无家族史，也无伴发的综合征，与外伤也无关联。

诊断 依据临床表现、影像学、病理学和免疫组化检查可诊断。影像学表现：CT和磁共振成像（MRI）检查于脂肪组织内可见呈穿插带状的纤维结缔组织影。病理学表现：大体可见病变周界不清，由质地坚实的纤维样灰白色组织和黄色脂肪组织混杂组成，脂肪组织可占据肿瘤的大部分，也可不明显。平均直径 3～5cm，有达 15cm 及以上者。显微镜下可见由以下三种成分混合组成，常呈器官样排列（图）：①致密的纤维组织：由比较成熟的成纤维细胞、肌成纤维细胞和胶原纤维组成，呈纵横交错的束状排列，常呈指状伸入脂肪组织内，类似纤维瘤病。②原始间叶组织：由幼稚的短梭形、小圆形、卵圆形或星状细胞组成，呈疏松的漩涡状、巢状或宽带状排列，细胞之间可有少量黏液样的基质，常呈岛屿状分布于纤维组织和脂肪组织之间。③成熟脂肪组织：穿插在上述两种成分之间。免疫组化显示成熟的纤维组织和幼稚的间叶组织均表达波形蛋白（vimentin），成熟的纤维组织还可程度不等地表达肌动蛋白（actin）。

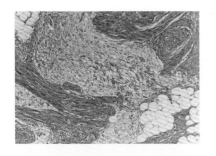

图　婴儿纤维性错构瘤病理表现（HE×100）

鉴别诊断　包括婴儿纤维瘤病、脂肪纤维瘤病、婴儿肌纤维瘤和婴儿纤维肉瘤等，主要的鉴别点在于，以上这些病变均不含有婴儿纤维性错构瘤中特征性的器官样排列结构。

治疗和预后　手术局部完整切除。因是良性病变，局部完整切除后极少复发，即使复发也可通过再次手术而获得治愈。

（王　坚）

肌纤维瘤和肌纤维瘤病（myofibroma and myofibromatosis）　好发于婴幼儿，由结节状或短束状排列的胖梭形成肌纤维细胞和片状分布的圆形或小多边形原始间叶细胞组成的良性间叶性肿瘤。曾称婴儿肌纤维瘤和肌纤维瘤病。多发生于 2 岁以下的新生儿和婴幼儿，其中半数以上的病例发生于出生时或出生后不久，少数病例发生于年龄较大的儿童和青少年，偶可发生于成年人。

临床表现　有三种类型：①孤立性：即肌纤维瘤，好发于真皮和皮下，直径从数毫米至数厘米。多发生于头颈部，包括头颅、前额、眼眶、腮腺区和口腔，其次为躯干和四肢，偶可位于骨内，尤其是颅面骨。②多中心性：即肌纤维瘤病，又包括两种亚型，一种为多个部位的软组织内（皮肤和肌肉）和（或）骨内有病灶，但不伴有内脏累及；另一种为除软组织外，同时还伴有内脏累及，多位于肺、心脏、胃肠道、肝、胰腺和肾，可导致严重的呼吸困难、呕吐和腹泻等症状。③成年型：少见，多表现为肢体和头颈部皮肤或口腔内缓慢生长的无痛性肿块。孤立性和多中心性均以男性多见，成年型则两性均可发生，无明显差异。

诊断　依据临床表现、病理学和免疫组化检查可诊断。

病理学　①大体可见：肿块位于真皮及皮下者其周界比位于肌肉内、骨骼及内脏者相对清晰，无包膜，直径为 0.5～7cm，多数在 0.5～1.5cm 之间。质地坚实，瘢痕样，切面呈灰白色。多灶性或多中心性病变的结节数目在病例之间多少不等，可从 2 个～100 多个。②显微镜下可见：呈结节

状或多结节状生长，并具有明显的区带现象：由淡染的周边区和深染的中央区组成，两区在肿瘤内的比例可多少不等，两区之间可见移行或过渡。周边区由结节状或短束状排列的胖梭形肌成纤维细胞组成，胞质呈嗜伊红色；中央区由圆形或小多边形的原始间叶细胞组成，呈实性片状分布，或围绕分枝状血管而呈血管外皮瘤样排列（图），可见核分裂象和坏死，后者常伴有钙化。约 20% 的病例内还可见瘤细胞突向血管腔内生长。

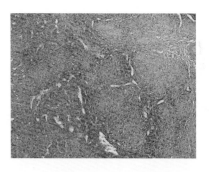

图　肌纤维瘤和肌纤维瘤病病理表现（HE×40）

免疫组化　肌成纤维细胞性成分和原始间叶细胞性成分均可表达波形蛋白（vimentin）和平滑肌肌动蛋白（α-SMA），肌成纤维细胞性成分还可表达肌特异性肌动蛋白（MSA），不表达结蛋白（desmin）、S-100 蛋白、上皮膜抗原（EMA）和角蛋白（AE1/AE3）。

鉴别诊断　婴儿型血管外皮瘤：与肌纤维瘤属于同一种病变的不同瘤谱，或者说是一种具有血管外皮瘤样结构的肌纤维瘤。

治疗　对孤立性病灶采取手术局部切除，即使复发也可通过再次手术而获得治愈。

预后　本病系一种良性自限性的病变，临床经过很大程度上

取决于病变的范围。孤立性或仅累及软组织和骨的多灶性病变预后良好，30%～60%的病例可自发性消退，通常作保守性的局部切除即可，但累及内脏（特别是肺）和全身广泛性病变者，特别是新生儿和婴儿病例，预后不佳，对治疗常无反应，患儿多在数天或数周内死于心、呼吸道和消化道的并发症，如呼吸窘迫或腹泻等。

（王 坚）

jǐng xiānwéiliúbìng

颈纤维瘤病 （fibromatosis colli）

发生于新生儿胸锁乳突肌内的周界不清的良性瘤样病变。由杂乱增生的成纤维细胞组成，并将骨骼肌纤维分离和扭曲变形，引起斜颈等不对称性畸形，又称先天性斜颈。40%～50%的病例有不正常分娩史，如臀位产和钳产。本病多发生于新生儿，约占新生儿的0.4%。无性别差异。以右侧多见，常在出生时或出生后几周内发现，表现为胸锁乳突肌内质地坚硬的梭形肿块，长约1～3cm，并在数周内继续长大，以后在5～6个月内逐渐消退，但患侧仍留有瘢痕，引起胸锁乳突肌短缩，如不治疗可引起斜颈、颈椎侧凸和脊柱侧弯等畸形。

依据临床表现、病理学和免疫组化检查可诊断。病变主要累及胸锁乳突肌的下1/3部分，平均直径为1～2cm，切开时于肌肉内可见灰白色的肿块，质硬，与周围肌肉组织混杂，周界不清，似瘢痕样。显微镜下形态取决于病变所处的阶段。早期为增生期，由弥漫性增生的胖梭形成纤维细胞和肌成纤维细胞所组成，排列方向杂乱，间质呈黏液样至胶原化不等。增生的成纤维细胞替代横纹肌组织，并使其分离和扭曲、变形，可见混杂的肌巨细胞（图）。晚期细胞数量明显减少，而间质内的胶原纤维大量增加，类似瘢痕组织。免疫组化检查：成纤维细胞和肌成纤维细胞表达波形蛋白（vimentin）、平滑肌肌动蛋白（α-SMA）和肌特异性肌动蛋白（MSA）。早期病变可采用被动性延伸和理疗等非手术疗法，70%的患儿可获治愈。手术（割腱术）治疗仅占10%～15%，多适用于年龄在1岁以上的患儿，治疗效果不佳。

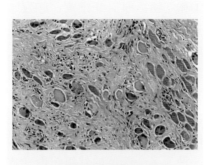

图 颈纤维瘤病病理表现
（HE×200）

（王 坚）

yòuniánxìng bōlíyàngbiàn xiānwéi-liúbìng

幼年性玻璃样变纤维瘤病 （juvenile hyaline fibromatosis）

以皮下、牙龈、软组织、关节和骨骼内积聚大量的细胞外玻璃样物质为特征，形成的肿瘤样结节或肿块。属非瘤性病变。病因不明，多为常染色体隐性遗传的家族性病变。与本病相关的基因位于4q21，涉及毛细血管形态发生基因2（CMG-2）。起病于婴幼儿，可长至成年期。男性略多见。以多灶性的皮下结节或肿块为特征，可引起畸形或功能障碍。皮肤病变可分为三种类型：①发生于面部和颈部的珍珠样小丘疹。②发生于手指、耳和鼻周的小结节和大丘疹。③发生于头皮、前额、躯干（包括背部）和四肢（包括膝部和肘部）皮下的坚实大结节。结节大小不一，1～5cm，缓慢性生长，无痛性。结节的数目因病例而异，在同一患者可达上百个。部分病例伴有牙龈弥漫性肥厚、大关节屈曲性挛缩、肌肉发育不良及萎缩。

依据临床表现、影像学、病理学和免疫组化检查可诊断。X线检查常显示末节指、趾骨的溶骨性病灶，边缘呈穿凿样。对骨组织行病理学检查显示，可见浸润性的玻璃样基质。肿块位于真皮、皮下、牙龈及大关节旁，周界不清，大小1mm～5cm，灰白色。显微镜下可见病变位于真皮内，由成束或成簇的胖梭形成纤维细胞和大量、均质嗜伊红色的玻璃样基质组成（图）。早期病变内细胞较丰富而间质较少，晚期病变则细胞稀疏，间质丰富。有时在同一病变内，可见细胞丰富区和玻璃样间质区之间有移行。玻璃样变性的基质过碘酸希夫（PAS）和阿辛蓝（AB）染色阳性，耐淀粉酶消化，甲苯胺蓝和刚果红染色呈阴性。免疫组化检查：梭形细胞表达波形蛋白（vimentin），不表达肌动蛋白（actin）和S-100蛋白。间质内的胶

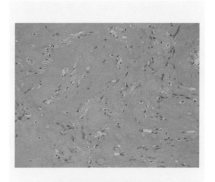

图 幼年性玻璃样变纤维瘤病
病理表现 （HE×200）

原表达Ⅰ和Ⅲ型胶原，不表达Ⅱ型和Ⅳ型胶原。临床易被漏诊，常被诊断为纤维组织瘤样增生。对严重影响美容或影响生活者可行手术切除。放疗不敏感。部分病例可复发，或有新的病变出现。少数婴幼儿患者可因伴发严重感染而死亡。

（王 坚）

bāohántǐxìng xiānwéiliúbìng

包涵体性纤维瘤病（inclusion body fibromatosis） 发生于婴儿指趾的纤维性肿瘤。又称婴儿指趾纤维瘤病，以增生的成纤维细胞和肌成纤维细胞的胞质内含有浅红色包涵体为特征，免疫组化标记和免疫电镜观察证实包涵体为肌动蛋白的微丝束。多发生于1岁以内婴儿，近1/3的病例在出生时即有，偶可见于儿童或成年人。女性略多见。好发于手指末节和中节指节的侧面或背面，以及足趾的伸侧面，以手指多见，并多位于中指、无名指及小指，而拇指多不受累及。多为单个结节，有时也可为多个结节，与表皮相连，呈半球形或圆顶状突起，生长缓慢。除手指和足趾外，少数病例可发生于上臂和乳腺。依据临床表现和病理学、免疫组化检查可诊断。病变大体呈坚实的小结节，半圆形或圆顶状，位于皮下，体积较小，通常不超过2cm。切面呈灰白色。显微镜下可见病变位于真皮层内，可延伸至皮下组织。由条束状增生的成纤维细胞和肌成纤维细胞组成，细胞之间为致密的胶原纤维。在成纤维细胞和肌成纤维细胞的胞质内可见小圆形包涵体（图），直径在3～10μm之间，HE染色呈淡嗜伊红色，似红细胞，但大小不一致，马森（Masson）三色呈深红色。免疫组化检查：梭形细胞表达波形蛋白（vimentin）和平滑肌肌动蛋白（α-SMA），胞质内包涵体程度不等地表达α-SMA。除包涵体性纤维瘤病外，相似的包涵体还可见于纤维上皮性息肉和乳腺叶状囊肉瘤等病变中，需鉴别。治疗上采取局部完整切除，并保证切缘阴性。局部复发率为50%，多在数周或数月内，但总的预后是好的，不发生转移。文献中有自发性消退的报道。

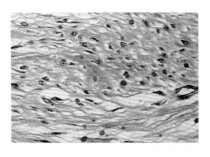

图 包涵体性纤维瘤病病理表现（HE×400）

（王 坚）

jiànqiào xiānwéiliú

腱鞘纤维瘤（fibroma of tendon sheath） 附着于手、手指、足和踝等部位腱鞘或肌腱的致密纤维性结节。好发于20～50岁间的成年人，男性多见。

临床表现 均发生于肢体，特别是肢端，上肢比下肢多见。位于上肢者多见于手指（特别是大拇指、示指和中指）、手和腕部，而前臂、肘和上臂很少发生；位于下肢者多见于膝、踝和足，而趾和大腿很少发生。位于手指者以右侧多见。临床上表现为局部缓慢性生长的无痛性小结节，病程可长达数年。约1/3的病例伴有轻微疼痛和触痛感。

诊断 依据临床表现、病理学和免疫组化检查可诊断。

病理学 ①大体可见肿块多与肌腱或腱鞘相连，周界清晰，分叶状或结节状，直径多为1～2cm。切面呈灰白色，有时可见到裂隙，质地坚韧，有弹性。②显微镜下可见病变周界清晰，分叶状，部分病例中可见残留的肌腱或腱鞘结构。由稀疏散在的成纤维细胞、狭窄的血管腔隙和大量致密的深嗜伊红色胶原纤维组成（图）。有时间质可伴有黏液样变性，形态上类似"黏液型"结节性筋膜炎。部分病例中，局部区域细胞偏丰富，瘤细胞可略呈席纹状或条束状排列，形态上类似纤维组织细胞瘤。富于细胞区与富于胶原的稀疏细胞区在形态上有移行。

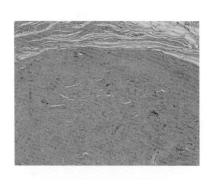

图 腱鞘纤维瘤病理表现（HE×40）

免疫组化 梭形或星形细胞表达波形蛋白（vimentin），弱阳性或灶性表达平滑肌肌动蛋白（α-SMA）或肌特异性肌动蛋白（MSA），部分细胞尚表达CD68。

细胞遗传学 显示t（2;11）（q31-32;q12），与促结缔组织性成纤维细胞瘤相似。

鉴别诊断 ①结节性筋膜炎：很少发生于肢端，多累及皮下或浅筋膜，与肌腱或腱鞘并不相连。镜下不呈分叶状结构，病变内的血管多为增生性的小血管，且多位于边缘，类似肉芽肿，而裂隙样的血管则很少看到。②腱鞘巨细胞瘤：由片状圆形或小多边形组织细胞样细胞组成，多数病例内可见散在的破骨样巨细胞，并常见多少不等的泡沫样组织细胞。③硬化性神经束膜瘤：也好发生于手部，境界较为清楚，主要由索状排列的类圆形神经束膜细胞和大量硬化性的胶原纤维组成，神经束膜细胞表达上皮膜抗原（EMA）。

治疗和预后 采取手术局部完整切除。本病系良性肿瘤，但约 1/4 的病例切除后复发，可再行局部切除。

（王 坚）

cù jiédìzǔzhī zēngshēngxìng chéngxiānwéixìbāoliú

促结缔组织增生性成纤维细胞瘤（desmoplastic fibroblastoma）

由大量胶原纤维和少量散在的梭形或星状成纤维细胞组成的良性纤维性肿瘤。又称胶原性纤维瘤。多见于 40~60 岁间的成年人，男性多见。临床上表现为局部缓慢生长的无痛性肿块，以上臂、肩部、背部和前臂最多见，其次可见于下肢、足、手和头颈部。半数以上发生在皮下，部分可位于肌内。依据临床表现、病理学和免疫学检查可诊断。病理学表现为结节状或类圆形肿块，周界清晰，无包膜或被覆一层纤维性假包膜，平均直径为 4.5cm，切面呈白色或灰白色，质地坚韧。显微镜下可见由稀疏的梭形或星状成纤维细胞和大量致密的胶原纤维组成（图），胶原纤维排列紊乱，不呈束状。成纤维细胞核染色质均匀、细致或呈空泡状，可见细小的核仁，核分裂象罕见。

免疫组化检查：梭形和星状成纤维细胞表达波形蛋白（vimentin），灶性或弱阳性表达肌动蛋白（actin），不表达 S-100 蛋白和 CD34。具有 t（2；11）（q31；

q12），与腱鞘纤维瘤相似。需鉴别诊断的肿瘤有：①腹壁外侵袭性纤维瘤病：瘤细胞成分丰富，并常呈浸润性生长。②项型纤维瘤：主要发生在项背部、肩胛之间和脊柱旁。病变周界多不清，主要由结节状或小叶状的胶原纤维束组成。③腱鞘纤维瘤：多发生在手、手指和腕部，常与肌腱或腱鞘相连，由深嗜伊红或星状纤维红色的胶原纤维、散在的梭形母细胞及裂隙样的血管间隙组成，有时可看见腱鞘样结构。④结节性筋膜炎：由杂乱状或短束状增生的肌成纤维细胞组成，间质常呈黏液水肿样，梭形细胞常弥漫表达 α-SMA。治疗上采取局部完整切除。预后良好，切除后多可治愈，不复发，也不转移。

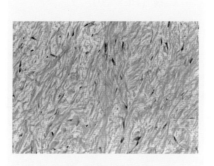

图 促结缔组织增生性成纤维细胞瘤病理表现（HE×200）

（王 坚）

rǔxiànxíng jīchéngxiānwéixìbāoliú

乳腺型肌成纤维细胞瘤（mammary-type myofibroblastoma）

由增生的肌成纤维细胞样梭形细胞组成的良性间叶源性肿瘤。好发于 35~70 岁间的成年人，中位年龄为 54 岁，男性多见。好发于腹股沟，其他部位如腹壁、臀部和背部也可发生，偶可发生于外阴、阴道后壁、睾丸旁和肛旁。临床表现为局部缓慢生长的无痛性肿块，可为偶然发现。肿块多位于

皮下，偶可位于深部肌肉内。依据临床表现、病理学和免疫组化检查可诊断。肿瘤周界清晰，可呈分叶状，直径 2~13cm，中位直径为 5.8cm，质地坚实，切面呈灰白色或浅棕色。显微镜下形态与发生于乳腺的肌成纤维细胞瘤相似，由增生的胖梭形细胞或卵圆形细胞和胶原纤维组成（图），胞质嗜伊红色或淡染、半透明状，核多呈空泡状，有时可见核沟。瘤细胞排列成不规则的条束状，细胞之间为粗大的胶原纤维束，常呈 Z 字形。肿瘤内可见混杂的脂肪组织。间质内肥大细胞较多，血管不明显，小而少，血管壁可有局灶的玻璃样变，血管周可见淋巴细胞浸润。少数病例内可含有较多的脂肪成分，形态上与梭形细胞脂肪瘤相类似。免疫组化检查：梭形细胞同时表达结蛋白（desmin）和 CD34，1/3 的病例尚表达平滑肌肌动蛋白（α-SMA）。需鉴别的肿瘤有：①孤立性纤维性肿瘤：在形态上与乳腺型肌成纤维细胞瘤相似，但瘤细胞一般不表达 desmin。②梭形细胞脂肪瘤：在形态上与乳腺型肌成纤维细胞瘤有重叠，但瘤细胞一般不表达 desmin。③血管肌成纤维细胞瘤：多发生于女性外阴，肿瘤周界清楚或有包膜，镜下由交替

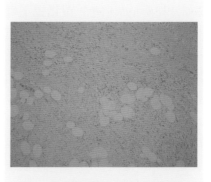

图 乳腺型成纤维细胞瘤病理表现（HE×100）

性分布的细胞丰富区和细胞稀疏区所组成，肿瘤内含有大量的血管，瘤细胞常围绕血管呈同心圆状分布。治疗上采取手术局部完整切除。预后良好，完整切除后多可治愈。

（王 坚）

gàihuàxìng jiànmó xiānwéiliú
钙化性腱膜纤维瘤（calcifying aponeurotic fibroma）

好发于手掌和足底，由束状增生的成纤维细胞和肌成纤维细胞组成的具局部侵袭性的肿瘤。病变灶性区域含有化生性的软骨小岛和或伴有钙化灶的结节。多发生于儿童和青少年，发病高峰为 8～14 岁，部分病例发生于成年人，男性略多见。好发于手指、手掌和腕部，少数可发生于踝部和足跖，其他部位如背部、前臂、大腿和膝部等处偶可发生。多发生于深部筋膜或骨旁，靠近腱鞘或腱膜，少数位于皮下。多表现为持续性或缓慢性生长的无痛性肿块。

依据临床表现、影像学、病理学和免疫组化检查可诊断。病变内伴有明显的钙化时，X 线片上可见絮状的钙化小点。肿块呈结节状，周界清晰，无包膜，部分病例与邻近组织周界不清，浸润至周围的脂肪或横纹肌组织内，大小为 1～5cm，平均为 2.5cm。切面呈灰白色，质地坚硬或韧，部分病例可见斑点状钙化灶，切时有砂砾感。显微镜下可见由浸润性生长的梭形成纤维细胞和肌成纤维细胞以及散在结节状的化生性软骨小岛或钙化小结组成（图）。成纤维细胞和肌成纤维细胞多呈平行的束状、弥漫状或旋涡状排列，穿插于软骨小岛之间，可浸润至周围的脂肪或横纹肌组织，类似纤维瘤病；软骨小岛或钙化小结的周围围绕放射状或栅栏状排列的幼稚圆形细胞，在钙化灶周围有时可见散在的破骨样巨细胞。免疫学检查：梭形细胞表达波形蛋白（vimentin），不同程度表达肌动蛋白（actin）和 CD99，软骨小岛表达 S-100 蛋白。需与以下肿瘤鉴别：①腹壁外侵袭性纤维瘤病：病变内无软骨小岛或钙化小结。②单相纤维型滑膜肉瘤：病变内多无软骨，瘤细胞至少灶性表达角蛋白（AE1/AE3）和或上皮膜抗原（EMA），荧光原位杂交（FISH）可检测出 *SYT* 基因相关易位。治疗上局部广泛切除。本病具有局部侵袭性，约半数病例术后发生局部复发，通常在 3 年之内，多见于年龄在 5 岁以下者，但不转移，也不发生恶变。

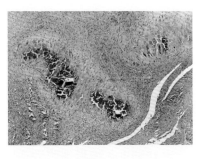

图　钙化性腱膜纤维瘤病理表现（HE×100）

（王 坚）

xuèguǎn jīchéngxiānwéixìbāoliú
血管肌成纤维细胞瘤（angio-myofibroblastoma）

富于血管的良性肌成纤维细胞性肿瘤。多发生于中青年妇女的外阴，特别是大阴唇，部分病例位于阴道和会阴，少数病例也可发生在男性会阴、腹股沟、精索和阴囊等处。患者常自觉有质地柔软的肿块或囊肿。临床上常被误诊为前庭大腺囊肿。依据临床表现、病理学和免疫学检查可诊断。肿块周界清晰，部分病例被覆一层纤维性假包膜，直径 0.5～14cm，多在 5.0cm 以下。切面呈灰白色或粉红色，质地柔软，部分区域呈黏液样。显微镜下可见病变周界清晰，由交替性分布的细胞丰富区和细胞稀疏区所组成，肿瘤内含有大量扩张的小至中等大薄壁血管。瘤细胞多呈梭形或胖梭形，部分病例内可呈卵圆形，无异型性，核分裂象罕见。瘤细胞之间常有不同程度的胶原化，瘤细胞呈束状排列，并倾向围绕血管生长（图）。少数病例中含有脂肪成分。免疫组化检查显示：瘤细胞表达结蛋白（desmin）、波形蛋白（vimentin）、雌激素受体（ER）和孕激素受体（PR），部分病例可表达肌动蛋白（actin），CD34 多为阴性。

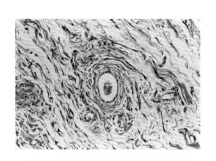

图　血管肌成纤维细胞瘤病理表现（HE×200）

本病需与侵袭性血管黏液瘤相鉴别：①部位：侵袭性血管黏液瘤位置偏深，如盆腔和会阴，本病主要位于外阴皮下。②大体形态：侵袭性血管黏液瘤体积较大（多大于 5cm），可呈浸润性生长，本病体积较小（多小于 5cm），多周界清楚。③组织形态：侵袭性血管黏液瘤无包膜，瘤细胞均匀分布，血管肌成纤维细胞瘤内细胞疏密不等，常呈交替性分布，且瘤细胞有围绕血管生长倾向。④侵袭性血管黏液瘤如切除不净容易发生局部复发，本病为良性肿瘤，经完整切除后不复发。治疗采取局部完整切除。切除后可治愈。

(王坚)

fùyúxìbāoxìng xuèguǎn xiānwéiliú

富于细胞性血管纤维瘤 （cellular angiofibroma）

好发于女性外阴的良性间叶性肿瘤。由形态一致的梭形细胞和大量的血管所组成，与血管肌成纤维细胞瘤之间有着密切的关系，两者在形态上也有一定的重叠。发生于男性腹股沟和阴囊等部位具有相似形态的肿瘤又称为血管肌成纤维细胞瘤样肿瘤。患者多为50~70岁间的中老年人，年龄范围为22~78岁，平均年龄为53.5岁，中位年龄为52岁，其中女性患者的中位年龄和平均年龄分别为46岁和47岁，在男性患者则分别为61.3岁和60岁。

临床表现 女性患者多发生于外阴（尤其是大阴唇）、腹股沟和阴道，位于阴道内者可带蒂，并自阴道口脱出；男性患者则多发生于腹股沟和阴囊。肿瘤多位于真皮内、皮下或黏膜下。多表现为缓慢生长的无痛性肿块。

诊断 依据临床表现、病理学和免疫组化检查可诊断。

病理学 ①大体可见：肿瘤呈圆形、卵圆形或分叶状，周界清晰，位于外阴者体积多较小，通常在3cm以下，位于腹股沟或阴囊部位者体积多偏大，中位直径为3.9cm，其中女性为2.7cm，男性为6.7cm。切面灰白至棕黄色，质韧或硬，部分病例可见灶性出血。②显微镜下可见：由形态一致的短梭形细胞组成，细胞无异型性，核呈卵圆形至梭形，核仁不明显，胞质稀少，淡嗜伊

红色，细胞边界不清。若病例为女性，梭形细胞可见核分裂象，但男性病例，则不见核分裂。梭形细胞呈条束状或不规则状排列（图），细胞之间含有纤细的胶原纤维。肿瘤内含有大量均匀分布的小至中等大血管。约1/4的病例内含有脂肪组织，多位于肿瘤的周边，在肿瘤中所占比例不足5%。间质内可见肥大细胞以及多少不等的炎症细胞浸润。少数病例可含有非典型性区域，或含有肉瘤样转化区域，包括非典型性脂肪瘤样肿瘤、多形性脂肪肉瘤和未分化多形性肉瘤。

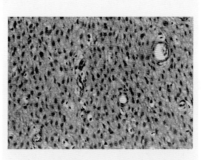

图 富于细胞性血管纤维瘤病理表现（HE×400）

免疫组化 梭形细胞表达波形蛋白（vimentin），部分病例尚表达CD34，少数病例表达平滑肌肌动蛋白（α-SMA），偶可表达结蛋白（desmin），另外，近半数病例可表达雌激素受体（ER）和孕激素受体（PR），不表达S-100蛋白。

鉴别诊断 在形态上与血管肌成纤维细胞瘤、乳腺型肌成纤维细胞瘤、梭形细胞脂肪瘤和阴道浅表性肌成纤维细胞瘤有一定的重叠。术前鉴别应包括前庭大腺囊肿、外阴囊肿、中肾管囊肿、疝气、脂肪瘤和平滑肌瘤等。

治疗和预后 手术局部完整切除。切除后多可治愈。极少数

病例可发生局部复发。发生肉瘤样转化的病例因报道有限，尚有待更多的病例积累。

(王坚)

xiàngxíng xiānwéiliú

项型纤维瘤 （nuchal-type fibroma）

好发于项部（颈后或枕部），由粗大胶原束和少量散在的成纤维细胞组成的良性纤维性病变。好发于20~50岁间的成年人，平均年龄为40岁，男性多见。临床上表现为项部浅表皮下肿块，质地较硬，病史常为数年，项外部位如背部、肩部、肩胛间、面部、腰骶部、臀部和四肢等有时也可发生，术前多诊断为纤维瘤或纤维脂肪瘤。依据临床表现、病理学和免疫组化检查可诊断。肿块周界不清，无包膜，直径1~8cm，平均3.2cm。切面呈白色、灰白色或夹杂点黄色，质韧至坚硬。显微镜下可见病变位于皮下，由粗大致密的胶原条束和夹杂其间的少量成纤维细胞组成（图）。在病变的中央，胶原条束多相互交织，并形成不太清晰的小叶样结构。在病变边缘或深部，胶原条束常以短突起伸入邻近的脂肪组织内，病变内常含有内陷或被包裹的小神经束。免疫学检查：成纤维细胞表达波形蛋白（vimentin）、CD34和CD99，不表达肌动蛋白（actin）和结蛋白（desmin）。

需与以下肿瘤鉴别：①纤维脂肪瘤：病变周界相对较清晰，多有包膜，显微镜下以成熟的脂肪组织为主，周边无增生性的小神经束。②腹壁外侵袭性纤维瘤病：位于躯干者多发生在深部的肌肉组织内，显微镜下主要由条束状增生的成纤维细胞和肌成纤维细胞组成，常向邻近的肌肉组织内浸润性生长。③项部纤维软骨性假瘤：好发于后颈根，相当

于项韧带与颈深筋膜连接处，多有过外伤史。显微镜下主要由纤维软骨性结节组成，类似退变韧带结构的纤维软骨性化生。治疗上采取手术局部完整切除。少数病例可复发，多为切除不净所致。

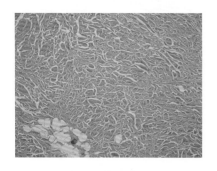

图　项型纤维瘤病理表现
（HE×40）

（王　坚）

Jiādénà xiānwéiliú

加德纳纤维瘤（Gardner fibroma）

好发于儿童和青少年的良性软组织病变，由排列紊乱的粗大胶原纤维和散在的成纤维细胞组成，常向邻近组织浸润性生长。本病与韧带样型纤维瘤病和家族性腺瘤样息肉病/加德纳（Gardner）综合征关系密切。多发生于婴幼儿和青少年，年龄范围为2个月~36岁，平均年龄为5岁，78%的病例在10岁以下。两性均可发生，男性略多见。近70%的病例有家族性肠息肉病。部分病例伴有韧带样瘤。加德纳纤维瘤主要累及背部、腰部和脊柱旁，约占61%，其次为头颈部和四肢，约占14%，胸壁和腹壁约占11%。部分病例为多灶性。位于浅表或深部的软组织内，表现为周界不清、斑块状的肿块，多无症状，但也可有疼痛感。术前常被诊断为脂肪瘤。依据临床表现、病理学和免疫组化检查可诊断。肿块

周界不清，直径为0.3~12cm，平均3.9cm。切面呈灰白色或浅棕色，质地坚韧，斑块样，可见少量内陷的黄色脂肪组织。显微镜下形态与项型纤维瘤相似，位于皮下，周界不清，由大量的粗大胶原和少量散在的成纤维细胞组成，肿块的中心部形态较为一致，胶原条束之间有时可见挤压伤样改变，肿块的周边部，胶原条束常延伸至脂肪组织内（图），可见内陷的肌肉或神经组织，有时可见退变的弹力纤维。免疫组化检查：梭形细胞表达波形蛋白（vimentin）、CD34、周期蛋白cyclinD1和C-myc，约64%的病例表达联蛋白（β-catenin），弥漫或呈灶性阳性，不表达肌动蛋白（actin）、结蛋白（desmin）、雌激素受体（ER）和孕激素受体（PR）。

治疗上采取手术局部完整切除。45%的病例发展成韧带瘤型纤维瘤病，应引起重视，并注意是否伴有加德纳综合征和家族性腺瘤型息肉病等疾患，以便及早处理。

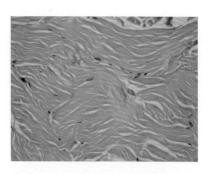

图　加德纳纤维瘤病理表现
（HE×400）

（王　坚）

gàihuàxìng xiānwéixìng zhǒngliú

钙化性纤维性肿瘤（calcifying fibrous tumor）

好发于儿童和青少年的良性纤维性病变。成年人

也可发生，女性略多见。多发生于四肢、躯干、腹股沟和头颈部，位于皮下或深部软组织内，表现为局部缓慢性生长的无痛性肿块。胸膜、纵隔、腹腔、盆腔、胆囊、胃和肾上腺等处也可发生，部分病例为腹腔手术中偶然发现。多无外伤史。少数病例具有家族性。肿瘤形态呈卵圆形或分叶状，直径在2.5~15cm，平均7cm。切面呈灰白色，质地坚韧，切时可有砂砾感。显微镜下可见周界清晰，由大量胶原化的纤维结缔组织组成，其间夹杂少量梭形的成纤维细胞。特征性形态表现为在胶原化的纤维结缔组织间可见散在的营养不良性钙化灶或砂砾小体（图），可为局灶性，也可占据肿瘤的大部分。此外，间质内可见多少不等的淋巴细胞和浆细胞浸润灶，可聚集成簇。免疫组化检查：梭形细胞主要表达波形蛋白（vimentin），不表达肌动蛋白（actin）、结蛋白（desmin）、S-100蛋白、CD34和活化素受体样激酶1（ALK1）。治疗上采用局部完整切除。本病系一种假瘤性病变，偶有复发者。

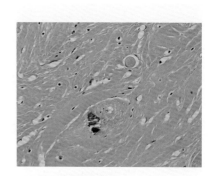

图　钙化性纤维性肿瘤病理表现（HE×400）

（王　坚）

bí-yān xuèguǎn xiānwéiliú

鼻咽血管纤维瘤（nasopharyngeal angiofibroma）

由大量的血

管和细胞稀疏的纤维性间质组成的肿瘤。因好发于青少年，曾称幼年性血管纤维瘤。患者多为10~20岁之间的青少年，且绝大多数为男性，部分病例可发生于成年人，少数患者可同时伴有家族性腺瘤性息肉病。临床症状表现为持续性鼻塞、反复性鼻出血、头痛或鼻窦炎等。体检通过鼻腔或鼻咽镜在鼻咽顶部可见红色的分叶状或息肉样肿块，基底较宽。依据临床表现、影像学、病理学和免疫组化检查可诊断。磁共振成像（MRI）和CT在鼻咽部可见周界清晰的软组织肿块（图1），血管造影有助于术前诊断。病理学表现：肿瘤周界清晰，不规则分叶状，平均直径3~5cm，切面呈灰白色，质地坚韧。显微镜下可见肿瘤位于黏膜下，由大量薄壁的血管和细胞稀疏的纤维性间质组成（图2）。纤维性间质内的

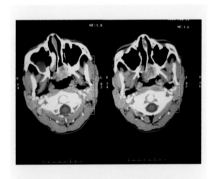

图1 鼻咽血管纤维瘤影像学表现

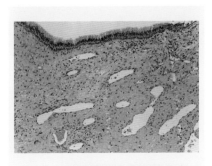

图2 鼻咽血管纤维瘤病理表现（HE×100）

细胞呈梭形或星状，细胞无异型性，核分裂象罕见。血管的数量和形状不一，裂隙样或扩张状，血管壁平滑肌薄或不完整，缺乏弹力纤维。免疫组化检查：梭形细胞表达波形蛋白（vimentin）和联蛋白（β-catenin）。对于早期病变，可采用鼻腔内或跨鼻腔内镜切除术，对进展期病变则根据病变范围而采用相应的手术，包括跨颅术，术后可辅以放射治疗，但偶可发生放射后肉瘤。本病尽管在组织学上为良性，但可呈浸润性生长，如切除不净，可复发，复发率为6%~24%。治疗方法取决于肿瘤的范围，可通过术前影像学检查显示。

（王　坚）

nǎohuíyàng xiānwéixìng zēngshēng
Pǔluótòusī zōnghézhēng

脑回样纤维性增生/普罗透斯综合征（cerebriform fibrous proliferation/Proteus syndrome）

主要累及足底跖面、少数发生在手掌面的纤维组织增生。因病变外观呈特征性的脑回样而得名（图）。常伴有单侧或双侧的巨指症或长骨肥大症。组织学上，病变位于真皮及皮下，由大量增生的致密胶原纤维组成，主要为Ⅰ型胶原纤维，被覆表皮常伴有过度的角化。本病可单独发生，或更多的是伴有一组累及皮肤、软组织和骨的复杂性病变，称为普罗透斯综合征。普罗透斯（Proteus）是希腊神话中的海神，能随心所欲变换外形。普罗透斯综合征是一种先天性错构瘤性综合征，又称变形综合征，以表明其在临床上具有多样性。普罗透斯综合征包括巨手（巨指症）或巨足（巨趾症）、偏身肥大（长骨肥大症）、色素痣、结缔组织痣（脑回样纤维性增生）、脂肪肿瘤、血管

肿瘤、外生性骨疣、脊柱侧突、头颅异常（颅面不对称）、个体生长加速和内脏异常等。

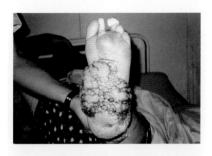

图 脑回样纤维性增生/普罗透斯综合征

（王　坚）

línbājié nèi zhàlánzhuàng jīchéng-xiānwéixìbāoliú

淋巴结内栅栏状肌成纤维细胞瘤（intranodal palisaded myofibroblastoma）

好发于腹股沟淋巴结、由栅栏状排列的肌成纤维细胞组成的良性肿瘤，间质内可见石棉样的胶原小结，并常伴有间质性出血。又称淋巴结内伴有石棉样纤维的出血性梭形细胞肿瘤和淋巴结伴有肌样分化的孤立性梭形细胞肿瘤。好发于成年人，男女均可发病，无明显性别差异。绝大多数发生在腹股沟区淋巴结，少数可发生于颌下、颈部和纵隔淋巴结。多表现为局部缓慢性生长的无痛性肿块。依据临床表现、病理学和免疫组化检查可诊断。大体形态呈灰白色肿块，平均直径为2~3cm，切面可见灶性出血。显微镜下可见病变位于淋巴结内，淋巴结的被膜完整，边缘可见少量淋巴组织及窦样结构残存，而淋巴结的中心为肿瘤所占居，肿瘤的周边常可见厚的假包膜，多伴有玻璃样变性。肿瘤由梭形细胞组成，形态较一致，呈交织的

束状、编织状或栅栏状排列，类似神经鞘瘤，有时在瘤细胞之间可见含有红细胞的裂隙，间质常伴有出血，类似卡波西肉瘤。特征性形态为石棉样纤维结节（图），由异常粗大的胶原纤维构成，边缘不规则或呈放射状，有时石棉样纤维的中心可发生钙化。免疫组化检查：梭形细胞表达波形蛋白（vimentin）和肌动蛋白（actin），不表达结蛋白（desmin）和 S-100 蛋白。

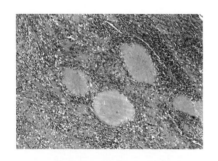

图　淋巴结内栅栏状肌成纤维细胞瘤病理表现（HE×100）

需与以下肿瘤鉴别：①淋巴结内神经鞘瘤：也可伴有间质性出血，但肿瘤内也无石棉样纤维。瘤细胞表达 S-100 蛋白。②转移性卡波西肉瘤：多发生于艾滋病患者。瘤细胞异型性大，核分裂象多见，且肿瘤多沿淋巴窦分布，肿瘤内不含有石棉样纤维。③转移性恶性黑色素瘤、恶性周围神经鞘膜瘤和梭形细胞癌等转移性恶性肿瘤：瘤细胞具有明显的异型性，核分裂象易见（包括病理学核分裂），结合临床病史和免疫组织标记多可鉴别。治疗上采取局部完整切除。预后较好。

（王　坚）

jùxìbāo xuèguǎnxiānwéiliú

巨细胞血管纤维瘤（giant cell angiofibroma）　好发于眼眶和眼

睑部位的纤维性肿瘤。因肿瘤在形态上和免疫表型上均与孤立性纤维性肿瘤十分相似，且部分病例也可发生于眶外，故现认为本病是孤立性纤维性肿瘤的一种巨细胞性亚型。

（王　坚）

qiǎnbiǎoxìng zhīduān xiānwéiniányèliú

浅表性肢端纤维黏液瘤（superficial acral fibromyxoma）　好发于成年人手指和脚趾浅表软组织的纤维黏液性肿瘤。多发生于成年人，年龄范围为 14～72 岁，中位年龄为 43 岁，中位年龄为 46 岁。男性多见。肿瘤位于肢端浅表，特别是脚趾和手指，部分位于手掌。临床上多表现为缓慢生长的无痛性肿块，少数有疼痛感。部分病例有外伤史。依据临床表现、病理学和免疫组化检查可诊断。肿瘤类圆形、息肉状、结节状或分叶状，质软至质硬，黏冻状或呈实性灰白色，直径为 0.6～5.0cm，平均为 1.5cm。显微镜下可见病变位于真皮层内，可累及至皮下，少数病例可延伸至筋膜或骨膜表面。低倍镜下，病变多呈分叶状，由星形和梭形成纤维细胞样的细胞组成，间质呈黏液样、纤维黏液样或胶原纤维样（图）。瘤细胞多呈杂乱状分布，局部区域可见有条束状或疏

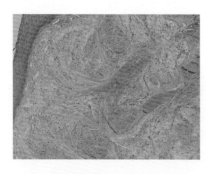

图　浅表性肢端纤维黏液瘤病理表现（HE×40）

松的席纹状排列结构。肿瘤内含有较丰富的纤细血管，尤其是在富于黏液的区域内，多数病例的间质内可见到肥大细胞。免疫学检查：瘤细胞表达 CD34，上皮膜抗原（EMA）和 CD99，不表达角蛋白、肌动蛋白（actin）、胶质纤维酸性蛋白（GFAP）或 HMB45。

需与以下肿瘤鉴别：①浅表血管黏液瘤：好发于躯干、头颈、下肢和外阴皮肤真皮和皮下，常为卡尼（Carney）综合征的组成部分，显微镜下由散在的短梭形或星状成纤维细胞组成，间质内含有大量的黏液样物质，25%～30% 的肿瘤内尚含有上皮性成分，如衬覆鳞状上皮的囊肿、基底细胞样芽或鳞状细胞条索等。②黏液炎性成纤维细胞性肉瘤：病变主要累及肢端皮下和深部的软组织，周界不清，呈多结节性生长，由黏液样区域、纤维化区域和炎症性区域混杂组成，以含有具有包涵体样细胞核的畸形巨细胞为特征。③黏液纤维肉瘤：多发生于肢体，极少发生于肢端。肿瘤多位于皮下组织内，呈多结节状，瘤细胞显示程度不等的异型性，肿瘤内常见弧线状血管，部分病例内可见假脂肪母细胞或实性的肉瘤性区域。④隆突性皮纤维肉瘤：可有黏液样亚型，但极少发生于肢端，瘤细胞除表达 CD34 外，还表达载脂蛋白 D 蛋白。治疗上采取手术局部完整切除，切除后可获治愈。少数病例因切除不完整而导致肿瘤再生长。

（王　坚）

wèi cóngzhuàng xiānwéiniányèliú

胃丛状纤维黏液瘤（gastric plexiform fibromyxoma）　发生于胃壁内的肌成纤维细胞性肿瘤。又称胃丛状血管黏液样肌成纤维细胞性肿瘤。多发生于成年人，偶

可发生于儿童和青少年，年龄范围为 7～75 岁。两性均可发生，无明显差异。临床症状不具特征性，可表现为由胃肠道慢性出血引起的贫血、急性胃肠道出血、胃溃疡、幽门梗阻、体重减轻和腹部肿块等。几乎所有的病变均位于胃窦，可累及幽门或延伸至十二指肠球部。依据临床表现、病理学和免疫组化检查可诊断。肿瘤大小为 3～15cm，中位直径为 5.5cm，病变主要位于胃壁内，可累及至浆膜外。切面呈淡褐色，黏液样，伴有出血。显微镜下可见病变位于胃壁内，呈特征性的丛状或结节状生长（图），部分病例的胃黏膜表面伴有溃疡形成。低倍镜下，结节呈淡染的黏液样，结节的大小和形状不一，直径为 1～7mm。高倍镜下，结节内可见增生的梭形、胖梭形至卵圆形的成纤维细胞和肌成纤维样细胞，胞质呈淡嗜伊红色，核染色质细致，核仁不明显，核分裂象罕见。结节内的间质呈明显的黏液样，可见分支状纤细毛细血管，间质内还可见散在的肥大细胞，黏液样的间质阿辛蓝（AB）染色呈阳性。结节之间为胃壁平滑肌束。免疫组化检查：多数病例表达平滑肌肌动蛋白（α-SMA）和肌特异性肌动蛋白（MSA），不表达 CD34、CD117、DOG1、钙调蛋白结合蛋白（h-caldesmon）和 S-100 蛋白，结蛋白（desmin）也多为阴性，多数病例也不表达角蛋白（AE1/AE3）。需鉴别诊断的疾病包括伴有黏液样变性的胃肠道间质瘤、胃错构瘤、炎性纤维性息肉和黏液瘤等。治疗上予以手术完整切除。多数病例均施行了远端胃切除术。临床呈良性经过，至今尚无发生局部复发或远处转移的报道。

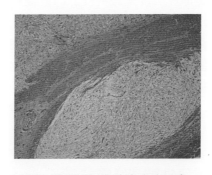

图　胃丛状纤维黏液瘤病理表现（HE×40）

(王　坚)

gūlìxìng xiānwéixìng zhǒngliú

孤立性纤维性肿瘤（solitary fibrous tumor，SFT）　好发于脏层胸膜的间叶性肿瘤。曾称局限性间皮瘤、纤维性间皮瘤、孤立性纤维性间皮瘤和间皮下纤维瘤等。原先认为 SFT 中的瘤细胞由间皮细胞向成纤维细胞分化而来，但据免疫组织化学和电镜观察发现，SFT 中的瘤细胞并不具有间皮细胞特征，如不表达间皮细胞标志物，电镜下也不见微绒毛结构；另一方面，除胸膜外，SFT 还可发生于躯体很多无间皮的部位，提示其为非间皮性肿瘤。瘤细胞起自于表达 CD34 抗原的树突状间质细胞，后者弥漫性分布人体的结缔组织中。

齐默尔曼（Zimmerman）于 1923 年描述了一种位于血管周围的平滑肌样细胞，命名为血管周细胞。斯托特（Stout）和穆雷（Murray）于 1942 年报道一组由短梭形细胞组成的肿瘤，提示来源于血管周细胞，命名为血管外皮瘤（HPC）。进入 21 世纪以来，对 HPC 能否作为一个独立的病种提出了很多的质疑。近年来的观点认为，以往诊断的 HPC 多属于 SFT。目前的观点是 HPC 更多的是代表了一种瘤细胞的排列结构。

具有 HPC 样排列的肿瘤除 SFT 之外，还包括深部纤维组织细胞瘤、肌纤维瘤/肌纤维瘤病、单相纤维型滑膜肉瘤、间叶性软骨肉瘤和包括平滑肌肉瘤、恶性周围神经鞘膜瘤等梭形细胞肉瘤在内的多种类型软组织肿瘤。真正具有周细胞分化的肿瘤包括血管球瘤、肌周细胞瘤和鼻窦血管外皮瘤样肿瘤。另外，文献中报道的脂肪瘤样血管外皮瘤和巨细胞血管纤维瘤现也认为属于 SFT 瘤谱中的两种特殊亚型。患者的年龄范围为 19～85 岁，发病高峰在 40～60 岁之间，女性略多见。

临床表现　好发于胸膜，部分病例可发生于胸膜外，后者以头颈部、上呼吸道、纵隔、盆腔、腹膜后和周围软组织相对常见，其他部位如中枢神经系统、脑膜、脊索、眼眶、腮腺、甲状腺、肝、胃肠道、肾上腺、膀胱、前列腺、精索和睾丸等处也可发生，几乎囊括躯体的所有解剖部位。临床上，发生于胸膜者，多表现为咳嗽、胸痛和呼吸困难，部分病例为体检时偶然发现；发生于胸膜外者，多表现为局部缓慢性生长的无痛性肿块，部分病例也可为偶然发现。位于特殊部位者可伴有相应的症状，如位于脑膜者可伴有头痛，位于眼眶者可伴有单侧眼球突出，位于脊索者可伴有单侧肢体麻木或感觉异常，位于前列腺者可伴有尿潴留，位于盆腔或腹膜后者可有腹胀或梗阻等症状。影像学显示，发生于胸膜者，可见底部附着于胸膜的肿块，周界清楚，偶可见到蒂样结构；发生于胸膜外者，常为周界清楚的圆形或卵圆形肿块。

诊断　依据临床表现、病理学和免疫组化检查可诊断。

病理学　肿块呈类圆形或卵

圆形，周界清晰，位于胸膜者可带蒂，部分病例被覆纤维性假包膜，直径 1.0～27.0cm，平均 6～8cm。切面呈灰白色，质韧而富有弹性，可伴有黏液样变性。恶性者切面可呈鱼肉状，可伴有出血、囊性变和坏死。显微镜下可见肿瘤的周界清晰，由交替性分布的细胞丰富区和细胞稀疏区组成（图a）。细胞丰富区内，瘤细胞呈短梭形或卵圆形，胞质少或不清，核染色质均匀，细胞稀疏区内，瘤细胞呈纤细的梭形。两区内的细胞均无明显异型性，核分裂象也不多见。瘤细胞多呈无结构性或无模式性生长，其他较为常见的排列方式有席纹状、

条束状、鱼骨样、血管外皮瘤样（图b）、栅栏状或波浪状，部分病例中还可见到密集成簇的上皮样小圆细胞。发生于肺、前列腺、精囊等实质器官者还可形成分叶状肿瘤样结构。另一形态学特征表现为瘤细胞间含有粗细不等、形状不一的胶原纤维，明显时可呈瘢痕疙瘩样，有时可见到边缘呈放射状的石棉样胶原纤维（图c）。瘤内血管丰富，血管壁胶原变性较为常见。少数病例中，间质可发生明显的黏液样变性。

在10%的病例中，除含有典型SFT区域外，还含有不典型的区域，表现为细胞密度增加，核异型性明显，核分裂象易见（图

d)，常≥4/10HPF，并能见到坏死，形态上类似纤维肉瘤或未分化多形性肉瘤，此型也称为非典型性和恶性型SFT（SFT）。少数病例还可发生去分化，肿瘤内除了良性的SFT区域外，还含有高度恶性的上皮样细胞、圆细胞和梭形细胞肉瘤区域。部分SFT中可见多少不等的多核性巨细胞，或散在分布于间质内，或分布于血管周围（图e），曾称为巨细胞血管纤维瘤，实际上是SFT的巨细胞型。一小部分病例中还可含有比例不等的成熟脂肪组织（图f），曾称为脂肪瘤样血管外皮瘤，本质上是含有脂肪成分的SFT，称为脂肪瘤样SFT更合适。

免疫组化 梭形细胞表达波形蛋白（vimentin）、CD34、Bcl-2和CD99，灶性或弱阳性表达肌动蛋白（actin）。

鉴别诊断 根据肿瘤所在的部位，需与以下肿瘤鉴别，包括梭形细胞脂肪瘤、真皮纤维瘤、隆突性皮纤维肉瘤、巨细胞成纤维细胞瘤、低度恶性纤维肉瘤、低度恶性肌成纤维细胞瘤、未分化多形性瘤、上皮样平滑肌瘤、神经鞘瘤、神经纤维瘤、低度恶性周围神经鞘膜瘤、促结缔组织增生性间皮瘤和单相纤维型滑膜肉瘤等。

治疗和预后 手术局部完整切除。本病多数呈良性经过，极少数可复发，常为肿瘤切除不全所致。非典型性及恶性SFT具有明显的侵袭性行为，局部复发率或远处转移率高，多转移至肺、骨和肝。

（王春萌）

图 孤立性纤维性肿瘤病理表现
注：a. HE×40；b. HE×100；c. HE×200；d. HE×200；e. HE×100；f. HE×100

yánxìng jīchéngxiānwéixìbāoliú

炎性肌成纤维细胞瘤（inflammatory myofibroblastomatic tumor）

由分化的肌成纤维细胞性梭形细

胞组成，常伴大量浆细胞和（或）淋巴细胞的一种间叶性肿瘤。又称浆细胞肉芽肿、浆细胞假瘤、炎性假瘤、炎性肌纤维组织细胞性增生和炎性纤维肉瘤。好发于儿童和青少年，平均年龄为 10 岁，中位年龄为 9 岁，极少数病例可发生于 40 岁以上。

临床表现 多数病例位于肺、肠系膜、大网膜和腹膜后，部分病例可位于纵隔、上呼吸道和泌尿生殖道，少数病例位于腮腺、甲状腺、口腔、乳腺、肝、肾、胃肠道、皮肤、骨和中枢神经系统。临床上起病隐匿，症状多与肿瘤所处部位相关：位于肺部者可表现为胸痛和呼吸困难，也可以无任何症状；位于腹腔内者可有腹痛、腹部包块、胃肠道梗阻、消化不良、发热、贫血、红细胞沉降率加快、高丙种球蛋白血症和体重减轻等症状，肿块巨大时可出现邻近器官受压症状。肿块切除以后，上述症状消失，如再次出现相似的症状，提示肿瘤复发。

诊断 依据临床表现、影像学、病理学、免疫组化和细胞遗传学检查可诊断。

影像学 显示为结节状或分叶状肿块，质地可以不均匀。

病理学 大体可见：肿瘤呈结节状或分叶状，其中位于肠系膜或后腹膜者常呈多结节状，直径范围为 1~20cm，多数病例在 5~10cm 之间。切面呈灰白色或灰黄色，质地坚韧，漩涡状，可伴有黏液样变性、灶性出血和坏死等，少数可伴有钙化。显微镜下可见：由增生的胖梭形成纤维细胞和肌成纤维细胞组成，呈束状或漩涡状排列，间质内伴有大量的炎性细胞浸润（图），多为成熟的浆细胞、淋巴细胞和嗜酸性粒细胞，少数为中性粒细胞，可见

生发中心形成。部分病例内除梭形细胞外，尚可见类圆形的组织细胞样细胞，或可见一些不规则形、多边形或奇异形细胞，核内可见嗜伊红性或嗜碱性包涵体，类似节细胞或里-斯（R-S）细胞。

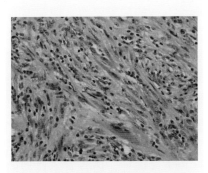

图 炎性肌成纤维细胞瘤病理表现（HE×400）

免疫组化 所有病例均弥漫强阳性表达波形蛋白（vimentin），多数病例表达平滑肌肌动蛋白（α-SMA）、肌特异性肌动蛋白（MSA）和（或）结蛋白（desmin），约 50% 的病例表达活化素受体样激酶 1（ALK1），但不特异，约 33% 的病例表达细胞角蛋白（CK），25% 的病例表达 KP-1。不表达 S-100 蛋白和 CD117。TP53 多为阴性，但在一些复发性病例和向恶性转化的病例中可呈阳性。

细胞遗传学 发生于儿童和青少年的炎性肌成纤维细胞瘤常有克隆性的重排，涉及位于 2p23 上的 ALK 受体酪氨酸激酶基因活化，但这种重排很少见于年龄在 40 岁以上的患者。间变大细胞性淋巴瘤（ALCL）也涉及 2p23，但两者有所不同的是，ALCL 含有 t（2；5）（p23；q35），产生 NPM-ALK 融合基因，而本病仅涉及 2p23 上的 ALK 受体酪氨酸激酶基因活化。ALCL 对 ALK 抗体的表达主要定位于核和（或）胞质，而本病对 ALK 的表达是定位于胞

质。新近研究显示，炎性肌成纤维细胞瘤中可产生 TPM3-ALK、TPM4-ALK、CLTC-ALK、CARS-ALK、ATIC-ALK、RANBP2-ALK 和 SEC31L1-ALK 融合性基因。

鉴别诊断 ①炎症性恶性纤维组织细胞瘤：多发生于成年人，好发于腹膜后，由明显异型的梭形细胞和多形性瘤细胞组成，有时瘤细胞可被大量的黄色瘤细胞和炎症细胞所掩盖。②胃肠道炎性纤维性息肉：体积较小，且多位于黏膜浅表，或呈息肉状，或为溃疡性病变。背景常呈黏液样，含有较多增生的血管，炎症细胞成分较杂，以嗜酸性粒细胞多见。③硬化性肠系膜炎/后腹膜盆腔炎/纵隔炎：属 IgG4 相关性疾病，多见于中老年人，病变周界不清，附近常附有正常组织。主要由增生的纤维组织组成，间质硬化比较明显，可见多少不等的慢性炎症细胞浸润，特别是 IgG4+ 浆细胞。④结外滤泡树突状细胞肉瘤：一部分发生于肝、脾的炎性假瘤或炎性肌成纤维细胞瘤本质上是滤泡树突状细胞肉瘤，最重要的鉴别点在于，肝脾滤泡树突状细胞肉瘤中的瘤细胞表达 CD21、CD23、CD35 和簇集素（clusterin），而肌动蛋白（actin）、desmin 和间变性淋巴瘤激酶（ALK）等标志物多为阴性，此外，肝脾滤泡树突状细胞肉瘤 EBER 原位杂交多呈阳性。⑤位于肠系膜、大网膜或腹膜后的胃肠道外间质瘤：瘤细胞表达 CD117、DOG1 和 CD34。⑥低度恶性肌成纤维细胞性肉瘤：在形态上和免疫表型上与炎性肌成纤维细胞瘤有一定的相似之处，特别是发生于头颈部如鼻腔和鼻旁窦者。

治疗 外科手术仍是最主要的治疗手段，化疗和放疗的疗效

均不十分肯定。少数病例可消退或对激素、非类固醇类抗炎药物有反应。

预后　本病是一种潜在恶性或低度恶性的肿瘤，位于腹腔内者具有局部复发倾向，复发率为23%~37%，文献报道的几例转移性病例可能属于一种多灶性或多中心性的病变。少数病例经多次复发后可转化为肉瘤。一般来说，瘤细胞有异型，肿瘤内可见核仁明显的节细胞样细胞，瘤细胞表达P53，DNA倍体检测为非整倍体，提示肿瘤可能具有较高的侵袭性。但遗憾的是，并无确切的组织学指标来判断肿瘤的生物学行为。

（王春萌）

qiǎnbiǎoxìng xiānwéiliúbìng

浅表性纤维瘤病（superficial fibromatosis）　发生于浅表的弥漫性纤维组织增生。包括发生于手掌和足跖筋膜和腱膜的掌纤维瘤病（Dupuytren病，Dupuytren挛缩）和跖纤维瘤病（Ledderhose病），以及发生于阴茎的阴茎纤维瘤病（Peyronie病）和近节指间关节背侧面的关节垫。

临床表现　掌纤维瘤病多见于中年以上的患者，以右侧略多见，但常累及双侧，也可同时累及手和足，有时可引起手掌屈曲性挛缩。少数病例也可发生于儿童和青少年。掌纤维瘤病多发生于男性，男女比为（3~4）：1。病变通常发生在掌指皱纹尺侧，然后慢慢累及无名指、小指、中指和示指，引起掌指关节屈曲性挛缩，影响手功能。

跖纤维瘤病的患者年龄多在30岁以下，约1/3为双侧性，没有挛缩现象，病变累及足底中心部位，也可蔓延至足背，很少累及足趾，不引起足功能障碍。临床上，

在病变处可触及深部组织内有大小不等的结节及弥漫性增厚区。

阴茎纤维瘤病的患者多为45~60岁间的中老年人，很少发生于青年人，不发生于儿童。好发于欧美白人，而亚洲人或黑人则很少发生。病变主要累及阴茎海绵体，以阴茎前端背面及侧面最为常见，可触及斑块或硬结。阴茎勃起时可有疼痛感，并有变形，常向患侧偏曲，引起小便困难和性交疼痛。关节垫多发生于30~60岁间的成年人，男性多见。大多数患者无症状，一部分患者可有轻微疼痛。

诊断　依据临床表现、病理学、免疫组化和细胞遗传学检查可诊断。

病理学　多为单个结节，直径通常<1cm，有时也可呈周界不清的融合性结节，常附带增厚的腱膜和皮下脂肪组织。切面呈灰白至灰黄色，质地坚硬，瘢痕样。显微镜下可见掌和跖纤维瘤病均由条束状增生的成纤维细胞、肌成纤维细胞和胶原纤维组成，两者的比例可因病程不同、病例不同或同一病例不同的区域而异（图）。早期病灶，成纤维细胞生长活跃，呈胖梭形，束状排列，浸润筋膜和皮下组织，可有数量不等的核分裂象，随病程的进展，间质内胶原增多，而成纤维细胞成分减少，核尖而细长。少数病例内可见数量不等的破骨样多核巨细胞。

阴茎纤维瘤病的早期病变表现为血管周围的炎症细胞浸润和血管内皮细胞增生，最早累及的部位是阴茎白膜和海绵体之间的疏松结缔组织，随后是纤维组织增生，侵犯海绵体及隔膜，形成斑块和结节。增生的纤维组织呈束状或编织状排列，侵犯肌肉组

织，可伴有玻璃样变性。关节垫的镜下形态与掌纤维瘤病相似。

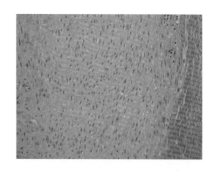

图　浅表性纤维瘤病病理表现（HE×200）

免疫组化　梭形细胞表达波形蛋白（vimentin），不同程度表达肌动蛋白（actin）。

细胞遗传学　为近双倍体表型，7号和8号染色体呈频发性三倍体，与发生于深部的纤维瘤病有所不同。

鉴别诊断　①纤维肉瘤：很少发生于手掌和足跖。瘤细胞丰富，核深染，有异型，可见核分裂象（包括病理性核分裂），瘤细胞常呈人字形或鱼骨样排列。②单相纤维型滑膜肉瘤：通常发生于大关节附近，瘤细胞具有异型性，表达角蛋白（AE1/AE3）、CAM5.2和上皮膜抗原（EMA）。荧光原位杂交（FISH）可检测出SYT基因易位。

治疗和预后　以手术为主，特别是在屈曲性挛缩影响手部功能时。次全或全筋膜或腱膜切除术能降低复发率，以带皮筋膜切除术的复发率最低。切除不净易复发。

（陈勇）

rèndàiyàng liúxíng xiānwéiliúbìng

韧带样瘤型纤维瘤病（desmoid-type fibromatosis）　发生于筋膜、肌腱膜或深部软组织的纤维性肿瘤，常向邻近的肌肉组织

或脂肪组织内浸润性生长。又称侵袭性纤维瘤病，发生于腹壁者称为韧带样瘤。

临床表现 可发生于全身各处，但常见于躯干和四肢。根据肿瘤发生的具体部位，可分为腹壁纤维瘤病、腹壁外纤维瘤病、腹腔内和肠系膜纤维瘤病三大类。

腹壁纤维瘤病 占 30% ~ 40%，好发于生育期妇女，多发生于分娩后数年内，年龄多在 20 ~ 40 岁间。肿瘤多起自于腹壁的肌腱膜结构，特别是腹直肌和腹内斜肌及其被覆的腱膜。表现为生长缓慢的无痛性肿块，体检时可发现腹壁肌层内有实质性肿块，斑块状或条索状，质韧或偏硬，周界不清。CT 和磁共振成像（MRI）检查常显示为不规则形肿块，常呈浸润性生长，其中 MRI 的 T1WI 多呈等或略高信号，T2WI 呈不均匀略高信号，具有术前诊断价值（图 1）。少数病例可同时伴有腹壁外纤维瘤病。

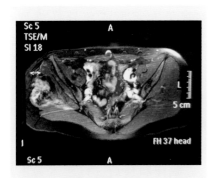

图 1 韧带样瘤型纤维瘤病 MRI 表现

腹壁外纤维瘤病 占 50%，可发生于 10 岁以下的儿童，但以青春期至 40 岁年龄段最为多见，老年人罕见。好发部位依次为上肢带（肩和上臂）、胸壁、背部、大腿、前臂和头颈部。发生于肩部者，多发生于三角肌、肩部、锁骨上窝和颈后三角，可延伸至腋窝和上臂。发生于胸壁者，可累及胸壁软组织和胸膜。发生于下肢者，多发生于臀部肌肉、股四头肌和腘窝肌群，但极少发生于手和足。发生于头颈部者并不少见，约占腹壁外纤维瘤病的 23%，多发生于颈部软组织，可累及甲状腺，其次为眼眶、口腔、鼻旁窦、面部和头皮等处，常呈侵袭性生长，可破坏邻近的骨组织或侵蚀颅底，临床上常较难处理。部分病例可表现为多中心性。表现为深部的肿块或硬结，缓慢性增大，偶有微痛。CT、MRI 和闪烁摄影有助于术前诊断及确定肿瘤范围。

腹腔内和肠系膜纤维瘤病 占 10% ~ 20%，患者的年龄范围为 14 ~ 75 岁，男性略多见。早期无症状，肿块增大时可引起腹痛或触及肿块，少数病例可表现为下消化道出血或急腹症，部分病例在做其他原因的剖腹手术中或尸解中偶然发现。13% 的患者伴有家族性腺瘤样息肉病或加德纳（Gardner）综合征，少数病例可同时伴有腹壁纤维瘤病。盆腔纤维瘤病好发于 20 ~ 35 岁之间的青年人，病变多为髂窝和盆腔底部，体检可触及肿块，临床上常被误诊为卵巢肿块或肠系膜囊肿。肠系膜纤维瘤病多为散发性，多位于小肠系膜，部分可位于回结肠系膜、胃结肠韧带、大网膜或后腹膜，肿块体积多较大。

诊断 依据临床表现、影像学、病理学、免疫组化和细胞遗传学检查可诊断。

病理学 腹壁或腹壁外纤维瘤病的肿块常位于肌肉内或与腱膜相连，灰白色，质地坚韧，边缘不规则，大小 5 ~ 10cm。肠系膜或盆腔纤维瘤病多为单个结节状肿块，少数为多灶性，界清或不清，直径在 3 ~ 45cm，平均 14cm，

切面灰白色，质韧。显微镜下可见病变境界不清，常浸润至邻近的骨骼肌和脂肪组织，浸润肌肉时可引起后者的萎缩，并形成多核肌巨细胞。由增生的成纤维细胞和肌成纤维细胞组成，细胞之间含有多少不等的胶原纤维（图 2）。瘤细胞多呈平行的条束状排列，也可呈波浪状。高倍镜下，瘤细胞核的染色质稀疏或呈空泡状，可见 1 ~ 2 个小核仁，核分裂象罕见。少数病例内间质可出现黏液样变性，此区内的细胞多呈星状。胶原纤维成分明显时，可呈瘢痕疙瘩样。

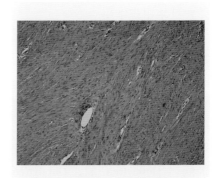

图 2 韧带样瘤型纤维瘤病病理表现（HE×100）

免疫组化 瘤细胞表达波形蛋白（vimentin）和联蛋白（β-catenin），不同程度表达平滑肌肌动蛋白（α-SMA）、肌特异性肌动蛋白（MSA）和结蛋白（desmin），多为灶性阳性，不表达 CD34 和 S-100 蛋白。

细胞遗传学 包括 +8、+20 和 -5p，其中 +8 在复发肿瘤中略多见，可通过荧光原位杂交在石蜡切片上检测，位于 -5q 上的大肠腺瘤样息肉（APC）基因失活过程多见于伴有家族性腺瘤性息肉病的患者。APC 蛋白与 β-catenin 连接，后者是 Wnt 通道上的一种重要的细胞信号蛋白。APC 蛋白与 β-catenin 连接以后，引发 β-catenin 的退变，抑制 Wnt 通道上的信号传递。

鉴别诊断 ①低度恶性纤维黏液样肉瘤：纤维瘤病中的间质可伴有黏液样变性，加上部分区域可见胶原纤维，故可被误诊为低度恶性纤维黏液样肉瘤。②神经纤维瘤：纤维瘤病中的瘤细胞可呈波浪状排列，易被误认为神经纤维瘤，后者表达 S-100 蛋白，不表达 β-catenin。③胃肠道间质瘤：发生于腹腔、盆腔、肠系膜或肠壁的深部纤维瘤病易被误诊为胃肠道间质瘤。④纤维组织增生：当纤维瘤病的病灶较小或为空芯针穿刺活检标本时，易被误诊为纤维组织增生。

治疗和预后 手术局部扩大切除，术后可辅以放疗。对难以手术或多次复发后难以再次手术的病例，可采用放疗。切除不净极易复发，其中腹壁纤维瘤病的复发率为 20%~30%，腹壁外纤维瘤病的复发率为 40%~60%。

（陈 勇）

zhīfáng xiānwéiliúbìng
脂肪纤维瘤病（lipofibromatosis）

发生于儿童的纤维脂肪性肿瘤。曾称非韧带样瘤型婴幼儿纤维瘤病。主要发生于婴幼儿，年龄范围为 11 天~12 岁，中位年龄为 1 岁，男性多见。多位于手、上臂、大腿和足，胸壁和腹壁也可发生，少数病例位于头部。表现为局部缓慢生长的无痛性肿块。依据临床表现、病理学和免疫组化检查可诊断。肿瘤外形不规则，周界不清，部分病例呈分叶状，直径 1~7cm，切面呈黄色或灰白色，质地坚韧，常可见脂肪组织。显微镜下可见病变内含有大量的脂肪组织，常占到 50% 以上，在脂肪组织之间可见穿插的条束状纤维结缔组织（图）。后者主要累

及脂肪小叶的间隔，而使脂肪小叶的结构基本保存，未受破坏，这与侵袭性纤维瘤病中的成纤维细胞和肌成纤维细胞向脂肪组织内浸润性生长的形态有所不同。部分病例内梭形细胞可见核分裂象，但极少超过 1/10 HPF。免疫组化检查：梭形细胞表达波形蛋白（vimentin），灶性表达肌动蛋白（actin）。本病需与婴儿纤维性错构瘤相鉴别，鉴别点在于，后者除条束状排列的纤维组织和脂肪组织外，还可见岛屿状分布的原始间叶组织。治疗上采取局部广泛切除。肿瘤局部复发率高，但不转移。72% 的病例复发或病变持续存在，多见于出生时即有病灶存在，以及男性患儿、病变位于手足部位、局部切除不净和成纤维细胞成分内可见核分裂象等情形。

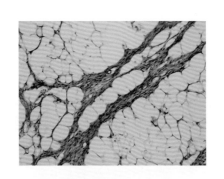

图 脂肪纤维瘤病病理表现
（HE×100）

（王 坚）

niányèyánxìng chéngxiānwéixìbāoxìng róuliú
黏液炎性成纤维细胞性肉瘤（myxoinflammatory fibroblastic sarcoma）

好发于肢端的成纤维细胞性肉瘤，由黏液样区域、玻璃样变区域和炎症性区域混杂组成，在三种区域内均可见到散在分布、含有大核仁的异型大细胞，形态上类似节细胞、里-斯（R-S）细

胞或病毒样细胞，在黏液样区域内还可见多泡状的脂肪母细胞样细胞。多发生于成年人，年龄范围为 4~91 岁，无性别差异。

临床表现 好发于肢体的远端，多发生于手指和手，部分病例位于趾和足，以及踝和小腿、腕和前臂远端，极少位于肘部和膝部，少数病例可发生于上臂和大腿等肢体近端。表现为局部缓慢生长的无痛性肿块或肿胀，偶有疼痛或触痛感，肿块较大或范围较广时可导致受累手、足或肢体活动受限。部分患者曾有外伤史。临床上常被诊断为腱鞘囊肿、腱鞘滑膜炎和腱鞘巨细胞瘤。

诊断 依据临床表现、病理学、免疫组化和细胞遗传学检查可诊断。

病理学 肿瘤周界不清，灰白色，多结节状，直径 1~8cm，平均 3.4cm。显微镜下可见病变呈多结节状，周界不清，常累及关节和腱鞘的滑膜，并浸润至皮下脂肪组织或浅表真皮层。低倍镜下显示，病变由炎症性区域、玻璃样变区域和黏液样区域混杂组成（图 a）。在大多数病例内，炎症细胞多为淋巴细胞和浆细胞，部分肿瘤内也可见到中性粒细胞和嗜酸性粒细胞。炎症性区域内可见内含大核仁、胞质呈嗜酸性、形态上类似里-斯（R-S）细胞或腔隙型细胞（图 b），类似霍奇金淋巴瘤。炎症性区域内常伴有程度不等的纤维化，并与玻璃样变区域有移行。玻璃样变区域由散在的炎症细胞、胖梭形细胞和组织细胞样或上皮细胞样的畸形细胞组成，间质呈玻璃样变性，灶性区域可见含铁血黄素沉着。胖梭形细胞和畸形细胞的核呈空泡状，内含大核仁，胞质呈嗜酸性，形态上类似 R-S 细胞、病毒样细

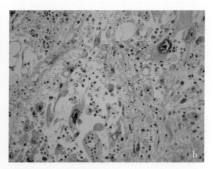

图　黏液炎性成纤维细胞性肉瘤病理表现

注：a. HE×40；b. HE×400

胞或节细胞。玻璃样变区域和黏液样区域所占的比例因病例而异，有些肿瘤完全由黏液样区域组成，而在另一些肿瘤内，黏液样区域仅为局灶性，两区之间常可见移行。黏液样区域内有时可见黏液湖形成，其内的细胞及血管均较稀疏，可见多空泡状的假脂肪母细胞。少数病变内还可见到少量散在的图顿巨细胞。电镜下可见畸形细胞具有变异成纤维细胞的形态特征。

免疫组化　瘤细胞表达波形蛋白（vimentin），部分表达CD68、CD34和平滑肌肌动蛋白（α-SMA），少数病例可弱阳性表达细胞角蛋白（CK），淋巴细胞多为T细胞，少数为B细胞。瘤细胞不表达CD15和CD30，巨细胞病毒和EB病毒检测均为阴性。

细胞遗传学　包括t（1；10）（p22；q24）和3号及13号染色体丢失。荧光原位杂交（FISH）发现断裂点分别位于1p22和10q24的 Bcl-10 基因近端和 GOT1 基因近端。

鉴别诊断　常被误诊为各种良性病变或其他类型的恶性肿瘤，前者包括结节性筋膜炎、增生性筋膜炎和指端浅表纤维黏液瘤等，后者包括黏液纤维肉瘤、炎性肌成纤维细胞瘤、黏液性脂肪肉瘤、霍奇金淋巴瘤和恶性黑色素瘤等。

治疗和预后　对原发性肿瘤采取手术局部广泛切除，并确保切缘阴性，对多次复发并累及肢体或肿块巨大时，可考虑截指或截趾。化疗和放疗的效果不肯定。本病有较高的局部复发率，极少数病例发生远处或淋巴结转移，但致死率低，故被认为是一种低度恶性的肉瘤。

（王　坚）

dīdù èxìng jīchéngxiānwéixìbāoxìng ròuliú

低度恶性肌成纤维细胞性肉瘤

（low-grade myofibroblastic sarcoma）　来源于肌成纤维细胞的恶性肿瘤。常呈浸润性或破坏性生长。多发生于 30～70 岁间的成年人，中位年龄为 40～50 岁，男性多见，部分病例可发生于儿童。

临床表现　好发于头颈部，其次见于四肢、胸壁、腋下、腹股沟、腹腔和盆腔，少数病例也可发生于皮肤、腮腺、乳腺、外阴、胫骨和指骨等处。多位于深部软组织特别是肌肉组织内，部分病例可位于筋膜旁和皮下组织。多表现为局部无痛性的肿胀或逐渐增大的肿块，发生于腹/盆腔者，可伴有部分梗阻性症状。

诊断　依据临床表现、影像学、病理学、免疫组化和细胞遗传学检查可诊断。

影像学　肿瘤常呈浸润性或破坏性生长。

病理学　肿瘤质地坚实，周界不清，直径为 1.4～17cm，中位直径 4cm，切面呈灰白色，纤维样。显微镜下可见肿瘤由成束的梭形细胞组成，常弥漫浸润至周围的软组织特别是横纹肌和脂肪（图）。梭形瘤细胞可浸润穿插在单个肌束之间，也可浸润至脂肪组织内。瘤细胞显示轻至中度的异型性。高倍镜下，瘤细胞的胞质呈淡嗜伊红色，细胞周界不清，核的一端尖而细、波浪状，染色质均匀，或略呈胖梭形，染色质呈空泡状，内含清晰或不甚清晰的小核仁。核分裂象在各病例之间多少不等，范围为 1～10/10HPF，平均为 2/10HPF。肿瘤内可见数量较多的薄壁小血管。部分病例的间质内可见多少不等的胶原纤维，少数病例的间质可呈黏液样或伴有出血，但无明显的淋巴细胞和浆细胞浸润。电镜下显示肌成纤维细胞性分化，包括丰富的粗面内质网、质膜下平行排列并可见散在致密小体的肌丝、胞饮囊泡、不连续的外板和细胞之间的纤维连接复合体等。

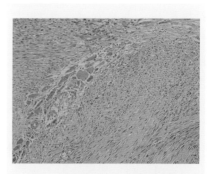

图　低度恶性肌成纤维细胞性
肉瘤病理表现（HE×100）

免疫组化　梭形细胞表达波形蛋白（vimentin）、肌动蛋白（actin）和（或）结蛋白（desmin），可为 VA 型［vimentin 和平滑肌肌动蛋白（α-SMA）］，VD 型（vimentin 和 desmin），或 VAD 型（vimentin、α-SMA 和 desmin），并可表达钙调理蛋白（calponin），部分病例尚可表达纤连蛋白和 CD34。所有病例均不表达钙调蛋白结合蛋白（h-caldesmon）、S-100 蛋白和上皮性标志物。

鉴别诊断 ①腹壁外侵袭性纤维瘤病：与肌成纤维细胞性肉瘤相比，瘤细胞的异型性不明显，细胞密度低，免疫组化标记示瘤细胞表达联蛋白（β-catenin）。②纤维肉瘤：瘤细胞异型性较为明显，核深染，瘤细胞常呈鱼骨样排列，免疫组织化学标记除 vimentin 外，多不表达肌动蛋白（actin）和 desmin，或仅为灶性、弱阳性表达。③平滑肌肉瘤：瘤细胞胞质丰富，深嗜伊红色，含有纵行肌丝，核居中，核两端平钝或呈雪茄样，部分瘤细胞核的一端可见空泡，常形成凹陷性压迹，除 actin 和 desmin 外，瘤细胞还表达 h-caldesmon，电镜检测显示明确的平滑肌分化。④低度恶性的恶性周围神经鞘膜瘤：瘤细胞表达 S-100 蛋白、CD57 和 PGP9.5 等神经性标志物，不表达 actin 和 desmin，电镜检测显示施万细胞分化。

治疗和预后 手术局部广泛切除，可在术前或术后辅以放疗。局部复发率为 20% 左右，可发生多次复发，少数病例可发生肺转移。核分裂活跃及肿瘤内可见凝固性坏死者提示预后不佳。

（王坚）

yīng'érxíng/xiāntiānxìng xiānwéi ròuliú
婴儿型/先天性纤维肉瘤（infantile/congenital fibrosarcoma）

发生于 2 岁以下婴幼儿的梭形细胞肿瘤，在组织学上与成年型纤维肉瘤十分相似，但具有特异性的 t（12；15）（p13；q25）并产生 ETV6-NTRK3 融合性基因。在生物学行为上，与成年型纤维肉瘤有很大差异，其自然病程与纤维瘤病类似，可发生局部复发，但极少发生远处转移，属于中间性肿瘤。病因不明，个别病例其母亲在产前曾接受过放射线，或患儿患有多种先天性异常，或有先天性色素痣，或患有脊髓脊膜突出，或伴有加德纳（Gardner）综合征等。

临床表现 绝大多数病例发生于生后的第一年内，其中约 1/3 为先天性，近 1/2 发生于 3 个月以内，发生于 2 岁以上者极为少见，男性略多见。肿瘤主要发生于下肢远端，如足、踝和小腿，其次见于上肢远端，如手、腕和前臂，躯干和头颈部有时也可发生，表现为生长迅速的无痛性肿块，肿块巨大时可取代一侧肢体。术前影像学检查有助于判断病变范围和骨骼受累情况。

诊断 依据临床表现、病理学、免疫组化和细胞遗传学检查可诊断。

病理学 多数肿块周界不清，分叶状，常浸润至邻近的软组织，直径 2~30cm，切面呈灰白色或淡红色，体积较大的肿块中央可伴有出血和坏死。显微镜下可见，肿瘤周界不清，常向邻近的正常组织内浸润性生长。多数病例肿瘤由交织条束状或鱼骨样排列的梭形细胞组成（图），核深染，细胞之间可见多少不等的胶原纤维，形态上类似成年型纤维肉瘤；少数病例由较为原始的小圆形或卵圆形细胞组成，仅在局部区域显示成纤维细胞性分化。肿瘤可见出血和坏死灶，可伴有钙化。在大多数病例的间质内可见慢性炎症细胞浸润，主要为淋巴细胞，

间质可伴有黏液样变性。与其他类型的梭形细胞肉瘤相似，肿瘤的局部区域内也可见到所谓的血管外皮瘤样排列结构。

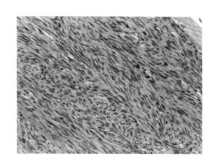

图　婴儿型/先天性纤维肉瘤病理表现（HE×200）

免疫组化 瘤细胞主要表达波形蛋白（vimentin），33% 的病例表达平滑肌肌动蛋白（α-SMA），29% 表达肌特异性肌动蛋白（MSA），一般不表达结蛋白（desmin）、CD34、FXⅢa 和 KP-1。

细胞遗传学 本病与发生于肾的先天性中胚肾瘤相似，均具有 t（12；15）（p13；q26），导致位于 12p13 的 ETV6 基因与位于 15q25 上的神经营养因子-3 受体基因（NTRK3）或（TRKC）融合，可通过荧光原位杂交（FISH）或反转录聚合酶链反应（RT-PCR）检测。此外，其他的染色体异常还包括 +11，以及 +8、+17、+20 和 t（12；13）等。位于 11p15.5 上的胰岛素样生长因子（IGF）-Ⅱ可能在肿瘤的发生中也起了一定的作用。

鉴别诊断 ①滑膜肉瘤：也可发生于儿童，甚至是婴幼儿，与婴儿型纤维肉瘤的主要鉴别点在于，滑膜肉瘤表达角蛋白（AE1/AE3）、CAM5.2 和上皮膜抗原（EMA），反转录聚合酶链反应（RT-PCR）或荧光原位杂交（FISH）可检测出 SYT-SSX 或 SYT

易位，而 *ETV6-NTRK3* 为阴性。②婴幼儿横纹肌纤维肉瘤：形态上与婴儿型纤维肉瘤十分相似，但免疫组化显示部分瘤细胞表达骨骼肌标志物，包括 desmin、成肌蛋白（myogenin）和 MyoD1。

治疗　手术局部广泛切除，但在部分病例中可能会引起功能受损或产生畸形。术前化疗可使肿瘤明显缩小，以有利于手术。

预后　预后比成年型纤维肉瘤要好，5 年生存率为 84%，病死率为 4%~25%，局部复发率为 5%~50%，极少发生远处转移。一部分患儿长期生存，少数病例自发性消退。

（师英强）

chéngniánxíng xiānwéi ròuliú

成年型纤维肉瘤（adult fibrosarcoma）　由梭形成纤维细胞样细胞组成的恶性肿瘤，瘤细胞呈交织的条束状排列，在经典的病例中，可见鱼骨样或人字形排列结构，瘤细胞间可见多少不等的胶原纤维。比较少见，占成年人软组织肉瘤的 1%~3%。在实际工作中，成年型纤维肉瘤成为一种排除性诊断，即在诊断纤维肉瘤之前，必需除外其他类型的梭形细胞肉瘤，特别是纤维肉瘤型隆突性皮纤维肉瘤、单相纤维性滑膜肉瘤、恶性周围神经鞘膜瘤和梭形细胞（肉瘤样）癌等。好发于 30~60 岁间的成年人，平均年龄为 40 岁左右，男性多见。

临床表现　好发于四肢，特别是大腿，其次为躯干和头颈部，偶可发生于乳腺、甲状腺、肺、肝和中枢神经系统等部位。发生于实质器官者，需除外化生性癌或梭形细胞/肉瘤样癌。发生于盆腔或腹膜后者多为去分化性脂肪肉瘤中的去分化成分。多数肿瘤位于深部软组织内，可能起自于

肌内和肌间的纤维组织、筋膜、肌腱和腱鞘，少数肿瘤位于浅表皮下，多由隆突性皮纤维肉瘤发展而来，另一部分病例为放疗后纤维肉瘤或烧伤瘢痕性纤维肉瘤。临床上，多数病例表现为局部缓慢生长的孤立性肿块。在病程的早期，肿瘤体积较小，约 1/3 的病例可伴有疼痛，此后肿块生长迅速，就诊时往往比较明显而易被触及。术前病程长短不一，短者仅为数周，长者可达 20 年及以上，平均为 3 年左右。

诊断　依据临床表现、病理学和免疫组化检查可诊断。

病理学　肿瘤呈圆形、卵圆形或结节状，直径多在 3~8cm，可达 20cm 及以上，体积较小者可外被纤维性假包膜。切面呈灰白色，质地坚实，或呈灰红色鱼肉状，体积较大者可见出血和坏死灶。显微镜下可见由形态一致的梭形成纤维细胞样细胞组成，核染色质粗，核分裂象易见，胞质稀少，淡嗜伊红色，细胞周界不清。瘤细胞常呈交织的条束状排列，在经典的病例中，可见鱼骨样或呈人字形排列结构（图），瘤细胞间可见多少不等的胶原纤维。电镜下可见肿瘤内的大部分瘤胞为成纤维细胞，一小部分瘤细胞具肌成纤维细胞性分化。

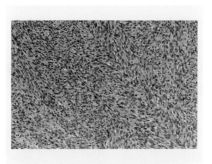

图　成年型纤维肉瘤病理表现
（HE×100）

免疫组化　瘤细胞表达波形

蛋白（vimentin），灶性表达平滑肌肌动蛋白（α-SMA）和肌特异性肌动蛋白（MSA），提示少数瘤细胞具有肌成纤维细胞性分化。部分起自隆突性皮纤维肉瘤或孤立性纤维性肿瘤的纤维肉瘤可表达 CD34。

鉴别诊断　①纤维肉瘤型隆突性皮纤维肉瘤：如纤维肉瘤样区域占肿瘤的绝大部分时，与纤维肉瘤难以区分。若为复发性肿瘤，其原发肿瘤具有隆突性皮纤维肉瘤的形态。②单相纤维型滑膜肉瘤：瘤细胞表达角蛋白（AE1/AE3）、上皮膜抗原（EMA）、Bcl-2 和钙调理蛋白（calponin），反转录聚合酶链反应（RT-PCR）或荧光原位杂交（FISH）可检测出 *SYT-SSX1/2* 或 *SYT* 相关易位。③恶性周围神经鞘膜瘤：肿瘤的发生多与周围神经密切相关，或从 I 型神经纤维瘤病进展而来，瘤细胞可表达 S-100 蛋白，电镜观察提示施万细胞分化。④侵袭性纤维瘤病：瘤细胞无明显的异型性，细胞密度低，核分裂象少见。⑤梭形细胞/肉瘤样癌：部分病例中可见多少不等的癌组织，与梭形瘤细胞之间有过渡，瘤细胞表达 AE1/AE3 和 EMA 等上皮性标记。⑥梭形细胞和促结缔组织增生性恶性黑色素瘤：瘤细胞表达 HMB45 和或 S-100 蛋白等。

治疗和预后　手术局部广泛切除，术前或术后可辅以放疗。预后取决于肿瘤的分化程度，分化良好的纤维肉瘤其局部复发率为 12%，中至高度恶性的纤维肉瘤局部复发率为 48%~57%，最常见的转移部位为肺，其次为骨。肿瘤为高度恶性，细胞丰富而胶原稀少，核分裂象 20/10HPF 及有坏死提示预后不佳。

（师英强）

niányè xiānwéi ròuliú

黏液纤维肉瘤（myxofibrosarcoma，MFS）

由异型性不等的成纤维细胞样细胞和黏液样基质组成的肿瘤，瘤内可见清晰的弧线状血管，有时可见假脂肪母细胞，易被误诊为黏液样脂肪肉瘤。是纤维肉瘤的一种亚型。多发生于50~70岁间的老年人，20岁以下者极为罕见，男性略多见。

临床表现 好发于肢体，特别是下肢，位于躯干、头颈部和腹壁者较为少见，而位于盆腔和腹膜后者大多为去分化性脂肪肉瘤。近2/3的病例位于真皮深层或皮下，1/3病例位于筋膜下和肌肉内。患者多以缓慢增大的无痛性肿块就诊。50%~60%的患者有复发史。

诊断 依据临床表现、病理学和免疫组化检查可诊断。

病理学 肿瘤多位于皮下组织内，多结节状，并常与表皮平行，切面呈胶冻状。少数位于深部肌肉组织内，体积较大，且结节状外形不明显，常向周围组织浸润性生长。中至高度恶性的肿瘤中可见坏死。根据黏液性区域在肿瘤内所占的比例、瘤细胞的丰富程度、瘤细胞异型性的大小和核分裂象的多少，将黏液纤维肉瘤分为低度恶性（Ⅰ级）、中度恶性（Ⅱ级）和高度恶性（Ⅲ级）三种亚型。低倍镜下，三种亚型均呈多结节状生长，结节之间为纤细而不完整的纤维结缔组织间隔，结节内的间质呈黏液样，内含大量的透明质酸（图）。Ⅰ级黏液纤维肉瘤中，瘤细胞密度低，主要由梭形细胞或星状细胞组成，细胞排列紊乱或呈条束状排列，瘤细胞显示轻度异型，核分裂象不多见，常可见多空泡状的假脂肪母细胞，肿瘤内的血管多呈细长的曲线状或弧线状，瘤细胞多有沿血管排列的倾向。Ⅱ级黏液纤维肉瘤中，瘤细胞密度增高，且有明显的多形性和异型性，并可见核分裂象，但间质仍呈黏液样，无弥漫成片的实质性区域。Ⅲ级黏液纤维肉瘤中，肿瘤的大部分区域呈实质性，由排列致密的梭形细胞和多形性细胞组成，核分裂象易见（包括病理性核分裂），形态上类似经典的纤维肉瘤或未分化多形性肉瘤，但在局部区域，仍可见到Ⅰ级或Ⅱ级黏液纤维肉瘤成分，包括弧线状血管。部分病例中可见单个散在或小簇状分布的圆形上皮样瘤细胞，表现为瘤细胞呈圆形或多边形，胞质嗜伊红色，核呈圆形，染色质呈空泡状，可见明显的核仁，也称上皮样黏液纤维肉瘤。电镜下肿瘤内的大多数细胞显示成纤维细胞分化。

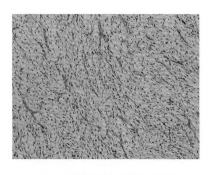

图　黏液纤维肉瘤病理表现
（HE×100）

免疫组化 多数梭形细胞表达波形蛋白（vimentin），少数表达肌特异性肌动蛋白（MSA）和（或）平滑肌肌动蛋白（α-SMA），后者提示具肌成纤维细胞分化。

鉴别诊断 ①低度恶性纤维黏液样肉瘤（LGFMS）：低度恶性的黏液纤维肉瘤和低度恶性的纤维黏液样肉瘤不仅在名称上而且在组织学上容易相互混淆，但两者属于完全不同的病变，需要注意鉴别。主要的鉴别点如下：低度恶性的MFS好发于中老年人，而LGFMS好发于青年人；MFS中可见细长的弧线状血管，间质内含有大量的黏液，可见假脂肪母细胞，无与黏液呈交替性分布的纤维化或胶原化区域，而LGFMS中无细长的弧线状血管，无假脂肪母细胞，梭形细胞常呈漩涡状排列，且黏液区和胶原化区呈交替性分布；MFS中的瘤细胞增殖活性MIB-1和周期蛋白（cyclin E）LI明显高于LGFMS，而p21 LI和p27 LI明显低于LGFMS；LGFMS中有特异的染色体异位，并产生 *FUS-CREB3L2* 融合性基因。②黏液样脂肪肉瘤：肿块位置深，好发于中年人的大腿和腘窝。肿瘤内含有纤细丛状或分支状的血管网，瘤细胞的多形性和异型性均不明显，可见诊断性的脂肪母细胞，阿辛蓝（AB）染色有助于识别黏液纤维肉瘤中的假脂肪母细胞。细胞遗传学显示，90%以上的病例含有 t（12；16）（q13；p11），反转录聚合酶链反应（RT-PCR）可检测出 TLS/FUS-CHOP。

治疗和预后 手术局部扩大切除。大多数病例系低度恶性，局部复发率为38%~60%，但在1年内即发生复发者，预后不佳，转移率为20%~25%。复发者，恶性度可提高。位置比较深、高度恶性的黏液纤维肉瘤可发生远处转移。上皮样黏液纤维肉瘤的局部复发率可达70%，转移率可达50%，主要转移至肺和腹膜后，病死率为35.7%，属高度恶性的肉瘤。

（师英强）

yìnghuàxìng shàngpíyàng xiānwéi ròuliú

硬化性上皮样纤维肉瘤（sclerosing epithelioid fibrosarcoma）

由大量玻璃样变（硬化性）的胶原性基质和夹杂其间呈条索状排列的或巢状分布的圆形或多边形上皮样瘤细胞组成的肿瘤。是纤维肉瘤的硬化性亚型。本病多发生于成年人，发病高峰为 30～60 岁，平均年龄为 40～45 岁，男性略多见。

临床表现 肿瘤多发生于下肢的深部软组织内，其次可发生于躯干，部分病例位于上肢和头颈部，偶可发生于颅内、脊柱旁、盆腔、阴茎根部和骨等部位。临床上，多表现为局部缓慢性增大的肿块，术前病程长短不一，从数月至数年，近 1/3 病例肿块于近期内明显增大，并伴有疼痛。

诊断 依据临床表现、病理学和免疫组化检查可诊断。

病理学 肿块呈结节状或分叶状，周界相对清晰，无包膜或被覆一层纤维性假包膜，直径为 2～22cm，中位直径为 7～10cm。切面呈灰白色，质地坚韧或有弹性，局部区域可见黏液样区域或伴有囊性变，但出血或坏死均不常见。显微镜下可见，在肿瘤的大部分区域内，瘤细胞数量稀少，而间质内含有大量深嗜伊红色、玻璃样变的胶原纤维。瘤细胞形态基本一致，由小至中等大的圆形、卵圆形或多边形上皮样细胞组成，多呈狭窄的条索状排列，分布于大量深嗜伊红色的胶原纤维间（图），类似浸润性癌。高倍镜下，瘤细胞的胞质空而透亮，或略呈嗜伊红色，核染色质均匀，可见小核仁，核异型性不明显，核分裂象不易见到（<1/10HPF）。部分病例中，肿瘤的部分区域还可以与其他类型的硬化性纤维肉瘤如低度恶性纤维黏液样肉瘤/伴有巨菊形团的玻璃样变性梭形细胞肉瘤相重叠。

免疫组化 瘤细胞弥漫强阳性表达波形蛋白（vimentin），少数病例可灶性或弱阳性表达上皮膜抗原（EMA），但包括角蛋白（AE1/AE3）、CD34、LCA、肌动蛋白（actin）、结蛋白（desmin）、CD68、HMB45、CD30 和 S-100 蛋白等在内的抗体均为阴性，提示瘤细胞主要具成纤维细胞性分化，个别病例可显示成纤维细胞和神经束膜细胞双相性分化。P53 多为阴性，但 *MDM2* 有过度表达，后者可能在肿瘤的发生中起了一定的作用。

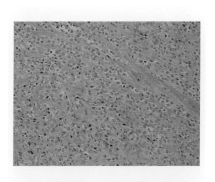

图　硬化性上皮样纤维肉瘤病理表现（HE×200）

鉴别诊断 需与一些瘤细胞呈上皮样、间质呈硬化性的肿瘤相鉴别，包括孤立性纤维性肿瘤、玻璃样变纤维瘤病、浸润性或转移性癌、单相纤维型滑膜肉瘤、透明细胞肉瘤、上皮样平滑肌肉瘤和硬化性横纹肌肉瘤等。

治疗和预后 手术局部广泛切除，必要时辅以术后放疗。本病为一种低至中度恶性的纤维肉瘤，局部复发率为 57%，转移率为 43%～86%，主要转移至肺、骨、心、脑和胸壁，病死率为 25%～57%。肿瘤体积偏大，肿瘤位置深，并浸润骨膜或骨组织，或肿瘤位于颅内，提示预后较差。

（师英强）

dīdù èxìng xiānwéi niányèyàng ròuliú

低度恶性纤维黏液样肉瘤（low-grade fibromyxoid sarcoma，LGFMS）

由形态上类似良性的梭形成纤维细胞样细胞所组成的肉瘤。是纤维肉瘤的一种特殊亚型，瘤细胞常呈漩涡状排列，间质呈交替的胶原样和黏液样，部分病例中含有多少不等的巨菊形团结构，又称含有巨菊形团的玻璃样变梭形细胞肿瘤（HSCT-GR）。发病年龄范围为 2～78 岁，但好发于青年人，平均和中位年龄分别为 30 岁和 34 岁。发生于儿童者也不少见。两性均可发生，但以男性略多见。

临床表现 多数病例位于大腿、躯干、臀部和腹股沟，少数病例位于上肢、外阴、肛旁、大网膜、肠系膜、阔韧带、腹膜后、头颈部和直肠等处。肿瘤多位于筋膜下或肌肉内，部分病例也可位于浅表部位。临床上表现为局部缓慢生长的无痛性肿块，就诊时肿块的体积通常比较大。约 15% 的患者在数月或数年前曾有过肿块活检史或局部切除史。超声和磁共振成像（MRI）显示，肿瘤内有信号高低不一的区带性分布现象（纤维和黏液交替）。CT 常显示为低密度信号。

诊断 依据临床表现、病理学、免疫组化和细胞遗传学检查可诊断。

病理学 肿瘤的周界相对清晰，直径 1～23cm，平均 9.5cm。切面呈灰白色或灰黄色，纤维样至黏液样。显微镜下可见，肿瘤由交替性分布的胶原样和黏液样区域混合组成（图），以胶原样区域为主，两种区域之间有移行或

典型性纤维黄色瘤（AFX）中的一种青年性亚型。多发生于青年人，平均年龄为 38 岁，男女均可发生，男性略多见。肿瘤多位于下肢，部分病例位于上肢、躯干，少数病例位于头颈部。依据临床表现和病理学检查可诊断。肿瘤结节直径为 0.4~8cm，中位直径为 1.8cm。显微镜下可见病变位于真皮内，少数病例可累及浅表皮下。基本形态仍为纤维组织细胞瘤，但在肿瘤内可见多少不等的核深染畸形、多边形或不规则形大细胞，可见核分裂象（图）（1~15/10HPF），部分病例中可见病理性核分裂。需与 AFX 相鉴别：① AFH 好发于青年人，而AFX 好发于老年人。②AFH 好发于肢体（非日光暴晒部位），而AFX 好发于头颈部（易受日光暴晒部位）。③AFH内可见经典的纤维组织细胞瘤区域，而 AFX 常呈未分化多形性肉瘤样形态。治疗上采取手术局部广泛切除。少数病例可发生局部复发，甚至远处转移，极个别病例发生死亡。

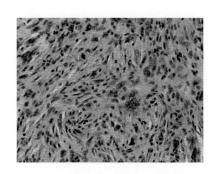

图　非典型性纤维组织细胞瘤病理表现（HE×400）

（王 坚）

júxiànxíng jiànqiào jùxìbāoliú
局限型腱鞘巨细胞瘤（giant cell tumor of tendon sheath, localized type）

起自于关节、滑囊和腱鞘滑膜的肿瘤，由圆形单核细胞、多少不等的破骨样巨细胞、黄色瘤细胞、含铁血黄素性吞噬细胞和炎症细胞组成。又称腱鞘滑膜巨细胞瘤和结节性腱鞘滑膜炎。好发于 30~50 岁间的中青年，女性多见。

临床表现　主要发生于手指，邻近腱鞘滑膜或指间关节，其次可见于腕、踝、足和膝，极少数病例位于肘和臀部。临床上表现为缓慢性生长的无痛性小结节，部分病例有外伤史。肿瘤多固定于深部的组织结构，与表皮无粘连。半数病例中，影像学检查可显示境界清楚的软组织肿块，其邻近骨可有不同程度的退变，约10%的病例可发生骨皮质的破坏。

诊断　依据临床表现、病理学、免疫组化和细胞遗传学检查可诊断。

病理学　肿瘤呈分叶状，周界清晰，常有纤维性包膜包绕，直径为 0.5~4cm。切面呈灰红或灰黄色，质地较坚实，常伴黄色或棕色斑点，取决于肿瘤内所含脂质和含铁血黄素量的多少。显微镜下可见，由比例不等的圆形单核细胞、破骨样巨细胞和黄色瘤细胞组成，间质伴有不同程度的胶原化，可见散在的淋巴细胞和肥大细胞浸润。多数病例中可见形态不一的裂隙、假腺腔或假腺泡样结构。单核细胞的胞质淡染或嗜伊红色，核呈圆形或肾形，可见核沟，约半数病例内可见核分裂象。破骨样巨细胞散在分布于单核细胞之间，其数量因病例而异。黄色瘤细胞多呈散在性分布，或聚集于结节的周边或胆固醇结晶的周围。部分病例内含有大量成片的黄色瘤细胞，也称黄色瘤变型（图）。另在 1%~5%病例的小静脉内可见瘤栓，但这并不意味着肿瘤能发生转移。电镜

下可见肿瘤内的主要成分为单核组织细胞样细胞，其他一些细胞为成纤维细胞样细胞、中间型细胞、黄色瘤细胞和多核巨细胞。

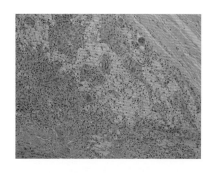

图　局限型腱鞘巨细胞瘤病理表现（HE×100）

免疫组化　单核细胞和破骨样巨细胞表达 CD68，高达 50%的病例可表达结蛋白（desmin），部分病例表达肌特异性肌动蛋白（MSA）。

细胞遗传学　具有 t（1;2）（p11;q35~36）。1 号染色体的断裂点位于 1p11-13，2 号染色体的断裂点位于 2q35-37，可能涉及RDC1 和 HMGIC 基因。

治疗和预后　采取手术完整切除，注意尽量避免损伤手足功能。本病系良性肿瘤，但可复发，复发率为 4%~30%，特别是细胞丰富和核分裂活动比较活跃者，以及仅作肿瘤摘除而有残留者，但经过再次手术仍有获得治愈的可能。

（王春萌）

mímànxíng jiànqiào jùxìbāoliú
弥漫型腱鞘巨细胞瘤（giant cell tumor of tendon sheath, diffuse type）

与局限型腱鞘巨细胞瘤相似，也是由滑膜样的圆形单核细胞组成，但呈弥漫性生长，并可浸润周围软组织。位于关节内者可呈绒毛状或结节状，又称

色素性绒毛结节性滑囊炎或色素性绒毛结节性腱鞘滑膜炎。位于关节外者在软组织内形成浸润性生长的肿块，可伴有或不伴有邻居关节的累及，又称关节外色素性绒毛结节性滑膜炎。多发生于青年人，约半数病例在 40 岁以下，女性略多见。

临床表现 发生于关节内者，主要位于如膝部，其次为臀部，以及踝、肘和肩部，少数病例发生于颞下颌区和骶髂。发生于关节外者，主要位于膝、大腿和足，其他少见部位包括手指、腕、腹股沟、肘和趾。多数关节外肿瘤位于关节旁软组织内，但也可以完全位于肌内和皮下。临床上患者多因患肢疼痛、触痛、肿胀和关节活动受限就诊，可伴有关节渗液和关节积血，病史较长，常达数年。影像学检查显示，关节旁可见周界不清的肿块，常伴有邻近骨的退变。

诊断 依据临床表现、病理学、免疫组化和细胞遗传学检查可诊断。

病理学 肿块体积较大，常超过 5cm，多结节状，质地坚实或呈海绵样，灰白色、灰黄色或棕色。显微镜下可见杂乱的绒毛结构，但与局限型腱鞘巨细胞瘤不同的是，肿瘤的周围无包膜包绕，而呈片状弥漫性生长，并浸润周围软组织（图），如横纹肌。肿瘤内常见裂隙样、假腺样或假腺泡状结构。细胞密度不一，致密区域与疏松区域交替分布。单核细胞有两种，一种为体积较小的组织细胞样细胞，核呈卵圆形，胞质呈淡嗜伊红色，占主要成分，另一种细胞体积较大，呈圆形或多边形，胞质透亮或深嗜伊红色，周边常可见含铁血黄素而呈深棕色。破骨样巨细胞的数量相对较

少，在 20% 的病例缺如或很少见到。除单核细胞和破骨样多核巨细胞外，还可见多少不等的黄色瘤细胞，间质内常见淋巴细胞浸润。早期病变以形态一致的圆形单核细胞为主，核质比例大，核分裂活跃，进展期病变内，瘤细胞呈明显的多样性。

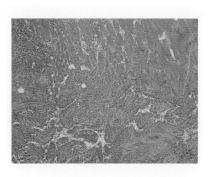

图 弥漫型腱鞘巨细胞瘤病理表现（HE×40）

免疫组化 见局限型腱鞘巨细胞瘤。

细胞遗传学 与局限型腱鞘巨细胞瘤相似，但 +5 和 +7 仅见于弥漫型。

鉴别诊断 ①滑膜肉瘤：因肿瘤可呈浸润性生长，部分病例瘤体内含有裂隙样、假腺样或假腺泡状结构，而易被误诊为滑膜肉瘤，鉴别要点在于滑膜肉瘤中可见梭形细胞肿瘤成分，而无成片的单核样圆形细胞或吞噬含铁血黄素的大圆形组织细胞；另一方面，滑膜肉瘤中的瘤细胞表达上皮膜抗原（EMA）和角蛋白（AE1/AE3）等上皮性标志物，而弥漫型腱鞘巨细胞瘤表达 KP1 等组织细胞标志物。②软组织巨细胞瘤：显微镜下多结节状，由胶原纤维带分隔，结节由破骨样巨细胞和单核细胞组成，破骨样巨细胞均匀分布于单核细胞内，黄色瘤细胞少见，裂隙或假腺样结构也罕见，肿瘤的间质内常伴有出

血，近半数病例内可见化生性骨。

治疗和预后 应被视为具有局部侵袭性的肿瘤处理，在不影响手足功能的情况下，尽可能将肿瘤切除干净，术后可辅以放疗。本病易复发，但不转移。位于关节内者的复发率为 18%~46%，位于关节外者为 33%~50%。

（王春萌）

fēidiǎnxíngxìng xiānwéi huángsèliú

非典型性纤维黄色瘤（atypical fibroxanthoma，AFX） 好发于老年人头颈部皮肤的低度恶性间叶性肿瘤。由多形性的梭形细胞组成，肿瘤位于真皮内，且直径常小于 2cm，曾称为浅表性恶性纤维组织细胞瘤。肿瘤多因日光暴晒或放射治疗引起，另外，在AIDS 患者和器官移植免疫抑制患者中有较高的发病率。发生于老年人头颈部的皮肤，平均年龄为69 岁。男女均可发生。

临床表现 主要分布于鼻、颊、耳和头皮，表现为半圆形的小结节，肉色或红色，可伴有溃疡或出血，周围的皮肤常因日光照射而变薄、变红。有时结节也可因色素沉着而呈灰黑色。结节生长迅速，但极少超过 2cm，病程多在数周或数月，大多数患者多在 6 个月以内就诊，临床上易被误诊为基底细胞癌、鳞状细胞癌、化脓性肉芽肿或恶性黑色素瘤等。

诊断 依据临床表现、病理学和免疫组化检查可诊断。

病理学 肿瘤呈单个结节状肿块或为溃疡性病变，体积较小，直径常在 2cm 以下。切面呈灰白色，界限不清，质地坚实。显微镜下见被覆表皮萎缩，可伴有溃疡形成。肿瘤位于真皮内，由数量不等、具有明显多形性的胖梭形成纤维细胞、圆形或多边形组

织细胞样细胞、畸形细胞以及单核或多核瘤巨细胞组成（图），可见核分裂象，包括病理性核分裂。瘤细胞多呈杂乱状增生，有时也可呈条束状排列，形态上类似未分化多形性肉瘤。间质可发生明显的胶原化或硬化。部分病例可完全由条束状排列的梭形细胞组成，瘤细胞并无明显的多形性，也称梭形细胞非多形性型 AFX。少数病例瘤体中含有色素，也称色素性非典型性纤维黄色瘤或含有破骨样多核巨细胞的 AFX，或胞质呈透明样或颗粒样。

免疫组化 瘤细胞表达波形蛋白（vimentin）、LN-2（CD74）和 CD10，部分病例尚可表达肌特异性肌动蛋白（MSA）、钙调理蛋白（calponin）和 CD99，不表达 CD34、S-100 蛋白、HMB45 和钙调蛋白结合蛋白（h-caldesmon）。

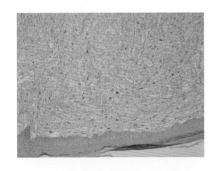

图 非典型性纤维黄色瘤病理表现（HE×100）

鉴别诊断 ①未分化多形性肉瘤（UPS）：本病与 UPS 在形态上有时难以区分，以下几点宜诊断为 UPS 而不诊断为 AFX：肿瘤体积大，广泛累及皮下组织；肿瘤穿透筋膜和肌肉；有坏死或浸润血管；出现远处转移。②非典型性纤维组织细胞瘤：见前述。③其他梭形细胞病变：包括鳞状细胞癌、恶性黑色素瘤和平滑肌

肉瘤等，免疫组化标记多能作出鉴别诊断。

治疗和预后 手术局部广泛切除，以保证切缘和基底阴性。对部分病例，特别是位于头颈部者，可考虑采用莫氏（Mohs）微地图手术，与局部广泛切除相比，可降低局部复发率。少数病例可复发，偶可发生局部皮肤转移和远处转移。

（陈 勇）

lóngtūxìng pífū xiānwéi ròuliú

隆突性皮肤纤维肉瘤（dermatofibrosarcoma protuberans，DFSP）

来源于成纤维细胞或组织细胞，发生于皮肤的结节状肿瘤。由形态一致、纤细的短梭形细胞组成，呈特征性的席纹状排列，并常浸润至皮下脂肪组织，具有较高的局部复发率。多发生于中青年，发病高峰为 25～45 岁，少数病例也可发生于儿童。两性均可发生，男性略多见。

临床表现 好发于躯干（包括胸壁、腹壁和背部）、四肢近端和头颈部（特别是头皮），偶可发生于外阴和腮腺等部位，但极少发生于四肢远端。病程常达数年，最初表现为皮肤小结节，呈缓慢持续性生长，此后生长加速，可自皮肤向表面隆起，形成隆起的不规则性结节，部分病例可呈相互融合的多结节状（图1）。

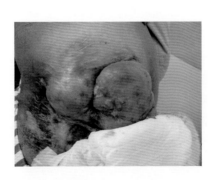

图1 隆突性皮肤纤维肉瘤外观

诊断 依据临床表现、病理学、免疫组化和细胞遗传学检查可诊断。

病理学 位于真皮或皮下，原发性肿瘤多为单结节状肿块，复发性病变可为多结节状。质地坚实，灰白色，直径在 0.5～17cm，平均 5cm，部分病例因发生黏液样变性而呈胶冻样或透明状，色素性隆突性皮纤维肉瘤切面呈黑色。显微镜下可见由弥漫浸润性生长的短梭形细胞组成，常呈特征性的席纹状或车辐状排列（图2），瘤细胞核的异型性并不明显，核分裂象在各病例之间多少不等（0～10/10HPF），肿瘤常浸润至皮下脂肪组织。

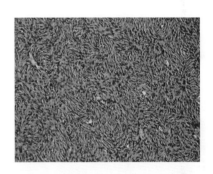

图2 隆突性皮肤纤维肉瘤病理表现（HE×100）

除上述的经典型 DFSP 外，还包括以下 10 种亚型：①色素性 DFSP：也称贝德纳（Bednar）瘤，以肿瘤内含有散在性分布、多少不等的树突状色素细胞为特征。②纤维肉瘤型 DFSP：部分 DFSP 中的瘤细胞异型性明显，核分裂象增多，并常呈长条束状或鱼骨样排列，类似纤维肉瘤，纤维肉瘤样区域在肿瘤内所占的病例因病例而异，可见于原发性肿瘤，但多见于复发性肿瘤。③黏液样 DFSP：少数 DFSP 中的间质呈黏液样变性，当黏液样区域比较广泛时易被误诊。④杂合瘤：

少数原发性或复发性 DFSP 内含有巨细胞成纤维细胞瘤样区域。⑤伴有肌样/肌成纤维细胞性分化的 DFSP：部分原发或复发的 DFSP 内可见嗜伊红色的肌样结节或条束，多认为是瘤内增厚的血管壁斜切所造成。⑥颗粒细胞型 DFSP：少数 DFSP 的瘤细胞呈细颗粒样。⑦萎缩型或斑型 DFSP：临床上不呈隆突状外观，而表现为皮肤萎缩、皮肤松垂或呈斑状，显微镜下主要位于真皮浅层，由类似良性的梭形细胞组成，呈不规则的条束状或波浪状排列，无明显的席纹状结构，容易被漏诊或误诊；⑧硬化性 DFSP：形态上与经典性 DFSP 相同，只是间质呈明显的胶原化或硬化。⑨栅栏状和含有较多贝罗凯（Verocay）小体的 DFSP：除经典的 DFSP 形态外，瘤细胞还可呈栅栏状排列，并可见贝罗凯小体，类似周围神经肿瘤。⑩伴有大量脑膜上皮样漩涡结构的 DFSP：极少数 DFSP 内可见类似脑膜上皮样或神经小体样的漩涡结构，这些漩涡状结构与经典的 DFSP 区域之间在形态上有移行。

免疫组化 瘤细胞弥漫强阳性表达 CD34 和载脂蛋白 D，伴有肌样分化的肌样结节表达 actin。

细胞遗传学 85% 的病例含有 t（17；22）（q22；q13）及因 t（17；22）而形成的超额环状染色体 r（17；22），并产生 *COL1A1-PDGFB* 融合性基因。

鉴别诊断 ①真皮纤维瘤：DFSP 中极少或不含有组织细胞样细胞、黄色瘤细胞、含铁血黄素性吞噬细胞或图顿巨细胞等成分，瘤细胞常弥漫性表达 CD34。②深部纤维组织细胞瘤：也可向皮下脂肪组织内延伸，但形态上多呈楔状，或有圆钝平滑的边缘，与

DFSP 的蜂窝状或板层状浸润有所不同。瘤细胞表达 FXⅢa，不表达 CD34。③弥漫性神经纤维瘤：瘤细胞短小、纤细，无核分裂象，细胞丰富程度不如 DFSP，一般看不到典型的席纹状结构，但却可见到触觉小体或其他提示神经性分化的形态结构。瘤细胞表达 S-100 蛋白和 NF 等神经标志物。④未分化多形性肉瘤：肿瘤多位于深部软组织内，瘤内虽可见席纹状结构，但瘤细胞具有明显的异型性和多形性，可见瘤巨细胞，核分裂象及病理性核分裂易见，瘤细胞不表达 CD34。⑤浅表性纤维肉瘤：多由纤维肉瘤型 DFSP 进展而来。⑥黏液样脂肪肉瘤：黏液样 DFSP 中多可见到经典的 DFSP 区域，无脂肪母细胞。黏液样脂肪肉瘤中可检测到 CHOP-TLS 融合性 mRNA，而 PDGFB-COL1A1 为阴性。⑦色素性神经纤维瘤：文献中最初将贝德纳（Bednar）瘤描述为色素性神经纤维瘤，但两者是完全不同的病变，色素性神经纤维瘤表达 S-100 蛋白和 NF 等，可与贝德纳瘤鉴别。

治疗 采用手术局部广泛切除术，并确保切缘没有肿瘤细胞残留。对一些早期病变可考虑采取莫氏（Mohs）微地图切除术。对一些进展性病例或发生远程转移的病例，可尝试靶向治疗。

预后 具有较高的局部复发率，如切除不净或切缘少于 2cm，局部复发率可高达 40%，经局部广泛切除者（切缘大于 3cm），局部复发率为 18%，经莫氏手术者，局部复发率为 6%～7%。极少数情况下，DFSP 可发生远处转移，多转移至肺，偶可至淋巴结。与经典型 DFSP 相比，纤维肉瘤型 DFSP 恶性度增高，表现为复发次数增加，间隔缩短，并可发生远

处转移，其余各亚型在预后上无差异。

（陈 勇）

jùxìbāo chéngxiānwéixìbāoliú

巨细胞成纤维细胞瘤（giant cell fibroblastoma） 好发于儿童躯干和四肢皮下的间叶性肿瘤。在临床表现（除年龄外）、免疫学表型、细胞和分子遗传学以及生物学行为上均与发生于成年人的隆突性皮肤纤维肉瘤（DFSP）相似，且部分复发的病例中可含有 DFSP 样区域，故又称幼年型隆突性皮纤维肉瘤。主要发生于 12 岁以下的儿童，偶可发生于成年人，男性多见。

临床表现 好发于胸壁、腹壁和背部，其次可见于大腿和腹股沟，部分病例可位于头颈部。多表现为皮下缓慢增大的无痛性结节，易被误诊为良性病变。

诊断 依据临床表现、病理学、免疫组化和细胞遗传学检查可诊断。

病理学 肿瘤呈质软或坚实的结节，平均直径为 3.6cm，范围为 0.8～8.0cm。切面呈灰白色，部分区域可呈黏液样。显微镜下可见病变位于真皮层内，周界不清，可浸润至皮下脂肪组织内。由轻度异型的梭形细胞和散在分布的核深染多核巨细胞组成，梭形细胞多呈疏松的条束状或波浪状排列，间质从黏液样、纤维黏液样至胶原化不等。病变内常含有裂隙样腔隙，其内可见多核巨细胞，部分病例还可含有扩张的不规则形假脉管性腔隙，类似淋巴管，内衬梭形瘤细胞和多核巨细胞（图）。局部区域内细胞可偏丰富，甚至可见席纹状结构，类似 DFSP。少数复发的病例瘤体内可见经典型 DFSP 或色素性 DFSP 区域，提示与 DFSP 的关系密切。

电镜下可见梭形细胞显示成纤维细胞性分化，多核巨细胞中的多核现象可能由切面所造成。

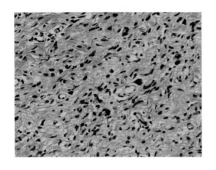

图　巨细胞成纤维细胞瘤病理表现（HE×200）

免疫组化　梭形细胞和多核性巨细胞表达波形蛋白（vimentin）和 CD34。

细胞遗传学　与 DFSP 相同，提示两者在组织发生上具有密切的关系。

鉴别诊断　①淋巴管瘤：内衬细胞多为扁平的内皮细胞，而非核深染的多核性巨细胞，除 CD34 外，内衬细胞还表达 CD31 或 D2～40 等其他内皮细胞标志物。②巨细胞型孤立性纤维性肿瘤：患者多为成年人，肿瘤境界多较清楚，由交替分布的密集区和稀疏区组成，常可见绳索样或不规则形胶原纤维，临床上多呈良性经过，极少复发。③皮肤多形性纤维瘤：好发于中老年患者，多核巨细胞多散在分布于粗大的胶原纤维间。

治疗和预后　与 DFSP 相似，局部复发率可高达 50%，但尚无发生远处转移的报道。

（王　坚）

cóngzhuàng xiānwéi zǔzhīxìbāoliú
丛状纤维组织细胞瘤 （plexiform fibrohistiocytic tumor）　好发于儿童和青少年四肢浅表皮下的间叶性肿瘤。是纤维组织细胞瘤中一种罕见类型主要发生于儿童和青少年，平均年龄为 14 岁，中位年龄为 20 岁，半数以上病例在 20 岁以下，30 岁以后较少发生。两性均可发生，无明显差异。好发于上肢，尤其是手、腕部和前臂，其次为下肢，躯干和头颈部等处也可发生。表现为皮肤和皮下缓慢生长的无痛性肿块。

依据临床表现、病理学和免疫组化检查可诊断。肿瘤位于皮下脂肪组织内，常延伸至真皮，分叶状或多结节状，直径 0.3～8cm，多数小于 3cm，切面呈灰白色。显微镜下可见，由丛状分布的多个小结节或梭形细胞束组成（图），有时小结节可呈融合状，在真皮和皮下组织之间呈浸润性生长。高倍镜下，小结节由单核样组织细胞、梭形成纤维细胞样细胞和破骨样多核巨细胞构成，根据三种细胞成分可分为：①组织细胞性亚型：主要由单核组织细胞样和破骨样多核巨细胞组成。②成纤维细胞性亚型：主要由短束状成纤维细胞样细胞组成的，少数病例可无多核巨细胞。③混合型：由上述两种成分混合组成。瘤细胞无明显的异型性，可见核分裂象，但通常少于 3/10HPF。个别病例中可见到瘤细胞侵犯血管。病变内可有灶性出血，偶可伴有黏液样变性。电镜下可见瘤

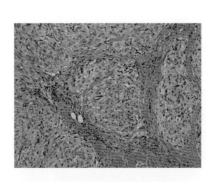

图　丛状纤维组织细胞瘤病理表现（HE×100）

细胞显示肌成纤维细胞和组织细胞样细胞分化。免疫组化检查显示单核和破骨样多核巨细胞表达 CD68，梭形细胞表达波形蛋白（vimentin）、平滑肌肌动蛋白（α-SMA）和肌特异性肌动蛋白（MSA）。

需与以下肿瘤鉴别：①纤维组织细胞瘤：多发生于成年人。多为单个结节，无丛状结构。瘤细胞常呈席纹状或车辐状排列，有时可见含铁血黄素性吞噬细胞、黄色瘤细胞和图顿巨细胞及慢性炎症细胞等成分。②侵袭性纤维瘤病：多发生于肌肉组织内，主要由成束的成纤维细胞和肌成纤维细胞组成，常向邻近的软组织内浸润性生长。病变内一般无破骨细胞样多核巨细胞。治疗上采取手术局部广泛切除。本病局部复发率为 12.5%～37.5%，少数可发生区域淋巴结转移，甚至远处（肺）转移。

（王　坚）

xuèguǎnliúyàng xiānwéi zǔzhīxìbāoliú
血管瘤样纤维组织细胞瘤 （angiomatoid fibrous histiocytoma）　好发于儿童和青少年四肢浅表皮下的间叶性肿瘤，瘤细胞的分化方向尚未明确，曾称为血管瘤样恶性纤维组织细胞瘤。主要发生于儿童和青少年，极少发生于 40 岁以上的成年人。两性均可发生，以女性略多见。

临床表现　多位于四肢，部分病例位于躯干和头颈部。临床上表现为真皮深层或皮下缓慢生长的结节状、多结节状或囊性肿块，无痛性，可被误认为血肿。少数患者有外伤史。CT 或磁共振成像（MRI）可显示病灶内有液平面，类似动脉瘤性骨囊肿。

诊断　依据临床表现、病理学、免疫学和细胞遗传学检查可

诊断。

病理学 肿瘤周界清晰，直径 0.7~12.0cm，平均 2.0cm。切面呈灰褐色，质地坚实，可见不规则的出血性囊腔。显微镜下显示，有以下三种特征性的形态：①肿瘤的周边可见慢性炎症细胞浸润带，主要为淋巴细胞和浆细胞，偶见淋巴滤泡或生发中心形成。炎症细胞常形成套样结构，并与纤维性假包膜相融合，以至于在低倍镜下容易被误认为是淋巴结。②位于中心的肿瘤性实质由不规则的成片、成巢或结节状分布的圆形、卵圆形或梭形组织细胞样细胞组成，核染色质细致，可见核分裂象，但多<5/10HPF，胞质呈淡嗜伊红色，常含有细小的含铁血黄素性颗粒。近 1/5 的病例中，瘤细胞显示异型性，可见核深染的瘤巨细胞。③瘤细胞巢内含有多灶性的出血性囊腔，无内皮细胞内衬，为假血管性腔隙（图）。

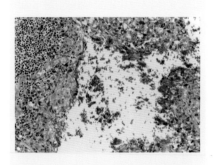

图 血管瘤样纤维组织细胞瘤病理表现（HE×400）

免疫组化 肿瘤细胞表达波形蛋白（vimentin），50%~67%的病例结蛋白（desmin）阳性，50%CD99 阳性，40%上皮膜抗原（EMA）阳性，15% ~ 50% CD68 阳性，少数病例还可表达肌动蛋白（actin）、钙调理蛋白（calponin）和钙调蛋白结合蛋白（h-

caldesmon），不表达 CD34、CD31、S-100 蛋白和 HMB45。

细胞遗传学 存在 12q13 和 16p11 易位，并产生 FUS-ATF-1 融合性基因。

鉴别诊断 在名称上易与动脉瘤样纤维组织细胞瘤相混淆，但两者属于完全不同的病变。

治疗和预后 采取手术局部广泛切除。局部复发率为 2% ~ 11%，仅 1%不到的病例可发生转移，一般转移至区域淋巴结，偶见在晚期发生转移而导致死亡。

（王 坚）

ruǎnzǔzhī jùxìbāoliú

软组织巨细胞瘤（giant cell tumor of soft tissue）

原发于软组织内的巨细胞瘤，临床上和组织学上均与发生于骨内的巨细胞瘤相似。多发生于中年人，年龄范围为 5~89 岁，两性均可发生，无明显差异。最常见于四肢浅表的软组织内，约占 70%，其次为躯干（20%）和头颈部（7%）。表现为无痛性肿块，术前平均病程为 6 个月。依据临床表现、影像学、病理学和免疫组化检查可诊断。X 线检查常在肿块周围可见钙化影。肿块呈结节状，周界清晰，直径为 0.7~10cm，平均为 3cm。70%的病例累及皮下脂肪组织或真皮，30%的病例位于筋膜下。切面呈红褐色或灰褐色，周边常伴有钙化，切开时可有砂砾感。低倍镜下呈多结节状，结节之间为厚薄不一的纤维结缔组织间隔。结节由单核细胞和破骨样多核巨细胞所混合组成，间质内含有丰富的血管，可伴有出血（图）。单核细胞的核与破骨样多核巨细胞内的核在形态上非常相似，多核巨细胞内的核可达数十个，单核细胞可见核分裂象，病例之间多少不等，从 1 ~ 30/10

HPF。单核细胞无异型性，也不见瘤巨细胞。半数病例瘤体内可见编织状的化生性骨。30%的病例可见类似动脉瘤样骨囊肿中的囊性变和充满血液的腔隙。免疫学检查：单核和破骨样多核巨细胞均表达波形蛋白（vimentin）和 CD68，部分单核细胞尚可表达平滑肌肌动蛋白（α-SMA），破骨样多核巨细胞还可表达破骨样多核巨细胞特异性抗体。应注意与巨细胞型未分化多形性肉瘤、腱鞘巨细胞瘤和丛状纤维组织细胞瘤相鉴别。治疗上采取局部广泛切除。本病局部复发率为 12% ~ 24%，远处转移非常罕见。

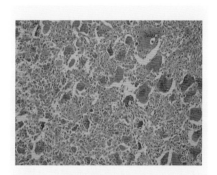

图 软组织巨细胞瘤病理表现（HE×100）

（王 坚）

wèifēnhuà duōxíngxìng ròuliú

未分化多形性肉瘤（undifferentiated pleomorphic sarcoma, UPS）

好发于中老年人的软组织肉瘤。原认为 UPS 是成年人最常见的软组织肉瘤，现认为其中的大部分病例可能是多种类型肉瘤的终末分化形态，另一部分病例则是在组织学上类似 UPS 的癌、恶性黑色素瘤或恶性间皮瘤等肿瘤。好发于 50~70 岁的中老年人，发生于儿童和婴幼儿者较为少见，男性多见，约占 2/3。

临床表现 大多数病例发生于下肢，特别是大腿，其中约 2/3

的病例位于肌肉内，位于浅表皮下者多为深部肿瘤蔓延所致。除大腿外，部分病例还可发生于上肢和腹膜后，其中位于腹膜后者多为去分化脂肪肉瘤中的去分化成分；发生于实质器官者多为梭形细胞癌或肉瘤样癌。部分病例可发生于放疗后，极少数病例发生于手术后的瘢痕组织。临床上多表现为无痛性肿胀或日渐增大的肿块，患者可有恶心、不适、体重减轻、腹胀、腰酸或下坠感，或因瘤体较大而产生压迫性症状。（图a）

诊断 依据临床表现、病理学和免疫学检查可诊断。

病理学 肿块呈结节状或分叶状，直径5~10cm，位于腹膜后者体积往往较大，直径可达20cm以上。切面呈灰白色、灰黄色或灰红色鱼肉状，常见出血、坏死、黏液变性或囊性变。显微镜下可分为经典型、巨细胞型和黄色瘤型/炎症型三种类型。①经典型UPS：主要由交织条束状或席纹状排列的多形性梭形细胞组成，部分区域内，瘤细胞也可呈类似纤维肉瘤的长束状或鱼骨样排列。除梭形细胞外，肿瘤内还含有多形性和异型性均十分明显的多边形或大圆形瘤细胞，或畸形瘤巨细胞（图b）。肿瘤内核分裂象易见，包括病理性核分裂。间质内常可见多少不等的反应性黄色瘤细胞和慢性炎症细胞。局灶性区域内，间质可伴有黏液样变性。部分肿瘤内还可见到多少不等的出血、坏死和囊性变。②巨细胞型UPS：肿瘤呈结节状生长，结节之间为粗大、致密的胶原纤维间隔，结节由异型性明显的梭形、胖梭形和卵圆形的成纤维细胞样和组织细胞样瘤细胞以及大量的破骨样巨细胞组成（图c），近半数病例中可见灶性的化生性骨形成。③黄色瘤型/炎症型UPS：肿瘤内含有成片的黄色瘤细胞，偶可见核大有异型、胞质呈泡沫状的黄色瘤样细胞，以及核深染、形态不规则的异型细胞（图d）。

多数病例中可见到呈束状或席纹状排列的梭形瘤细胞，类似于多形性UPS。另一形态特征是肿瘤的间质内多伴有大量的急慢性炎症细胞浸润，特别是中性粒细胞，瘤细胞的胞质内常可见吞噬的中性粒细胞。

免疫组化 无特异性的标志物。部分病例中的瘤细胞可表达肌动蛋白（actin）和结蛋白（desmin），提示可能由平滑肌肉瘤或肌成纤维细胞性肿瘤转化而来。瘤细胞偶可表达细胞角蛋白（CK）和上皮膜抗原（EMA），少数病例还可表达S-100蛋白，但不表达HMB45，除非由恶性黑色素瘤转化而来。

鉴别诊断 在诊断为UPS之前，需除外一些形态上可酷似UPS的多形性肉瘤（包括纤维肉瘤、恶性或去分化孤立性纤维性肿瘤、肌成纤维细胞肉瘤、多形性平滑肌肉瘤、多形性横纹肌肉瘤、多形性恶性周围神经鞘膜瘤、去分化脂肪肉瘤、多形性脂肪肉瘤和骨外骨肉瘤等）、肉瘤样癌和恶性黑色素瘤等肿瘤。

治疗 以手术为主，尽可能施行广泛性或根治性切除术，术前可采用介入疗法以增加手术机会。对发生于肢体的肿瘤，如体积巨大，浸润范围广泛，并侵犯神经干、血管以及骨和关节时，应考虑截肢术。化疗和放疗可作为手术的辅助性治疗。

预后 位于皮下的UPS其转移率和病死率低于位于深部者。多形性UPS复发率为19%~31%，转移率为31%~35%，5年生存率为65%~70%，最常见的转移部位为肺，其次为骨和肝。巨细胞型UPS位于浅表者预后较位于深部者要好，前者复发率为67%，但转移率仅为17%，后者复发率

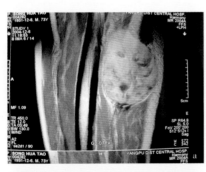
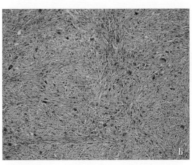
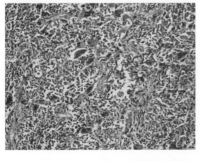
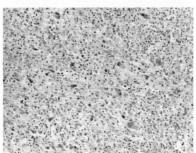

图 未分化多形性肉瘤影像学和病理表现
注：a. 影像学表现；b. HE×100；c. HE×100；d. HE×100

为 40%，但转移率为 50%。黄色瘤型/炎症型 UPS 约 50% 带瘤生存或复发，近 1/3 发生远处转移。

（师英强）

恶性腱鞘巨细胞瘤 （malignant giant cell tumor of tendon sheath）

èxìng jiànqiàojùxìbāoliú

含有良性腱鞘巨细胞瘤区域和肉瘤性区域的肿瘤，肉瘤性区域通常类似于巨细胞型未分化多形性肉瘤。患者多为中老年人，年龄为 12~79 岁，平均 56 岁，男女均可发生。多发生于膝部，其次可见于足背、踝、大腿及大腿关节和颞颌关节等处。临床表现为局部肿胀，部分患者可伴有疼痛，病程为 7 个月~17 年。影像学检查显示软组织内肿块，部分病例在肿块的边缘可见钙化区。

依据临床表现、病理学和免疫组化检查可诊断。呈多结节性，无包膜，直径为 3~13cm，累及滑膜，滑囊腔内可见大量息肉样的肿瘤组织，灰黄色，质软或脆，多扩展至滑膜周围的腱鞘、肌肉和脂肪组织内。显微镜下可见，肿瘤由浸润性生长的结节组成（图），结节可融合成片状。结节由成片的卵圆形或圆形细胞组成，细胞大而肥胖，胞质丰富、嗜伊红色，胞界不清，核大，核仁明显，具有轻度的多形性，核分裂象多少不等，3~12/10HPF，可见典型及不典型的核分裂，核质比高。结节内细胞丰富而间质少，约半数病例中可见良性或恶性的多核性巨细胞，散在分布于单核细胞之间，常伴有少量的黄色瘤细胞和炎症细胞，有时可见不规则的裂隙样或假腺样腔隙。肿瘤内常见坏死。瘤细胞浸润滑膜周围组织，如骨骼肌、脂肪和滑膜，或累及骨。肿瘤性结节无中央向周边的区带成熟现象。免疫组化

检查：瘤细胞表达 KP-1、抗胰蛋白酶（α₁-AT）、抗糜蛋白酶（α₁-ACT）、溶菌酶（lysozyme）和波形蛋白（vimentin）。

本病需与色素沉着绒毛结节性滑膜炎（PVNS）相鉴别。与 PVNS 相比，恶性腱鞘巨细胞瘤的细胞多样性不明显，瘤细胞大而肥胖，间质稀少，核大，核仁明显，核质比高，可见不典型的核分裂。恶性腱鞘巨细胞瘤的瘤细胞主要呈结节状、片状或结节状-片状排列，裂隙样或假腺样结构明显减少。多核巨细胞及黄色瘤细胞数量在恶性腱鞘巨细胞瘤中明显减少，肿瘤无中央-周边区带成熟现象。恶性腱鞘巨细胞瘤常浸润至滑膜、滑囊及滑膜周围的软组织，肿瘤内常见坏死。本病容易转移至肺，并导致患者死亡，应视为高度恶性的肉瘤予以积极的处理。

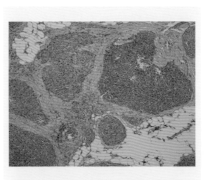

图 恶性腱鞘巨细胞瘤病理表现 （HE×40）

（师英强）

脂肪瘤 （lipoma）

zhīfángliú

由成熟脂肪细胞组成的良性肿瘤，是成年人最常见的软组织良性肿瘤。可发生于任何年龄组，但好发于 40~60 岁的男性，并多见于体形肥胖者，儿童少见。

分类 根据肿瘤的发生部位，脂肪瘤可分为以下三种类型：

①浅表性脂肪瘤：肿瘤位于皮下组织内，以肩背部、颈部、腹壁、上臂、臀部和大腿上端最为好发。②深部脂肪瘤：肿瘤位于深部软组织内，多发生于盆腔、腹膜后、前纵隔、胸腔、胸膜下和睾丸旁，实质器官如肝、肺、胃肠道和颅内等也可发生。其中发生于胃肠道者多位于黏膜下，发生于肌间或肌内者，又称为肌间脂肪瘤或肌内脂肪瘤，发生在神经内或神经周围者，称神经内和神经纤维脂肪瘤样错构瘤，后者多发生于手和腕部，也称神经脂肪瘤病。③骨旁或关节旁脂肪瘤：骨旁脂肪瘤位于骨表面，发生于滑膜者，又称滑膜脂肪瘤，发生于腱鞘者，称腱鞘脂肪瘤。

临床表现 大多数病例表现为缓慢生长的无痛性肿块，肿瘤体积较大时，可因压迫周围神经而引起疼痛。影像学检查显示肿块的密度与周围的正常脂肪组织相一致。5%~8% 的脂肪瘤为多发性，多位于躯体的上半部分，特别是背部、肩部和上臂，以男性多见。一些综合征常伴有多发性脂肪瘤，如巴奈安-佐纳纳（Bannayan-Zonana）综合征（多发性脂肪瘤、血管瘤、大头畸形）、考登（Cowden）综合征（多发性脂肪瘤、血管瘤、甲状腺肿以及皮肤和黏膜的苔藓样、丘疹样和乳头状瘤样病变）、弗罗利希（Frohlich）综合征（多发性脂肪瘤、肥胖、性幼稚症）、普罗透斯（Proteus）综合征（多发性脂肪瘤、脑回样纤维组织增生、巨骨症和皮肤的色素性病变等）。

诊断 依据临床表现、病理学和细胞遗传学检查可诊断。

病理学 肿瘤位于浅表或皮下者多有菲薄的纤维性包膜，呈球形、类圆形、结节形或分叶状，

大小不一，但直径多在5cm以下，平均3cm，超过10cm者罕见。切面呈淡黄色或黄色，质地柔软。位于深部者，外形常不规则，可呈钟形或为哑铃状，体积相对较大，常超过5cm。显微镜下可见由成熟的脂肪细胞组成，与周围的正常脂肪组织相似（图a）。瘤细胞排列紧密，并由纤维性间隔分成大小不等的小叶，小叶内的脂肪细胞在大小和形态上基本上一致。脂肪细胞之间含有较多胶原纤维时，又称纤维脂肪瘤，胶原纤维可伴有玻璃样变性。当间质伴有较为广泛的黏液样变性时，又称黏液脂肪瘤，其中的一些病例中可含有薄壁或厚壁的血管，也称血管黏液脂肪瘤。伴有软骨化生时，又称软骨脂肪瘤，伴有骨化生时，又称骨脂肪瘤。脂肪瘤如发生供血不足或受到外伤时可发生梗死、出血、钙化和囊性变等继发性改变。伴有炎症感染或外伤破裂后，可引起脂肪坏死和液化，在脂肪细胞之间及其周围可见成巢的泡沫样组织细胞，有时尚伴有多核巨细胞反应和慢性炎症细胞浸润。肌间或肌内脂肪瘤在镜下显示为成熟脂肪组织于横纹肌组织内或肌束之间呈弥漫浸润性生长（图b）。

细胞遗传学 55%～75%的病例显示染色体异常，主要涉及12q13-15，少数涉及6p21-23，或丢失13q中的一些成分。位于12q15区带上的*HMGIC*基因重排在脂肪瘤的发生过程中起了主要的作用。研究显示，t（3；12）（q27-28；q13-15）导致位于12q15上的*HMGIC*基因与位于3q27-28上的*LPP*基因融合形成*HMGIC-LPP*融合性基因，断裂点分别为*HMGIC*基因为3号内显子，*LPP*基因为8号内显子。

鉴别诊断 ①脂肪瘤样脂肪肉瘤：绝大多数发生于大腿和腹膜后等深部软组织内，肿瘤的体积多较大，常达10cm以上，肿瘤所形成的脂肪小叶大小不等，其内脂肪细胞的大小也不一致，小叶之间或脂肪细胞之间可见宽窄不等的纤维性间隔，其内常含有核深染的梭形细胞、不规则形细胞或畸形细胞，有时还可见到多空泡状的脂肪母细胞。②脂肪垫：无包膜，富于胶原纤维，脂肪组织与胶原纤维如夹心饼干样混合分布。③错构瘤：除脂肪成分外，尚含有厚壁血管或平滑肌等其他成分。

治疗和预后 局部完整切除。本病系良性肿瘤，位于浅表者局部切除即可治愈，位于深部者常因切除不净或难以完整切除导致肿瘤的再生。

（王春萌）

zhīfángliúbìng

脂肪瘤病（lipomatosis） 成熟脂肪组织的弥漫性过度增生，多发性，可发生于躯体的不同部位。

临床表现 可分为以下七种类型。

弥漫性脂肪瘤病 多起病于2岁以内，常累及肢体或躯干的大半部分。多数病例伴有骨肥大，可分别引起巨指（趾）或巨肢症。

对称性脂肪瘤病 又称马德隆（Madelung）病和劳诺伊斯-邦索德（Launois-Bensaude）综合征，好发于中年男性，60%～90%的患者有酗酒或肝病史。脂肪沉积缓慢而隐匿，通常为数年之久。增生的脂肪组织多积聚于颈部，面颊、乳腺、上臂和腋下也可发生。高达86%的患者患有轴突感觉运动性神经病，高达50%的患者有中枢神经系统受累及之症状，如听力丧失、视神经萎缩和小脑共济失调。

盆腔脂肪瘤病 主要发生于30～50岁的中年男性，多分布于地中海地区，黑人多见，男性明显多见，女性罕见。过度增生的脂肪组织主要积聚于精囊和直肠周围。病程的早期表现为会阴部轻微疼痛感和尿频，病程的晚期表现为血尿、尿道或乙状结肠直肠梗阻、恶心、下腹部或背部疼痛以及下肢水肿等症状。

类固醇性脂肪瘤病 是一种长期受肾上腺皮质激素刺激所引起的脂肪组织过度增生，可见于库欣综合征、肾上腺皮质增生或长期接受皮质类固醇治疗，以及移植患者接受激素治疗者。脂肪组织主要积聚于面部（满月脸）、胸骨上（垂肉）或肩胛间区（水牛背），少数情况下，可积聚于纵隔、心脏旁、脊柱旁、肠系膜、腹膜后或硬脑膜外。当肾上腺皮质激素刺激消除以后，脂肪性积聚可以退去。

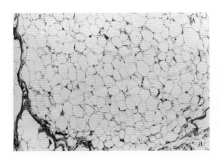
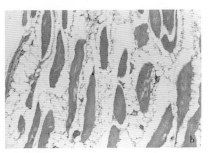

图 脂肪瘤病理表现（HE×40）

颅脑皮肤脂肪瘤病　一种先天性错构瘤，表现为皮肤病变、脂肪瘤和同侧眼、脑畸形，临床表现上与普罗透斯（Proteus）综合征有重叠，可能与Ⅰ型神经纤维瘤病有关。

脊膜外脂肪瘤病　病变弥漫累及脊膜外，表现为脊髓受压引起的症状，可为特发性或与应用皮质类固醇有关，需进行脊髓减压术。

HIV脂肪营养不良　主要发生于接受蛋白抑制剂治疗的艾滋病患者，也可见于接受抗反转录病毒治疗的患者。脂肪组织主要积聚于内脏、乳腺和颈部等处。

诊断　依据临床表现、病理学和细胞遗传学检查可诊断。①病理学表现：大体可见由周界不清、外形不规则的脂肪组织组成。各型脂肪瘤病在显微镜下相似，均由小叶状或成片的成熟脂肪细胞组成（图），可浸润邻近的组织，如骨骼肌。②细胞遗传学检查：在多发性对称性脂肪瘤病的一些患者能检测到线粒体DNA编码赖氨酸tRNA基因中的密码子8344点突变。

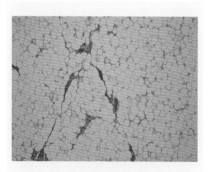

图　脂肪瘤病病理表现
（HE×40）

治疗和预后　根据实际情况而定，通常可采用保守性的手术切除过多的脂肪组织。因激素引起者，在停用激素后可消退。可发生局部复发。

（王春萌）

神经脂肪瘤病（lipomatosis of nerve）　以脂肪和纤维组织浸润神经外膜为特征的肿瘤。神经外膜脂肪和纤维组织的过度增生，增生的脂肪和纤维组织位于神经束之间或围绕神经束，使受累神经增大，临床上可伴有巨指症。又称神经纤维脂肪瘤、神经纤维脂肪瘤性错构瘤、脂肪瘤性巨大发育、伴有巨指症的脂肪纤维瘤样错构瘤、周围神经错构瘤和神经束膜脂肪瘤，病因不明。本病好发于30岁以内青年人，常在出生时或幼年期即发现有病变，但直至成年时才就医。女性多见。表现为掌、腕和前臂屈侧逐渐增大的肿块，尤以左手多见，常伴有疼痛、触痛、感觉减退或麻痹，逐渐加剧。病程多较长，常为数年。近1/3的病例伴有骨的过度增生或巨指症。大体观肿块呈梭形，灰黄色，质地柔软，常弥漫浸润和取代大神经及其分支，以正中神经最常受累及，尺神经和桡神经也可受累及。显微镜下可见增生的脂肪和纤维组织浸润和包绕神经外膜和神经束膜，并分隔神经束，位于神经束膜周围的纤维组织常呈同心圆状围绕神经生长（图）。虽为良性病变，但尚

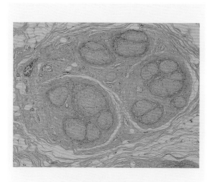

图　神经脂肪瘤病病理表现
（HE×40）

缺乏有效的治疗方法，外科手术常会损伤受累及的神经。分离腕横韧带可能会减轻神经性症状。

（陈勇）

血管脂肪瘤（angiolipoma）　成熟脂肪组织与异常增生活跃的血管组织混合形成的脂肪瘤。小血管内常见有纤维素性微血栓。好发于15~25岁的青年人，男性多见。多发生于前臂，其次可见于躯干和上臂。约2/3的病例为多发性，5%为家族性。表现为皮下多个小结节，常伴有疼痛感和触痛感。依据临床表现、病理学和细胞遗传学检查可诊断。病变位于皮下组织内，有包膜，直径多在2cm以下。切面呈黄色，并带有多少不等的红色。显微镜下可见：由成熟脂肪细胞和分支状的毛细血管网组成（图a）。脂肪组织和血管成分的比例不一，血管通常在包膜下的区域较为显著。特征性形态表现在小血管内含有纤维素性微血栓，不见于一般的脂肪瘤。极少数病例含有大量的血管，并富于梭形细胞，而脂肪成分相对稀疏，称为富于细胞性血管脂肪瘤（图b）。细胞遗传学检查染色体组型正常，与经典的脂肪瘤有所不同。富于细胞性血管脂肪瘤应注意与血管肉瘤和卡波西肉瘤鉴别，但前者有包膜，增生的梭形细胞无异型，也不见核分裂象。治疗上采用局部切除。本病为良性，局部切除即可治愈。

（陈勇）

脂肪母细胞瘤/脂肪母细胞瘤病（lipoblastoma and lipoblastomatosis）　发生于儿童、形态上类似胎儿脂肪的良性分叶状肿瘤。又称胎儿型脂肪瘤或胚胎性脂肪瘤。

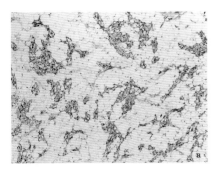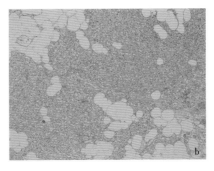

图 血管脂肪瘤病理表现（HE×40）

多发生于 3 岁以下的婴幼儿，男性多见。肿瘤多分布于肢体，少数病例可位于头颈部、躯干、纵隔、肠系膜和腹膜后，实质器官如肺、心、肾和唾液腺有时也可发生。表现为生长缓慢的无痛性肿块。脂肪母细胞瘤局限于皮下生长，脂肪母细胞瘤病则呈弥漫性生长，不仅累及皮下，且常累及深部的肌肉组织。与脂肪母细胞瘤病相比，脂肪母细胞瘤更多见。

依据临床表现、病理学和细胞遗传学检查可诊断。大体可见肿块呈球形、结节状或分叶状，直径 3~5cm，位于腹膜后者可达20cm，淡黄色或乳白色，切面呈黏液样或胶冻样。显微镜下可见由小而不规则的脂肪小叶组成，小叶间为粗细不等的纤维结缔组织间隔，小叶内的脂肪细胞成熟程度不等，从较为原始的星状和梭形间叶性细胞（前脂肪细胞）到单泡状的印戒样脂肪母细胞直至成熟的脂肪细胞（图），瘤细胞之间及其周围为黏液样的基质，其量的多少与细胞的分化程度呈反比。间质内常含有丰富的血管，可呈纤细的丛状，类似黏液样脂肪肉瘤。少数肿瘤以不成熟的梭形细胞为主，而另一些肿瘤中的小叶则以成熟的脂肪细胞为主。脂肪母细胞瘤病中的小叶结构不

明显，常含有残留的肌肉组织，似肌内脂肪瘤。肿瘤可成熟化，形态上类似脂肪瘤，常见于复发的病例中。细胞遗传学检查多数病例显示 8q11-13 重排，位于8q12 上的 *PLAG*1 基因可能在肿瘤的发生过程中起了一定的作用。研究显示，在脂肪母细胞瘤中存在 *HAS2-PLAG*1 和 *COL1A2-PLAG*1融合性基因。本病需与黏液样脂肪肉瘤相鉴别。治疗上采取局部广泛性切除。脂肪母细胞瘤为良性肿瘤，手术切除后很少复发，但脂肪母细胞瘤病可因切除不净而复发，复发率为 9%~22%。

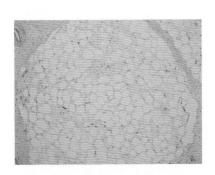

图 脂肪母细胞瘤/脂肪母细胞瘤病病理表现（HE×40）

（王 坚）

jīzhīfángliú

肌脂肪瘤（myolipoma） 由成熟脂肪组织和数量不等的平滑肌组织组成的良性肿瘤。又称脂肪平滑肌瘤，与发生于子宫的脂肪平

滑肌瘤相似。患者均为成年人，年龄范围为 28~73 岁，平均为 47岁，女性多见。好发于盆腔、腹膜后和腹壁，少数也可发生在背部、胸壁和腹股沟皮下组织内，偶可发生于心脏旁。多数病例表现为局部可触及的肿块，部分病例为偶然发现。

依据临床表现、病理学和免疫组化检查可诊断。大体可见肿瘤周界清晰，可有完整的包膜所包绕，体积一般较大，直径为 3.5~25cm，平均 15cm。切面呈灰黄色或粉红色，黏液样，部分病例中可见实性的平滑肌成分，呈灰白色、编织状或漩涡状。显微镜下可见由数量不等的成熟脂肪组织和平滑肌组成（图），常以平滑肌成分为主，与脂肪组织的比例约为 2∶1。平滑肌多呈短束状或片状分布，穿插于脂肪细胞之间，形成筛孔状结构。脂肪细胞无异型性，不见花环状多核巨细胞，也不见脂肪母细胞。免疫组化检查：短束状或片状的平滑肌表达平滑肌肌动蛋白（α-SMA）、肌特异性肌动蛋白（MSA）和结蛋白（desmin），还可表达雌激素受体（ER）和孕激素受体（PR）。

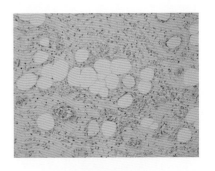

图 肌脂肪瘤病理表现（HE×100）

本病需与以下肿瘤鉴别：①梭形细胞脂肪瘤：梭形细胞表达 CD34，不含有表达肌动蛋白

（actin）的平滑肌束。②血管平滑肌脂肪瘤：好发于肾和肾周围，临床上常伴有结节硬化综合征。肿瘤由平滑肌束、中等大小的厚壁血管和多少不等的脂肪细胞混合组成，其中肌样细胞除可表达 actin 外，还表达 HMB45 和 Melanin-A（A103）等色素细胞标志物，提示瘤细胞具血管周上皮样细胞分化。③平滑肌瘤伴有脂肪变性：缺乏肌脂肪瘤中规则性分布的脂肪组织。④脂肪平滑肌肉瘤：也是由脂肪组织和平滑肌组织组成，但脂肪成分多为分化良好的脂肪肉瘤（脂肪瘤样脂肪肉瘤或硬化性脂肪肉瘤），而平滑肌成分可显示轻至中度的异型性。肿瘤内可见厚壁血管，壁内含有核深染的畸形大细胞，厚壁血管的周围为环层状或同心圆状增生的平滑肌细胞，与周围的平滑肌束之间有移行。治疗上采取手术完整切除。切除后多可获得治愈。

（王　坚）

ruǎngǔyàng zhīfángliú

软骨样脂肪瘤（chondroid lipoma）

由脂肪母细胞样细胞、成熟脂肪组织和软骨样基质组成的脂肪瘤。是脂肪瘤的一种特殊亚型，形态上有点类似黏液样脂肪肉瘤或黏液性软骨肉瘤。好发于中青年，平均年龄为 36 岁，女性多见，男女之比约为 1：4。以肢体近端最多见，其次见于躯干和头颈部，少数可位于手、足等部位。表现为局部缓慢增大的无痛性肿块，病程常为数年。肿块可完全位于皮下，或累及浅筋膜，或位于肌间和肌内。

依据临床表现、病理学、免疫组化和细胞遗传学检查可诊断。病理学表现，大体呈结节状或分叶状，多数有包膜，直径 1.5～11cm，平均 4cm。切面呈黄色，

少数病例可呈白色、淡褐色或灰白色。显微镜下可见由巢状、岛屿状或条束状排列的嗜伊红色细胞、多泡状脂肪母细胞样细胞和成熟脂肪细胞组成（图），基质呈软骨黏液样或黏液玻璃样变样。瘤细胞具有胚胎性脂肪细胞、胚胎性软骨细胞、脂肪母细胞和脂肪细胞的形态，而基质则类似软骨。免疫组化检查：脂肪母细胞样细胞表达 S-100 蛋白和波形蛋白（vimentin），个别病例表达细胞角蛋白（CK），但上皮膜抗原（EMA）均阴性，Ki67 指数<1%。细胞遗传学检查：具有 t（11；16）（q13；p12-13）。

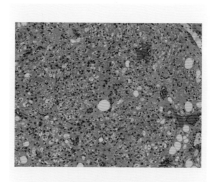

图　软骨样脂肪瘤病理表现（HE×100）

本病需与以下肿瘤鉴别：①骨外黏液样软骨肉瘤：肿瘤呈多结节状，瘤细胞呈短梭形、胖梭形或卵圆形，胞质嗜伊红色，呈条索状、花边样或网格状排列，肿瘤内多不含有成熟性的脂肪组织。②黏液样脂肪肉瘤：肿瘤内可见分支状或丛状的毛细血管网，血管周围常可见到处于不同分化阶段的脂肪母细胞，90% 的病例具有 t（12；16）（q13；p11），产生 CHOP-FUS 融合性基因，可通过反转录聚合酶链反应（RT-PCR）或荧光原位杂交（FISH）检测。③软组织脊索瘤：多发生在手足部位。瘤细胞多呈大空泡

状，胞质内不含脂肪性空泡，免疫组化显示瘤细胞强阳性表达角蛋白（AE1/AE3）和 S-100 蛋白。治疗上采取局部完整切除。切除后多可治愈。

（王　坚）

suōxíng xìbāo zhīfángliú

梭形细胞脂肪瘤（spindle cell lipoma）

由成熟脂肪组织、梭形细胞和绳索样胶原条束所组成的良性肿瘤。是脂肪瘤中的一种特殊亚型。多发生于 45～65 岁的中老年男性。绝大多数病例位于颈后、背部和肩部，少数病例可发生于头颈部、肛旁、外阴和上肢等部位，而下肢极少发生。多表现为皮下单个无痛性结节，能活动，病史多较长，少数病例可为多灶性，家族性病例多见于男性患者。依据临床表现、病理学、免疫组化和细胞遗传学检查可诊断。病理学表现：肿块呈结节状或分叶状，周界清晰，或有包膜，直径 1～14cm，平均为 4cm。切面可因肿瘤内脂肪和纤维的比例不等而呈黄色、黄白相间或灰白色，质地从柔软至坚韧，灶性区域可呈胶冻样。显微镜下可见由成熟脂肪细胞、梭形细胞、黏液样的基质和多少不等的双折光性绳索样胶原纤维组成（图）。梭形细胞形态一致，细胞无异型性，也不见核分裂象，多呈波浪状或平行状排列，细胞之间常可见较多的肥大细胞。免疫组化检查：梭形细胞表达波形蛋白（vimentin）和 CD34。细胞遗传学检查 16q13-qter 丢失，13q12 和 13q14-22 丢失也较为常见。

本病需与梭形细胞脂肪肉瘤和硬化性脂肪肉瘤相鉴别。梭形细胞脂肪肉瘤和硬化性脂肪肉瘤多发生在深部的软组织内，肿瘤内常可见分化良好的脂肪瘤样脂

肪肉瘤成分。此外，梭形细胞脂肪瘤有时还可因体积较大（如直径达 10cm），且发生于皮下而被误诊为非典型性脂肪瘤性肿瘤。治疗上采取局部完整切除，切除后极少复发。

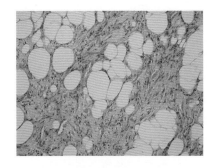

图　梭形细胞脂肪瘤病理表现（HE×100）

（王　坚）

duōxíngxìng zhīfángliú

多形性脂肪瘤（pleomorphic lipoma）

发生于皮下、含有核深染畸形巨细胞和小花样多核巨细胞的脂肪瘤。与梭形细胞脂肪瘤相似，好发于 45 岁以上的男性。位于皮下组织内，生长缓慢，可长年保持静止状态。以颈部、肩部和背部最多见。依据临床表现、病理学、免疫组化和细胞遗传学检查可诊断。病理学表现：肿块呈球形或结节状，周界清晰，1～13cm，切面呈黄色，与一般脂肪瘤相似。显微镜下可见除成熟脂肪细胞外，肿瘤内还含有散在的核深染单核或多核畸形巨细胞，胞质呈嗜伊红色，部分细胞的核位于胞质周边排列，也称小花样细胞（图）。这些多形性细胞之间常含有丰富的胶原纤维。部分区域内可见到梭形细胞脂肪瘤的成分，两者之间可看到过渡现象。免疫组化检查显示花环样多核细胞表达 CD34。细胞遗传学检查见梭形细胞脂肪瘤。需与脂肪肉瘤

鉴别：①多形性脂肪瘤好发于颈后、背部和肩部皮下，脂肪肉瘤好发于深部体腔。②多形性脂肪瘤中含有特征性的小花样多核性细胞，无多形性脂肪母细胞，脂肪肉瘤中也可有小花样细胞，但可有多形性脂肪母细胞。③多形性脂肪瘤显示 16q 或 13q 丢失，脂肪肉瘤纤维为超额环状染色体和巨标记染色体。治疗和预后见梭形细胞脂肪瘤。

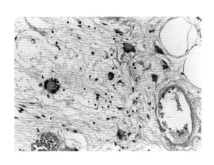

图　多形性脂肪瘤病理表现（HE×200）

（王　坚）

shèn wài xuèguǎn pínghuájī zhīfángliú

肾外血管平滑肌脂肪瘤（extrarenal angiomyolipoma）

发生于肾以外部位的血管平滑肌脂肪瘤，现属于血管周上皮样细胞肿瘤（PEComa）一族。

（王　坚）

hántiěxuèhuángsù chénzhuóxìng xiānwéi zǔzhī xìbāo zhīfángliúxìng zhǒngliú

含铁血黄素沉着性纤维组织细胞脂肪瘤性肿瘤（haemosiderotic fibrohistiocytic lipomatous tumor, HFLT）

好发于踝、足区域的脂肪性肿瘤，由成熟的脂肪组织和成纤维细胞样梭形细胞组成，常伴有含铁血黄素性沉着，又称纤维组织细胞性脂肪瘤。半数以上的病例有外伤史。好发于中老年，平均年龄为 45 岁，女性多见。主

要发生于踝和足部，偶可发生于手和面颊部。依据临床表现、病理学和免疫学检查可诊断。肿瘤周界清楚，大小为 1～17cm，平均为 4.5～7.7cm，切面呈脂肪瘤样。显微镜下见由比例不等的成熟脂肪细胞和成纤维细胞样梭形细胞组成，常伴有含铁血黄素沉着（图），脂肪小叶之间的纤维性间隔内含有短梭形细胞，呈条束状或漩涡状排列，或穿插在脂肪细胞之间生长，形成蜂窝状图像。免疫学检查可见梭形细胞主要表达波形蛋白（vimentin）和 CD34，不表达 S-100 蛋白、平滑肌肌动蛋白（α-SMA）、钙调蛋白结合蛋白（h-caldesmon）和结蛋白（desmin）。治疗方法是局部完整切除。可发生局部复发，局部复发率为 33%～50%，但不发生远处转移。

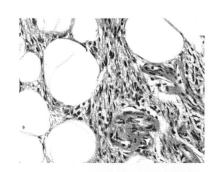

图　HFLT 病理表现（HE×400）

（王　坚）

xiānwéi yìnghuàxìng zhīfángliú

纤维硬化性脂肪瘤（fibrosclerotic lipoma）

好发于手指的脂肪瘤，由纤维硬化性的间质和少量散在分布的脂肪细胞组成，又称纤维瘤样脂肪瘤。主要发生成年人，年龄范围为 7～72 岁，平均和中位年龄为 39 岁，男性略多见。表现为肢端孤立性的无痛性肿块，多发生于手指，少数病例位于手、腕或脚趾。所有病例均

不伴有考登（Cowden）综合征。依据临床表现、病理学和免疫学检查可诊断。肿块大小为 0.6～2.2cm，平均 1.2cm，切面呈纤维脂肪样。显微镜下可见病变呈境界清楚的结节状，细胞密度比较低，主要由梭形或星状的成纤维细胞样细胞和少量散在分布的脂肪组织，间质呈致密的胶原样（硬化性）或纤维黏液样。免疫学检查：梭形或星状细胞表达 CD99 和 CD34，部分表达 S-100 蛋白和 α-SMA。治疗上采用局部完整切除，切除后一般不复发。

（王 坚）

suǐxìng zhīfángliú

髓性脂肪瘤（myelolipoma） 由成熟脂肪组织和骨髓造血组织组成的良性肿瘤或瘤样病变。主要发生于肾上腺，也可起自于腹膜后或盆腔的软组织。多见于 40 岁以上的成年人，无明显的性别差异。除腹膜后和盆腔外，少数病例还可发生于肠系膜、脾、睾丸和纵隔。小的病灶在临床上多无明显的症状，常为手术或尸检时偶然发现，如瘤体巨大，则可引起腹痛、便秘或恶心、呕吐等。肿块类似脂肪瘤，体积较小，多在 5cm 以下，以造血成分为主时，可呈灰色或灰红色。显微镜下可见由比例不等的成熟脂肪组织和骨髓造血组织混合组成（图），造血成分以红系和巨核细胞为主。治疗上采用局部完整切除，切除后一般不复发。

（王 坚）

dōngmiánliú

冬眠瘤（hibernoma） 由棕色脂肪细胞组成的良性脂肪瘤，肿瘤内尚含有数量不等的成熟脂肪组织。又称棕色脂肪瘤和胎儿脂肪瘤。本病比较少见，约占良性脂肪肿瘤的 1.1%。可发生于任何年龄，年龄范围为 2～75 岁，但主要见于青年人，平均年龄为 38 岁，男性略多见。好发于大腿，其次为肩部、背部和颈部，也可见胸壁、腋窝、腹壁、腹股沟和上肢等处，偶可见于原本并无棕色脂肪的部位。表现为皮下缓慢生长的无痛性肿块，10% 的病例位于肌内，术前平均病程为 30 个月。

依据临床表现、病理学和细胞遗传学检查可诊断。病理学表现，肿块为单个结节，分叶状，有包膜，直径范围为 1～24cm，平均为 9.5cm。质地较实，肿瘤外观视瘤内所含脂褐素、脂肪及血管量的多少而分别呈棕色、黄褐色或浅黄色。显微镜下可见肿瘤周界清晰，由小叶状或片状排列的多边形或类圆形瘤细胞组成（图）。瘤细胞的胞膜较厚，胞质丰富，嗜伊红色，颗粒状，或呈细小的多空泡状，核小而圆，深染，居中，瘤细胞间可见成熟脂肪细胞。胞质油红 O 染色阳性，呈细颗粒状。少数病例内棕色脂肪成分较少，而大多数成分为成熟的脂肪组织，又称脂肪瘤样变型，或可见梭形细胞及胶原成分，又称梭形细胞变型，或间质伴有黏液样变性，又称黏液样变型。电镜下可见由多泡状和单泡状细胞组成，胞质内充满圆形或管状的线粒体，以及数量不等的脂滴，而粗面内质网和高尔基复合体均较稀少。细胞遗传学检查，荧光原位杂交（FISH）显示 11q13 重排，导致 MEN1 基因纯合性丢失。研究显示，11q13.1 至 11q13.5 杂合性丢失，位于该区段的基因包括 PYGM、MEN1、CCND1、FGF3、ARIX 和 GARP。需与以下肿瘤鉴别：①成年型横纹肌瘤：好发于头颈部，瘤细胞表达结蛋白（desmin）。②颗粒细胞瘤：多发生于皮下，瘤细胞表达 S-100 蛋白、神经元特异性烯醇化酶（NSE）和 PGP9.5。治疗上采取完整切除，切除后不复发。

（王 坚）

fēidiǎnxíngxìng zhīfángliúyàng zhǒngliú/fēnhuàliánghǎo de zhīfáng ròuliú

非典型性脂肪瘤样肿瘤/分化良好的脂肪肉瘤（atypical lipomatous tumor/well-differentiated liposarcoma，ALT/WDL） 由近似成熟脂肪细胞组成的中间性局部侵袭型脂肪细胞肿瘤。是脂肪肉瘤中最常见的一种类型，占 40%～45%。ALT 是一种发生于浅表皮下、手术时能被完整切除的 WDL，其组织学形态和细胞遗传学表型均与 WDL 完全相同。脂肪肉瘤的发病高峰在 50～70 岁，平均年龄为 53 岁，罕见于婴幼儿或儿童。男性多见，但发生于腹膜

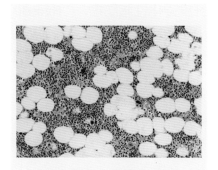

图 髓性脂肪瘤病理表现
（HE×100）

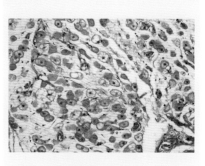

图 冬眠瘤病理表现（HE×200）

后者以女性略多见。

临床表现 好发于下肢深部软组织和腹膜后，其次为腹股沟、精索、睾丸旁和纵隔，胸壁、胸腔、乳腺、大网膜和肠系膜等处也可发生，少数病例可发生于头颈部（包括口腔、腮腺、咽、喉）、外阴和皮下等处，很少发生于手足。临床上无特殊的症状和体征，起病多隐匿，缓慢性生长，就诊时往往肿块巨大，10%~15%的患者在病程的晚期可伴有疼痛、触痛或功能紊乱症状。位于腹膜后者，由于体积巨大，可引起腹部膨隆，体检时可触及肿块，有时还可引起腹股沟或股疝，如压迫肾或输尿管，可引起肾盂积水、肾盂肾炎或尿毒症。位于大腿者有时浸润浅表组织并产生皮肤溃疡及继发感染。术前病程从数周至数年不等，较长者可达 20 年或以上。

诊断 依据临床表现、病理学、免疫组化和细胞遗传学检查可诊断。

病理学 肿瘤体积多较大，多结节状或分叶状，有菲薄的纤维性包膜，位于腹膜后者有时除大肿块外，尚附带多个大小不一的卫星结节。切面呈黄色，似脂肪瘤，可伴有出血和梗死等继发性改变。硬化性脂肪肉瘤切面呈灰白色，质地坚韧，纤维样。显微镜下，根据肿瘤内的细胞组成，分为脂肪瘤样、硬化性、炎症性和梭形细胞脂肪肉瘤四种亚型。

脂肪瘤样脂肪肉瘤 在四种亚型中最多见，主要由近似成熟的脂肪组织组成，并由纤维组织分隔成大小不等的脂肪小叶，小叶内的脂肪细胞大小不一致，脂肪细胞之间有时可见多泡状脂肪母细胞，其数量因病例而异（图a），可以多而易见，也可以少到

难以找见，纤维性分隔内常可见散在的核深染性异型梭形细胞或不规则形细胞。肿瘤的间质可伴有黏液样变性，易被误诊为黏液样脂肪肉瘤。

硬化性脂肪肉瘤 仅次于脂肪瘤样型，主要由致密的纤维样区域组成，而脂肪成分较少（图b）。纤维样区域内的梭形细胞有一定的异型性，可见核深染的畸形细胞，有时可见少量散在分布的大圆形或多边形脂肪母细胞。当纤维化区域占据肿瘤的绝大部分而脂肪成分很少时易被误诊为其他各种类型的梭形细胞肿瘤。

炎症性脂肪肉瘤 比较少见，多发生于腹膜后，基本形态仍为脂肪瘤样脂肪肉瘤，但肿瘤内含有大量的慢性炎症细胞浸润灶（图c），并常形成结节状的聚集灶或生发中心，有时脂肪成分可被炎症背景所掩盖。

梭形细胞脂肪肉瘤 少见，由条束状排列的成纤维细胞样梭形细胞和脂肪瘤样脂肪肉瘤组成

（图d），梭形细胞在形态上无明显的异型性，间质可伴有程度不等的胶原变性或黏液样变性。

免疫组化 瘤细胞表达 S-100 蛋白、MDM2 和 CDK4。

细胞遗传学 显示超额环状染色体和巨标记染色体，其内含有扩增的 12q13-15 区域，包含 *MDM2*、*CDK4*、*HMGIC* 和 *CHOP* 基因。采用实时聚合酶链反应（PCR）检测 *MDM2* 和 *CDK4* 基因的扩增，有助于 ALT/WDL 的诊断和鉴别诊断。

鉴别诊断 包括脂肪坏死、梭形细胞和多形性脂肪瘤、软骨样脂肪瘤和脂肪肉芽肿等。一般情况下，形态上类似正常组织，但发生于腹膜后的脂肪肿瘤多诊断为分化良好的脂肪瘤样脂肪肉瘤，但这并不表明腹膜后不可以发生良性的脂肪瘤。腹膜后良性脂肪瘤的诊断往往需要细胞和分子遗传学的支持。

治疗 手术是最主要的治疗方法。

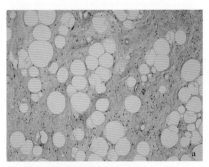
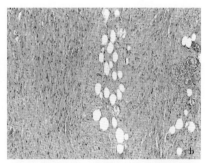
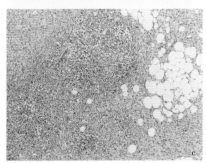
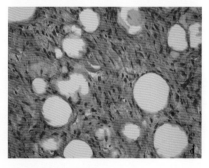

图 非典型性脂肪瘤样肿瘤病理表现
注：a. HE×40；b. HE×40；c. HE×40；d. HE×200

预后 取决于解剖部位,位于皮下者通过局部完整切除后可获治愈,一般不发生局部复发,位于深部者常因不能彻底切除肿瘤而易发生局部复发,其中位于肢体者局部复发率可达43%,位于腹膜后者可高达91%,位于腹股沟者可达79%。发生于腹膜后者,约1/3的患者可死于肿瘤,发生于腹股沟者为14%。肿瘤可发生去分化,概率依次为:位于腹股沟者28%,位于腹膜后者17%,位于肢体的为6%。

(师英强)

qùfēnhuà zhīfáng ròuliú
去分化脂肪肉瘤(dedifferentiated liposarcoma) 含有两种不同分化和形态结构的脂肪肉瘤,分化性成分多为脂肪瘤样脂肪肉瘤,去分化成分为非脂肪性肉瘤,以未分化多形性肉瘤和纤维肉瘤最多见,少数情况下为横纹肌肉瘤、平滑肌肉瘤和软骨肉瘤等其他异源性肉瘤类型。多发生于中老年患者,并以男性略多见,但发生于女性者也不少见。大多数发生于盆腔腹膜后、腹股沟和精索旁,少数发生于肢体和躯干。多位于深部软组织,少数位于皮下。约90%的病例见于原发性肿瘤内,10%左右见于复发性肿瘤,并常为多次复发之后,复发间隔平均为6~7年,可长达10~20年。

依据临床表现、影像学、病理学和细胞遗传学检查可诊断。①影像学检查,显示肿瘤除脂肪肉瘤成分外,还含有高密度的非脂肪性成分(图1)。②病理学表现,常为多结节状肿块,除黄色或灰黄色的脂肪肉瘤性区域外,多可见实性的灰白色肉瘤区域,质韧或硬,常有坏死。显微镜下可见由两种不同分化和形态结构的成分所组成,分化性成分多为分化良好的脂肪瘤样脂肪肉瘤,去分化成分可分成高度恶性和低度恶性两种,前者呈多形性未分化多形性肉瘤样或纤维肉瘤样(图2),后者呈黏液纤维肉瘤、纤维瘤病或炎性肌成纤维细胞瘤样。去分化成分中也可含有异源性成分,如横纹肌肉瘤、平滑肌肉瘤、软骨肉瘤、骨肉瘤或血管肉瘤等。部分病例中可见类似神经或脑膜上皮样的漩涡样结构,此型多伴有骨形成。脂肪肉瘤与去分化成分之间多有清楚的界限,或呈镶嵌状,少数情况下可见到逐渐移行的现象。③细胞遗传学检查与分化良好的脂肪肉瘤相似,显示超额环状染色体或源自于12q的巨染色体,并有12q12-21区扩增。

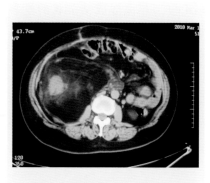

图1 去分化脂肪肉瘤影像学表现

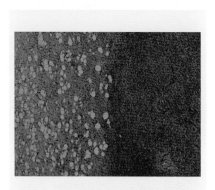

图2 去分化脂肪肉瘤病理表现(HE×40)

治疗上应被视作中至高度恶性的肉瘤处理。本病局部复发率为41%~52%,远处转移率为15%~20%,病死率为28%。肿瘤所处的部位具有预后意义,位于腹膜后者预后最差。与其他类型的多形性肉瘤相比,去分化脂肪肉瘤预后相对较好。

(王春萌)

niányèyàng/yuánxìbāo zhīfángròuliú
黏液样/圆细胞脂肪肉瘤(myxoid/round cell liposarcoma,MLS/RCLS) 由圆形至卵圆形原始间叶细胞组成的脂肪肉瘤,可见数量不等的单泡状印戒样脂肪母细胞,间质常呈黏液样,其内的血管呈特征性的丛状或分支状。在脂肪肉瘤中,本型的发生率仅次于分化良好的脂肪肉瘤,占30%~35%,在所有的软组织肉瘤中约占10%。与分化良好的脂肪肉瘤和多形性脂肪肉瘤相比,黏液样脂肪肉瘤患者的年龄要年轻10~20岁,其发病高峰年龄段为30~50岁,两性均可发生,无明显的性别差异。

临床表现 肿瘤好发于下肢深部的软组织内,特别是大腿内侧和腘窝,占60%~70%,其次为小腿,占30%,原发于腹膜后或皮下者少见。临床上多表现为肢体深部体积较大的无痛性肿块。

诊断 依据临床表现、病理学、免疫学和细胞遗传学检查可诊断。

病理学 肿瘤的体积多较大,位于大腿深部肌肉内者可达15cm或更大,位于上肢者有时可小于5cm。境界清楚,多结节状,切面呈胶冻状,黄色或灰黄色,可伴有出血而呈褐色,含有圆细胞成分时,可呈实性、灰白色,类似其他类型的高度恶性肉瘤。肿瘤性坏死罕见。显微镜下可见肿瘤常呈结节状或分叶状生长,结节的周边细胞相对丰富。肿瘤由圆形、卵圆形至短梭形的原始间叶细胞、大小不等的印戒样脂肪母细胞、分支状的毛细血管网和富含酸性黏多糖的黏液样基质组成（图 a）。部分病例中，黏液性基质非常丰富，可形成黏液湖，其边缘细胞受压呈扁平状，粗看很像淋巴管瘤或肺水肿。少数病例中可伴有横纹肌母细胞性分化。

圆细胞脂肪肉瘤是一种分化差的黏液样脂肪肉瘤，由形态较一致的增生性小圆细胞组成，细胞周界清楚，胞质颗粒状或嗜伊红色，可见单泡状脂肪母细胞（图 b）。瘤细胞无特异排列方式，多排列成片状或团块状，有时呈索状、梁状或腺样排列。部分病例中可见黏液样脂肪肉瘤区域，圆细胞成分与黏液样脂肪肉瘤区域之间可有移行。根据圆细胞成分在肿瘤内所占的比例，黏液样脂肪肉瘤分三级：Ⅰ级为<10%，即通常所说的黏液样脂肪肉瘤；Ⅱ级为 10%～25%，即混合性黏液样/圆细胞脂肪肉瘤；Ⅲ级为>25%，即圆细胞脂肪肉瘤。

免疫组化　瘤细胞表达 S-100 蛋白。

细胞遗传学　90%的病例具有 t（12;16）（q13;p11），使位于 12q13 上的 *CHOP* 基因（也称 *DDIT3* 基因）与位于 16p11 上的 *FUS* 基因（也称 *TLS* 基因）的发生融合，产生 *CHOP-FUS* 融合性基因。

鉴别诊断　①黏液纤维肉瘤：肿瘤内有时可见假脂肪母细胞，易被误诊为黏液样脂肪肉瘤，主要的鉴别点在于假脂肪母细胞的胞质内含有的是黏液而非脂滴，故阿辛蓝（AB）染色呈阳性；另一方面，黏液纤维肉瘤中的血管常为弧线状，肿瘤由梭形成纤维细胞样细胞组成，其异型程度因病例而异，部分病例中可见实质性肉瘤区域。②肌内黏液瘤：瘤细胞稀少，呈短梭形或星状，肿瘤内无脂肪母细胞，也无丛状毛细血管网。③脉管瘤：部分黏液样脂肪肉瘤中含有扩张的淋巴管样腔隙，易被误诊为淋巴管瘤，但在黏液湖的间隔内或在周围的实性区域内常可见脂肪母细胞。④其他类型的小圆细胞肉瘤：圆细胞脂肪肉瘤如肿瘤内脂肪母细胞或黏液样脂肪肉瘤区域不明显时，易被误诊为其他类型的小圆细胞肉瘤，如骨外尤文肉瘤/外周原始神经外胚层瘤等。

治疗　采取手术局部广泛性切除。

预后　容易发生局部复发，约 1/3 的病例可发生转移，后者取决于组织学分级（即圆细胞成分在肿瘤内所占的比例）：圆细胞成分如为 0～5%，转移率为 23%；5%～10% 为 35%；>25% 为 58%，总的转移率为 35%，多转移至软组织，其次为肺和骨，病死率为 31%。值得指出的是，与其他类型黏液样软组织肉瘤所不同的是，黏液样脂肪肉瘤常转移至一些不常见的部位，如腹膜后、对称肢体、腋窝或骨（特别是脊柱），可发生在肺转移之前。另有为数不少的患者可有多个病灶，可为同时性，也可为异时性，可能因肿瘤经血行转移但不能在肺内种植而引起。肿瘤内可见坏死及 TP53 阳性也是不良预后指标，p27 蛋白的表达和 MIB1（Ki67）计数与预后也有一定的关系。多灶性者即使在组织学上为Ⅰ级，预后也不佳。*FUS-CHOP* 的融合类型与预后关系不密切。

（王　坚）

duōxíngxìng zhīfáng ròuliú

多形性脂肪肉瘤（pleomorphic liposarcoma）

高度恶性的多形性肉瘤，肿瘤内含有数量不等的多形性多空泡状脂肪母细胞。本型是脂肪肉瘤中最少见的一型，所占比例不到 15%，在多形性肉瘤中占 20%。绝大多数病例发生于 50～70 岁的中老年人，偶可发生于儿童和青少年。两性均可发生，无明显的性别差异。好发于四肢，尤其是下肢，其次为躯干和腹膜后，也可位于头颈部，其他少见的部位包括前纵隔、腋下、睾丸旁、腹腔（包括肠系膜）、盆腔、胸腔内（包括肺）、心包旁、眼眶、乳腺、子宫和外阴等。绝大多数肿瘤发生于深部的软组织，少数发生于皮下。临床表现为生长迅速的肿块，体积较大，质地坚实。

诊断　依据临床表现、病理学、免疫组化和细胞遗传学检查

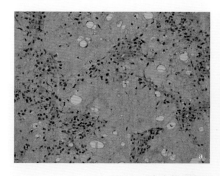
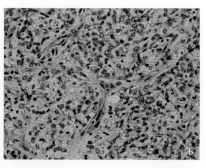

图　黏液样圆细胞脂肪肉瘤病理表现
注：a. HE×100；b. HE×200

可诊断。病理学表现，肿块呈多结节状，无包膜，质地坚实，平均直径超过 10cm。切面呈灰白色或灰黄色，常伴有坏死灶。显微镜下可见由数量不等的多形性脂肪母细胞和多形性肉瘤组成（图），后者由高度异型的梭形细胞、圆形细胞和多边形细胞组成，形态上类似未分化多形性肉瘤。多形性多空泡状脂肪母细胞的核深染、畸形，边缘常见压迹，其数量因病例而异，可以成巢或成群分布，也可呈散在性分布。电镜下可见多形性的脂肪母细胞质内可见大的融合性脂滴。免疫组化检查显示不足 50% 的病例表达 S-100 蛋白。细胞遗传学表现比较复杂，与其他类型的软组织肉瘤相似，无特异性的异常。约 1/3 的病例可有 MDM2 的扩增。

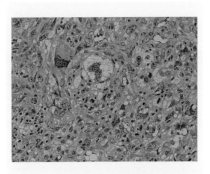

图　多形性脂肪肉瘤病理表现
（HE×200）

治疗上应被视作高度恶性的肉瘤处理。本病转移率为 30%～50%，多转移至肺，5 年生存率为 21%，病死率为 40%～50%。肿瘤位置深、体积大、核分裂象 >20/10HPF 及伴有坏死者提示预后不佳。

（陈勇）

hùnhéxíng zhīfáng ròuliú

混合型脂肪肉瘤（mixed-type liposarcoma）　由不同类型的脂肪肉瘤混合所组成的肿瘤，可为分化良好的脂肪肉瘤合并黏液样/圆细胞脂肪肉瘤，或为分化良好的脂肪肉瘤合并多形性脂肪肉瘤，或为黏液样/圆细胞脂肪肉瘤合并去分化脂肪肉瘤，或为黏液样/圆细胞脂肪肉瘤合并多形性脂肪肉瘤，比较少见，约占脂肪肉瘤的 5%。多发生于中老年人，好发生于腹膜后或腹腔内，少数可发生于纵隔和下肢（尤其是大腿）。表现为无痛性生长的肿块，体积常较巨大，部分病例可为体检时偶然发现。大体形态取决于具体的混合类型，如为分化良好型脂肪肉瘤合并黏液样/圆细胞脂肪肉瘤，则于切面可见黏液性区域。显微镜下可见以脂肪瘤样脂肪肉瘤合并黏液样/圆细胞脂肪肉瘤为例，两者之间可见相对清晰的界限（图）。发生于腹膜后和腹腔的脂肪肉瘤常伴有黏液样变性，不能诊断为混合型脂肪肉瘤。

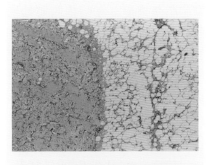

图　混合型脂肪肉瘤病理表现
（HE×40）

（王坚）

xiāntiānxìng pínghuájī cuògòuliú

先天性平滑肌错构瘤（congenital smooth mucle hamartoma）　真皮平滑肌纤维增生形成的良性皮肤肿瘤。通常为先天性，偶可发生青少年和成年人，又称竖毛肌错构瘤、先天性毛发和平滑肌痣以及先天性平滑肌痣。本病少见，好发于躯干和四肢近端的皮肤，少数病例也可发生于头颈部（如眉毛和眼睑）、阴囊和结膜等处，呈大小不等的斑块状，直径范围为 1～10cm，常有色素沉着，并常被覆明显的毛发，也可呈肉色。斑块可随着年龄的增长而增大。多数患者假达里耶（Darier）症呈阳性，即病变呈短暂性的硬结状或经摩擦后有竖毛现象。病变有时也可呈萎缩状。其他少见的情形包括丘疹样毛囊病、多灶性病变以及所谓的"米其林轮胎（Michelin tyre）婴儿"，后者常伴有其他的一些异常。临床上将本病分为四种类型：1 型为局灶型（最常见）；2 型为毛囊型；3 型为多灶型；4 型为弥漫型。显微镜下可见：病变位于真皮内，可见散在分布、排列杂乱的增生性平滑肌束，可与毛囊相连，被覆表皮可伴有棘细胞增生和基底细胞色素沉着。增生的平滑肌束无异型性，也无核分裂象。免疫组化显示平滑肌束表达平滑肌肌动蛋白（SMA）和结蛋白（desmin）。需与贝克尔（Becker）痣和竖毛肌平滑肌瘤进行鉴别。

（王坚）

pífū pínghuájīliú

皮肤平滑肌瘤（cutaneous leiomyoma）　来源于皮肤竖毛肌、外阴或血管平滑肌的良性真皮肿瘤。可分为竖毛肌平滑肌瘤、外生殖区平滑肌瘤和血管平滑肌瘤三种亚型。

临床表现　有以下几类。

竖毛肌平滑肌瘤　多发生于青少年或成年人，常为多发性，好发于面部、背部和肢体的伸侧面（尤其是小腿和上臂），呈红棕色小丘疹样，直径数毫米，可呈簇状或线状排列。病变生长缓慢，常为新旧病灶共存。常伴有疼痛感，尤其是在受到寒冷刺激时。

外生殖区平滑肌瘤　女性患

者，主要发生于外阴，特别是大阴唇，部分病例也可发生于乳头和乳晕；男性患者，主要发生于阴囊，部分病例也可发生于精索和睾丸等处。临床上表现为无痛性的结节，直径多在 2cm 以下，偶有直径达 6cm 及以上者。

血管平滑肌瘤　比较常见，多发生于 30~60 岁的成年人，女性多见。好发于下肢，尤其是小腿、踝部和足，其次可位于上肢，尤其是手和手指，偶可见位于头颈部和躯干。临床上表现为缓慢生长的孤立性小结节，近半数病例伴有疼痛，属皮肤痛性小结节之一。

组织病理学　有以下几方面。

竖毛肌平滑肌瘤　位于真皮层内，周界不清，常与周围的胶原组织相混杂，半数以上的病例伴有表皮增生。由结节状排列的平滑肌细胞组成（图 a），结节之间为宽大的纤维结缔组织间隔，类似扩大的竖毛肌，平滑肌细胞

也可呈条束状或紊乱状排列。

外生殖区平滑肌瘤　界限相对清楚，并富于细胞，形态上主要有梭形细胞型、上皮样细胞型和黏液-玻璃样变型三种类型（图 b，图 c），可混杂存在。

血管平滑肌瘤　由分化成熟的平滑肌束和厚壁血管组成，可分为实体型、静脉型和海绵状型三种亚型：①实体型内的血管数量尽管较多，但口径多较小并呈裂隙样的小静脉，周围围绕分化成熟的平滑肌细胞（图 d），有时肿瘤内可见退变性的钙化灶或脂肪组织，而瘤细胞成分相对稀疏，特别是见于一些老年患者。②静脉型内的血管为厚壁的静脉型血管，平滑肌常围绕血管呈漩涡状排列，瘤细胞与血管壁平滑肌细胞之间可见移行。③海绵状型内的血管由扩张的海绵状血管组成，间质可呈黏液样或玻璃样变性。

免疫组化　表达平滑肌肌动

蛋白（α-SMA）、肌特异性肌动蛋白（MSA）、钙调理蛋白（calponin）、结蛋白（desmin）和钙调蛋白结合蛋白（h-caldesmon），发生于外阴者可表达雌激素受体（ER）和孕激素受体（PR），不表达 HMB45。

治疗和预后　局部切除。极少复发。

（王　坚）

shēnbù ruǎnzǔzhī pínghuájīliú
深部软组织平滑肌瘤（leiomyoma of deep soft tissue）　发生于肢体深部软组织和腹、盆腔及腹膜后的平滑肌瘤。主要发生于成年人，特别是中年人。发生于肢体深部者，两性均可发生。

临床表现　肿瘤多位于肢体，尤其是大腿，位于深部皮下或骨骼肌，常伴有钙化；发生于腹盆腔及腹膜后者，主要发生于女性患者，特别是绝经期前妇女，也被称为妇科型平滑肌瘤。

诊断　依据临床表现、病理学和免疫组化检查可诊断。

病理学　肢体深部平滑肌瘤：周界清晰，直径 2.5~15cm，平均 7.7cm，多数为 5cm 左右，切面呈灰白色，编织状，质地坚韧。腹、盆腔和腹膜后平滑肌瘤：周界也比较清晰，但肿瘤的体积相对较大，平均直径为 14~16cm，范围为 2.5~37cm，切面呈灰白色或灰红色，部分病例可呈黏液样。显微镜下可见，肢体深部平滑肌瘤由条束状或交织状排列的平滑肌束组成，核无异型性，核分裂象罕见，肿瘤内也无凝固性坏死，但部分病例伴有钙化（图 a）。腹、盆腔和腹膜后平滑肌瘤的镜下形态与子宫平滑肌瘤相似（图 b），除条束状或交织状排列的平滑肌束外，瘤细胞也可呈索样或梁状排列，在一些体积较大的肿

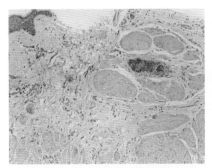
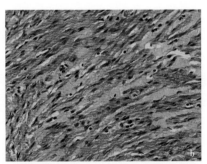
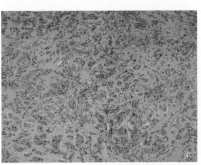
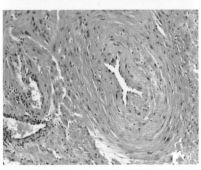

图　皮肤平滑肌瘤病理表现
注：a. HE×100；b. HE×200；c. HE×100；d. HE×100

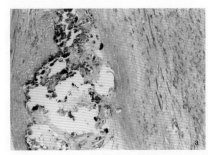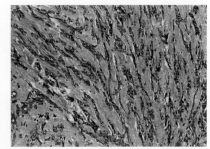

图　深部软组织平滑肌瘤病理表现（HE×100）

瘤中，间质可伴有玻璃样变性、钙化或黏液样变性等退形性改变。约20%的腹、盆腔及腹膜后平滑肌瘤中可见核分裂象，但不超过5/50HPF，且无病理性核分裂，瘤细胞无异型性，肿瘤内也不见凝固性坏死。

免疫组化　瘤细胞表达平滑肌肌动蛋白（α-SMA）、肌特异性肌动蛋白（MSA）、结蛋白（desmin）和钙调蛋白结合蛋白（h-caldesmon），不表达HMB45。腹、盆腔及腹膜后平滑肌瘤中的瘤细胞常表达雌激素受体（ER）和孕激素受体（PR）。

鉴别诊断　对于一个体积较大、发生于肢体深部的平滑肌肿瘤，在诊断为良性平滑肌瘤之前，一定要注意多取材和多作切片，因为一些分化良好的平滑肌肉瘤完全可以有核分裂不活跃、形态上酷似良性平滑肌瘤的区域；而对于一个发生腹、盆腔及腹膜后的平滑肌肿瘤，特别是当患者为中年妇女时，在诊断为分化良好的平滑肌瘤之前，应注意与深部平滑肌瘤相鉴别，发生于腹、盆腔及腹膜后的平滑肌肉瘤一般不表达ER和PR。

治疗和预后　完整切除肿瘤。极少数病例可发生局部复发，多因初次手术切除不净所致。

（王春萌）

qiǎnbiǎoxìng pínghuájī ròuliú
浅表性平滑肌肉瘤（superficial leiomyosarcoma）　发生于躯体浅表部位的平滑肌肉瘤。包括真皮或真皮内平滑肌肉瘤、皮下平滑肌肉瘤和继发性平滑肌肉瘤三种类型。因真皮内平滑肌肉瘤经完整性切除以后预后较好，有学者建议采用"真皮内非典型性平滑肌肿瘤"的名称。真皮平滑肌肉瘤可发生于任何年龄段，但多发生于50~70岁的中老年人，极少发生于儿童。男性多见。

临床表现　真皮平滑肌肉瘤好发于四肢的伸侧面，特别是近心端，也可位于躯干和头颈部。多表现为单个结节，无痛性或无特殊症状，也可伴有疼痛或触痛。起病之初生长均较缓慢，部分病例在随后的时间里可迅速增大。结节直径为0.4~6.0cm，但大多数病例在2.0cm以下。偶可为多灶性，通常为皮肤外平滑肌肉瘤转移至皮肤所致。真皮平滑肌肉瘤在有免疫抑制、接受器官移植或HIV感染的人群中有较高的发病率。临床上，发生于头颈部者易被误诊为基底细胞癌、鳞状细胞癌、真皮纤维瘤和化脓性肉芽肿等。皮下平滑肌肉瘤位于皮下脂肪组织内，被覆表皮常可被推动。皮下平滑肌肉瘤的结节比真皮平滑肌肉瘤略大，周界相对比

较清晰，患者也可有疼痛或触痛感。继发性平滑肌肉瘤多发生于头皮和躯干，多为腹膜后平滑肌肉瘤或子宫平滑肌肉瘤转移所致（图1）。

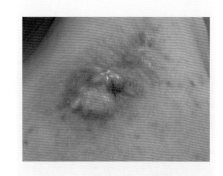

图1　浅表性平滑肌肉瘤外观

诊断　依据临床表现和病理学检查可诊断。真皮平滑肌肉瘤位于真皮内，周界不清，常见瘤细胞向周边的胶原纤维组织内穿插性生长，并可延伸至皮下组织内。肿瘤由交织条束状排列的梭形细胞组成（图2），瘤细胞的胞质呈深嗜伊红色，含有纵行肌丝，马森（Masson）三色呈红色，核两端平钝或呈雪茄样。瘤细胞显示程度不等的异型性，可见核分裂象，常>1/10HPF，肿瘤内出血或坏死不明显。少数病例中，瘤细胞呈圆形或卵圆形，也称上皮样平滑肌肉瘤，或瘤细胞呈颗粒细胞样，或间质内伴有大量的纤维结缔组织增生，也称硬化性或促结缔组织增生性平滑肌肉瘤，偶可伴有破骨样巨细胞。瘤细胞主要有两种生长方式，一种呈结节状；另一种呈弥漫状，前者细胞丰富，核分裂象易见；后者细胞相对稀疏，瘤细胞分化良好，核分裂活动不明显。

治疗和预后　治疗上采取手术局部广泛切除，边缘至少应有2cm，并确保基底部阴性。真皮平滑肌肉瘤的预后较好，局部复发

率为 5%～30%，复发病例多为切缘阳性者，一般不发生远处转移。皮下平滑肌肉瘤的局部复发率为 50%～70%，部分有转移，转移率为 30%～40%，多转移至肺、肝和骨等部位。

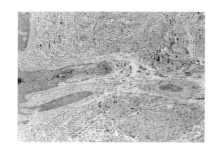

图2　浅表性平滑肌肉瘤病理表现（HE×100）

（陈　勇）

shēnbù ruǎnzǔzhī pínghuájī ròuliú

深部软组织平滑肌肉瘤 （leiomyosarcoma of deep soft tissue）

发生于深部软组织的平滑肌肉瘤，瘤细胞显示平滑肌细胞分化。本瘤占所有软组织肉瘤的 5%～10%。多发生于中老年人，儿童和青少年也可发生，但比较少见。

临床表现　绝大多数病例发生于腹膜后或腹腔、盆腔，少数病例位于四肢和躯干，偶可见于睾丸旁、肺、胃肠道、膀胱、前列腺、卵巢、头颈部和骨等处。约 2/3 的腹膜后平滑肌肉瘤发生于女性，中位年龄为 60 岁。临床症状包括腹胀、腹痛和腹部包块，以及体重减轻、恶心和呕吐等。术中常见肿块累及周围组织，如肾、胰和腰椎，往往不能完整切除。

诊断　依据临床表现、病理学和免疫组化检查可诊断。

病理学　位于腹膜后者体积多较大，平均直径达 16cm，位于肢体者相对较小，平均直径为

6cm。切面分化较好者呈灰白色编制状，质地坚韧，分化较差者呈灰白色鱼肉状，可伴有灶性出血、坏死或囊性变，类似其他类型的软组织肉瘤（图1）。显微镜下，根据瘤细胞的分化程度可分为分化较好（或Ⅰ级）、分化中等（或Ⅱ级）和分化较差（或Ⅲ级）：①分化较好的平滑肌肉瘤：由平行束状或交织束状排列的平滑肌样细胞组成（图2a），胞质丰富，深嗜伊红色，含有纵行肌丝，马森（Masson）三色呈红色，核居中，两端平钝或呈雪茄样，瘤细胞异型性不明显，核分裂象少见（<4/10HPF），局部区域可见散在核深染形状不规则的瘤巨细胞，肿瘤内坏死不明显。②分化中等的平滑肌肉瘤：在形态上与分化较好的平滑肌肉瘤相似，但瘤细胞密度高，异型性也较为明显，核分裂象易见（图2b），肿瘤内多富于血管，并常见瘤细胞围绕血管生长，部分区域可呈血管外皮瘤样排列，肿瘤内常见

凝固性坏死（图2c）。③分化较差的平滑肌肉瘤：瘤细胞显示明显的多形性和异型性（图2d），常见多核性瘤巨细胞，核分裂象（包括病理性）易见，肿瘤性坏死也较为常见。有时瘤细胞的平滑肌样分化特征不明显，常需经免疫组织化学检查证实。

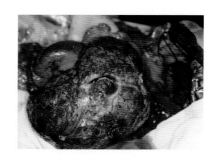

图1　深部软组织平滑肌肉瘤外观

除上述经典的形态之外，平滑肌肉瘤还有以下一些形态学变异：①瘤细胞呈上皮样，也称上皮样平滑肌肉瘤。②肿瘤内可见较多散在性分布的破骨样多核巨细胞，也称富于破骨样巨细胞的

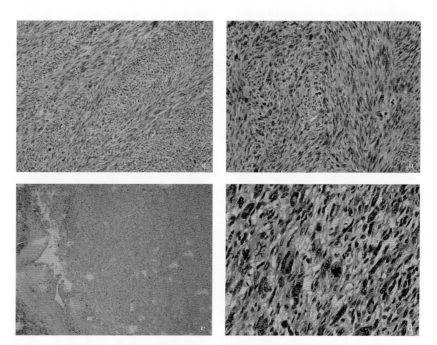

图2　深部软组织平滑肌肉瘤病理表现

注：a. HE×100；b. HE×200；c. HE×100；d. HE×400

平滑肌肉瘤。③瘤细胞伴有颗粒样变性，也称颗粒细胞平滑肌肉瘤。④肿瘤的间质内可见大量的慢性炎症细胞浸润，也称炎症性平滑肌肉瘤。⑤肿瘤的一部分区域类似未分化多形性肉瘤，但在局部区域仍可见到经典平滑肌肉瘤的形态，两者之间可有相对清楚的界限，也可为逐渐移行，此型也称多形性平滑肌肉瘤。⑥瘤细胞偶可呈横纹肌样形态，也称具有横纹肌样形态的平滑肌肉瘤，往往提示肿瘤具有较高的侵袭性。

电镜下胞质内可见平行排列、伴有致密斑的肌动蛋白微丝、附着斑及吞饮囊泡，细胞周围可见完整或不完整的基底膜。

免疫组化　瘤细胞弥漫强阳性表达平滑肌肌动蛋白（α-SMA）、肌特异性肌动蛋白（MSA）、钙调蛋白结合蛋白（h-caldesmon）和钙调理蛋白（calponin），70%~80%的病例表达结蛋白（desmin），约30%的腹膜后平滑肌肉瘤尚可灶性表达CD34，不表达CD117。

鉴别诊断　主要应与纤维肉瘤、低度恶性肌成纤维细胞性肉瘤、恶性周围神经鞘膜瘤、胃肠道外间质瘤和富于细胞的平滑肌瘤相鉴别，多形性平滑肌肉瘤应注意与未分化多形性肉瘤相鉴别。特殊染色和免疫组化标记对与上述一些肿瘤的鉴别诊断多有帮助。

治疗和预后　采取手术局部广泛切除。位于腹膜后和腹、盆腔的平滑肌肉瘤患者预后较差，肿瘤多>10cm，常难以完整切除，不仅可发生局部复发，还可导致远处转移，多转移至肝和肺。位于周围软组织的平滑肌肉瘤，局部复发率为10%~25%，转移率为45%，多转移至肺，5年生存率为64%。位于躯体的平滑肌肉

瘤，如患者年龄超过62岁，肿瘤体积>4cm，位置深，有凝固性坏死，FNCLCC分级指数高，肿瘤侵犯血管，前次活检时肿瘤被破碎或未完整切除，提示患者预后不佳。

（师英强）

héngwénjīliú

横纹肌瘤（rhabdomyoma）　由成熟横纹肌细胞组成的良性间叶性肿瘤。分为心脏横纹肌瘤和非心脏性横纹肌瘤，后者又分为成年型、胎儿型和生殖道型三种类型。

临床表现　有以下几种表现。

成年型横纹肌瘤　好发于成年人的头颈部，表现为上呼吸道和上消化道黏膜息肉状病变或颈部浅表软组织内的孤立性肿块，其中黏膜的好发部位依次为喉、口腔（舌、口底、软腭或颊黏膜）和咽。患者无疼痛或触痛感。部分病例可因肿瘤阻塞咽或喉而产生声音嘶哑、呼吸困难和吞咽困难等症状。70%的病例为孤立性，26%的病例为多结节性，4%的病例为多中心性。

胎儿型横纹肌瘤　好发于3岁以下婴幼儿的头颈部，可分为经典型和中间型两种主要类型，前者多发生于1岁以内的婴幼儿，后者发生于成年人者较儿童多见，主要发生于头颈部。少数胎儿型横纹肌瘤伴有痣样基底细胞癌综合征（Gorlin-Goltz综合征）。

生殖道型横纹肌瘤　好发于中青年妇女的生殖道，表现为阴道、宫颈和外阴部缓慢生长的息肉状肿块或囊肿，少数病例也可发生男性的睾丸鞘膜、附睾和前列腺等处。

诊断　依据临床表现、病理学和免疫学检查可诊断。

病理学　肿块周界清晰，呈

圆形、分叶状或息肉状，深褐色、红棕色、暗粉红色或灰白色，平均直径3cm，切面可呈颗粒状或胶冻样。显微镜下有以下几方面表现。

成年型横纹肌瘤　显示成熟性骨骼肌分化，由周界清晰的小叶组成，小叶内由排列紧密、嗜伊红色或透亮的大圆形或多边形细胞组成（图1），瘤细胞的边界清晰，胞质丰富，嗜伊红色、颗粒状，或因富含糖原而呈透亮状或空泡状，多数病例于胞质内可见横纹，还可见棒状或杂草样的结晶样物质。

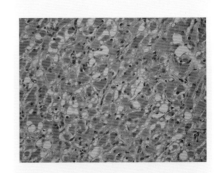

图1　成年型横纹肌瘤病理表现
（HE×200）

胎儿型横纹肌瘤　显示不成熟性骨骼肌分化，又分为：①经典型：主要由原始间质细胞、梭形细胞和不成熟骨骼肌纤维组成（图2），后者类似于7~10周胎龄的胎儿肌管，细胞之间为大量黏液样的基质。胞质内的横纹在HE染色下不易找见，但在马森（Masson）染色或磷钨酸苏木精染色下较为清晰。②中间型：介于成年型横纹肌瘤与经典型横纹肌瘤之间，主要由大量分化性的骨骼肌纤维组成，可见带状或节细胞样的横纹肌母细胞，梭形间质细胞稀少或无，间质黏液样变不明显。瘤细胞无异型性，核分裂

nin）多为灶性阳性，可为阴性。本病需与具有硬化性或软骨样基质的肿瘤鉴别，如骨外骨肉瘤、骨外软骨肉瘤、血管肉瘤、硬化性上皮样纤维肉瘤和周围神经肿瘤（如神经纤维瘤和恶性周围神经鞘膜瘤）等。

治疗方面，放疗及化疗似乎效果较好，但限于病例及随访时间有限，还有待于更多病例的积累和观察。建议采用包括手术在内的综合性治疗。部分病例可发生局部复发和远处转移。

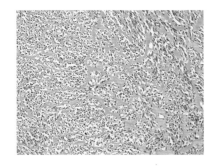

图　硬化性横纹肌肉瘤病理表现（HE×200）

（王　坚）

rǔtóuzhuàng xuèguǎn nèipí zēngshēng

乳头状血管内皮增生（papillary endothelial hyperplasia）

局限于血管内的内皮细胞反应性增生，常因血栓形成而引起，属于机化性血栓的一种不寻常类型，又称旺盛性血管内血管内皮瘤或马森（Masson）假血管肉瘤，因组织学上由衬覆分化性内皮细胞的乳头簇组成，与分化良好的血管肉瘤相似，易被误诊。多发于青年人，两性均可发生。好发于头颈部、手指和躯干的扩张静脉，多呈浅表部位（真皮深层或皮下）坚实的小结节，直径多小于2cm，被覆表皮呈蓝色。

依据临床表现、病理学和免疫学检查可诊断。病理学表现，结节呈紫红色，多囊性，可含有凝血块或血栓，由一层纤维性假包膜所包绕，其内含有残留的平滑肌或原有血管壁的弹力纤维组织。显微镜下，原发性病例中的多数与血栓关系密切，并常见扩张的薄壁静脉。病变早期，增生的内皮细胞沿血栓的轮廓表面生长，并形成以纤维素为轴心的粗乳头状结构。典型病例则以附着于血管壁向腔内生长的无数纤细乳头为特征，乳头表面衬覆单层肥胖或肿胀的内皮细胞，其轴心为胶原化的纤维组织（图）。免疫组化检查：内皮细胞表达CD31、CD34、F8、UEA-1和FKBP12。需与以下两种肿瘤鉴别：①血管肉瘤：不局限于血管内生长，尚可见实性细胞成分。肿瘤性增生的内皮常在两层以上。瘤细胞异型性明显，并可见较多核分裂象，有时可见坏死。②血管内乳头状血管内皮瘤：主要发生于儿童，由扩张的薄壁血管组成，但腔内机化性血栓并不常见。衬覆的内皮细胞常呈鞋钉样或火柴头样向腔内突出，有时可在腔内成簇生长，并形成乳头状结构，增生的血管周围常见淋巴细胞浸润。

治疗上采取手术局部切除。本病系良性瘤样病变，可能是一

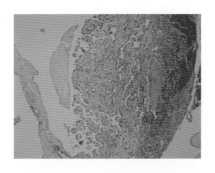

图　乳头状血管内皮增生病理表现（HE×40）

种血栓机化引起的继发性改变。对于原发性病变，局部切除后极少复发；对于继发性病变，应针对各种类型的前驱性血管病变而作出相应的处理。

（王春萌）

shènxiǎoqiúyàng xuèguǎnliú

肾小球样血管瘤（glomeruloid hemangioma）

反应性的血管增生，在扩张的血管腔内可见增生的毛细血管袢，类似肾小球，故而得名。常发生于伴有多灶性卡斯尔曼（Castleman）病和POEMS综合征的患者，表现为躯干或近端肢体皮肤出现红色或紫色丘疹性病变，直径数毫米。POEMS综合征即多神经病、器官肿大（肝、脾大、淋巴结肿大）、内分泌病（闭经、男性乳房发育、不耐葡萄糖、甲状腺功能低下、肾上腺功能不全、性无能）、M蛋白（骨髓浆细胞增多、异常蛋白血症）和皮肤病变（血管瘤、色素沉着、多毛症、皮肤增厚）。依据临床表现、病理学和免疫学检查可诊断。显微镜下可见：病变主要位于真皮浅层内，可见多个扩张性的血管，在扩张的血管腔内可见增生的毛细血管，类似肾小球毛细血管袢，形成所谓的"血管在血管内"图像（图）。毛细血管袢之间可见胞质透亮的大圆形细胞，胞质内偶见过碘酸希夫（PAS）

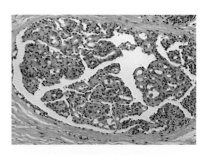

图　肾小球样血管瘤病理表现（HE×100）

阳性的嗜伊红色玻璃样小球,后者为免疫球蛋白的沉积。免疫学检查显示血管内皮细胞表达CD31、CD34和F8。本病需与获得性簇状血管瘤、钉突样血管瘤、分叶状毛细血管瘤等鉴别。治疗上采取手术切除可获治愈。

(王 坚)

xuèguǎnliú

血管瘤(hemangioma) 起源于残余的胚胎成血管细胞,活跃的内皮样胚芽向邻近组织侵入,形成内皮样条索,经管化后与遗留下的血管相连而形成的先天性良性肿瘤或血管畸形。常见的血管瘤包括毛细血管瘤、海绵状血管瘤、获得性簇状血管瘤、静脉型血管瘤和深部血管瘤。

临床表现 有以下几方面。

毛细血管瘤 主要由毛细血管组成的血管瘤,也称分叶状血管瘤,是婴幼儿最常见的血管瘤,新生儿发病率为1%,占所有血管肿瘤的32%~42%。多见于儿童,常发生于生后数年内。可发生于任何部位,但好发头面部,尤以口唇及眼睑部为多见,其次见于颈部和躯干的皮肤。

海绵状血管瘤 主要由扩张的薄壁大血管组成的血管瘤,比毛细血管瘤少见,但从发病年龄和发生部位上与毛细血管瘤相仿,不同之处在于,病变位置较深、体积较大,边界多不清,且多数不会自发性消退。除好发于躯体外,各内脏均可发生,尤以肝最多见。部分病例伴有多灶性内生性软骨瘤的马富奇(Mafucci)综合征,伴有血小板减少性紫癜的巨海绵状血管瘤称为卡-麦(Kasbach-Merritt)综合征,或伴有皮肤和胃肠道多发性血管瘤的蓝色橡皮疱样痣综合征(BRBNS)。

获得性簇状血管瘤 又称中

川血管母细胞瘤或获得性进展性毛细血管瘤,好发于青少年,男女均可发生,无明显性别差异。表现为躯干上部和颈部缓慢扩展的红斑和斑块,常伴有皮下结节。

静脉型血管瘤 由大小不等的厚壁静脉型血管所组成的血管瘤。主要好发于成年人,肿瘤多位于深部软组织,如后腹膜、肠系膜和四肢的肌肉,病程通常较长,呈缓慢性生长。因血管内可含有静脉石,故影像学有时可见有钙化现象。

深部血管瘤 发生于深部软组织的血管瘤,包括肌内血管瘤、滑膜血管瘤、神经内血管瘤和淋巴结内血管瘤四种类型。可发生于任何年龄,但大多数发生于青年人,其中80%~90%的病例发生于30岁之前,无性别差异。好发于下肢,特别是大腿部肌肉,其次为头颈部、上肢和胸壁,但毛细血管型肌内血管瘤则多发生于头颈部。少数病例可位于纵隔或腹膜后。临床上多表现为缓慢生长的肿块,常有痛感。影像学

检查常可见钙化,多为病变内的静脉石或化生骨所致,对术前诊断多有帮助。患者并无外伤史。

诊断 依据临床表现、病理学和细胞遗传学检查可诊断。

病理学 毛细血管瘤隆起于皮肤,边界清晰,鲜红色或紫红色,直径数毫米至2~3cm,加压不褪色,也不缩小。海绵状血管瘤由扩张成海绵状的血管组成。静脉型血管瘤界限不清,有扩张的血管性腔隙组成,腔内充满血液。显微镜下有以下几种表现。

毛细血管瘤 病变位于真皮内,由增生的毛细血管组成。增生的毛细血管呈分叶状或结节状排列(图1a),小叶间为纤维结缔组织,小叶内可见管径较大的营养性血管。病程较长者,间质可出现明显的纤维化。部分病例于血管之间可见急性或慢性炎症细胞浸润,间质多呈黏液水肿样,内皮细胞和间质细胞有时可见较多的核分裂象,也称化脓性肉芽肿或肉芽肿型血管瘤。

海绵状血管瘤 由扩张的薄

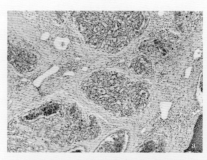
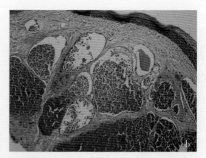
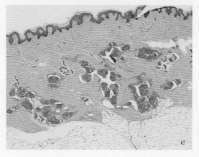
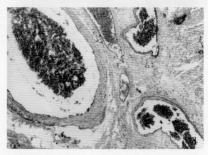

图1 血管瘤病理表现
注:a. HE×40; b. HE×100; c. HE×40; d. HE×100

壁大血管组成，管壁为扁平的内皮细胞，腔内充满血液（图1b）。血管腔内常见新鲜或机化的血栓形成，可伴有内皮细胞的乳头状增生。扩张的血管被细胞稀少的粗大纤维性间隔分隔。部分肿瘤具有海绵状和毛细血管两种血管瘤的特点，或在灶性区域可见毛细血管瘤的形态。

获得性簇状血管瘤 病变位于真皮网状层内，由增生的不规则性毛细血管型血管结节组成（图1c）。结节周边可见扩张成新月形的血管腔，结节常呈炮弹头样向腔内突出。结节内实性的毛细血管性血管区域，其管腔原始、不明显，主要由增生的梭形和短梭形细胞组成，周边的血管呈狭窄状或裂隙样，有点类似卡波西肉瘤。

静脉型血管瘤 由扩张的静脉组成（图1d），管腔衬覆的内皮细胞扁平，不太明显，管壁较厚，管壁平滑肌不如正常静脉整齐，常不规则地伸入到周围软组织中。管腔内可有机化血栓及伴有钙化。

深部血管瘤 肌内血管瘤由分化好的血管组成，可分为毛细血管型、海绵状型或混合型。毛细血管型为肌纤维间可见增生的小毛细血管，内皮细胞肥胖，可见管腔形成（图2）。海绵状血管型由大的血管组成，内皮细胞扁平，除血管外，常含有脂肪组织，曾被认为肌肉浸润性血管脂肪瘤或良性间叶瘤。混合型则由管腔大不一的血管混合组成，包括毛细血管、静脉、小动脉和淋巴管样腔隙。

细胞遗传学 少数毛细血管瘤病例为家族性，可能与位于5号染色体上基因突变有关，包括成纤维细胞生长因子（FGF）、血小板衍化生长因子（PDGF）和脉管内皮生长因子受体（VEGF）。

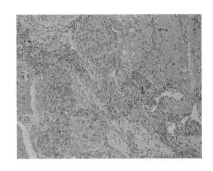

图2 深部血管瘤病理表现（HE×100）

治疗 70%的毛细血管瘤病例在数月至数年内可自发性消退，常采取保守性治疗。其他类型的血管瘤视具体情况而定，可采取手术切除。

（陈 勇）

shàngpíyàng xuèguǎnliú

上皮样血管瘤（epithelioid hemangioma） 内皮呈上皮样的良性血管肿瘤。曾称为血管淋巴组织增生伴嗜酸性粒细胞增多症（ALHE）。多发生于西方人，东方人较为少见。好发于女性，发病高峰为20~40岁，中位年龄为32岁。病史较短，一般为数月。好发于头颈部，如前额、耳周和头皮，手指末端和躯干也可发生，偶可发生于舌、淋巴结、骨、睾丸和阴茎。多表现为单发的皮下小结节或暗红色丘疹样病变，可有瘙痒感，平均直径在1cm以下。部分病例有外伤史。临床上常被诊断为表皮囊肿和血管瘤（包括化脓性肉芽肿）等。

依据临床表现、病理学和免疫学检查可诊断。组织病理学显示病变位于皮下或真皮内，周界清楚，偶可累及深部的软组织。起自于血管或位于静脉内，多数病例由略呈分叶状的成簇毛细血管型小血管组成，部分病例也可由中至大的血管组成。多数血管衬以胞质丰富、深嗜伊红色的上皮样内皮细胞，其边缘可呈扇贝样、鹅卵石样、墓碑石样或钉突样向腔内。病例于增生血管的周围可见轻至中度的慢性炎症细胞浸润，包括淋巴细胞、嗜酸性粒细胞、肥大细胞和浆细胞（图）。免疫组化检查显示内皮细胞表达CD31、CD34和F8。本病需与木村（Kimura）病鉴别（表）。

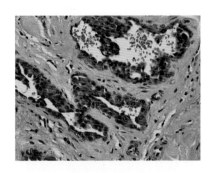

图 上皮样血管瘤病理表现（HE×400）

治疗上采取局部完整切除。高达33%的病例可发生局部复发，尚不清楚是因血管畸形（如动静脉瘘）引发的再生还是真正的肿瘤性复发。

（王 坚）

suōxíngxìbāo xuèguǎnliú

梭形细胞血管瘤（spindle cell hemangioma） 发生于浅表软组织，由海绵状血管瘤样区域和实性梭形细胞区域组成的良性血管肿瘤。海绵状血管腔隙内有时可见机化性血栓及静脉石。曾称为梭形细胞血管内皮瘤，并被认为是中间性肿瘤。可发生于任何年龄，但好发于20~40岁的青年人，男性略多见。多发生于四肢远端，部分病例也可位于躯干和头颈部等处。多表现为皮肤或皮下单个结节，无色或浅蓝色，部分患者

表 上皮样血管瘤与木村病的鉴别诊断

	木村病	上皮样血管瘤
流行病学	东亚	西方
性别	男性多见	女性多见
中位年龄（岁）	45	32
临床表现	肿块、肿胀	小结节、丘疹
平均大小（cm）	3	1
临床诊断	肿块或淋巴上皮病	表皮囊肿、血管瘤
淋巴结累犯	常见	无
外周血嗜酸性粒细胞	增多	少见
血清 IgE	升高	正常
淋巴滤泡	常见	罕见
嗜酸性粒细胞浸润	非常明显	轻至中度或不明显
嗜酸性微脓肿	可见	无
内皮细胞形态	扁平或肿胀	上皮样
内皮细胞分布	限于腔面	腔面、腔内及血管周

可伴有疼痛感。30%～40%的患者可为多发性，但病灶多分布于同一区域内。约5%的患者可同时伴有马富奇（Maffucci）综合征，少数患者伴有血管骨肥大综合征［克利佩尔-特雷诺内（Klippel-Trenaunay）综合征］或静脉曲张。

依据临床表现、病理学和免疫组化检查可诊断。病理学表现，呈单个或多个红色或紫红色小结节，周界相对清楚，但无包膜，直径在 0.3～11cm，多不超过2cm。切面质软，呈腔隙状或为出血性，常可见血栓，偶见内含白色珍珠状的静脉石，或表现为质地坚实、伴有出血灶的实性灰白色结节。显微镜下可见病变位于真皮或皮下，主要由海绵状血管瘤样区域和实性梭形细胞区域两种成分组成，两种成分在不同病例之间比例不等，但梭形细胞成分常占主导地位，海绵状血管瘤样区域内的血管多为扩张的薄壁血管，部分病例中于扩张的血管腔内可见新鲜或机化的血栓，可伴有钙化。梭形细胞外，实性区域内有时可见小簇分布的上皮样空泡状细胞（图）。免疫组化检查：梭形细胞表达波形蛋白（vimentin），内皮性标志物为阴性。需与海绵状血管瘤和卡波西肉瘤等相鉴别。治疗上采取手术局部切除。肿瘤切除后可局部复发，但从不转移。

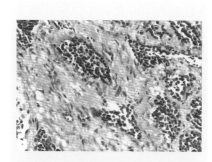

图 梭形细胞血管瘤病理表现（HE×400）

（王 坚）

dìngtūyàng xuèguǎnliú

钉突样血管瘤（hobnail hemangioma）

内皮细胞呈平头钉样形态的良性血管肿瘤。曾称靶样含铁血黄素沉着性血管瘤。好发于青年人，平均年龄为30岁，年龄范围为6～72岁，男女发病率相近。多发生在四肢、躯干、臀部和头颈部的皮肤，呈血管瘤样或带有色素的外生性肿块。依据临床表现、病理学和免疫组化检查可诊断。病理学表现，大体形态为单个结节，周界清楚，血管瘤样或呈棕红色，0.4～2cm，平均1.0cm。显微镜下可见病变位于真皮层内，由真皮浅层扩张的海绵状样血管和深部不规则的狭窄性血管组成，血管周围的间质内可见红细胞渗出和多少不等的含铁血黄素沉着。浅层扩张的血管其内衬的内皮细胞呈特征性的平头钉样或火柴头样（图）。免疫组化检查：钉样的内皮细胞表达CD31，50%的病例表达血管内皮细胞生长因子（VEGFR-3），少数病例表达CD34。治疗上采用局部完整切除。预后呈良性经过。

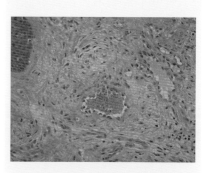

图 钉突样血管瘤病理表现（HE×200）

（王 坚）

dòu'ànxìbāo xuèguǎnliú

窦岸细胞血管瘤（littoral cell angioma）

发生于脾的特殊类型血管瘤，瘤细胞起自衬覆于脾红髓的窦岸细胞或向窦岸细胞分化，兼具内皮细胞和组织细胞的一些形态和免疫学特征。

临床表现 可发生于任何年

龄组，但多见于中年人，中位年龄为49岁，无性别差异。患者多因原因不明的脾大、脾功能亢进、血小板减少或贫血而就诊，部分患者可有发热症状，于脾切除后减轻。少数病例因患非霍奇金淋巴瘤而作脾切除时或在作外科修补性手术时偶然发现。近1/3的病例伴发其他部位的恶性肿瘤，包括非霍奇金淋巴瘤、结直肠癌、肾癌、非小细胞性肺癌、胃肠道间质瘤和胰腺癌。

诊断　依据临床表现、病理学和免疫组化检查可诊断。

病理学　通常由多个周界清晰充满血液的海绵状、囊性结节组成，直径为0.2~9cm，偶尔为单个结节，或肿块巨大完全替代脾实质。显微镜下可见结节位于红髓，周界清楚，由大小不一、互相吻合成网的血管腔组成，一部分血管的腔隙呈狭窄状，略宽于脾窦，另一些血管则呈扩张的囊状。多数病例内可见突向血管腔的乳头结构，其轴心为纤维性间质，乳头表面衬覆单层的内皮细胞。内皮细胞有两种类型，一种与脾窦的内衬细胞相似，核小位于细胞底部，染色质深；另一种细胞为高柱状的内皮细胞，核大，染色质呈空泡状，可见小核仁，部分核呈肾形或可见核沟。内皮细胞无异型性，核分裂象也难以找见，胞质内常见嗜伊红色小体（图）。电镜下可见瘤细胞的胞质可见溶酶体和怀布尔-帕拉德（Weibel-Palade）小体。

免疫组化　内皮细胞表达CD31、F8、BMA120和UEA-1，高柱状的内皮细胞不表达CD34，低、扁平的内皮细胞偶可表达CD34，大多数还表达CD68、抗胰蛋白酶（α1-AT）、溶菌酶（lysozyme）和组织蛋白酶D（cathepsin-D），并表达C3d补体的受体CD21，不表达CD8。

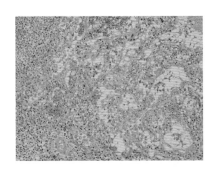

图　窦岸细胞血管瘤病理表现
（HE×100）

鉴别诊断和预后　最主要与发生于脾的血管肉瘤相鉴别。脾血管肉瘤好发于50~70岁的中老年人，临床上多有明显的症状，包括左上腹痛、虚弱无力、体重减轻和发热等，病程多较短。体检时常可发现脾大，因自发性脾破裂而形成的血腹也不少见。实验室检查常显示正常色红细胞性贫血，继之以血小板减少。患者预后差，容易发生早期转移和全身性播撒，转移率达70%~85%，常见的转移部位包括肝、肺、淋巴结和骨，其他少见的部位包括脑、软组织和肾上腺。中位生存期为5~6个月，大多数患者在3年内死亡。大体上，病变脾的平均重量超过1000g，常见破裂现象，常为多结节性，结节直径为1~18cm，常伴有出血、囊性变和坏死。组织学形态各异，可见吻合交通状的血管网，部分病例中还可见实性区域，内皮细胞有异型性，可见核分裂象，除表达CD31外，还表达CD34，部分病例也可表达CD68。

（王　坚）

jùxìbāo xuèguǎnmǔxìbāoliú

巨细胞血管母细胞瘤（giant cell angioblastoma）　好发于新生儿和婴儿的血管性肿瘤，由结节状增生的小血管组成，结节内可见散在的多核巨细胞。病变位于前臂、软腭、右手、头皮和骨，发生于黏膜或皮肤者并可伴有溃疡形成。显微镜下可见病变呈结节状，结节的中央为小血管，其内衬的内皮细胞较肥胖，在小血管的周围为同心圆状或洋葱皮状排列的软圆形至梭形细胞，部分结节内可见散在的多核巨细胞（图），类似非坏死性肉芽肿性病变。在其他区域或在病变的边缘，可见较多的血管，可呈血管瘤样。电镜下显示软圆形至梭形细胞具周细胞分化，多核巨细胞则具组织细胞样形态。免疫组化检查：内皮细胞表达F8和CD31，软圆形至梭形细胞表达平滑肌肌动蛋白（α-SMA）和波形蛋白（vimentin），多核巨细胞表达KP-1。本病应注意与丛状纤维组织细胞瘤、巨细胞成纤维细胞瘤和肌周细胞瘤相鉴别。治疗上采取将肿瘤完整切除，对难以完整切除的病例，可采用α-2b干扰素治疗。

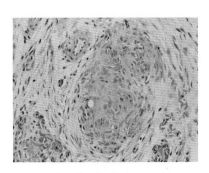

图　巨细胞血管母细胞瘤病理表现（HE×200）

（王　坚）

xuèguǎnliúbìng

血管瘤病（angiomatosis）　弥漫性和持续性的血管增生，多累及躯体的很大一部分，或病变呈连续性分布，有时可为多灶性。半数以上的病例发生在 20 岁以内，几乎所有的病例均在 40 岁以内。女性略多见。半数以上发生于下肢，其次可位于胸壁、腹部和上肢。病变呈弥漫性生长，主要有两种方式，一种呈垂直性，累及皮下、骨骼肌及骨，表皮颜色多有改变；另一种累及同一种组织，如多组肌肉。依据临床表现、影像学和病理学检查可诊断。CT 显示周界不清的肿块，可见扭曲的大血管影。病理学表现，病变因含有较多的脂肪组织而类似脂肪瘤，大小从数毫米至 10～20cm。显微镜下显示两种结构，一种由大的厚壁静脉、海绵状毛细血管和毛细血管混合组成，特点表现为在大的厚壁静脉旁或血管壁内可见成簇的小血管；另一种类型由毛细血管瘤组成，可见散在的较大的营养性血管，弥漫性累及周围的软组织，如脂肪和肌肉。本病主要应与肌内血管瘤相鉴别。局部复发率为 90%，40% 在 5 年内多次复发（图）。

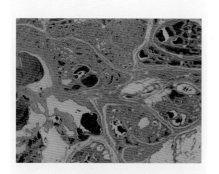

图　血管瘤病病理表现
（HE×40）

（师英强）

línbāguǎnliú

淋巴管瘤（lymphangioma）

由海绵状或囊状扩张的淋巴管组成的肿瘤或畸形，间质常伴有淋巴细胞聚集灶，是淋巴管的良性过度增生。与血管瘤相比，相对少见，仅占所有血管肿瘤的 4% 左右。绝大多数均为良性。

临床表现　可分成以下四种亚型。

海绵状淋巴管瘤　大多在出生时即出现或发生于 1 岁以内，少数病例也可发生于成年人，两性均可发生，好发于口腔（如舌）、四肢、肠系膜和腹膜后。

囊状淋巴管瘤或囊状水瘤　与海绵状淋巴管瘤相似，但好发于头颈部、腋下和腹股沟，常伴有特纳（Turner）综合征。

局限型淋巴管瘤　好发于婴幼儿的肢体，常伴有海绵状淋巴管瘤、囊性淋巴管瘤或淋巴管瘤病，而发生于成年人的病例，多与放射治疗或慢性淋巴水肿有关，多认为是一种淋巴管扩张。局限型淋巴管瘤偶可位于外阴和阴茎。

获得性进行性淋巴管瘤　多见于中老年患者，病变多位于四肢，特别是下肢，面部、背部和腹壁也可发生，临床上呈周界清楚的丘疹样或斑块样，缓慢性增大，也称为良性淋巴管内皮瘤。

淋巴管瘤病　非常少见的异常发育，病变弥漫累及实质器官（如肺、胃肠道、脾和肝）、骨或软组织。好发于儿童，无性别差异。可伴发血管瘤，成为马富奇（Maffucci）综合征的一部分。

诊断　依据临床表现和病理学检查可诊断。囊状淋巴管瘤呈单房或多房性肿物，囊壁薄，囊内充满清亮的液体，推动时有波动感，直径多在 10cm 以上，海绵状淋巴管瘤较弥漫，周界不清，切面呈海绵状。显微镜下有以下几种表现。

海绵状淋巴管瘤或囊状水瘤　由大小不等的腔隙组成，腔内壁衬以单层的扁平内皮细胞，腔内充满蛋白性液体（淋巴液）（图 a），含有淋巴细胞，有时可见红细胞。在大的腔隙周围常可见不完整的平滑肌。腔隙之间的间质由胶原纤维组成，可见灶性的淋巴细胞。

局限型淋巴管瘤　在真皮的乳头层或真皮浅层内可见大量扩张的淋巴管（图 b），有时因切片的关系，淋巴管看似在表皮内。真皮的间质内可见淋巴细胞浸润，被覆表皮多伴有增生。

良性淋巴管内皮瘤　由不规则的薄壁淋巴管组成，淋巴管腔隙常呈交通吻合状，并分割间质内的胶原纤维。多数病例位于真皮浅层，但乳头层不累及，有时也可累及至真皮深层及皮下。

淋巴管瘤病　类似海绵状淋巴管瘤或良性淋巴管内皮瘤，但常常弥漫累及真皮全层及皮下。

鉴别诊断　海绵状毛细血管

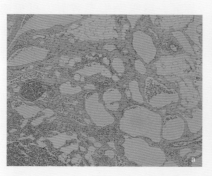
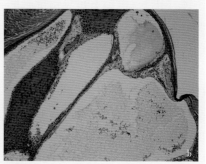

图　淋巴管瘤病理表现（HE×40）

瘤如腔隙内的红细胞丢失时，易误诊为海绵状淋巴管瘤，但间质中的淋巴细胞聚集灶，有助于两者的鉴别诊断。发生于腹腔内的淋巴管瘤需要与囊性间皮瘤和胰腺微囊性腺瘤相鉴别。良性淋巴管内皮瘤应主要与分化良好的血管肉瘤和斑片期的卡波西肉瘤相鉴别。

治疗和预后 出现并发症或不断增大者应手术切除；对较小淋巴管瘤用激光即能干净而完整地彻底治疗。局限型淋巴管瘤有复发倾向，特别是发生于儿童及病变位于深部肌内者。

（王春萌）

Kǎbōxīxíng xuèguǎnnèipíliú

卡波西型血管内皮瘤（Kaposiform hemangioendothelioma）

组织学上兼具毛细血管瘤及卡波西肉瘤样形态的血管内皮瘤。多发生于1岁以下的婴儿，偶可发生于成年人，无性别差异。

临床表现 多数病例肿瘤位于腹膜后和皮下，也可发生于头颈部、纵隔、躯干和上肢的深部软组织内，其中发生于深部特别是腹膜后者常可引起卡萨巴赫-梅里特（Kasabach-Merritt）综合征，一小部分病例伴有淋巴管瘤病。发生于腹膜后者，临床上常表现为腹部肿块、腹水、肠梗阻和黄疸等症状；位于深部软组织者，表现为单个或多个结节状肿块，可累及更深部的骨骼，少数情况下累及区域淋巴结。皮肤病变表现为周界不清的紫色斑块。本病与艾滋病病毒（HIV）或人类疱疹病毒8型（HHV8）无关。

诊断 依据临床表现、病理学和免疫组化检查可诊断。

病理学 呈多结节状，直径0.2~8.0cm，灰白色，质地坚实。显微镜下可见，由浸润性生长的结节组成，结节间为纤维结缔组织间隔。增生的结节由纵横交错的短梭形细胞条束和裂隙样或新月形的血管组成，类似卡波西肉瘤，腔隙内常见纤维性微血栓，结节的边缘可见圆形或卵圆形的毛细血管。部分病例中于结节内可见散在的圆形或上皮样内皮细胞巢，似肾小球，胞质丰富，嗜伊红色，内含细小的含铁血黄素颗粒、透明小体和空泡。瘤细胞无明显的异型性，核分裂象也罕见（图）。

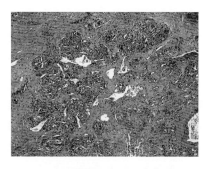

图 卡波西型血管内皮瘤病理表现（HE×100）

免疫组化 内皮细胞表达血管内皮细胞生长因子（VEGFR-3）、CD34、CD31和FLI1，通常不表达F8，部分梭形细胞表达肌特异性肌动蛋白（MSA），提示至少在局部区域存在周细胞。不表达HHV8。

鉴别诊断 ①卡波西肉瘤：除淋巴结型外，一般极少发生于婴幼儿。肿瘤由形态一致的梭形细胞组成，周围常伴有慢性炎症细胞浸润，而卡波西型血管内皮瘤除梭形细胞外，还含有上皮样内皮细胞团。免疫缺陷引起的卡波西肉瘤表达HHV8，而卡波西型血管内皮瘤HHV8为阴性。②婴幼儿细胞性毛细血管瘤：肿瘤内不含有梭形细胞区域，不见肾小球样结构，也无破碎的红细胞和含铁血黄素，内皮细胞表达葡萄糖转运蛋白（GLUT1）。③梭形细胞血管瘤：卡波西型血管内皮瘤多位于深部软组织内，临床上常伴有卡萨巴赫-梅里特综合征，组织学上不含有梭形细胞血管内皮瘤中的海绵状血管瘤样区域。

治疗和预后 取决于肿瘤所处的部位、病变的范围及是否伴有消耗性凝血病。位于腹膜后者多因病变广泛不能切除及伴有卡萨巴赫-梅里特综合征而致患儿死亡，位于浅表者，如将病变广泛性切除，多可治愈。本病无自然消退倾向。少数病例可转移至区域淋巴结，但迄今为止，尚无发生远处转移的报道。

（王 坚）

wǎngzhuàng xuèguǎnnèipíliú

网状血管内皮瘤（retiform hemangioendothelioma）

在局部呈侵袭性生长但极少发生远处转移的血管肿瘤。由细长分支状类似睾丸网的血管网组成，其内皮细胞呈特征性的鞋钉样。本病在形态上与血管内乳头状血管内皮瘤有延续性，同属钉突样血管内皮瘤。好发于中青年，年龄范围为9~78岁，平均为36岁，女性略多见。

临床表现 好发于四肢的远端，尤其是下肢，其次可发生于躯干。表现为浅表皮肤或皮下周界不清、生长缓慢的斑块或结节状肿块，被覆表皮多呈红色或紫色，极少数病例可呈多灶性，偶可发生于曾接受放疗或患有淋巴水肿的患者中。

诊断 依据临床表现、病理学和免疫组化检查可诊断。

病理学 周界不清，大小通常在3cm以下，范围为1~9cm。显微镜下可见病变位于真皮内，可累及至皮下或更深层的肌肉组织。由细长、分支状的薄壁血管组成，并形成特征性的网状结构，类似正常的睾丸网。内皮细胞多呈单层柱状排列，核圆形，深染，位于细胞的顶部，胞质少或不清，位于细胞的基底部，内皮细胞似鞋钉样或火柴头样向腔面突出，灶性区域可形成乳头，其轴心为胶原组织。瘤细胞无异型性，核分裂象罕见。血管之间为胶原纤维，约半数病例在间质内可见大量的淋巴细胞浸润（图）。

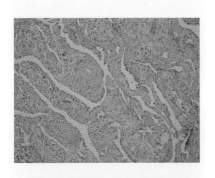

图　网状血管内皮瘤病理表现（HE×100）

免疫组化　内皮细胞表达 CD34、CD31、血管内皮生长因子（VEGFR-3）、UEA-1 和 F8，大多数淋巴细胞为 CD3+ 的 T 细胞。

鉴别诊断　①东布斯卡（Dabska）瘤：好发于婴幼儿和儿童，多发生在头颈部。Dabska 瘤内的血管多为大的扩张性血管，腔内部分充满透明液体，似海绵状淋巴管瘤，而无网状血管内皮瘤中细长分支状的薄壁血管，另一方面，东布斯卡瘤中可见完好的乳头状结构，而网状血管内皮瘤中乳头仅为局灶性。②钉突样血管瘤：多发生于具有 POEMS 综合征的患者，显微镜下，肿瘤具有双相性的血管形态，仅在真皮浅表扩张血管的内皮细胞呈鞋钉

样，而深部为不规则的狭窄、裂隙样血管。血管之间的间质多无淋巴细胞浸润。③血管肉瘤：肿瘤内的血管多不规则，裂隙状或呈血窦样，常互相吻合或呈交通状。内皮细胞多有一定的异型性，常见核分裂象，增生的内皮细胞可达数层。肿瘤内有时还可见到实性的分化较差的梭形细胞区域。

治疗和预后　首选手术全部切除。本病系低度恶性肿瘤，易复发，复发率为 65%，少数可产生区域淋巴结转移。

（王 坚）

línbāguǎn nèi rǔtóuzhuàng xuèguǎnnèipíliú

淋巴管内乳头状血管内皮瘤

（papillary intralymphatic angioendothelioma）　发生于皮肤和皮下组织内的血管肿瘤，由增生的毛细血管型血管组成，内衬立方形或柱状内皮细胞，并常在腔内形成乳头状或丛状结构。由波兰医生东布斯卡（Dabska）于 1969 年首先描述，又称东布斯卡瘤、血管内乳头状血管内皮瘤。主要发生于儿童，约 25% 发生于成年人，两性无明显差异。无特殊的好发部位，但以头部和肢体最常见，也可位于掌、前臂、脚跟、面颊、颞部、耳翼、颈部、臀部、腹壁和背部，表现为皮肤或皮下缓慢生长的无痛性版块或结节。少数病例也可发生于脾和深部肌肉内。

依据临床表现、病理学和免疫组化检查可诊断。病理学表现：病变周界不清，常累及真皮和皮下组织，部分病例可伴有囊性变。显微镜下可见由扩张的薄壁脉管组成，部分腔内含有透明液体，类似海绵状淋巴管瘤（图），其内衬的内皮细胞呈立方形或柱状，胞质少、淡嗜伊红色，胞核明显，平头钉样或火柴头样突向腔内，

核分裂象罕见。内皮细胞有时在腔内成簇生长，并形成乳头状结构，表面衬以鞋钉样的内皮细胞，中央为玻璃样间质轴心，它是瘤细胞合成的一种含基底膜物质。增生的血管腔内和周围常见淋巴细胞浸润。免疫组化检查：内皮细胞表达 CD31、CD34、VEGFR-3 和 F8。治疗上采取局部广泛切除，如有淋巴结累及，也应加淋巴结清扫。本病可在局部呈浸润性生长，如浸润骨、肌肉和筋膜，局部复发率为 40%～60%，少数病例可转移至区域淋巴结和肺，但总体预后较好。

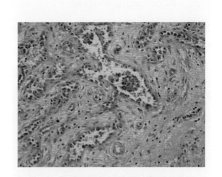

图　淋巴管内乳头状血管内皮瘤病理表现（HE×200）

（王 坚）

fùhéxìng xuèguǎnnèipíliú

复合性血管内皮瘤

（composite hemangioendothelioma）　呈局部侵袭性、极少情况下可发生转移的血管性肿瘤，组织学上由良性、中间性和恶性成分混合组成。多发生于成年人，年龄范围为 21～71 岁，中位年龄为 40 岁，两性均可发生，偶可发生于婴幼儿。好发于肢体的远端，特别是手足部位，部分病例可位于头颈部，如舌。表现为局部皮肤或黏膜缓慢生长的红棕色或紫红色结节状肿块，或周界不清的肿胀。25% 的病例伴有淋巴水肿。术前病程

多较长，范围为 2~12 年。

依据临床表现、病理学和免疫组化检查可诊断。病理学表现为浸润性生长的单或多结节状肿块，直径为 0.7~6cm，也可表现为周界不清的"肿胀"，皮肤表面可呈紫红色。显微镜下可见，病变位于真皮深层或皮下，周界不清，呈浸润性生长。由比例不等的良性血管瘤、中间型血管内皮瘤和血管肉瘤成分混合组成（图）。良性血管瘤成分包括梭形细胞血管瘤、动静脉畸形和局限性淋巴管瘤；中间型血管内皮瘤成分包括上皮样血管内皮瘤和网状血管内皮瘤；血管肉瘤成分类似分化良好型血管肉瘤，由分支状或交通状的肿瘤性血管组成，内衬的内皮细胞有一定的异型性，可见少量核分裂象。另一比较特征的形态是，肿瘤内可见大量空泡状的内皮细胞，呈假脂肪母细胞形态。免疫组化检查：内皮细胞表达 CD31、CD34 和 F8。治疗上采取局部广泛切除。近半数在术后 4~10 年内发生局部复发，常为多次复发。

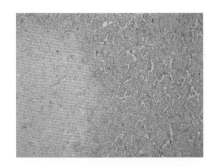

图 复合性血管内皮瘤病理表现（HE×40）

（王 坚）

Kǎbōxī ròuliú

卡波西肉瘤（Kaposi sarcoma）

好发于皮肤、由条束状增生的梭形细胞所组成的血管肿瘤，梭形细胞被含有红细胞的裂隙样血管腔隙所分割。卡波西肉瘤与人类疱疹病毒 8 型（HHV8）感染关系密切，HHV8 可能是卡波西肉瘤的致病因子。

临床表现 分为慢性地方性型、淋巴结病型、移植相关型和 AIDS 相关型四种临床类型。

慢性地方性或经典型 好发于老年男性（90%），主要发生于波兰、俄罗斯、意大利和非洲的中部地区，中国新疆维吾尔自治区也是卡波西肉瘤的好发地区。临床上，最初表现为下肢远端皮肤多发性结节，呈紫色、绛蓝色或棕褐色（图 1），常伴有肢体的水肿。病变生长缓慢，可向肢体近端延伸，并融合成斑块状或息肉状，类似化脓性肉芽肿，偶可有溃疡形成。另一些病例则表现为新旧病灶共存，病程多较长。

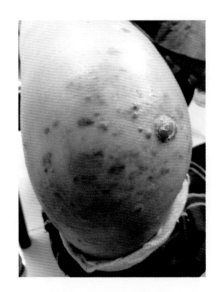

图 1 卡波西肉瘤外观

淋巴结病相关型或非洲地方型 主要发生于非洲的儿童，表现为局部或全身性淋巴结肿大，主要累及颈、腹股沟和肺门淋巴结，偶可累及眼眶和腮腺组织，病程进展迅速，可呈爆发性，多

由内脏受累及所致。少数病例也可发生于非洲以外的成年人。

移植相关型或医源性 发生于肾移植后数月或数年内，平均为 16 个月，与机体细胞免疫功能下降直接相关，细胞免疫可通过皮肤测试 PHA、Con A、PWM 和 DNCB。也可见于接受大剂量激素治疗而导致免疫功能下降者。移植相关型卡波西肉瘤的发病率远东地区（4%）高于西方（<1%）。

AIDS 相关型或与 AIDS 相关的流行性型 由 HIV-1 感染引起，多见于男性同性恋、静脉给药和接受富含 F8 因子血制品治疗的血友病患者。约 30% AIDS 患者发生卡波西肉瘤，平均年龄为 39 岁。多发生于面部、外生殖器和下肢的皮肤，口腔黏膜、淋巴结、胃肠道和肺也常受累及。起病时呈小的扁平状粉红色斑块，以后才呈典型的紫蓝色丘疹样。

组织病理学 四种类型显微镜下无大差别，唯早期病变（斑片期）多见于艾滋病患者。

斑片期 是一种扁平的病变，由增生的小血管围绕扩张的大血管组成，在真皮浅层胶原纤维间可见排列疏松的参差不齐的分支状血管网，血管周围可见外渗的红细胞，伴有含铁血黄素沉着，间质内可见散在的淋巴细胞和浆细胞浸润。

斑块期 皮肤轻度隆起，病变累及真皮全层，可累及皮下组织。上述改变更明显，血管增生更广泛，血管腔边缘不整齐。增生性血管的周围可见形态上似良性的梭形细胞成分，含铁血黄素沉着较为明显。炎症浸润更密集，红细胞外渗和含铁血黄素沉着更显著。

结节期 病变周界清楚，由呈交织状排列的增生性梭形细胞束组成，类似分化好的纤维肉瘤，但在梭形细胞和血管之间为含有红细胞的裂隙样腔隙（图2），横切面呈筛孔状或蜂窝状，在梭形细胞内或细胞外可见过碘酸希夫（PAS）染色阳性的嗜伊红色透明小体，耐淀粉酶消化，可能为变性的红细胞。结节的边缘常见炎症细胞浸润、含铁血黄素沉着和扩张的血管。典型的卡波西肉瘤细胞无明显的异型性，核分裂象也不多见，但少数病例中瘤细胞分化较差，异型性明显，可见较多的核分裂象，这在非洲病例中较为常见。艾滋病相关型卡波西肉瘤内可含有较大的扩张性血管腔隙，类似淋巴管瘤，也称淋巴管瘤样卡波西肉瘤。

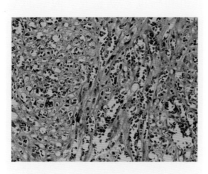

图2　卡波西肉瘤病理表现
（HE×200）

淋巴结受累时，在早期，病变多发生于淋巴结的被膜，并向纤维性间隔内延伸，使其增厚，内见不规则的增生性小血管，可类似淋巴结血管转化，间质内伴有较多的浆细胞浸润和含铁血黄素沉着，有时可见比较原始的梭形细胞成分。进展期病变，淋巴结的结构收到破坏，被单个或多灶性的肿瘤性结节占据或取代，镜下以弯曲条束状增生的梭形细胞和内含红细胞的裂隙样血管为特征，并可见红细胞外渗、含铁

血黄素沉着和炎症细胞浸润，在大多数病例中还可以见到嗜伊红色小体，后者PAS染色阳性，并耐淀粉酶消化。内脏受累及时，原有结构仍可保留，病变沿血管、支气管、肝门区播散，累及周围实质。

诊断　依据临床表现、病理学和免疫组化检查可诊断。免疫组化显示瘤细胞表达CD34、血管内皮细胞生长因子（VEGFR-3）、D2-40和Fli-1和针对HHV8的抗体LNA-1。

鉴别诊断　①分化好的血管瘤：早期的卡波西肉瘤非常类似分化好的血管肉瘤，但临床病史常有助于两者的鉴别。②分化好的纤维肉瘤：结节期卡波西肉瘤细胞内或细胞外含有透明小体，结节周围含有扩张的血管、慢性炎症细胞浸润和含铁血黄素沉着。③梭形细胞血管瘤：卡波西肉瘤中可检测到HHV8。④卡波西型血管内皮瘤。

治疗　对病情进展、症状明显的病变采用化疗和放疗，使用α-干扰素也有一定的疗效。对AIDS相关型卡波西肉瘤可采用高效抗反转录病毒治疗（HAART）。

预后　取决于机体的免疫功能、疾病所处的不同阶段及有无机会性感染等相关因素。慢性地方性卡波西肉瘤的病死率为10%～20%，多在8～10年内死亡；另有25%的病例死于其他类型的肿瘤。AIDS相关型卡波西肉瘤临床进展较快，病死率为41%，取决于临床分期、有无机会性感染及有无系统性症状。多脏器累及者预后差。

（王　坚）

shàngpíyàng xuèguǎnnèipíliú

上皮样血管内皮瘤（epithelioid hemangioendothelioma）　具有转

移潜能的血管肿瘤，由短索状和巢状排列的上皮样内皮细胞组成，基质呈黏液透明样，有时可见灶性的钙化或骨化。发生于肺内者曾被称为血管内支气管肺泡肿瘤（IVBAT）。

临床表现　可发生于任何年龄，但以成年人最多见，婴幼儿罕见，无性别差异。好发于四肢浅表和深部的软组织。1/2～2/3的肿瘤与较小的静脉关系密切，极少数病例可直接起自于大的静脉或动脉，表现为腔内肿块。除周围软组织外，发生于前纵隔者也不少见，部分病例还发生于实质脏器内（如肺、肝、骨和大脑），少数病例可发生于脑膜、外阴、口腔和脊索等处。发生于周围软组织者多表现为孤立性结节，常伴有轻微疼痛感；发生于肺和肝者常为多灶性，且以女性为多见；发生于骨者一半以上为多灶性。起自于血管者，可产生缺血性疼痛，血管阻塞时，可导致水肿或血栓性静脉炎。位于深部的肿瘤，可伴有钙化或骨化。

诊断　依据临床表现、病理学和免疫组化检查可诊断。

病理学　肿块呈灰白或灰红色，质地坚实，纤维样，位于深部或体积较大的肿瘤内有时可见钙化或骨化。起自于血管者，于腔内可见梭形肿块，类似血栓或静脉石，但周界不清，常向邻近组织内浸润性生长。显微镜下，起自于血管者可见肿瘤呈离心状从扩张的血管腔向周围的软组织内浸润性生长。病变内血管结构不清，肿瘤由排列成短索状和小巢状的瘤细胞组成（图），基质呈浅蓝色黏液透明样，可伴有灶性的钙化或骨化。瘤细胞呈圆形、多边形或略带梭形，胞质丰富，嗜伊红色，常见胞质内管腔或空泡形成，有时管腔或空泡内含有单个或多个红细胞。瘤细胞核呈空泡状，核仁不明显，多数病例内核分裂象少见或不见。1/4～1/3 的病例可显示一些不典型性形态，包括瘤细胞有明显的异型性，核分裂象>1/10HPF，并出现灶性梭形细胞实性区域和坏死。电镜下可见细胞周围发育完好的基底膜、胞饮囊泡或内含红细胞的原始血管腔，有时还可见胞质内有怀布尔-帕拉德（Weibel-Palade）小体。

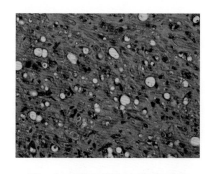

图 上皮样血管内皮瘤病理表现（HE×200）

免疫组化 肿瘤细胞表达 CD31、CD34、Fli-1、F8、FK-BP12 和 UEA-1，25%～30% 的病例灶性表达细胞角蛋白（CK）或上皮膜抗原（EMA）。

鉴别诊断 ①腺癌：上皮样血管内皮瘤细胞的巢状及索条状排列，及其细胞质内含有空泡，易被误诊为腺癌或黏液腺癌。癌细胞异型性明显，核分裂象易见。免疫组化显示癌细胞表达上皮性标志物，而内皮性标志物均为阴性。若为黏液腺癌，特殊染色显示胞质内含有黏液。②上皮样血管肉瘤：肿瘤内含有不规则的血窦样腔隙，内衬的上皮样内皮细胞异型性明显，并可见较多的核分裂象。多数病例中含有成片的

实性瘤细胞区域，并可见坏死。③上皮样肉瘤：多发生于远端肢体，由呈地图状的多结节组成，结节的中心为坏死物质，其周围由圆形的嗜伊红色瘤细胞构成，常与邻近的梭形细胞及胶原组织在形态上有移行。

治疗 采取手术完整切除，并保证切缘阴性，必要时辅以放疗和化疗。位于肝内者可考虑肝移植。

预后 发生于软组织者，局部复发率为 10%～15%，转移率为 20%～30%，主要转移至区域淋巴结、肺和肝，病死率为 10%～20%，而发生于肺和肝者，病死率分别为 65% 和 35%。经肝移植后，5 年生存率可达 76%。与异型性不明显的经典型上皮样血管内皮瘤相比，所谓的"恶性上皮样血管内皮瘤"侵袭性高，有较高的转移率，并且在确诊后发生转移的时间间隔明显缩短。肿瘤直径大于 3cm，核分裂象>3/50HPF，提示预后不佳。

（师英强）

rǔxiàn fēidiǎnxíngxìng xuèguǎn bìngbiàn

乳腺非典型性血管病变（atypical vascular lesion of breast）

放疗后发生于照射野皮肤的血管性病变。患者多为乳腺癌保乳术后接受放疗者，病变通常发生于放疗后 3 年内，表现为皮肤表面淡红色至褐色小丘疹（<1cm），常为多灶性（图 1）。显微镜下可见病变位于真皮浅层，边界清晰，由成簇的扩张性血管性腔隙组成，形态上类似扩张的淋巴管或淋巴管瘤（图 2）。扩张的血管背靠背，可呈交通状，但内皮无明显的异型性，部分内皮细胞可呈深染的半圆顶状。少数病例由毛细血管型血管组成。免疫组化检查：

内皮细胞表达 CD31、CD34 和 D2-40。治疗上予以完整性切除，并保证切缘阴性。对新发生的病变应重取活检或局部切除活检。预后多数为良性经过，少数病例可进展为血管肉瘤。

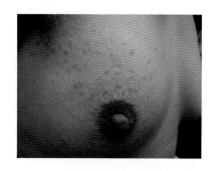

图 1 乳腺非典型性血管病变外观

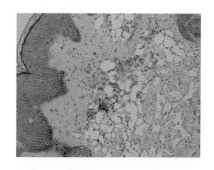

图 2 乳腺非典型性血管病变病理表现（HE×100）

（王坚）

xuèguǎn ròuliú

血管肉瘤（angiosarcoma）

瘤细胞在不同程度上重演正常内皮细胞形态和功能特点的恶性肿瘤。分化良好的血管肉瘤在形态上可类似良性血管瘤，分化差的血管肉瘤在形态上则常与其他类型的梭形细胞肉瘤（如纤维肉瘤）、肉瘤样癌或恶性黑色素瘤难以区分。本病比较少见，仅占所有肉瘤的 1%～2%。可发生于任何部位，但极少起自于大的血管，多数病例

发生于皮肤和浅表软组织，而深部软组织较少发生，这与其他类型的软组织肉瘤有所不同。约 1/3 的病例发生于皮肤，1/4 发生于软组织，其余发生于心脏、乳腺、肝、脾和骨等部位。少数病例可发生于大血管（特别是做过合成性血管移植者），或发生于周围神经，或发生于伴有神经纤维瘤病的丛状神经纤维瘤、神经鞘或恶性周围神经鞘瘤的基础上，或作为恶性生殖细胞肿瘤的一部分，偶可发生于血管畸形或伴有异物反应。根据临床表现和生物学行为血管肉瘤主要可分成以下六种类型。

皮肤型不伴有肢体淋巴水肿

最常见，多为自发性。好发于头颈部，特别是头皮，患者以老年人多见。临床表现不一，多数病例在起始时多呈瘀伤或血肿样，周界不清，边缘隆起，易被误认为是良性病变。病变进展时，范围变大，可呈斑块状、结节状或溃疡状，可伴有出血（图1）。病理学表现，由周界不清的出血性区域组成，被覆表皮变扁平或有溃疡形成。切面呈微囊状或海绵样，累及真皮，并向周围组织延伸。分化差、生长迅速的肿瘤可累及深部的皮下组织和筋膜。显微镜下可见，不同病例或同一肿瘤的不同区域在形态上可以有很大的差异。大多数的血管肉瘤为分化良好或中等分化的肿瘤，常可见清晰的血管腔形成，但管腔的大小和形状不规则，并具有相互沟通的倾向，形成交通状的血窦网（图2）。肿瘤性血管在真皮内或皮下呈浸润性或破坏性生长，可累及深部的肌肉组织。少数肿瘤内，除局部区域可见分化良好的血管肉瘤外，大部分区域分化较差，内皮细胞具有明显的异型

性，核分裂象易见，并可见条束状或片状分布的梭形细胞，后者血管网结构不明显。免疫组化检查：瘤细胞表达 CD31、CD34、F8、UEA-1、BNH9、Fli-1 和 FK-BP12，部分肿瘤还可表达象征淋巴管内皮分化的血管内皮细胞生长因子（VEGFR-3）、D2-40 和足萼糖蛋白（podocalyxin）。治疗上采取手术完整切除，术后可辅以化疗。本型系高度恶性肉瘤，5 年生存率仅 12%，半数患者在 15 个月内死亡。肿瘤直径在 5cm 以下者预后较 5cm 以上者明显要好。最常见的转移部位为颈部淋巴结，其次为肺、肝和脾。

皮肤型伴长期肢体淋巴水肿

又称斯图尔特-特里夫斯（Stewart-Treves）综合征，曾称为淋巴管肉瘤，与肢体慢性淋巴水肿密切相关。本病的发生率为

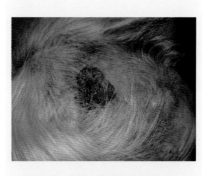

图 1　皮肤型血管肉瘤外观

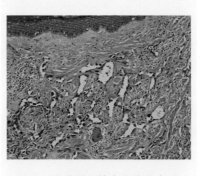

图 2　皮肤型血管肉瘤病理表现
（HE×100）

0.07%~0.45%。90% 的病例发生在乳腺癌根治术后，患者年龄为 37~60 岁，平均年龄为 64 岁。淋巴水肿通常发生在术后一年内，而肿瘤多在 10 年以内发生，范围为 1~49 年。65% 的患者还曾接受过胸壁和腋窝区域的放疗。发生于先天性水肿或自发性水肿的患者年龄多在 40~50 岁，淋巴水肿时间较长，任何肢体均可受累。起初表现为手臂皮肤的颜色发生改变，随后可出现多个青紫色的斑块或微小结节，以后，微小的结节融合成丘疹，并逐渐形成乳头状瘤样外观，可有浅表的、含有血液的小疱和大疱，引起血液渗出或出血，可伴有溃疡形成，溃疡又可愈合，如此反复，致使病灶范围扩大，并出现多样化。显微镜下可见与发生于头颈部的血管肉瘤相似，主要由衬覆异型内皮的毛细血管型脉管组成，浸润软组织和皮肤。管腔可以是空的，或含有清亮液体，或充满红细胞，常难以判断是血管还是淋巴管。部分病例可同时伴发淋巴管瘤病，提示肿瘤的发生可能与淋巴管相关。治疗上采取手术切除。本型属高度恶性，易转移至肺、胸膜和胸壁，大多数患者于诊断后 2~3 年内死亡，中位生存期为 19 个月。

乳房原发性血管肉瘤　较少见，在乳腺所有恶性肿瘤中所占的比例不到 0.05%，因其临床表现似良性，约半数病例被误诊为良性病变。好发于 30~40 岁的妇女，中位年龄为 38 岁，范围为 17~70 岁。两侧乳房均可发生，无明显差异。多表现为乳房深部生长迅速的无痛性肿块，12% 的患者表现为乳房弥漫性肿大，触诊时可发现温度比正常侧乳房明显升高，另一些病例则可表现为

持续性的皮下出血，容易被误诊或忽视。肿瘤常累及至表面的皮肤，使其呈紫色，但较少累及深部胸大肌。病理学表现，肿瘤周界不清，1～20cm，平均为5cm，呈出血性的海绵状或蜂窝状，分化较差的肿瘤质地坚硬，灰白色纤维样。显微镜下分为三级：Ⅰ级，即分化良好的血管肉瘤，由形状不规则的扩张性血管腔隙组成，并相互沟通成交通状（图3），腔内充满红细胞，腔内壁衬覆单层、深染的内皮细胞，也可为复层或有乳头形成。因内皮细胞核的异型性可以不明显，核分裂象少见甚至缺如，故易被误诊为良性血管瘤，但与良性血管瘤不同的是，肉瘤性血管往往在纤维性间质内呈穿插性生长，并可向乳腺小叶内浸润，破坏小叶结构，也可向周围的脂肪组织内浸润；Ⅱ级，即中等分化的血管肉瘤，肿瘤内75%以上的区域为Ⅰ级血管肉瘤，但可见分化较差的实质性区域；Ⅲ级，即分化差的血管肉瘤，肿瘤内50%以上的区域由实质性区域和梭形细胞区域组成，核分裂象易见，并可见肿瘤性坏死，差分化区域与交通状血管性区域相混杂。治疗上以手术为主，化疗和放疗的疗效均不肯定。本病是乳腺肿瘤中恶性程度最高的一种肿瘤。组织学上为Ⅰ级者5年和10年的生存率分别为91%和81%，Ⅱ级者为68%，Ⅲ级者2年生存率为31%，5年生存率为14%。常在较短的时间发生转移，包括肺、皮肤、骨和肝。在一些病例中，转移灶大出血是导致患者死亡的直接原因。

放疗后血管肉瘤 通常发生于下列两种情形：①因乳腺发生浸润性导管癌而作乳腺根治术者，患者多为61～78岁的中老年人，肿瘤通常发生在接受放疗后30～156个月内，中位为70个月，血管肉瘤限于皮肤。②因乳腺癌做保乳手术并加以放疗者，发生的中位时间为59个月，肿瘤多为多中心性，组织学上多为Ⅱ级和Ⅲ级的血管肉瘤，局部复发率达63%，转移率达40%，后者多转移至肺、对侧乳腺和骨等。其他少见情形还包括因各种类型的癌（如鼻咽癌、宫颈癌、阴道癌、前列腺癌和肾癌等）接受放疗者。放疗后血管肉瘤一般发生在放射野内。

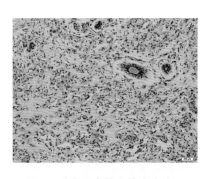

图3　乳房原发性血管肉瘤病理表现（HE×100）

深部软组织血管肉瘤 可发生于任何年龄，范围为5～97岁，高峰年龄为60～70岁。男性略多见。好发于四肢，其次为躯干，包括腹腔、腹膜后和纵隔，以及头颈部。临床上常表现为深部软组织内增大的肿块，多伴有疼痛。近1/3的病例可伴有近期内的出血、贫血、凝血病、血性腹水、胃肠道出血、不消退的血肿或容易产生青肿等，偶可伴有上腔静脉综合征和霍纳（Horner）综合征等。中位病程为5个月，范围为1周～25年。25%的患者可伴发其他一些疾病，如其他类型的肿瘤（包括甲状腺滤泡性癌、肺癌、结节硬化性霍奇金淋巴瘤和

宫颈癌），或患有遗传性疾病（包括Ⅰ型神经纤维瘤病和下肢Ollier病），或有采用合成血管的血管移植史，或受过外伤，或有过外科手术史等。病理学表现，肿块常呈多结节状并伴有出血，直径1～15cm，中位直径和平均直径分别为5cm和5.6cm。显微镜下形态在各病例之间甚至在同一病例的不同区域差异较大，从类似良性的血管肿瘤到分化较差的梭形细胞肉瘤，但70%的深部血管肉瘤中含有上皮样的瘤细胞，排列成巢状或簇状，或衬覆于乳头表面和裂隙样血管的腔面，也称为上皮样血管肉瘤。部分病例可伴有明显的出血，有时甚至可将瘤细胞掩盖。在分化较好的肿瘤或在有血管分化的区域内，内皮细胞表达CD31和CD34。因多数肿瘤中可见上皮样的瘤细胞，故应注意与癌、上皮样肉瘤和恶性黑色素瘤等相鉴别，此外，需要鉴别的肿瘤还包括卡波西肉瘤和纤维肉瘤等。

治疗上采取手术切除。本病是一个高度恶性的肉瘤，局部复发率为20%（中位复发期为7个月），远处转移率为49%，病死率为53%（中位生存期为11个月）。最常见的转移部位为肺，其次为淋巴结、软组织、骨和肝等。患者年龄大、肿瘤位于腹膜后、肿瘤体积大、组织学上分化差以及MIB1（Ki67）指数≥10%提示预后不佳。31%的患者无瘤生存，中位生存期为46个月，范围为9个月～16.5年，提示部分患者可长期生存。

器官相关性血管肉瘤 除乳房外，血管肉瘤还可发生于很多实质器官内，包括心脏、肝、脾、肺、甲状腺、胃肠道、肾、肾上腺、子宫、卵巢和骨等，其中发

生于肝者可能由聚氯乙烯、钍和砷引起，发生于甲状腺的部分病例与长期缺碘有关，患者多来自于山区。临床表现依肿瘤部位而异，组织学上与其他类型的血管肉瘤相似，部分肿瘤可呈上皮样，或主要由梭形瘤细胞组成。

(师英强)

xuèguǎnqiúliú

血管球瘤（glomus tumor） 由类似正常血管球变异平滑肌细胞所组成的良性间叶性肿瘤。与皮肤血管平滑肌瘤、血管脂肪瘤和创伤性神经瘤共称为痛性皮下结节。多发生于 20~40 岁的成年人。两性均可发生，但位于甲床下的病变以女性多见。好发于手指的甲床下，也常见于手掌、腕部、前臂和足，位于皮下或浅表软组织内。一部分病例发生于正常血管球结构稀疏或缺如的部位，如眼睑、肺、纵隔、胃和阴道等处。90%的病例为孤立性，10%为多发性，后者多为儿童患者。临床上表现为发作性疼痛，并从患处向外放射，受冷刺激或触摸时可引发疼痛发作。疼痛的机制尚未阐明，可能与肿瘤组织释放 P 物质有关。位于甲床下的病变有时在临床上难于发觉，此时应注意指甲是否有隆起或甲床是否有颜色改变。

依据临床表现、影像学、病理学和免疫组化检查可诊断。影像学表现，X 线检查在末段指节常可显示为圆形的溶骨性缺损，边缘密度增高。磁共振成像（MRI）有助于识别微小的病变。病理学表现，肿瘤体积较小，直径多在 1cm 以下，如芝麻或米粒大，周界清晰，多无包膜，质软，色红或灰红，似肉芽组织。显微镜下，根据瘤细胞、血管结构和平滑肌组织的不同比例，分为以下三种类型：①固有球瘤：占 75%，由毛细血管性小血管和围绕血管生长的成片瘤细胞组成（图 a），瘤细胞呈规则的圆形，胞质淡染透明状或呈淡嗜伊红色，细胞边界清晰，过碘酸希夫（PAS）染色更为明显。②球血管瘤：占 20%，界限不清，瘤内血管多为扩张的海绵状血管，血管周围的球细胞簇少而菲薄。③球血管肌瘤：所占比例<10%，除规则圆形的球细胞之外，瘤内还含有平滑肌束，球细胞与平滑肌细胞相互之间有过渡现象（图 b）。免疫组化检查：瘤细胞表达平滑肌肌动蛋白（α-SMA）、肌特异性肌动蛋白（MSA）、钙调蛋白结合蛋白（h-caldesmon）、钙调理蛋白（calponin）、波形蛋白（vimentin）和Ⅳ型胶原。血管球瘤的诊断较易。需与血管平滑肌瘤、血管外皮细胞瘤和海绵状血管瘤鉴别。

治疗上采取手术局部切除。切除后多可治愈，10%的病例发生局部复发，特别是在切除不净时。

(王春萌)

èxìng xuèguǎnqiúliú

恶性血管球瘤（malignant glomus tumor） 血管球瘤的恶性型，又称球血管肉瘤。极其少见，在血管球瘤中的比例不足 1%。恶性血管球瘤的诊断标准为：①肿瘤直径大于 2cm，肿瘤位于筋膜下或位于实质器官内。②可见非典型性核分裂象。③核有明显的异型性，并可见核分裂象（>5/50HPF）（图）。恶性血管球瘤有两种类型：一种在形态上类似于平滑肌肉瘤或纤维肉瘤；另一种在总体结构上类似良性血管球瘤，但瘤细胞由高度恶性的圆形细胞组成，肿瘤内常见到良性血管球瘤区域。不管哪一种类型，均需免疫组化标记平滑肌肌动蛋白（α-SMA）和Ⅳ型胶原证实。恶性血管球瘤是一种高侵袭性的肿瘤，总的转移率为 38%。

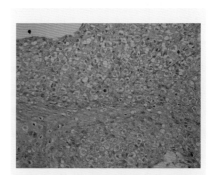

图 恶性血管球瘤病理表现
（HE×200）

恶性潜能未定的血管球瘤：如肿瘤仅符合下列指标中的一项，则宜诊断为恶性潜能未定的血管球瘤：①肿瘤位于浅表，但核分裂象 >5/50HPF。②仅为体积较大。③仅为位置较深。患者的预后均较好，但因文献中随访的病

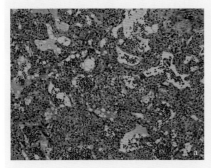
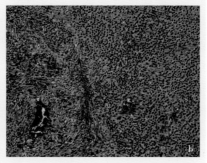

图 血管球瘤病理表现（HE×100）

例数有限，且随访时间较短，故在实际工作中，应加强随访。

共质体性或奇异性血管球瘤：与奇异性平滑肌瘤和陈旧性神经鞘瘤相似，血管球瘤中的瘤细胞仅具有明显的核异型性，而无其他任何的恶性证据，如肿瘤体积大、位置深、可见核分裂象或坏死等。核的异型性代表了核的一种退行性改变，生物学行为上呈良性。

血管球瘤病：又称弥漫性血管球瘤，极为罕见，占血管球瘤的5%。肿瘤呈弥漫性生长，总体结构上与血管瘤病相似，但所不同的是，肿瘤内含有多个实性的血管球瘤性结节。虽可呈弥漫性或浸润性生长，但形态上缺乏恶性血管球瘤或恶性潜能未定血管球瘤的标准，仍为良性肿瘤。

（师英强）

bídòu xuèguǎn wàipíliúyàng zhǒngliú
鼻窦血管外皮瘤样肿瘤
（sinonasal hemangiopericytoma-like tumor） 发生于鼻腔和鼻旁窦内的梭形细胞肿瘤。瘤细胞显示血管周肌样细胞分化，又称鼻窦血管外皮瘤、鼻窦型血管外皮瘤、球周皮细胞瘤和鼻窦血管球瘤。可发生于任何年龄段，但好发于60~70的老年人。两性均可发生，但以女性稍多见。

临床表现 病变多位于鼻腔内，特别是鼻甲骨，可同时累及一个或多个鼻窦。其他部位包括筛窦、蝶窦、上颌窦和鼻咽。临床上主要表现为鼻塞和鼻出血，其他症状包括头痛、鼻液溢、中耳炎和眼球突出等。体检时，可见肿块位于黏膜下，息肉状，棕色或红色，检查时易出血。影像学检查显示鼻腔或鼻旁窦内息肉状混浊阴影。

诊断 依据临床表现、病理学和免疫组化检查可诊断。

病理学 大体形态为息肉状肿块，深红色或灰红色，质软至中等，常伴有出血，直径可达8cm，平均为3cm。显微镜下可见病变位于黏膜上皮下，周界清楚，但无包膜。瘤细胞由形态一致的短梭形细胞至卵圆形细胞组成，多呈交织的短条束状排列。肿瘤内含有丰富的血管，可为毛细血管型的小血管，也可为圆形或卵圆形的扩张性大血管（图），少数病例中也可见到分支状或鹿角状血管，管壁可伴有明显的玻璃样变性，类似血管外皮瘤。瘤细胞的异型性不明显或仅有轻度的异型性，核分裂象也不多见，染色质呈空泡状或深染，胞质呈淡嗜伊红色，肌样，类似肌成纤维细胞或平滑肌细胞。电镜下可见瘤细胞呈梭形，含有指状突起、桥粒和基底板，胞质内含有大量的中间丝和粗面内质网。

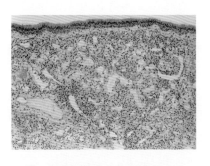

图　鼻窦血管外皮瘤样肿瘤病理表现（HE×40）

免疫组化 除波形蛋白（vimentin）外，瘤细胞还表达平滑肌肌动蛋白（α-SMA）、肌特异性肌动蛋白（MSA）和FⅩⅢa，部分表达层黏连蛋白（laminin），不表达 CD34、Bcl-2、CD99、CD117和结蛋白（desmin）。

鉴别诊断 应注意与纤维肉瘤、平滑肌肉瘤、单相纤维性滑膜肉瘤、恶性周围神经鞘膜瘤、间叶性软骨肉瘤和孤立性纤维性肿瘤等具有血管外皮瘤样结构的梭形细胞肿瘤进行鉴别。

治疗和预后 治疗上采取手术局部广泛切除。本病与发生于盆腔等部位的血管外皮瘤相比，预后较好，5年生存率达90%以上，局部复发率为18%~30%，对大多数病例而言，局部广泛切除能有效控制局部复发率。发生复发者仍可再次进行手术治疗。下列情形提示预后不佳：肿瘤体积大（大于5cm³），侵犯骨组织，瘤细胞有明显的异型性，核分裂象>4/10HPF，有坏死，增殖指数>10%。

（陈　勇）

jīzhōuxìbāoliú
肌周细胞瘤 （myopericytoma）
位于皮下的良性肿瘤，瘤细胞常呈同心圆状围绕血管生长。肌周细胞瘤与血管平滑肌瘤、肌纤维瘤、肌成纤维细胞瘤/肌成纤维细胞瘤病、球周皮细胞瘤和所谓的婴幼儿型血管外皮瘤共同组成一个瘤谱。可发生于任何年龄，但最常见于中年人。多发生于皮下，好累及肢体远端，肢体近端、颈部和胸椎等处也可发生。表现为皮下缓慢生长的无痛性结节。病程可达数年。常为单个结节，多发性病灶也不少见，后者多为异时性发生，并累及一个特别的解剖区域，如足。

依据临床表现、病理学、免疫组化和细胞遗传学检查可诊断。病理学表现：结节周界清晰，直径在2cm以下，恶性者可达数厘米。显微镜下可见由相对一致的卵圆形至梭形肌样细胞组成，分布于大小不一的血管周围（图）。肌样细胞的胞质呈嗜伊红色，核染色质均匀，核异型性不明显，核分裂象少见，多<1/10HPF。经典的肌周细胞瘤形态表现为，在大多数病例中，至少在局部区域可见多层的肌样细胞围绕小至中等大的血管呈同心圆状或漩涡状生长，同心圆或漩涡之间的基质可伴有黏液样变性。电镜下可见瘤细胞具周细胞分化。免疫组化检查：瘤细胞弥漫表达平滑肌肌动蛋白（α-SMA），但在少数病例中也可为灶性表达，偶可灶性表达结蛋白（desmin）和CD34，不表达S-100蛋白和细胞角蛋白（CK）。细胞遗传学检查部分病例具有t（7;12）（p21-22;q13-15），导致位于7p22上的ACTB基因与位于12q13上的GLI基因融合。治疗上采取局部完整切除。多数肿瘤术后不复发，除非因肿瘤境界不清或切除不净所致。

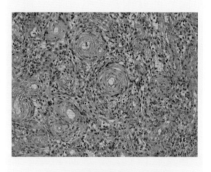

图　肌周细胞瘤病理表现
（HE×100）

（王　坚）

xiànliúyàngliú

腺瘤样瘤（adenomatoid tumor）

局限性的良性间皮肿瘤，通常发生于生殖道，由排列成条索状、小管状或腺泡状的间皮细胞组成。好发于30~50岁的成年人，两性均可发生。主要发生于生殖道，男性最常见于附睾，其次为精索、睾丸白膜、前列腺、射精管和睾丸实质，女性则最多见于子宫和输卵管，卵巢也可发生。少数病例位于生殖道外，如小肠系膜、大网膜、纵隔、腹膜后、肾上腺、胸膜和心脏。临床上表现为小的硬结或局部肿胀，生长缓慢，无痛性，也无触痛感，常为体检中偶然发现，或在做其他手术时（如因子宫肌瘤或内膜异位做全子宫切除术）以及在尸检时偶然发现。多为单个结节，少数可为双侧性。偶可合并多囊性间皮瘤。

依据临床表现、病理学和免疫组化检查可诊断。病理学表现，呈圆形或卵圆形，境界多较清楚，质地坚实，直径多在2cm以下，但可达数厘米。切面光滑，湿润有光泽，灰白或灰黄色，少数病例可呈囊性变。显微镜下可见由不规则的扩张性管状腔隙和腺样结构组成（图），内衬扁平或立方形间皮细胞。有时瘤细胞也可呈索状、梁状或实性小巢状、小片状排列，瘤细胞肥胖，胞质丰富、嗜伊红色，常可见空泡。纤维性间质可多少不等，可见残留的平滑肌成分。部分病例可伴有明显的囊性变，类似囊性间皮瘤。免疫组化检查：瘤细胞表达角蛋白（AE1/AE3）、上皮膜抗原（EMA），并表达细胞角蛋白（CK5/6）、钙网膜蛋白（calretinin）和D2-40，提示为间皮起源。发生于子宫的腺瘤样瘤有时可被

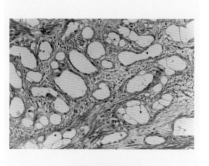

图　腺瘤样瘤病理表现
（HE×100）

漏诊，另一方面，但腺瘤样成分较多时，可被误诊为腺癌。治疗上采取将肿瘤完整切除。切除后可治愈。

（王春萌）

duōnángxìng jiānpíliú

多囊性间皮瘤（multicystic mesothelioma）

好发于女性盆腔内的良性或惰性的肿瘤，通常为多灶性，由衬覆间皮的多个囊腔组成，间质呈黏液样。主要发生于成年人，特别是青年和中年女性，偶可发生于男性，中位年龄女性为38岁，男性为47岁。

临床表现　常因下腹隐痛，或因部分肠道梗阻产生的症状如腹胀、恶心或呕吐等而被发现。少数患者因急腹症或腹水就诊。B超或CT显示，病变常呈多囊状或蜂窝状，可伴有胸腔积液或腹水。术中见薄壁、透明的囊肿不均匀分布于壁层和脏层腹膜的浆膜面和浆膜下组织内，常形成多囊性的结节，偶尔肿瘤可脱落于腹腔内，呈游离状，好发于子宫直肠陷凹、膀胱或直肠的表面。除盆腔腹膜外，部分病例还可发生于胸膜、心包膜、大网膜、肝和精索，少数病例可同时伴发腺瘤样瘤、腹腔播散性平滑肌瘤病和内膜异位。

诊断　依据临床表现、影像学、病理学、免疫组化和细胞遗传学检查可诊断。

病理学　囊肿直径大小不一，从数毫米至数厘米，内含清亮或血性液体。显微镜下可见，由大小不一、形状不规则的囊肿组成（图），囊壁内衬一层扁平或立方的间皮细胞，有时可见刷状缘。少数情况下，间皮细胞肥胖，并像钉突样突入腔内，或形成乳头。有时还可见灶性的鳞状化生。囊腔之间由疏松的黏液样组织所分

隔，其内含有肌成纤维细胞、急慢性炎症细胞，纤维素性沉着，偶见内陷的间皮细胞，似浸润性癌。腔内分泌物阿辛蓝（AB）和胶体铁染色阳性，但过碘酸希夫（PAS）染色阴性。少数病例内可见玻璃小体。电镜下显示间皮的形态特征，包括在细胞的近腔面可见纤细的微绒毛、分化良好的基底板和紧密的桥粒连接。

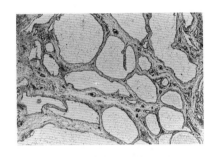

图　多囊性间皮瘤病理表现
（HE×40）

免疫组化　衬覆的间皮细胞表达角蛋白（AE1/AE3）、细胞角蛋白（CK5/6）、上皮膜抗原（EMA）和钙网膜蛋白（calretinin）。

鉴别诊断　①囊性淋巴管瘤：主要发生于男性儿童和青少年。内衬细胞表达 VEGFR-3，不表达 CK 和 EMA，间质内含有淋巴细胞聚集灶。②胰腺微囊性腺瘤：内衬细胞呈立方形或低柱状，表达 CK。腺体排列规则，间质内含有丰富的毛细血管网。③内膜异位症：异位内膜有时可呈明显的多囊性，但有明显出血、含铁血黄素沉着和纤维化，囊状内膜腺体周围可见内膜间质细胞。

治疗和预后　对局灶性病变宜手术完整切除，对数量特别多难以切干净的病变，可行肿瘤减积手术。本病系良性肿瘤，但如切除不净，可复发。

（陈　勇）

fēnhuàliánghǎo de rǔtóuzhuàng jiānpíliú

分化良好的乳头状间皮瘤

（well-differentiated papillary mesothelioma，WDPM）　具有潜在低度恶性的间皮肿瘤，分布于盆腔腹膜的表面，由衬覆单层扁平或立方形间皮的乳头组成，间皮分化良好。好发于 20～40 岁的年轻女性，多发生于盆腔腹膜，少数病例也可发生于心包膜和胸膜，偶可见于男性患者的睾丸鞘膜。大多数病例因其他原因剖腹术探查中偶然发现，少数患者以腹水为首发症状。发生于胸膜者，可表现为呼吸困难和反复性的胸腔积液，也可为偶然发现，部分患者有石棉接触史。

依据临床表现和病理学检查可诊断。病理学表现：于盆腔腹膜、大网膜、肠系膜和胸膜表面可见单个或多个结节，直径为 0.2～2cm，有时可表现为卵巢浆膜面多个小灶性的病变。少数病例中，仅可见到单个结节。显微镜下可见肿瘤由衬覆单层扁平或立方形间皮细胞的乳头组成（图），部分区域可呈管状-索状。间皮细胞形态一致，无明显的异型性，核分裂象罕见或缺如。无间质浸润。部分病例中可见砂砾体，少数病例可发生黏液样变性。需与以下疾病鉴别：①间皮增生：分化好的乳头状间皮瘤具有明显的乳头结构，邻近浆膜无反应性改变，无手术病史，也无既往腹腔疾患的病史。②腹膜原发性砂砾体性乳头状癌和交界性或低度恶性的浆液性肿瘤：分化好的乳头状间皮瘤中的瘤细胞呈单层排列，细胞无明显的异型性，核分裂象罕见或无。③弥漫性恶性间皮瘤：少数恶性间皮瘤的局部区域可类似分化良好的乳头状间皮瘤，因此，WDPM 的诊断不能基于组织量很少的活检组织。对已诊断为 WDPM 但临床上病情进展迅速者，应注意是否有恶性间皮瘤的可能。治疗上采取将肿瘤完整切除。绝大多数病例临床上呈良性经过，但需长期的随访。少数病例可呈侵袭性生长，肿瘤组织充满腹腔，引起完全性梗阻，导致患者死亡。

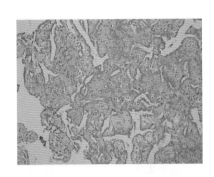

图　分化良好的乳头状间皮瘤病理表现（HE×100）

（师英强）

mímànxìng èxìng jiānpíliú

弥漫性恶性间皮瘤

（diffuse malignant mesothelioma）　好发于胸膜和腹膜，显示间皮细胞分化的恶性肿瘤，少数病例也可发生于心包膜、睾丸鞘膜和女性生殖道，肿瘤呈弥漫性生长。简称为恶性间皮瘤或间皮瘤。弥漫性恶性间皮瘤的细胞起源尚不清楚，传统上认为起自于间皮细胞，但也有研究提示肿瘤可能起自于间皮下细胞，该细胞可向不同方向分化。

流行病学　胸膜间皮瘤主要发生于 60 岁以上的男性，发病高峰为 45～75 岁，偶可发生于儿童。在北美，男性远多于女性，男女之比约 9∶1，但其他国家的男女之比为（3～4）∶1。腹膜间皮瘤在女性患者中，年龄范围较广，但多发生于年轻女性。1960 年，瓦格纳（Wagner）等在南非卡普省发现在从事石棉工作的工人中，间皮瘤有较高的发病率，提示间皮瘤与石棉有关。随后的报道证实了这一观点。在美国，男性胸膜间皮瘤病例中的90%以上有石棉接触史，女性腹腔间皮瘤病例中的60%与石棉直接吸入有关。自接触石棉至发病时的潜伏期比较长，平均为30~40年，极少在15年以内发病。

临床表现 取决于肿瘤发生的部位。胸膜间皮瘤约占间皮瘤的85%，最常见的症状为呼吸困难、气促和胸痛，多因大量的胸腔积液所引起，患者常感到体重在短期内明显下降和身体不适，其他症状包括畏寒、出汗、乏力、虚弱和厌食等。少数情况下可表现为自发性气胸、肺段或肺叶破裂。肿瘤累犯纵隔时可产生咽神经麻痹和上腔静脉阻塞症状。文献中也有报道肌痛、失声、腹胀、恶心和味觉苦涩等症状者。体检显示患者胸廓外展受限，呼吸音减弱。胸部X线平片、CT、磁共振成像（MRI）和正电子发射体层显像（PET）显示大量胸腔积液、胸膜增厚、肺叶间不规则性增厚或多个结节阴影。胸腔穿刺抽吸为浆液性或血性胸腔积液，呈反复性。

腹膜间皮瘤表现为腹部不适、烧灼感或上腹痛，常于餐后加剧，多伴有便秘、恶心或呕吐，触诊显示腹部膨隆，有时可触及界限不清的肿块。少数病例以局灶性的急性炎症病变为临床表现。腹部X线平片、CT和MRI显示脏层和壁层腹膜增厚，或显示有多个小结节，常伴有腹水。

病理学表现 早期病变于壁层和脏层胸膜面或腹膜面可见多个灰白色小结节或斑块，随疾病进展，结节互相融合，并使壁层和脏层胸膜或腹膜粘连在一起，形成弥漫片状增厚，质地坚实或呈胶冻样，包裹和压迫肺、肠、胃、肝或脾等实质器官。在胸腔，增厚的胸膜肿瘤以肺下部和膈面最显著，肺实质内一般不受累及。病程处于晚期时，肿瘤可沿叶间裂播散，侵犯横膈和胸壁软组织，也可累及纵隔，侵犯心包和其他中线结构，并进一步扩展到对侧胸膜腔。在腹腔，早期病变在肠系膜或大网膜上可见多个灰白色结节状的肿块，结节可以较小，也可以融合，晚期病变可见肿块包裹肠袢。显微镜下，恶性间皮瘤分为上皮性、肉瘤样、促结缔组织增生性和双相性（上皮-肉瘤混合性）四大类。

上皮性间皮瘤 瘤细胞的形态基本一致，呈立方状、多边形或扁平状，胞质丰富、多嗜伊红色，周界多比较清楚，如成片分布时，有点类似人行道上的铺路砖。瘤细胞的异型性不明显，核形也比较规则，尽管大多数肿瘤中可见到明显的大核仁，但也有一些病例核仁并不明显，核分裂象常难以找见。

依据瘤细胞的形态和生长方式可将上皮性间皮瘤再分为以下多种形态学变型：①管状乳头状变型：最常见，以瘤细胞排列成管状和乳头状为特征（图）。②腺瘤样变型：又称微腺型，瘤细胞呈微囊状或呈网格状排列，类似腺瘤样瘤，瘤细胞也可呈空泡状或印戒样，极少数病例可呈大的囊腔样。③实体变型：瘤细胞呈实性巢状、片状或条索状排列，可与其他变型合并存在。④小细胞变型：瘤细胞小，胞质较少，呈片状和小巢状排列，形态上可类似肺小细胞癌、外周原始神经外胚层瘤或促结缔组织增生性小细胞肿瘤，但经多取材和多作切片后，常可见到经典的间皮瘤成分。⑤透明细胞变型：瘤细胞胞质透明，排列成片状、小管状和乳头状，可与转移性肾透明细胞癌混淆。⑥蜕膜样变型：由大圆形、卵圆形或多边形的上皮样或组织细胞样细胞组成，胞质丰富，嗜伊红色，毛玻璃样，细胞周界清晰，核呈空泡状，可见明显的嗜伊红色核仁，类似妊娠时的蜕膜细胞。⑦多形性变型：瘤细胞显示明显的异型性，核染色质粗、深染，核仁明显，核分裂象易见，可见瘤巨细胞，类似分化差的癌。⑧淋巴组织细胞样间皮瘤：多发生于胸膜，并多见于男性。肿瘤呈多个结节状，镜下由类似组织细胞的大圆形或卵圆形细胞组成，胞质淡染，核染色质细致，有时可见明显的核仁。瘤细胞呈片状分布，间质内可见淋巴细胞浸润，有时尚可见浆细胞和嗜酸性粒细胞。

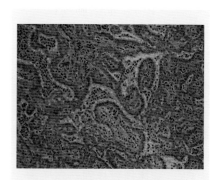

图 弥漫性恶性间皮瘤管状乳头状变型（HE×100）

肉瘤样间皮瘤 由条束状或杂乱状排列的成纤维细胞样梭形细胞所组成，生长方式与纤维肉瘤非常相似。部分病例中，瘤细胞显示明显的异型性，核分裂象易见，并可见多核瘤巨细胞，瘤细胞可呈席纹状排列，类似未分化多形性肉瘤。部分病例中还可出现类似平滑肌肉瘤、骨肉瘤、软骨肉瘤或其他肉瘤的区域，通常这些区域范围较小，可见到典型的间皮瘤成分，但当这些区域范围较广时，可与上述的一些肉瘤相混淆，故文献中将肉瘤样间皮瘤的形态学变型命名为平滑肌样、软骨样和骨样等变型。肉瘤样间皮瘤中的瘤细胞也可呈胖梭形，瘤细胞的异型性常不明显，有时难以确定是上皮性还是肉瘤样，也称移形性间皮瘤。

促结缔组织增生性间皮瘤原被视为肉瘤样间皮瘤的一种特殊亚型，以间质内含有大量致密的胶原纤维为特征，梭形瘤细胞夹杂在胶原纤维之间，形成类似孤立性纤维性肿瘤中的"无结构样结构"，梭形瘤细胞也可呈席纹状排列。这种区域至少占到肿瘤的50%以上，其他区域可为典型的肉瘤样间皮瘤成分。

双相性间皮瘤 又称混合性间皮瘤，由上皮样和肉瘤样两种成分混合而成，每种成分至少超过肿瘤的10%。如果肿瘤取材越多，越仔细，双相性间皮瘤诊断的比例就会增高。双相性间皮瘤容易被误诊为滑膜肉瘤、癌肉瘤或肉瘤样癌。

超微结构 瘤细胞的游离面可见大量细长的微绒毛，在扫描电镜下更为清晰。

免疫组化 表达一组所谓的阳性"间皮瘤"标志物，包括钙网膜蛋白（calretinin）、CK5/6、WT1和D2-40，不表达所谓的阴性"间皮瘤"标志物，包括CEA（单抗）、MOC-31、CD15、B72.3、BG-8、Ber-EP4、甲状腺转录因子1（TTF-1）和PAX8。

细胞遗传学 1p21-22、3p14-25、4q、6q、9p21、13q13-14和14q部分性丢失，22号呈单倍体，以及17p12-pter重复性丢失等。位于9p21上的CDKN2A/ARF位点失活，而CDKN2A/ARF编码肿瘤抑制性基因$p16^{INK4a}$和$p14^{ARF}$。

鉴别诊断 胸膜间皮瘤诊断时，需与各种累及胸膜的原发性和继发性病变鉴别，其中最重要的是与从肺或胸壁局部侵犯到胸膜或从远处转移到胸膜的肿瘤鉴别，此外还需与各种原发于胸膜的局限性肿瘤和光镜下类似间皮瘤的病变鉴别。在大多数情况下，依据光镜形态和免疫组织化学染色的特性能做出正确诊断，但少数疑难病例和小的活检标本还需结合临床表现、影像学特点，胸腔镜或开胸术所见，以及标本的大体表现才能做出正确诊断。

治疗 宜采取积极的手术、放疗和化疗三联治疗。对已做过穿刺活检的患者采用局部放疗对防止瘤细胞沿针道播散有一定的意义。

预后 2年和5年的生存率分别为38%和15%。影响间皮瘤预后的因素包括：①临床因素：临床上有胸痛、呼吸困难和体重明显减轻的患者可能预后不佳，患者年纪轻、无胸痛、年龄在50岁以下的女性患者、组织学上呈上皮样型及临床上肿瘤能被切除者可能预后较好。②组织学类型：上皮性间皮瘤相对较好，肉瘤样间皮瘤预后最差，无1例超过5年，混合性间皮瘤介于两者之间。好发生于腹腔的蜕膜样间皮瘤具有较高的侵袭性，病死率达75%，平均存活期为7个多月。③遗传学因素：尚无确切的指标能提示预后，但3p21缺失多见于上皮性间皮瘤，−7q可见于20%的肉瘤样间皮瘤。

（王 坚）

júxiànxìng èxìng jiānpíliú

局限性恶性间皮瘤（localized malignant mesothelioma） 在局部呈结节状生长的恶性间皮瘤。在组织学、特殊染色、免疫表型和超微结构上均与弥漫性恶性间皮瘤相同，但大体上或显微镜下不伴有弥漫性的胸膜播散。患者的平均年龄为63岁，男性多见，男女之比为2:1。大多数病例位于胸膜，少数病例位于腹膜。多数病例为在胸部X线平片或CT扫描中偶然发现，少数病例因胸腔积液就诊。病理学表现，呈周界清晰的结节状，直径可大10cm，与脏层或壁层胸膜相连，有蒂或无蒂，可延及邻近的肺组织。显微镜下表现同弥漫性恶性间皮瘤，多数病例为上皮样间皮瘤，部分病例为双相性，少数病例为肉瘤样（图）。有时可被误诊为孤立性纤维性肿瘤，免疫组化标记可资鉴别。部分病例可通过手术而获治愈。预后较弥漫型恶性间皮瘤好。近半数病例术后无瘤生存。复发性肿瘤可发生转移，但通常并不沿着胸膜表面扩散。

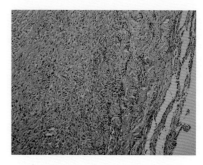

图 局限性恶性间皮瘤病理表现（HE×40）

（王 坚）

shénjīngqiàoliú

神经鞘瘤（schwannoma） 有包膜的良性周围神经鞘膜肿瘤，由排列有序、细胞丰富的束状区和疏松黏液样的网状区组成，瘤细胞在免疫表型和超微结构上具有施万细胞的形态特征，又称施万瘤。可发生于任何年龄，但最多见于 30~50 岁的中青年，无明显性别差异，但发生于中枢神经系统的神经鞘瘤则以女性多见。

临床表现 好发于头颈部和四肢的屈侧面，以脑感觉神经、脊髓根、颈神经、迷走神经、腓神经和尺神经最常受累，而运动神经和交感神经较少累及。位于纵隔、腹膜后和盆腔等深部者体积多较大。除伴有Ⅱ型神经纤维瘤病者以外，多数病例表现为孤立性肿块，缓慢生长，一般无症状，少数可伴有疼痛，多见于神经鞘瘤病。肿瘤不与皮肤粘连，累及小神经时，除接触点之外可自由推动，累及较大的神经时，多因肿瘤附着于神经的长轴而使活动受到限制。位于脊柱旁的肿瘤，可产生感觉障碍，位于后纵隔内的肿瘤，常起自于椎管，或延伸至椎管而使肿瘤呈哑铃状，可压迫脊髓产生运动神经症状。位于皮肤的神经鞘瘤多比较小，大体上与神经无联系。发生于实质器官的神经鞘瘤比较少见，多分布于胃肠道，偶可位于肾等器官。另有少数病例位于骨内。

病理学 肿瘤呈球形至卵圆形，表面光滑，包膜完整，位于中枢神经系统、实质器官和黏膜内的肿瘤一般无包膜。直径多在 10cm 以下，平均为 3.0~4.0cm。切面呈浅黄色或灰白色，半透明，有光泽（图1），体积较大的肿瘤常显示程度不等的退行性改变，包括脂质沉积、大小不等的囊肿、出血和钙化灶。显微镜下可见肿瘤周界清晰，可见完整的纤维性包膜，包膜来自于神经束膜和神

经外膜组织。经典型的神经鞘瘤由交替性分布的束状区（Antoni A 区）和网状区（Antoni B 区）组成（图2），两区的比例因病例而异，两区之间可见移行，也可以有清晰的分界。束状区由短束状平行排列的施万细胞组成，细胞核呈梭形，一端尖细，涂片中有时于核内可见假包涵体，但核仁不明显。胞质丰富、淡嗜伊红色，胞界不清。常见栅栏状排列结构，有时瘤细胞可排列成洋葱皮样或漩涡状结构，或形成贝罗凯（Verocay）小体结构。网状区由疏松排列的星状施万细胞组成，核圆形或卵圆形，深染，有时可见核内假包涵体。网状区中可有微囊形成，并可见大而不规则的血管，管腔内常见血栓，管壁厚，多伴有程度不一的胶原变性，有时在血管周围可见含铁血黄素沉

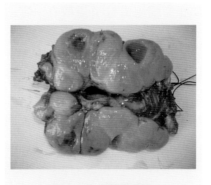

图1 神经鞘瘤外观

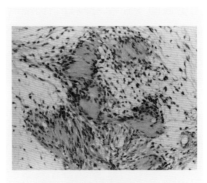

图2 神经鞘瘤病理表现
（HE×200）

着及灶性的泡沫样组织细胞反应。少数肿瘤内可见到一些较大的菊形团，其周围为环层状排列的小圆形施万细胞，核偏深染，形态类似神经母细胞瘤的瘤细胞，此型也称神经母细胞瘤样神经鞘瘤。电镜下可见束状区中的细胞由施万细胞组成，具有纤细的胞质突起，突起之间为较为原始的连接结构，细胞周围含有电子致密物质组成的连续性基底板，核细长，染色质分布均匀，可见 1~2 个小核仁，核旁含有小的高尔基体、散在的线粒体、粗面内质网、核糖体、初级和次级溶酶体及少量的脂滴等。网状区细胞稀少，施万细胞分布于低电子密度的絮状基质内，其周围的基底板不完整，细胞核的染色质多呈凝集状，常可见到提示细胞退变的次级溶酶体和髓鞘图像。

分型 神经鞘瘤分为以下几种亚型。

陈旧性或退变性神经鞘瘤 显示退行性改变的神经鞘瘤，通常发生于病程较长的肿瘤，多发生于深部软组织，如腹膜后。退行性改变表现在肿瘤内的间质和血管，包括囊肿形成、钙化、陈旧性出血的机化、间质内或血管周围广泛而明显的透明样变性等，肿瘤内常含有大量吞噬含铁血黄素的组织细胞。此外，显微镜下常可见一些核大、深染的畸形瘤细胞，核常呈分叶状，可见核内包涵体，但核分裂象罕见。

丛状神经鞘瘤 在大体上和光镜下均显示多结节状生长方式的神经鞘瘤（图3），主要发生于真皮和皮下。以肢体最为常见，其次可见于躯干和头颈部，极少数病例位于口腔黏膜、外阴和阴茎。肿瘤位于真皮内或皮下，由大小不一、多少不等的圆形至卵

圆形结节组成，结节之间为纤维结缔组织间隔，结节的周围可见裂隙，为人为假象。每一个结节则由束状区的施万细胞所构成，常见栅栏状排列，形态上与经典型神经鞘瘤相似。少数病例内，瘤细胞的核有退变，表现为核大、深染或呈畸形，也称奇异性或共质体性，但不见核分裂象。

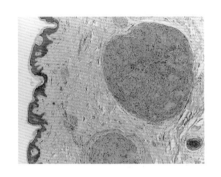

图3　丛状神经鞘瘤病理表现（HE×40）

　　色素性神经鞘瘤　能产生色素的神经鞘瘤，可发生在很多部位，但以颈段和胸段脊神经最为常见，其次可见于躯干和四肢软组织，一部分病例发生于消化道（包括胃、乙状结肠、直肠和食管）的自主神经。组织学上前者多为非砂砾体性，而后者则以砂砾体性为主。55%的非砂砾体性色素性神经鞘瘤伴有卡尼（Carney）综合征。镜下分为两种类型：①经典型色素性神经鞘瘤：细胞比较丰富，由梭形细胞和上皮样细胞组成，呈束状或交织状排列，核的栅栏状排列及贝罗凯小体不常见，多数瘤细胞的胞质内可见色素性颗粒，色素多的时候可将核掩盖掉。②砂砾体色素性神经鞘瘤：特征性形态之一为在肿瘤内可见一些分层状的钙化性小球，多为局灶性，圆形或卵圆形，PAS染色阳性，数量可多少不等。另一特征性形态为，在

约60%的病例内可见胞质内空泡，数量多时可类似成熟脂肪组织。

　　上皮样神经鞘瘤　与经典的神经鞘瘤相似，表现为浅表软组织内界限清晰或有包膜的肿块，直径小于2cm。镜下由小圆形上皮样的施万细胞组成，单个、小巢状或呈条束状排列，间质为胶原纤维，或部分伴有黏液样变性。

　　腺样神经鞘瘤　含有类似于肠道、呼吸道或室管膜腺体的神经鞘瘤，比较少见，肿瘤的发生似与Ⅰ型神经纤维瘤病无关。可发生于躯干和头颈部。肿瘤结节多较小。镜下特征表现为，在经典的神经鞘瘤性背景内，可见散在分布的大小和形态不一的腺样结构，内衬的腺上皮呈立方形或柱状，胞质内可含有黏液，腔内有时可见淡嗜伊红色分泌样物质。

　　假腺样神经鞘瘤　在神经鞘瘤中出现类似腺体的囊腔或裂隙样结构，免疫组化显示这些囊腔或裂隙的内衬细胞表达S-100蛋白，不表达AE1/AE3和EMA，表明为施万细胞而非上皮细胞，故称为假腺样。假腺样结构多出现在颅内和椎管的神经鞘瘤中，并多发生于具有囊性变的肿瘤中，其发生率可高达58%，而在周围软组织的神经鞘瘤中极为少见。

　　微囊状/网状神经鞘瘤　主要发生于胃肠道黏膜下，部分病例可位于上呼吸道、肾上腺、深部软组织和骨。两性均可发生，中位年龄为63岁。肿瘤大小为0.4~23cm，中位直径为4.3cm。显微镜下，肿瘤周界多较清楚，但无包膜，少数病例可累及邻近的平滑肌或黏膜。瘤细胞呈梭形，胞质嗜伊红色，呈连通状或交织状排列，并形成特征性的微囊性或网状生长结构（图4），可类似筛孔样，间质常呈黏液样或纤维

黏液样。部分病例中可见实质性的区域，类似经典或退变性神经鞘瘤。

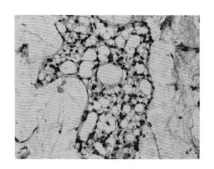

图4　微囊状/网状神经鞘瘤病理表现（HE×200）

　　胃肠道型神经鞘瘤　发生于胃肠道的神经鞘瘤，组织学上不同于经典型神经鞘瘤，容易被误诊为胃肠道间质瘤。好发于中老年人，无性别差异。临床上常表现为消化道出血，也可无症状，在作内镜检查时偶尔发现，表现为突起的半圆形肿块，黏膜面完好。最常位于胃，其次为结肠，少数可位于直肠，偶可位于食管和胆囊。术前影像学检查易被诊断为胃肠道间质瘤。大体上，可见肿瘤位于肌壁内，卵圆形结节，无包膜，直径2~10cm，平均4.7cm，切面呈实性，灰黄色，质地与经典型的神经鞘瘤相似，但无出血、坏死或囊性变等继发性改变。镜下，肿瘤与胃肠道固有平滑肌之间的分界清晰，大多数病例于肿瘤的周围可见淋巴细胞组成的淋巴细胞套，常可见生发中心形成。肿瘤的实质由梭形细胞组成，胞质淡嗜伊红色，核两端尖。瘤细胞呈交叉的条束状或梁状排列（图5），细胞之间可见多少不等的胶原纤维，部分区域瘤细胞呈波浪状，似神经纤维瘤，或呈器官样，而栅栏状排列并不明显，常为局灶性，部分瘤细胞

的核有显示一定程度的异型性，但核分裂象罕见。

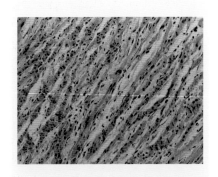

图5 胃肠道型神经鞘瘤病理表现（HE×100）

富于细胞性神经鞘瘤 较为少见的周围神经良性肿瘤，主要发生于中年人，女性略多见，好发于后纵隔、盆腔和腹膜后的脊柱旁区域。大体上，肿瘤周界清晰，具有完整的包膜，直径范围为1~20cm，切面呈灰白色或灰黄色，可见灶性的出血，但一般无囊性变，也无坏死。显微镜下，在肿瘤的包膜外或包膜下可见淋巴细胞聚集灶，形成袖套样结构。肿瘤的实质由形态一致的梭形细胞组成，呈紧密的条束状或交织状排列，瘤细胞偏丰富（图6），不见栅栏状排列或贝罗凯结构，肿瘤内也无经典型神经鞘瘤中与束状区交替分布的疏松网状区。高倍镜下，细胞核呈梭形或卵圆形，胞质丰富、嗜伊红色，细胞边界不清。部分区域内，细胞核染色质较粗、深染，并显示轻至中度的多形性，在70%的病例内可见少量的核分裂象，多为1~4个/10HPF，但不见病理性核分裂。仔细观察发现，除条束状或交织状排列的梭形瘤细胞外，在多数病例中能见到类似神经鞘瘤的一些形态特点，如在梭形瘤细胞之间可见多少不等的泡沫样组织细胞（黄色瘤细胞）聚集灶，以及伴有明显玻璃样变性的厚壁血管。另一比较重要的特点是，在瘤内血管周围可见少量的淋巴细胞浸润。另在少数肿瘤的周边区，可见一些提示具有神经分化的漩涡状结构。本瘤极易被误诊各种类型的梭形细胞肉瘤，特别是低度恶性的恶性周围神经鞘膜瘤，发生于腹腔内者还可被误诊为胃肠道间质瘤（GIST）。

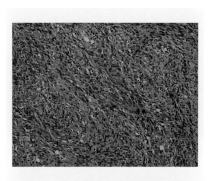

图6 富于细胞性神经鞘瘤病理表现（HE×100）

免疫组化 瘤细胞表达S-100蛋白，阳性反应定位于核和胞质，此外还可表达波形蛋白（vimentin）、Leu 7和PGP9.5，约半数病例表达胶原纤维酸性蛋白（GFAP）。

细胞遗传学 60%的病例有*NF2*基因的失活性突变，其他一些病例显示22q缺失。Western杂交或免疫组化显示无Merlin蛋白的表达。Merlin蛋白功能的缺失在神经鞘瘤的发生过程中起了比较重要的作用。

鉴别诊断 包括神经纤维瘤、恶性周围神经鞘膜瘤、节细胞神经瘤和栅栏状肌成纤维细胞瘤等。

治疗和预后 采取手术将肿瘤完整切除，注意保留神经。切除不完整时，肿瘤可复发，特别是位于骶部的神经鞘瘤。与神经纤维瘤相比，神经鞘瘤发生恶变的情形极为罕见。

（王春萌）

shénjīngxiānwéiliú
神经纤维瘤（neurofibroma） 由施万细胞、神经束膜样细胞、成纤维细胞以及形态介于神经束膜样细胞和其他细胞之间的移行细胞所混合组成的良性周围神经鞘膜肿瘤。肿瘤内常夹杂残留的有髓和无髓神经纤维，细胞之间可见多少不等的胶原纤维，背景常呈黏液样。根据临床和组织学特点可分为局限性皮肤神经纤维瘤、弥漫性皮肤神经纤维瘤、局限性神经内神经纤维瘤、丛状神经纤维瘤、软组织巨神经纤维瘤、色素性神经纤维瘤、非典型性和富于细胞性神经纤维瘤。

局限性皮肤神经纤维瘤 最常见的一种神经纤维瘤，可以是单个孤立性的病变，也可以表现为多个病变。常累及躯体真皮和皮下，无特殊的好发部位。多表现为略隆起于皮肤的结节状或息肉状肿块，缓慢生长，无痛性，能自由推动，直径多在1~2cm。90%的病变为孤立性，患者不伴有Ⅰ型神经纤维瘤病（NF1），好发于20~30岁的青年人，无性别差异。伴有NF1的患者常为多灶性，且肿瘤常自青春期开始发生，以后肿瘤的数量逐渐增加，直径也增大，少数病例中，患者全身布满息肉状结节。大体上，周界相对清晰，无包膜。切面色泽较为一致，灰白色或黄白色，有光泽，无神经鞘瘤中的出血或囊性变等退行性改变。显微镜下，肿瘤由交织状排列的梭形细胞束组成，细胞边界不清，胞质淡嗜伊红色，核深染，两端尖，波浪状或弯曲状，部分病例中于瘤细胞之间可见绳索样的胶原纤维，瘤细胞和胶原束之间为少至中等量的黏液（图1）。

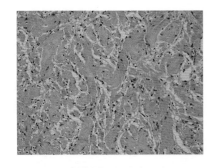

图1　局限性皮肤神经纤维瘤病理表现（HE×100）

弥漫性皮肤神经纤维瘤　一种在真皮内和皮下弥漫性生长的神经纤维瘤。好发于儿童和青年人，多发生在头颈部，其次为躯干和四肢，表现为皮肤表面斑块状的隆起。位于头颈部尤以眼睑处的肿块常较小，而位于躯干和四肢的肿块常超过5cm，病变边界不清。10%的患者伴有NF1。肿瘤切面显示位于真皮和浅表筋膜间的皮下组织增厚，为灰白色的肿瘤组织所替代。质地从柔软黏液样至坚实橡皮样。显微镜下病变位于真皮层及皮下，周界不清，常沿结缔组织间隔和脂肪小叶间隔扩展性生长，可包绕皮肤附件组织，与孤立性神经纤维瘤有所不同的是，瘤细胞并不呈细长的波浪状，而是呈短梭形或卵圆形，间质也多为均匀一致的原纤维状，常见含有色素的树突状细胞，另一形态特征是，肿瘤内可见成簇的假迈斯纳（Meissner）小体（图2）。

局限性神经内神经纤维瘤　一种局限于神经内的神经纤维瘤，发生率仅次于局限性皮肤神经纤维瘤，可以累及任何神经，包括脊神经和脑神经，从神经根到细小的分支，也可累及自主神经链。

多灶性的病变一般见于NF1患者。位于浅表的病变多以肿块就诊，位于深部者，沿受累神经的方向常有麻刺感或疼痛感。一部分病例为偶然发现或在做影像学检查时被发觉。大体上，多表现为梭形肿块，但无神经鞘瘤中的厚包膜，受累神经多弥漫性增大，发生于大神经者，常可见神经束。肿瘤的颜色和质地取决于肿瘤内所含胶原量的多少，因含脂质的黄色、囊性变或灶性出血等形态。显微镜下由束状或波浪状排列的长梭形细胞组成，因切面的关系，细胞也可呈小圆形，类似淋巴细胞。基质呈黏液样，可见多少不等的胶原纤维，常见肿瘤组织与神经束之间有移行现象（图3）。

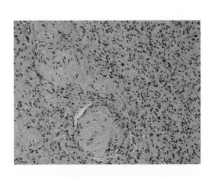

图2　弥漫性皮肤神经纤维瘤病理表现（HE×100）

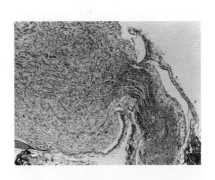

图3　局限性神经内神经纤维瘤病理表现（HE×40）

丛状神经纤维瘤　比较少见，常发生于儿童，好发于头颈部，多累及大神经，特别是神经丛，

大体上从神经干及其分支上可见扭曲、迂回类似蠕虫的肿块。几乎均发生于伴有NF1的患者，并有恶变的倾向。软组织巨神经纤维瘤中的神经纤维瘤常为丛状神经纤维瘤。丛状神经纤维瘤可发生恶变。显微镜下由迂曲、膨大的神经束组成，间质多伴有黏液样变性，阿辛蓝（AB）染色阳性。因切面的不同，神经束的直径可大小不一。少数病例内可伴有异源性分化，如上皮性成分。

软组织巨神经纤维瘤　最少见，仅发生于伴有NF1的患者，常含有丛状神经纤维瘤的成分，累及整个肢体时可形成局灶性巨人（肢）症，曾称为神经瘤性象皮病，或引起局部软组织的弥漫性增大。本型很少恶变。

色素性神经纤维瘤　是一种含有散在树突状色素细胞的神经纤维瘤，比较少见，占神经纤维瘤的不到1%，50%的患者伴有I型神经纤维瘤病。好发于黑人，年龄范围较广，多见于男性。最常位于头颈部、臀部或小腿。显微镜下病变位于真皮或皮下，偶可扩展至肌肉，常为弥漫性神经纤维瘤，有时肿瘤可兼具弥漫性和丛状神经纤维瘤的两种形态。色素性细胞呈树突状，散在分布于肿瘤内，但有成簇及位于肿瘤浅表部的倾向。本瘤主要应与色素性隆突性皮纤维肉瘤相鉴别。

非典型性和富于细胞性神经纤维瘤　在一些体积较大或病程较长的神经纤维瘤内可见散在的核有异型的细胞，类似退变性或陈旧性神经鞘瘤。这些散在的畸形细胞核大深染，核内可见胞质性的包涵体，染色质呈污浊状，核仁不明显，不见核分裂，称为非典型性神经纤维瘤。有时在神经纤维瘤的部分区域内，细胞偏丰富，偶可见少量的核分裂象，称为富于细胞性神经纤维瘤。因恶性周围神经鞘膜瘤（MPNST）常发生于神经纤维瘤的基础上，故对富于细胞的神经纤维瘤需要多取材，多作切片，以确认是否合并有 MPNST 的成分。

伴有假菊形团的树突状细胞神经纤维瘤 多发生于成年人，位于头部、手部、胸部，以及颈部、肩部、背部、臀部、下肢和足等部位。临床上表现为皮肤浅表周界清晰的孤立性肿块。所有病例均不伴有Ⅰ型神经纤维瘤病。显微镜下显示，病变主要位于真皮浅层，呈卵圆形的结节，其长轴与表皮垂直，其深部常呈多结节状。主要由两种细胞组成：Ⅰ型细胞体积小，深染，核略不规则，胞质稀少，淋巴细胞样；Ⅱ型细胞体积较大，核染色质淡染，空泡状，常见核切裂沟和核内包涵体，胞质丰富淡染。Ⅰ型细胞呈同心圆状围绕在Ⅱ型细胞的周围，形成假菊形团结构。电镜观察两型细胞均含有细长的胞质突起，其中，Ⅱ型细胞的胞质突起常呈同心圆状。

（陈 勇）

shénjīngxiānwéiliúbìng

神经纤维瘤病（neurofibromatosis） 神经纤维瘤发生于皮肤、神经系统、骨骼和内分泌系统的全身性疾病，有遗传性，并有典型的全身多发临床特征。分为Ⅰ型神经纤维瘤病和Ⅱ型神经纤维瘤病两种类型。

Ⅰ型神经纤维瘤病 又称周围型神经纤维瘤病或冯·瑞克林豪森斯（von Recklinghausens）病，简称 NF1，是最常见的常染色体显性遗传性疾病，由 *NF1* 基因的功能丢失突变和缺失所致，*NF1* 基因位于 17 号染色体长臂，近着丝粒（17q11.2），邻近神经生长因子受体基因。DNA 长度为 3350kb，由 60 个外显子组成，编码神经纤维瘤蛋白，后者由 2818 个氨基酸残基组成。有证据表明，NF1 部分起着肿瘤抑制基因的功能，在细胞的增殖和分化上可能起了一定的作用。NF1 可发生于任何种族，发生率为 1/3000，约半数患者具有家族史。最早期的临床表现为皮肤上出现平整的色素性丘疹斑，随着时间的推移，这些色素斑可增大及颜色变深。对 NF1 来说，以腋窝或腹股沟处的皮肤出现色素斑点特别具有意义。这些色素斑如果发生在皮肤白皙的人身上，则颜色偏淡，有点类似放有牛奶的咖啡，也称牛奶咖啡斑（图1），而如果发生在皮肤黝黑的人身上，则这些色素斑的颜色偏深，呈棕黑色或黑色。由于咖啡斑在正常的人群中也相当常见，并且也可见于一些与 NF1 无关的疾病当中，如多骨性纤维结构不良，[麦丘恩-奥尔布赖特（McCune-Albright）综合征]，因此，在判断是否为 NF1 时，需要将咖啡斑的大小、形状以及数目这些因素考虑进去。例如，NF1 应出现 6 个或以上的咖啡斑，对成年人来讲，每个斑的直径应在 1.5cm 以上，对青春期之前的少年来讲，则应在 0.5cm

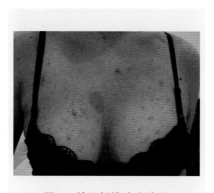

图1 神经纤维瘤病外观

以上。典型的 NF1 患者在容貌上也有一定的特征性，表现在前额比较宽，面颊呈三角形，眼眶内呈黑色。眼睛的虹膜表面还可见隆起的色素斑点或斑块，称为色素性虹膜错构瘤。除上述的咖啡斑外，NF1 患者的特征性表现神经纤维瘤病，周围神经和内脏神经均可发生，以累及皮肤和皮下的小神经最为常见。临床表现为身体皮肤表面长有多少不等的神经纤维瘤，少的仅为数个，多的可达上百、上千，甚至全身上下长满了大小不一的肿瘤而难以计数。这些肿瘤最初多出现于青春期前后，仅有少数病例在出生时即有，其他的一些则可在晚些时候再发生。

发生于 NF1 的神经纤维瘤主要有以下四种类型：①皮肤孤立性或弥漫性神经纤维瘤。②发生于周围神经的限局性神经内神经纤维瘤。③累及大神经干的丛状神经纤维瘤。④巨大的软组织神经纤维瘤，或称神经瘤性象皮病。

发生于内脏的神经纤维瘤主要位于胃肠道，少数可发生于肝或膀胱，除神经纤维瘤外，发生于内脏并与 NF1 相关的其他一些病变还包括节细胞神经瘤病、胃肠道自主神经瘤和各种神经内分泌肿瘤。Ⅰ型神经纤维瘤病的诊断标准（表1）。

Ⅱ型神经纤维瘤病 又称中枢型或双侧性听神经纤维瘤病，简称 NF2。相对 NF1 来说，比较少见，发生率为 1/40 000。NF2 属于一种常染色体显性遗传性疾病，50% 的病例显示 22q12 位点突变（NF2 基因）。多数患者的年龄在 10~30 岁间，部分患者发病较晚，如到 60 岁左右才发病。临床上诊断为Ⅱ型神经纤维瘤病的依据为：患有双侧前庭神经的神

经纤维瘤，约占 2/3。②肿瘤直接起自于周围神经。③从其他良性周围神经肿瘤等发展而来。④患者虽不伴有 NF1，但瘤细胞的组织学形态与大多数的 MPNST 相同，免疫组化和或电镜观察也提示瘤细胞具施万细胞分化。

临床表现 多数肿瘤的发生与周围神经干（如坐骨神经、骶神经和臂丛神经）关系密切，因此，肿瘤最常见于臀部、大腿、上臂和脊柱旁，而位于头颈部者则较为罕见（多发生于三叉神经和听神经）。位于实质器官者罕见，多发生于伴有 NF1 的患者，并多由神经纤维瘤发展而来。临床上多表现为逐渐增大的肿块，可伴有疼痛，特别是在伴有 NF1 的患者。影像学上与其他类型的软组织肉瘤相似，无特殊性，表现为密度不均的肿块，外形不规则，可呈浸润性生长。

诊断 依据临床表现、病理学、免疫组化和细胞遗传学检查可以诊断。

病理学 典型的病例可见肿瘤直接起自于周围神经，表现为梭形、类圆形或不规则的球形肿块；一些病例由孤立性神经纤维瘤或丛状神经纤维瘤进展而来，患者可伴有或不伴有 NF1；部分肿瘤在肉眼上可以看不到与神经有关系或有良性神经源性肿瘤的存在。肿块体积通常较大，平均直径超过 5.0cm，有时可超过 25cm，多被覆一层厚薄不均的纤维性假包膜。切面呈灰白或灰红色，常伴有出血和坏死。与其他类型的梭形细胞肉瘤相比，本病的组织学形态比较复杂，在常规 HE 切片上常难以判断为"神经源性"，MPNST 的诊断必须符合上述的几个标准之一。显微镜下能提示 MPNST 诊断的一些形态包括

可见肿瘤起自于神经，或在神经内扩展，或累及神经节，或在肿瘤内能看到孤立性或丛状神经纤维瘤的成分。

大多数的 MPNST 由排列紧密、条束状增生的梭形细胞组成，类似纤维肉瘤（图1）。MPNST 常呈弥漫状生长或形成交替性分布的细胞丰富区和稀疏细胞区，于血管周围常见密集的瘤细胞，尤其是在疏松或黏液样区域内的血管周围。高倍镜下，瘤细胞再现施万细胞的形态特点，核深染，核形不规则、不对称，核端呈圆形或锥形，逗点样或子弹头样，核分裂象易见，在稀疏细胞区内多呈细长的波浪状，瘤细胞的胞质多呈淡嗜伊红色或双色性。与纤维肉瘤不一样的是，1/3 的 MPNST 内可见具有明显多形性的大细胞，并常见多核巨细胞，易与未分化多形性肉瘤相混淆。除条束状排列外，肿瘤内有时可见漩涡状结构，类似触觉小体，但栅栏状排列非常罕见，且常为局灶性。肿瘤内血管丰富，为厚壁血管，瘤细胞可围绕血管生长。血管非常丰富时，可在局部区域形成血管外皮瘤样结构。部分病例内可见异源性成分，如横纹肌母细胞、软骨、骨、腺体、鳞状细胞和神经内分泌成分等。多数 MPNST 均为高度恶性的肉瘤，核分裂象易见，常超过 4/10HPF，并可见病理性核分裂，约 2/3 的病例可见地图状坏死。仅有一小部分的肿瘤为低度恶性 MPNST，表现为瘤细胞不如经典型 MPNST 丰富，细胞之间有多少不等的胶原纤维，其间散在有少量核深染的细胞，可见少量的核分裂象，肿瘤的周边常见残留的神经纤维瘤成分，两者之间在形态上可见移行。

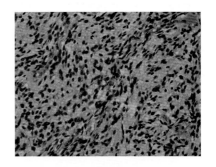

图1 恶性周围神经鞘膜瘤病理
表现（HE×200）

电镜下可见瘤细胞的核不对称，一端钝圆；另一端尖，瘤细胞常有分支状的胞质突起，内含微管和神经丝，细胞间可见中间连接或连接样结构。在分化较好的肿瘤中，细胞及其胞质突起的周围多有基板围绕，有时卷曲的胞质突起在细胞的周围可形成类似轴突系膜样的结构，这些形态特征均提示施万细胞分化。一小部分肿瘤中，还可显示神经束膜细胞或成纤维细胞性分化。在分化较差的肿瘤中，大多数的瘤细胞均为未分化的细胞。

分型 恶性周围神经鞘膜瘤分以下六种亚型。

上皮样恶性周围神经鞘膜瘤 在 MPNST 中所占比例不到 5%，主要由或完全由片状、巢状或结节状分布的胞质嗜伊红色的多边形、卵圆形或胖梭形细胞组成，形态上类似上皮细胞（图2）。除上皮样区域外，多数肿瘤内可见梭形细胞成分，其形态与经典型 MPNST 相似，在上皮样细胞和梭形细胞之间常见逐渐移行的现象。完全由上皮样细胞组成的肿瘤，其诊断必须是肿瘤起自于神经或经免疫组化和电镜加以证实。

伴有腺体分化的恶性周围神经鞘膜瘤 在 MPNST 的背景内可见散在或小灶性的腺体结构。腺体由立方形或柱状细胞组成，胞

质透亮，偶含杯状细胞，特殊染色可显示细胞内或细胞外黏液。鳞状化生较少见，但神经内分泌分化较常见，后者或单个出现于腺体的底部，或由上皮样的巢组成。极少数情况下，腺体显示恶性特征。

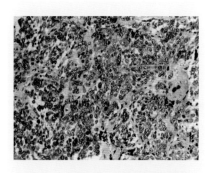

图2　上皮样恶性周围神经鞘膜瘤病理表现（HE×200）

恶性蝾螈瘤　伴有横纹肌母细胞成分的 MPNST，也称伴有横纹肌肉瘤的 MPNST。特征性形态表现为在 MPNST 的梭形细胞背景中可见散在的横纹肌母细胞（图3），其数量在不同肿瘤内或同一肿瘤不同区域内可多少不等。横纹肌母细胞相对成熟，圆形或多边形，含有大量的嗜伊红色胞质，类似分化好的胚胎性横纹肌肉瘤。

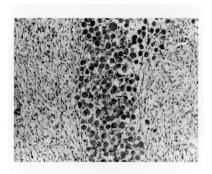

图3　恶性蝾螈瘤病理表现（HE×100）

伴有血管肉瘤的恶性周围神经鞘膜瘤　血管肉瘤可发生于 MPNST 的基础上。组织学上，肿瘤内除 MPNST 成分外，还含有血管肉瘤成分，后者由衬覆核深染的扁平或肥胖内皮的不规则性血管腔隙组成，其所占比例可仅为局灶性，也可弥漫成片。

伴有神经束膜细胞分化的恶性周围神经鞘膜瘤　又称为恶性神经束膜瘤，组织学上主要由梭形细胞组成，细胞形态和大小较为一致，核分裂象多少不等，间质呈黏液样或纤维黏液样，可见嗜伊红色的胶原纤维束。瘤内细胞密度变化较大，在富于细胞的区域，瘤细胞呈交织束状、漩涡状或席纹状排列，有时可见"洋葱头"样排列结构，或围绕血管呈血管外皮瘤样排列，或呈类似神经纤维瘤的波浪状排列。免疫组化显示瘤细胞表达上皮膜抗原（EMA）、波形蛋白（vimentin）和密封蛋白（claudin-1）。

起自于神经鞘瘤、节细胞神经瘤、节细胞神经母细胞瘤和嗜铬细胞瘤的恶性周围神经鞘膜瘤　起自于神经鞘瘤的 MPNST 极其罕见，显微镜下，所有病例中均可见到经典神经鞘瘤的形态结构，恶性成分呈上皮样，由圆形、多边形和卵圆形性别组成，可见明显的核仁，胞质呈深嗜伊红色，部分病例恶性成分呈小细胞性，类似外周原始神经外胚层瘤。起自于节细胞神经瘤和节细胞神经母细胞瘤的 MPNST 在大体上两种成分之间可有清晰的分界线（图4a）。镜下，有时可见到灶性的节细胞神经瘤紧邻 MPNST 成分或融入到 MPNST 中（图4b）。在 MPNST 的梭形细胞成分内，也可见到散在的节细胞。起自于嗜铬细胞瘤的 MPNST 在镜下除 MPNST 外，均可见到残留的肾上腺和嗜铬细胞瘤成分。

免疫组化　50%～70%的肿瘤程度不等地表达 S-100 蛋白，常为局灶性，总的来说，恶性程度越高、瘤细胞分化越原始，S-100 蛋白的表达率越低。

细胞遗传学　研究显示位于 17q11 上的 *NF*1 和 17p13 上的 *TP*53 缺失，其中 *p*53 基因异常可能在神经纤维瘤向 MPNST 进展过程中起了一定的作用。此外，50%MPNST 显示有 CDKN2A 的纯合性缺失，神经纤维瘤（NF1）在向 MPNST 转化的过程中，*CD-KN2A/p*16 失活。在 MPNST 中存在 *INK4A* 基因的丢失，而在神经纤维瘤中则无此异常。

鉴别诊断　包括：①纤维肉瘤（包括黏液纤维肉瘤）：与 MPNST 相比，瘤细胞核相对对称，瘤细胞只表达 vimentin，偶可表达肌动蛋白（actin），而包括 S-

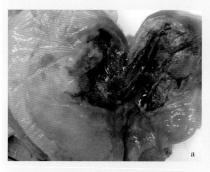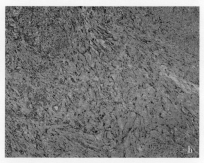

图4　起自节细胞神经瘤和节细胞神经母细胞瘤的 MPNST
注：a. 外观；b. HE×40

100 蛋白等在内的神经性标志多为阴性。②单相纤维性滑膜肉瘤：瘤细胞表达角蛋白（AE1/AE3）、EMA 和 Bcl-2，需注意的是，30%的滑膜肉瘤也可表达 S-100 蛋白，不能仅依靠 S-100 蛋白而诊断为 MPNST。细胞和分子遗传学检测分别显示 t（X，18）和 *SYT-SSX1/2* 融合性基因。③恶性孤立性纤维性肿瘤：部分肿瘤内可见经典的孤立性纤维瘤的成分。瘤细胞表达 CD34 和 Bcl-2，而瘤细胞 S-100 蛋白表达为阴性。④富于细胞性神经鞘瘤：肿瘤界限相对清晰或具有完整包膜。肿瘤细胞异型性不明显，虽可见核分裂象，但多在 4/10HPF 以下，且无病理性核分裂。

治疗　应被视为高度恶性的肉瘤处理，手术为主，辅以放疗或化疗。

预后　位于下肢和臀部者局部复发率为 0～40%，位于脊柱旁者局部复发率为 68%，总的局部复发率为 42%～54%，远处转移率为 28%～43%，最常见的转移部位为肺，其次为骨、肝和脑。5年及 10 年生存率分别为 34%～52% 和 23%～34%。肿瘤位于脊柱旁、直径超过 5cm、手术切缘阳性、组织学分级为高度恶性、P53阳性及患者伴有 NF1 者预后差。

（王　坚　师英强）

èxìng kēlìxìbāoliú

恶性颗粒细胞瘤（malignant granular cell tumor）　在组织学上或生物学上显示恶性特征的颗粒细胞瘤。易被误诊为良性颗粒细胞瘤。本病多发生于 30～70 岁的成年人，女性多见，男女之比为 1∶2。

临床表现　发生部位包括四肢、躯干、头颈部和腹盆腔，少数病例位于外阴和乳腺，偶可见

于食管、垂体、咽、喉、支气管、气管、后纵隔、胃、直肠和膀胱等。多数病例表现为皮下或深部软组织内无痛性的孤立性结节或肿块。部分病例有肿块于近期内生长迅速的病史。发生于周围神经的肿瘤常伴有周围神经症状，如患侧肢体麻木、感觉过敏或受累神经麻痹的症状。发生于气管、胃肠道、腹腔或膀胱者可相应有咳嗽、腹胀、腹痛、不适、便血或血尿等症状。与良性颗粒细胞瘤相比，肿瘤位于深部软组织以及近期生长迅速等特征有助于恶性的诊断。

诊断　依据临床表现、病理学和免疫组化检查可以诊断。

病理学　与良性颗粒细胞瘤相似，表现为实性的结节状肿块，切面呈灰白或灰黄色。恶性肿瘤的直径范围为 0.5～19cm，平均5cm。显微镜下可见肿瘤周界不清，常浸润至邻近的脂肪和（或）肌肉组织内。所有病例均由成片或成巢的多边形细胞组成，其间为粗细不等的纤维结缔组织间隔。瘤细胞胞质丰富，嗜伊红色细颗粒状，部分病例于胞质内可见嗜伊红色小体，其周围为一圈空晕。胞质过碘酸希夫（PAS）染色阳性，并耐淀粉酶消化。肿瘤至少在局部区域显示以下三种形态：瘤细胞核增大，染色质呈空泡状并可见明显的核仁；瘤细胞显示一定的多形性；核质比增大，瘤细胞呈梭形，可见核分裂象（≥5/50HPF），可见凝固性坏死（图）。少数肿瘤内尚可见散在的多核性瘤细胞。在部分肿瘤内，瘤细胞紧密包绕周围神经束，或与神经束的施万细胞在形态上有过渡现象。

免疫组化　瘤细胞均强阳性表达 S-100 蛋白、神经元特异性

烯醇化酶（NSE）和 PGP9.5，部分病例尚表达 CD68。

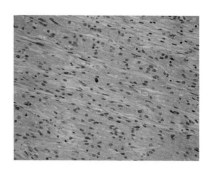

图　恶性颗粒细胞瘤病理表现（HE×200）

鉴别诊断　主要与良性颗粒细胞瘤相鉴别。恶性颗粒细胞瘤满足以下 3 个或 3 个以上的形态：肿瘤性坏死，梭形细胞，空泡状核及大核仁，核分裂象（>2/10HPF，HE×200），高核质比和多形性。满足 1 个或 2 个上述形态则诊断为非典型性颗粒细胞瘤。瘤细胞仅灶性显示多形性诊断为良性颗粒细胞瘤。但仍有极少数病例，如按照上述标准不能诊断为恶性，但临床上却出现复发和转移。对于这些个别病例的诊断，需参考肿瘤的大小、有无坏死和肿瘤的位置（深浅）等参数，并紧密结合临床生物学行为。

治疗　化疗和放疗已被证实并不能明显改善恶性颗粒细胞瘤的临床病程。局部广泛切除，必要时加上区域淋巴结清扫为最主要的治疗手段。术前影像学检查如 CT 和磁共振有助于识别微小或隐匿的局部或远处转移灶。

预后　恶性颗粒细胞瘤是一种高度恶性的肉瘤，在附有随访记载的 90 例病例中，31 例局部复发（34%），56 例转移（62%），最常见的转移部位为区域淋巴结和肺，其他部位包括肝、脾、胰、骨、心脏和肾。34 例（38%）死

于肿瘤，平均生存期为2.5年。

（王 坚）

tòumíngxìbāo ròuliú

透明细胞肉瘤（clear cell sarcoma）

好发于四肢末端具有色素细胞分化的软组织恶性肿瘤。瘤细胞的胞质透亮，其组织学和免疫表型相似于恶性黑色素瘤，又称软组织恶性黑色素瘤，但在遗传学上具有不同于恶性黑色素瘤的特异性染色体易位 t（12；22）（q13；q12），并产生 EWS-ATF-1 融合性基因。多发生于20~40岁的青年人，平均年龄为27岁，女性略多见。

临床表现 好发于四肢末端，尤以足和踝最为常见，其次为膝、大腿、手和前臂，偶可发生于躯干和头颈部。位置多较深，常与腱鞘或腱膜紧密相连，可累及至皮下，但表皮多完好。少数病例可发生于消化道。临床上表现为生长缓慢的肿块，病程从数周至数年不等，1/3~1/2 的患者可有疼痛或触痛感。

诊断 依据临床表现、病理学、免疫组化和细胞遗传学检查可以诊断。

病理学 大多数肿瘤比较小，直径多在2~6cm，平均为3~4cm。周界清晰，无包膜，分叶状或结节状，质地坚实，常附着于腱鞘或腱膜，与被覆皮肤不相连。切面呈灰白色，可见灶性出血、坏死或囊性变，约20%的病例可见点状或斑状暗褐色或黑色区。显微镜下可见由束状、巢状或片状的瘤细胞组成，其间为纤细或致密的纤维结缔组织间隔（图）。瘤细胞呈多边形、卵圆形或胖梭形，胞质透亮，核呈圆形或卵圆形，淡染或呈空泡状，可见明显的嗜伊红色或嗜双色性核仁，核分裂象并不多见，多<5/10HPF。

1/3~1/2 的病例内可见多核巨细胞，胞核位于胞质周边排列，约20%病例于瘤细胞内可见黑色素颗粒。部分病例中，瘤细胞的胞质呈嗜伊红色、点彩状，有时在同一肿瘤的不同区域内可见透明细胞和嗜伊红细胞并存，两种瘤细胞之间可见移行。在复发或转移性肿瘤中，瘤细胞可显示明显的异型性。大多数病例内，电镜下瘤细胞的胞质内可见处于不同分化阶段的黑素体。

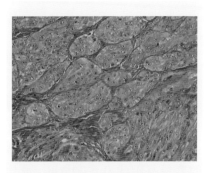

图 透明细胞肉瘤病理表现（HE×200）

免疫组化 肿瘤细胞表达 S-100蛋白、HMB45、MelanA、MelCAM、MiTF、酪氨酸激酶、Leu-7和 NSE 等。

细胞遗传学 75%以上的病例具有 t（12；22）（q13；q12），使位于22q12上的 EWS 基因（5'端）与位于12q13上的 ATF1 基因（3'端）融合，产生 EWS-ATF1 融合性基因，导致 EWS 基因 N 末端的325个氨基酸与 ATF1 基因 C 末端的206个氨基酸融合，后者含有转录激活因子1（ATF1）。

鉴别诊断 需与以下肿瘤鉴别：纤维肉瘤、恶性周围性神经鞘膜瘤、恶性黑色素瘤和转移性肾透明细胞癌。

治疗和预后 采取手术将肿瘤完整切除，必要时加上区域淋巴结清扫。本病恶性程度高，致死率为37%~59%。多数病例发生复发和转移，最常见的转移部位为淋巴结，其次为肺和骨。5年、10年和20年的生存率分别为47%、36%和10%。复发的病例、肿瘤直径在5cm以上或伴有坏死者预后不佳。

（师英强）

shénjīngmǔxìbāoliú

神经母细胞瘤（neuroblastoma）

发生于婴幼儿的胚胎性肿瘤，起自于自主神经（交感神经系统）或肾上腺髓质的迁徙原始神经外胚层细胞或多潜能交感干细胞，后者起自于神经嵴。是婴幼儿最常见的颅外恶性实体肿瘤，中国小儿实体肿瘤协作组1997~1998年的资料显示，神经母细胞瘤居小儿恶性实体肿瘤发病首位。在儿童恶性肿瘤中，神经母细胞瘤列于白血病、脑肿瘤和恶性淋巴瘤之后，居第四位。大多数的神经母细胞瘤为散发性，一部分具有家族史，呈常染色体显性遗传方式，20%的病例表现为双侧性或多灶性病变。本病多发生于婴幼儿，其中50%的病例在2岁以内，85%在5岁以内，96%在10岁以内，3.5%在10~20岁之间，发病高峰期为18个月，中位年龄为22个月。偶可发生于尚未发育成熟的胎儿，多由产前超声检查发现。两性均可发生，男性略多见，男女之比约为1.2：1。

病因和发病机制 病因尚不明确，推测的因素包括有：患儿父母长期或母亲在怀孕期间服用镇静类药物（如苯巴比妥）、过度饮酒、自然流产、工作在具有电磁场的环境中或接触某些化学物质（如染发剂）等，但均未得到证实。

临床表现 发生部位与肾上腺髓质和交感神经节的分布密切

细胞瘤。患者年龄范围较广，尽管多数病例在 35 岁以下，但 40 岁以上者也不少见，男性略多见。主要见于脊柱中轴以外的部位，特别是四肢（图 2），常见部位为臀部和股上方（与坐骨神经有关）、肩部和上肢（与臂丛神经、尺神经、桡神经及正中神经有关），部分病例可位于眼眶及马尾等处。1/3 的病例中，肿瘤紧密附着于大神经，并产生神经功能减退性症状。极少数病例可发生于实质器官内，如胰腺、肺、肾和子宫等。

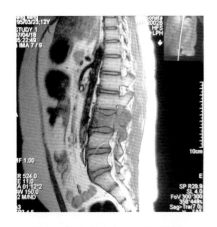

图 1　骨外尤因肉瘤影像学表现

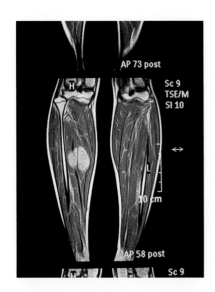

图 2　外周原始神经外胚层瘤影像学表现

阿斯金瘤，主要发生在儿童的胸肺区，如胸壁软组织和肋骨，常累及肋间神经。阿斯金瘤组织学表现与 pPNET 相同，其免疫组化、细胞及分子遗传学表型均与 pPNET 相似，生物学行为上也属高度恶性，故也称为发生于肺胸区的 pPNET。

诊断　依据临床表现、影像学、病理学、免疫组化和细胞遗传学检查可以诊断。

病理学　肿瘤呈多结节状或分叶状，质软或脆，直径一般不超过 10cm。切面呈灰黄色或灰红色，常伴有坏死、囊肿形成或出血，但钙化少见。显微镜下显示，经典的尤因肉瘤由紧密成片或呈小叶状分布的小圆细胞组成，小叶间为宽窄不等的纤维结缔组织间隔。一般来说，骨外尤因肉瘤的核形较规则，圆形或卵圆形，核膜清晰，核染色质细致、均匀（图 3a），似粉尘样，核分裂象多少不等，部分病例中瘤细胞核的形状也可不规则，可见核折叠或核沟。胞质少或呈不规则小空泡状，过碘酸希夫（PAS）染色阳性，可被淀粉酶消化，提示存在糖原。相对来讲，pPNET 瘤细胞核的染色质多凝聚、深染，可见小核仁，胞质稀少或不清。除成片或小叶状分布外，有时瘤细胞也可呈梁状或条束状排列，类似

小细胞癌或类癌。另一比较特征的结构是在 pPNET 中常见霍默－赖特（Homer-Wright）菊形团形成（图 3b），其轴心为神经微纤维物质，在 10%～20% 的骨外尤因肉瘤内也可见到菊形团结构。需要注意的是，不要将一些中心为血管腔的假菊形团误认为是霍默－赖特菊形团。肿瘤内富于血管，瘤细胞可呈乳头状围绕血管生长，但因受密集的瘤细胞挤压而常不明显，清晰的血管结构多出现在坏死性区域内。肿瘤内常见凝固性坏死。少数病例的间质伴有大量的纤维组织增生，而瘤细胞可呈巢状或宽梁状排列。阿斯金瘤组织学形态与 pPNET 相似。电镜下可见骨外尤因肉瘤中的细胞器稀少，高尔基体不发达，胞质内可见糖原颗粒，pPNET 中的瘤细胞体积较小，核形不规则，分化好的瘤细胞可见延伸的细胞突起和胞质内致密的核心颗粒，偶见微管。

免疫组化　瘤细胞表达波形蛋白（vimentin）、CD99（图 4）和 Fli1 蛋白，不同程度表达神经元特异性烯醇化酶（NSE）、Leu-7、突触素（Syn）和嗜铬粒蛋白（CgA）。少数病例还可表达细胞角蛋白（CK）。

细胞遗传学　90%～95% 的病例存在 t（11；22）（q24；q12），

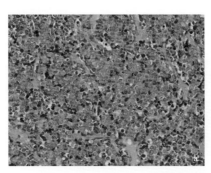
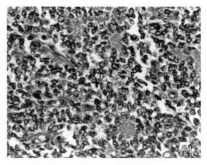

图 3　骨外尤因肉瘤/外周原始神经外胚层瘤病理表现（HE×200）

导致位于 11q24 上的 *FLI-1* 基因与位于 22q12 上的 *EWS* 基因融合，产生 *EWS*（5'端 7 号外显子）-*FLI-1*（3'端，6 号外显子Ⅰ型，或 5 号外显子Ⅱ型）融合性基因。5% 的病例存在 t（21；22）（q22；q12），并产生 *EWS-ERG* 融合性基因，<1% 的病例存在 t（7；22）（p22；q12），t（17；22）（q21；q12），t（2；22）（q33；q12），22q 倒置，t（16；21）（p11；q22），并分别产生 *EWS-ETV1*、*EWS-E1AF*、*EWS-FEV*、*EWS-ZSG* 和 *FUS-ERG* 融合性基因。*EWS* 可通过荧光原位杂交（FISH）检测（图 5）。

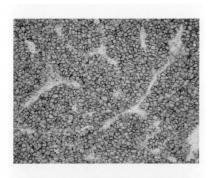

图 4　骨外尤因肉瘤/外周原始神经外胚层瘤免疫组化（HE×200）

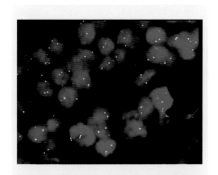

图 5　骨外尤因肉瘤/外周原始神经外胚层瘤遗传学表现

鉴别诊断　①转移性神经母细胞瘤：年龄较骨外尤因肉瘤小。肿瘤内含有神经纤维网及节细胞性分化，并多有钙化灶。CD99 及 β₂ 微球蛋白均阴性。肿瘤内检测不到 *EWS-FLI-1*，但有 25% 的病例可显示 *N-myc* 扩增。②腺泡状横纹肌肉瘤：腺泡状横纹肌肉瘤分化差的区域可出现小圆形细胞，类似骨外尤因肉瘤。有时也可呈实性的片状生长，但如多做切片，通常能见到腺泡状结构。20%～30% 的病例内能见到胞质嗜伊红色的横纹肌母细胞及核居周边分布的多核性巨细胞。瘤细胞表达结蛋白（desmin）、肌特异性肌动蛋白（MSA）和成肌蛋白（myogenin）等多种肌细胞性标志物。细胞及分子遗传学显示 t（2；13）（q37；q14）和 *PAX3/7-FKHR* 融合性 mRNA。③转移性小细胞癌或皮肤梅克尔细胞癌：临床肿瘤病史和免疫组化有助于与转移性小细胞癌的鉴别诊断。梅克尔细胞癌多发生于 60 岁以上的老年患者，除神经内分泌标志物外，肿瘤细胞常强阳性表达 CK20。④淋巴母细胞淋巴瘤：除 CD99 外，瘤细胞尚表达 TDT。⑤促结缔组织增生性小圆细胞肿瘤：绝大多数的骨外 EWS/pPNET 不表达角蛋白（AE1/AE3）和 desmin。

治疗和预后　采取包括外科手术、放疗和化疗在内的综合性治疗。多数作者认为骨外尤因肉瘤的预后较 pPNET 要好，5 年生存率在 60% 以上，而 pPNET 侵袭性高，易发生远处转移及引起死亡。预后往往与肿瘤所处的部位、肿瘤大小和临床分期相关。*EWS-FLI-1* 融合基因为Ⅰ型者的预后较其他类型相对较好，可能与 *EWS-FLI-1* 编码功能上较弱的反式激活因子有关。

（师英强）

wàizhōu yuánshǐ shénjīng wàipēicéngliú

外周原始神经外胚层瘤（peripheral primitive neuroectodermal tumor, pPNET）

发生于中枢和交感神经系统以外的来源于神经外胚层的未分化的高度恶性小圆细胞肿瘤，在形态和组织学上与尤因肉瘤相似。世界卫生组织（WHO）2007 年神经系统肿瘤分类中将两者统称为 ESFTs/pPNET。本病病因不详，多认为与神经系统发育过程中的异常分化有关。常见于儿童和青少年，平均发病年龄 20 岁，75% 的患者发病年龄小于 35 岁，40 岁以上成年人少见，男性多于女性。

临床表现　主要发生于骨和软组织。常见的原发部位有肢体近端、肋骨、骨盆和椎骨，发生于软组织者主要为躯干、四肢和中轴软组织如胸壁、脊柱旁和腹膜后。发生于实质器官者少见，近来报道在肝、肾、眼眶、输尿管、膀胱、卵巢、阴道、子宫、胰腺、脾、胃肠道等也有发生。

临床症状与生长部位密切相关。生长在四肢的肿瘤往往表现为质地中等偏硬的痛性肿块，固定，边界往往比较清楚，生长迅速。随着肿物的增大而压迫周围神经可以引起相应的症状。发生在椎体者，可出现相应的神经定位症状，包括麻木、感觉异常、疼痛、肢体活动障碍等，甚至截瘫。发生于胸壁者称为阿斯金（Askin）瘤，临床表现为有触痛的软组织肿块，常侵蚀肋骨，与肺界限不清，以胸痛和呼吸困难为特点，可以合并胸腔积液、侵犯椎管和前纵隔。CT 上表现为胸壁密度不均的实质性肿块，增强后不均匀强化。发生于腹部的 pPNET 症状因器官而异。

诊断和鉴别诊断　依据临床表现、病理学、免疫组化和细胞遗传学检查可以诊断。显微镜下可见：细胞小圆，密集成巢，纤维结缔组织分割成小叶状，常见特征性的霍默-赖特（Homer-Wright）菊形团结构。核染色质颗粒状，核仁不明显，多数可见核分裂象。电镜下有致密的核心分泌颗粒、细胞内微丝和类似神经细胞的突起。80%～90%的pPNET表达CD99，多数表达神经内分泌标志，如神经元特异性烯醇化酶（NSE）、突触素（Syn）和嗜铬粒蛋白（CgA）。波形蛋白（vimentin）常常阳性，但缺乏特异性。由t（11;22）（q24;q,12）染色体易位而产生的 *EWS/FLI*1 融合基因是pPNET的特征性基因异常，可以通过荧光原位杂交（FISH）或PCR技术检测。pPNET应与其他小圆细胞恶性肿瘤鉴别，尤其是一些好发于青少年和儿童的高度恶性肿瘤，如胚胎性横纹肌肉瘤、非霍奇金淋巴瘤、神经母细胞瘤等，其次包括小细胞癌、无色素的小细胞黑色素瘤、小细胞血管肉瘤、未分化滑膜肉瘤等。

治疗和预后 对于局限性的患者，根治性手术切除是首选的治疗方法。由于术后复发和远处转移的发生率高，因此，常需联合术后的化放疗。术前新辅助有助于提高切除率和延长生存。对于转移性患者，往往采用以化疗为主的综合治疗。常用的化疗药物包括异环磷酰胺、多柔比星、长春新碱、依托泊苷。本病是高度侵袭性的恶性肿瘤，预后差，多经血液转移至肺、肝、骨、肾上腺、骨髓和淋巴结转移。手术切除患者的平均生存时间为2年，5年生存率仅20%～30%。

（周爱萍）

yīng'ér sèsùxìng shénjīng wàipēicéngliú

婴儿色素性神经外胚层瘤

（melanotic neuroectodermal tumor of infancy） 主要发生在婴幼儿颅骨部位的黑色素性神经上皮瘤。由神经母细胞性小圆细胞和含色素的上皮性大细胞组成，多呈巢状或腺泡状排列，间质内常伴有大量的纤维组织增生。也称视网膜始基瘤、色素性突变瘤、色素性成釉细胞瘤。好发于1岁以下的婴儿，85%在6个月以下，平均为5个月，女婴多见。

临床表现 多数病例发生在上颌骨（70%）、下颌骨（10%）和颅骨（10%），部分病例发生在附睾（4%），少数病例位于颅脑硬膜、眼眶、颊部软组织、纵隔、大脑、子宫、卵巢、长骨及肩胛等处，肿瘤与视网膜并无关系。临床上表现为迅速增大的肿块，可致上唇突出，影响婴儿吃奶。CT或磁共振成像（MRI）常可显示病灶下方的骨有溶骨性破坏。

诊断 依据临床表现和病理学、免疫组化检查可以诊断。

病理学 大体呈界限清楚的分叶状肿块，无包膜，周围多被骨刺围绕，直径1～10cm，平均3.5cm，质韧或坚实，灰色或蓝黑色。显微镜下可见肿瘤由两种细胞组成：原始的小圆形或小立方神经母细胞瘤样细胞及体积较大、胞质内含黑色素颗粒的上皮性细胞，前者核深染、固缩状，后者核呈空泡状，核分裂象罕见或不见。神经母细胞样小细胞多呈巢状或假腺泡状排列，周围环绕色素性上皮细胞，巢之间为致密的纤维结缔组织，有时于神经母细胞样细胞之间可见神经纤维网样物质。位于颅面部的肿瘤常可见到骨小梁。部分病例中，假腺泡状结构不明显，而主要由不规则片状、巢状或梁束状的色素性上皮细胞组成，或呈受挤压的管状结构，仅含有很少的小圆细胞（图）。电镜下显示为原始的小圆细胞类似神经母细胞，上皮性细胞含有桥粒、胞质突起、基底板及不同发育阶段的黑色素颗粒。

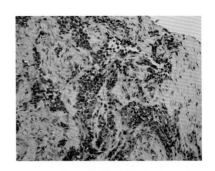

图 婴儿色素性神经外胚层瘤病理表现（HE×100）

免疫组化 上皮性细胞表达细胞角蛋白（CK）、上皮膜抗原（EMA）、HMB45、波形蛋白（vimentin）、神经元特异性烯醇化酶（NSE）和Leu7，小圆细胞表达NSE和Leu7，部分病例表达SYP、胶质纤维酸性蛋白（GFAP）和S-100蛋白。

鉴别诊断 ①转移性神经母细胞瘤：肿瘤内富含神经纤维网，可见菊形团结构，而极少含有色素。②恶性黑色素瘤：瘤细胞具明显的异型性，核分裂象易见。瘤细胞CK及EMA阴性。③胚胎性横纹肌肉瘤：肿瘤内很少含有色素，间质背景常呈疏松黏液样。瘤细胞表达结蛋白（desmin）及成肌蛋白（myogenin）等肌源性标志物，而不表达CK、HMB45或NSE。

治疗和预后 采取手术将肿瘤完整切除，避免放疗或化疗，除非发生转移者。尽管肿块生长迅速，并破坏骨，但多数病例临床上呈良性经过，局部复发率为10%～60%，转移率为6.6%。

（王坚）

gǔ wài ruǎngǔliú

骨外软骨瘤

（extraskeletal chondroma） 发生于软组织特别是手

足部位主要由成熟的透明软骨组成的良性肿瘤。多发生于 30~60 岁的成年人，儿童很少发生。主要位于手足部位的软组织内，与深部的骨之间并无关系，其中手指占 80%，其他部位包括手、趾、足和躯干，极少数病例位于硬脑膜、喉、咽、口腔和皮肤。表现为缓慢生长的孤立性结节或肿块，无痛性，也无触痛感，常与腱、腱鞘或关节囊相连。本病与肺软骨瘤、胃肠道上皮样间质瘤和肾上腺外的副神经节瘤一起称为卡尼（Carney）三联征。依据临床表现和影像学、病理学、免疫组化检查可以诊断。X 线显示结节境界清楚，不累及骨，常见分散的、不规则的、指环样或曲线状的钙化。病理学表现，肿瘤周界清晰，圆形或卵圆形，质地坚硬。瘤体较小，直径多小于 3cm。显微镜下，大多数肿瘤由排列成分叶状的成熟透明软骨组成（图），部分病例可伴有纤维化、骨化或黏液样变性。少数肿瘤显示局灶性或弥漫性的钙化，可掩盖软骨。约 15% 的病例在肿瘤的边缘和软骨小叶间隔内还可见由增生的上皮样细胞和多核巨细胞组成的肉芽肿样反应。免疫组化检查显示瘤细胞表达 S-100 蛋白。需与钙化性腱膜纤维瘤、肿瘤性钙盐沉着症、骨旁软骨瘤、巨细胞瘤和

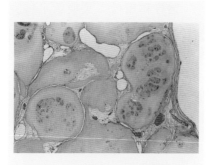

图 骨外软骨瘤病理表现
（HE×40）

骨软骨瘤相鉴别。治疗上采取局部完整切除。少数病例可复发，一般不会发生肉瘤变。

（王春萌）

gǔ wài jiānyèxìng ruǎngǔ ròuliú

骨外间叶性软骨肉瘤（extraskeletal mesenchymal chondrosarcoma） 由分化较成熟的透明软骨小岛和未分化原始间叶细胞组成的软骨肉瘤。原始间叶细胞常呈血管外皮瘤样排列，发生于骨外者约占所有间叶性软骨肉瘤的 1/3。好发于 15~35 岁的青少年，女性略多见。

临床表现 主要位于头颈部，特别是眼眶、颅内、脊髓硬膜及颈枕部，其次是下肢，特别是大腿，少数可位于躯干、盆腔及纵隔等处，偶见于脑内。位于眼眶者可产生突眼、视物痛和头痛，颅内及髓内肿瘤可引起呕吐、头痛及各种运动和感觉缺失，位于四肢者多表现为肌肉内生长缓慢的无痛性肿块。

诊断 依据临床表现、影像学、病理学、免疫组化和细胞遗传学检查可以诊断。

影像学 CT 检查显示境界清楚的分叶状肿块，可伴有斑点状阴影（钙化或骨化）。

病理学 为分叶状肿块，境界清楚，直径 2.5~37cm，平均 7.5cm。切面显示在灰白色鱼肉样肿瘤组织中散在大小不一、形状不规则的软骨灶，有时可见灶性出血或坏死区。显微镜下可见肿瘤由成片圆形、卵圆形或小短梭形未分化间叶细胞和散在的软骨小岛组成（图）。未分化间叶细胞核深染，呈圆形、卵圆形或短梭形，胞质稀少而不清，呈片状分布，类似外周原始神经外胚层瘤（pPNET），或呈血管外皮瘤样排列。软骨小岛相对成熟，大小和

形态不一，与未分化间叶细胞之间的分界多较清晰，但有时可与间叶细胞相混杂，或与间叶细胞逐渐过渡，软骨灶中央常伴有钙化或骨化。电镜下见未分化的小圆形间叶细胞与尤因肉瘤细胞相似，但胞质内无糖原颗粒。

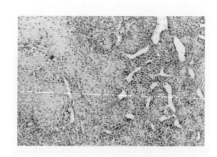

图 骨外间叶性软骨肉瘤病理表现（HE×100）

免疫组化 未分化间叶细胞表达神经元特异性烯醇化酶（NSE）、Leu 7 和 CD99，软骨小岛表达 S-100 蛋白。研究显示，瘤细胞还表达 Sox9 蛋白，在小圆细胞肿瘤的鉴别诊断中具有一定的价值。

细胞遗传学 2 例显示 der（13;21）（q10;q10），1 例显示 t（11;22）（q24;q12）。

鉴别诊断 ①血管外皮瘤：极少出现软骨小岛，钙化或骨化也很少见。瘤细胞表达肌动蛋白（actin）和 CD34，不表达 NSE 和 CD99。②骨外尤因肉瘤/外周原始神经外胚层瘤：很少见到软骨小岛。1/3~1/2 的病例 PAS 染色阳性。部分肿瘤内可见菊形团结构。免疫组化表达 CD99 及多少不等的神经内分泌性标志物，如 NSE、嗜铬粒蛋白（CgA）和突触素（Syn）等。反转录聚合酶链反应（RT-PCR）可检测出 EWS-FLI-1 嵌合性 RNA。③包括差分化滑膜肉瘤、差分化恶性周围神经鞘瘤、小细胞癌或神经内分泌癌。

治疗和预后　采取手术广泛性局部切除，并辅以放疗或化疗。本病系高度恶性肿瘤，复发率可高达 70.6%，转移率为 23.5%，病死率为 35.3%，5 年生存率为 54.6%，10 年生存率为 27.3%。

（陈　勇）

gǔ wài niányèyàng ruǎngǔ ròuliú
骨外黏液样软骨肉瘤（extraskeletal myxoid chondrosarcoma，EMC）

由胞质呈嗜伊红色的卵圆形或短梭形成软骨细胞样细胞所组成的软骨肉瘤，瘤细胞呈上皮样的条索状或小梁状排列，浸埋于含有硫酸黏液的黏液样基质内，曾称脊索样肉瘤。此型软骨肉瘤中一般看不到类似透明软骨的区域。多发生于 35 岁以上的成年人，年龄高峰为 50~70 岁，男性多见，男女之比为 2：1。

临床表现　好发于肢体的近端，特别是大腿和腘窝，部分病例位于躯干和远端肢体，少数病例位于头颈部和颅内。多数位于深部组织内，少数位于皮下。表现为生长缓慢的肿块，在 1/3 的病例中可引起疼痛或触痛。

诊断　依据临床表现、影像学、病理学、免疫组化和细胞遗传学检查可以诊断。

影像学　CT 或磁共振成像（MRI）检查多显示为软组织内境界较清的分叶状或结节状肿块。

病理学　肿瘤呈卵圆形、分叶状或结节状，周界清晰，常有一层清晰的纤维型包膜，直径从数厘米~15cm，大者可达 25cm，但多在 4~7cm 之间，质软至质韧。切面呈胶冻样，灰白至棕褐色，取决于出血灶的多少。显微镜下呈多结节状，结节之间为宽窄不一的纤维结缔组织间隔。肿瘤性结节由形态基本一致的圆形、卵圆形或短梭形细胞组成，细胞之间为多少不等的黏液样物质，其内含硫酸软骨素和硫酸角质素，阿辛蓝、胶体铁和甲苯胺蓝染色阳性，并耐淀粉酶消化，黏液卡红染色也可呈阳性。瘤细胞核小而深染，胞质多少不等，深嗜伊红色，有时可呈空泡状，核分裂象罕见，多<2/10HPF。瘤细胞多呈纤细交织的缎带状、上皮样条索状、梁状、花边样或网格状排列（图），有时也可成群或小巢状排列。可伴有出血或坏死等继发性改变。肿瘤内一般看不到透明软骨形成。约 29% 的病例中黏液样基质稀少或无，瘤细胞丰富且分化较差，称为富于细胞型，可见较多的核分裂象。

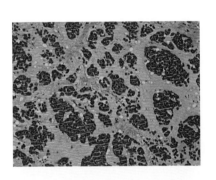

图　骨外黏液样软骨肉瘤病理表现（HE×100）

免疫组化　肿瘤细胞表达波形蛋白（vimentin），38% 表达 S-100 蛋白，多为灶性和弱阳性，部分病例表达 SYP、神经元特异性烯醇化酶（NSE）、PGP9.5 及外周蛋白（peripherin）。

细胞遗传学　75% 以上的病例含有 t（9；22）（q22-31；q11-12），65% 可检测到 *EWS-CHN*（*TEC*）融合性 mRNA，少数病例含有 t（9；17）（q22；q11），可产生 *RBP56*（*TAF2N*）-CHN 融合性基因。

鉴别诊断　需注意与软骨黏液样纤维瘤、关节旁软骨肉瘤、黏液瘤、非骨化性的骨化性纤维黏液样肿瘤和黏液性脂肪肉瘤等肿瘤进行鉴别。

治疗和预后　采取手术广泛性局部切除，必要时辅以放疗。多数肿瘤为低到中度恶性，局部复发率为 48%，转移率为 46%，5、10 和 15 年生存率分别为 90%、70% 和 60%。

（王　坚）

gǔ wài gǔròuliú
骨外骨肉瘤（extraskeletal osteosarcoma）

原发于软组织的骨肉瘤。多发生于中老年，年龄范围为 16~87 岁，平均年龄 54.6 岁，男性稍多见。分布较为广泛，但多见于大腿部肌肉和腹膜后，其次为臀部及肩部大肌群，少数病例可发生于腹腔内。表现为深部软组织内进行性增大的肿块，约 1/3 的患者伴有疼痛感。实验室检查多在正常范围之内，但血清碱性磷酸酶在出现转移灶时可升高。

依据临床表现和病理学查可以诊断。病理学表现多数病例瘤体边界清楚，可被覆假包膜，部分病例边界不清，呈浸润性生长，直径多在 5~10cm。切面呈颗粒状、灰白色，质地多较硬，可见黄色坏死区或伴有出血性改变。显微镜下，与发生于骨内的骨肉瘤相似，以产生肿瘤性的骨样组织、骨组织和软骨组织为特征，其中骨样组织多呈纤细的网格状或花边状，骨样组织的多少因病例而异，可以很明显，也可仅为局灶性（图）。根据瘤组织内主要成分的不同，可分为成纤维细胞型、成骨细胞型和成软骨细胞型三种主要类型。有时肿瘤内可见多少不等的良性或恶性多核巨细胞（破骨细胞型或巨细胞型骨肉瘤），此型常伴有出血。一小部分病例可类似血管扩张型骨肉瘤、分化好的骨肉瘤和小细胞性骨肉瘤。肿瘤内也可见到血管外皮瘤样排列结构。需与包括未分化多形性肉瘤在内的一些多形性软组织肉瘤相鉴别，最为重要的鉴别点在于诊断软组织骨肉瘤时，一定要见到明确的肿瘤性骨样组织。小细胞性骨肉瘤则需主要与骨外尤因肉瘤/外周原始神经外胚层瘤鉴别。治疗上采取手术完整切除，术后辅以放疗和（或）化疗。本病属高度恶性，预后不佳，多数患者在2~3年内出现远处转移。

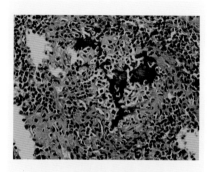

图 骨外骨肉瘤病理表现
（HE×200）

（师英强）

jīnèi niányèliú
肌内黏液瘤 （intramuscular my-xoma）

肌组织内发生不明的良性软组织肿瘤。由增生的小卵圆细胞、梭形细胞、星芒状细胞和大量的黏液样基质组成，基质内含透明质酸，血管稀少，仅含散在、纤细的胶原纤维。少数病例可富于细胞，又称富于细胞性黏液瘤。肌内黏液瘤同时伴有邻近骨的纤维结构不良时，又称马扎布罗（Mazabraud）综合征。好发于40~70岁的女性，儿童和青少年罕见。

临床表现 多发生于大腿、肩、臀和上臂的大肌肉内，或肿块的一侧紧贴肌筋膜，部分病例可位于头颈部、胸壁和小腿。多数病例表现为孤立性的肿块，少数可有2个或2个以上的肿块，这部分患者几乎均伴有骨的纤维结构不良，通常位于同一区域内，后者往往先出现，数年后才出现黏液瘤。多表现为无痛性肿块，常有波动感，偶可产生麻痹症状或引起肿瘤远端的肌肉萎缩。

诊断 依据临床表现、影像学、病理学、免疫组化和细胞遗传学检查可以诊断。

影像学 血管造影显示肿瘤内血管稀少，磁共振成像（MRI）检查T2加权像呈高信号，T1加权与邻近肌肉相比呈低密度。

病理学 肿瘤卵圆形或球形肿块，白色，有光泽，胶冻样，瘤体直径多在5~10cm之间，有达20cm者。显微镜下可见肿瘤由稀疏散在的小卵圆形细胞、梭形细胞、星状细胞和大量的黏液样物质组成（图）。细胞核小，深染固缩状，不见核仁，胞质少而不清，含有多个纤细的细胞突起，细胞之间为疏松的网状纤维网，基质内的黏液阿辛蓝、黏液卡红和胶体铁染

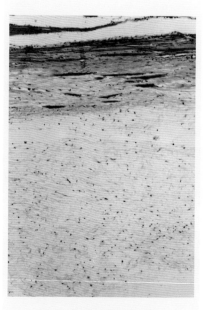

图 肌内黏液瘤病理表现
（HE×40）

色阳性，可被透明质酸酶消化。病变内血管和成熟的胶原纤维均十分稀少。病变的周边区域常可见散布于黏液样基质内的萎缩性肌纤维。肿瘤的部分区域细胞偏丰富，间质内可见较多的胶原纤维，这些区域可占到整个肿瘤的10%~90%，但细胞无异型性，也不见核分裂象，此型即为富于细胞性黏液瘤。电镜下可见梭形细胞具成纤维/肌成纤维细胞分化。

免疫组化 梭形细胞主要表达波形蛋白（vimentin），不同程度表达CD34、结蛋白（desmin）和肌动蛋白（actin），不表达S-100蛋白。

细胞遗传学 对1例肌内黏液瘤的研究显示，18号染色体呈三倍体，*GNAS1*基因（$G_s\alpha$）点突变较为常见。关节旁黏液瘤的染色体异常表现为inv（2）（p15q36）、+7和t（8,22）（q11-12,q12-13），无*GNAS1*基因点突变。

鉴别诊断 本病应与黏液样脂肪肉瘤、黏液纤维肉瘤和低度恶性纤维黏液样肉瘤相鉴别。

治疗 手术切除。

（王春萌）

guānjié páng niányèliú
关节旁黏液瘤 （juxta-articular myxoma）

好发于大关节旁的软组织良性肿瘤，常伴有腱鞘囊肿样的囊性变。少见。患者的年龄范围为16~83岁，中位43岁，男女之比为3∶1，好发于膝关节附近，其他部位包括肘部、肩部、踝和臀部。多表现为局部肿胀或肿块，可以有疼痛感或触痛，术前病程从数周~数年。影像学表现见肌内黏液瘤。依据临床表现和病理学、免疫组化检查可以诊断。病理学表现，黏液样，可有囊性变，直径0.6~12cm，平均

3.8cm，中位为 3.2cm。显微镜下，本病在形态上与富于细胞的肌内黏液瘤相似，此外，约89%的病例可见类似腱鞘囊肿样的囊性变（图），囊壁内衬一层纤细的纤维素或厚的胶原纤维。局部区域可见出血、含铁血黄素沉着、慢性炎症细胞浸润、机化性纤维素和成纤维细胞增生，特别是在一些复发的病例。免疫组化检查、超微结构见肌内黏液瘤。治疗上采取手术局部切除。本病的局部复发率为34%，尚无向恶性转化的报道。

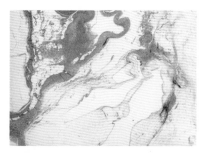

图　关节旁黏液瘤病理表现（HE×20）

（王春萌）

qiǎnbiǎoxìng xuèguǎn niányèliú
浅表性血管黏液瘤 （superficial angiomyxoma）

发生于真皮或皮下的良性软组织肿瘤，由散在的短梭形或星芒状成纤维细胞组成，间质内含有大量的黏液样物质。患者多为成年人，平均年龄为41.2岁，男性多见。好发于躯干、头颈、下肢和生殖区。呈缓慢生长的息肉样或稍隆起的结节或丘疹，临床上多诊断为囊肿、脂肪瘤、神经纤维瘤、皮赘或脓肿等。浅表性血管黏液瘤可成为卡尼（Carney）综合征的组成部分，卡尼综合征包括黏液瘤（心脏黏液瘤、皮肤黏液瘤、乳腺黏液瘤和外耳道黏液瘤）、皮肤斑点状色素沉着（如雀斑和蓝痣）和内分泌

功能亢进性疾病（如甲状腺皮质腺瘤、垂体肿瘤和睾丸肿瘤）。当年轻患者有多发性的浅表性血管黏液瘤时，应想到是否有卡尼综合征的可能。

依据临床表现、病理学和免疫组化检查可以诊断。病理学表现：肿块直径 1～5cm，平均2.3cm。质软，切面灰白色，胶样。显微镜下可见病变位于真皮网状层，常累及皮下，位于面部者可累及深部的肌肉组织。界限不清，呈局灶性的小叶样或多结节性，常弥漫延伸至邻近的组织。小叶或结节由散在的短梭形或星芒状成纤维细胞组成（图），细胞无异型性，核分裂象罕见，背景为大量的黏液样基质，阿辛蓝（AB）染色阳性，能被透明质酸酶消化，内含薄壁、狭长的血管，间质内可见少量的炎症细胞浸润，特别是中性粒细胞。25%～30%的肿瘤内含有上皮性成分，如衬覆鳞状上皮的囊肿、基底细胞样芽或鳞状细胞条索。免疫组化检查显示瘤细胞表达肌动蛋白（actin）、CD34，偶尔局灶性表达 S-100 蛋白，不表达角蛋白（AE1/AE3）。本病需与卡尼综合征中的黏液瘤、局灶性皮肤黏液化、黏液性附件瘤、神经鞘黏液瘤、指趾黏液囊肿、浅表性肢端

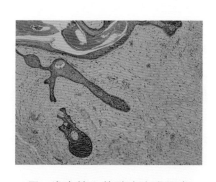

图　浅表性血管黏液瘤病理表现（HE×40）

纤维黏液瘤和侵袭性血管黏液瘤等肿瘤相鉴别。治疗上采取手术完整切除。局部复发率为30%～40%，多属切除不全所致。

（王　坚）

shēnbù qīnxíxìng xuèguǎn niányèliú
深部侵袭性血管黏液瘤 （deep aggressive angiomyxoma）

具有局部侵袭性的良性软组织肿瘤，好发于中青年妇女的盆腔及会阴部，由无明显异型性的短梭形、卵圆形或星芒状细胞组成，间质内含有大量的黏液，并含有较多的大血管。主要发生于女性，特别是 30～40 岁的中青年妇女，年龄范围为 16～70 岁，中位年龄为 34 岁，男性偶可发生，但多见于60～70 岁的老年人。

临床表现　好发于盆腔和会阴部的软组织，其次见于外阴、臀部和腹股沟。男性患者则多位于阴囊、腹股沟、精索和盆腔。多数患者能自己感觉到肿块，并常伴有局部疼痛，有压力感和搏动感，部分患者则表现为盆腔和下腹隐痛、尿频、外阴鼓胀及性交时疼痛等。临床检查常难以确定肿块的实际大小。

诊断　依据临床表现、影像学、病理学、免疫组化和细胞遗传学检查可以诊断。

影像学　CT 图像显示为盆底低密度的肿块，T2 加权磁共振成像（MRI）和增强 CT 可显示肿瘤内漩涡状或分层状结构。

病理学　肿瘤呈分叶状，其周界在部分区域相对清楚，在另一些区域则黏附于或浸润至邻近的脂肪、纤维、肌肉或器官组织，瘤体较大，直径多在 10cm 以上。切面呈黏液状或胶冻样，灰白色或淡褐色，可见灶性出血，部分可伴有囊性变。显微镜下可见肿瘤周界不清，常浸润至周围组织，

主要由形态基本一致的星芒状、卵圆形或短梭形的瘤细胞组成（图），胞质少而不清，核无异型性，核分裂象也罕见。瘤细胞均匀分布于含有大量黏液的间质内，有时瘤细胞之间可见多少不等的纤细的胶原纤维。肿瘤内含有扩张的薄壁或厚壁血管，口径大小不一，管壁或其周围可伴有透明样变性，间质内常见灶性出血。此外，多数病例中，在一些血管或大神经周围可见疏松排列的肌样细胞。电镜下可见瘤细胞具成纤维细胞、肌成纤维细胞和平滑肌细胞形态。

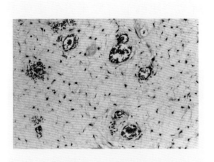

图　深部侵袭性血管黏液瘤病理表现（HE×100）

免疫组化　肿瘤细胞表达波形蛋白（vimentin）、结蛋白（desmin）、雌激素受体（ER）和孕激素受体（PR），部分表达肌特异性肌动蛋白（MSA）和平滑肌肌动蛋白（α-SMA），一部分肿瘤尚可表达 CD34 和 FⅩⅢa，不表达 S-100 蛋白。

细胞遗传学　表现为 t（8，12）（p12，q15），导致 *HMGIC* 基因（*HMGA*2）异常表达。

鉴别诊断　本病应注意与浅表性血管黏液瘤、肌内黏液瘤、血管肌成纤维细胞瘤和盆腔纤维瘤病相鉴别，尤其是血管肌成纤维细胞瘤。

治疗和预后　采取手术局部广泛切除。本病易复发，局部复发率达 36%，属于低度恶性。迄今为止，文献上仅有 2 例发生肺转移，其中 1 例导致患者死亡。

（王　坚）

ruǎnzǔzhī duōxíngxìng bōlíyàngbiàn xuèguǎn kuòzhāngxìng zhǒngliú

软组织多形性玻璃样变血管扩张性肿瘤（pleomorphic hyalinizing angiectatic tumor of soft tissue，PHAT）

发生于软组织内的间叶性肿瘤，瘤细胞显示明显的多形性，但核分裂象罕见，肿瘤内含有扩张的血管，血管壁常附有一层厚的纤维素。患者均为成年人，年龄范围为 10~83 岁。无明显的性别差异。好发于下肢，其次见于臀部、胸壁、上臂、颈部和腹膜后等处。肿瘤多位于皮下组织内，部分病例可位于肌内。表现为局部缓慢生长的肿块，临床上多诊断为血肿、卡波西肉瘤或各种良性肿瘤。

依据临床表现、病理学和免疫组化检查可以诊断。病理学表现：肿瘤呈结节状，界限相对清楚，无包膜，直径 2~10cm，大多数为 4~6cm。切面呈灰白或灰红色，可见出血性囊腔。低倍镜下可见成簇分布的扩张性薄壁血管，血管壁多附有一层厚的嗜伊红色无定形物质，周围围绕板层状的胶原纤维，胶原纤维常从血管壁延伸至肿瘤的间质内。肿瘤的实质由胖梭形或圆形的瘤细胞组成，片状或散在性分布于扩张的血管之间。瘤细胞具有明显的多形性，但核分裂象罕见，核内常见假包涵体（图），胞质内有时还可见含铁血黄素沉着。部分病例可见条束状排列的梭形瘤细胞，有时可见栅栏样排列，类似神经鞘瘤。免疫组化检查：瘤细胞表达波形蛋白（vimentin），多数还表达

CD34，偶表达上皮膜抗原（EMA），但 S-100 蛋白为阴性，也不表达肌动蛋白（actin）、结蛋白（desmin）、细胞角蛋白（CK）、F8 和 CD31。本病易被误诊为神经鞘瘤和未分化多形性肉瘤，主要的鉴别点在于：神经鞘瘤中可见到交替分布的束状区和网状区，瘤细胞表达 S-100 蛋白。而未分化多形性肉瘤的瘤细胞不仅具有明显的异型性，且核分裂象易见，并可见肿瘤性坏死。治疗上采取手术局部广泛切除。约半数病例术后局部复发，但尚无发生转移的报道，属于中间性肿瘤。

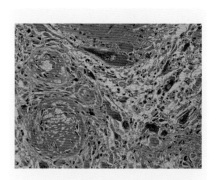

图　软组织多形性玻璃样变血管扩张性肿瘤病理表现（HE×200）

（王　坚）

yìwèi cuògòuliúxìng xiōngxiànliú

异位错构瘤性胸腺瘤（ectopic hamartomatous thymoma，EHT）

好发于颈部或胸壁的由梭形细胞、上皮细胞和脂肪细胞混合构成的软组织良性肿瘤。又称鳃原基混合瘤。

临床表现　多为成年人，年龄范围为 20~79 岁，平均年龄 47 岁，中位年龄 40 岁，多见于男性。肿瘤好发生于下颈部，包括锁骨上、胸骨上和胸骨前。肿块位于浅表或深部，术前病程多较长，为 2 个月~30 年。临床上多诊断为囊肿、脂肪瘤、淋巴结肿

（MMP-2）。双相型滑膜肉瘤和单相纤维型滑膜肉瘤中的梭形细胞表达 AE1/AE3、CAM5.2、EMA、CK7 和 CK19，表达的程度和强度因病例而异常，常为灶性表达，其中 EMA 的阳性率高于细胞角蛋白。除上皮性标志外，梭形细胞还表达 vimentin 和 Bcl-2。约 30% 的病例还可表达 S-100 蛋白（定位于胞质和胞核），易被误诊为恶性周围神经鞘膜瘤。62% 的病例尚可表达 CD99，其中上皮样细胞定位于胞质，梭形细胞定位于胞膜。滑膜肉瘤一般不表达 CD34，也不表达结蛋白（desmin），少数病例可灶性表达平滑肌肌动蛋白（α-SMA）和肌特异性肌动蛋白（MSA）。报道显示，瘤细胞可表达钙调理蛋白（calponin）和钙调蛋白结合蛋白（h-caldesmon），其中 calponin 对滑膜肉瘤的诊断具有一定的价值。此外，滑膜肉瘤还可表达某些间皮性标志物，如双相型滑膜肉瘤中的上皮样细胞可表达 HBME1，70% 的滑膜肉瘤可表达钙网膜蛋白（calretinin），特别是双相型中的梭形细胞、单相纤维型和差分化型，易与恶性间皮瘤相混淆，常需分子遗传学加以鉴别。滑膜肉瘤不表达凝血调节蛋白（CD141）和 WT1。研究显示，从基因表达谱中出现的 TLE1 可作为滑膜肉瘤的诊断性标志物，但特异性不高。

细胞遗传学 90% 以上的病例具有 t（X;18）（p11.2;q11.2），使位于 X 号染色体上的 SSX 基因（SSX1、SSX2 或 SSX4）与位于 18 号染色体上的 SYT 基因（或称 SS18）发生融合，产生 SYT-SSX 融合性基因。SYT-SSX 可通过荧光原位杂交（FISH）或反转录聚合酶链反应（RT-PCR）检测，并可适用于石蜡组织，具有诊断

价值。

鉴别诊断 双相型滑膜肉瘤比较容易诊断，但如肿瘤发生于胸膜、胸腔和腹腔等间皮肿瘤好发的部位时，应注意与间皮瘤相鉴别。位于这些特殊部位的双相型滑膜肉瘤的诊断往往需要通过细胞或分子遗传学来证实。单相上皮型滑膜肉瘤比较少见，需注意与转移性腺癌相鉴别，但经全面取材和切片后，多能找到梭形细胞区域。单相上皮型滑膜肉瘤的诊断也需经分子遗传学证实。

滑膜肉瘤的鉴别诊断主要涉及单相纤维型和差分化型这两种亚型。单相纤维型滑膜肉瘤的鉴别诊断包括：①纤维肉瘤：绝大多数病例仅表达 vimentin，部分病例可灶性表达肌动蛋白（actin），所有病例均不表达 AE1/AE3、CAM5.2、EMA、CK7 和 CK19，也不表达 Bcl-2。细胞遗传学分析显示 2q14-22 异常，RT-PCR 检测 SYT-SSX 为阴性。②恶性周围神经鞘膜瘤（MPNST）：在显微镜下有时与滑膜肉瘤难以区别。因高达 30% 的滑膜肉瘤也可表达 S-100 蛋白，故 S-100 蛋白不能有效地鉴别这两种肿瘤，为数不少的单相纤维型滑膜肉瘤因瘤细胞表达 S-100 蛋白而被误诊为 MPNST。两者的主要鉴别点在于，临床上 MPNST 多起自于大神经或由一些良性的神经肿瘤发展而来，而滑膜肉瘤多发生于大关节附近；免疫表型上，滑膜肉瘤表达上皮性标志物，特别是 EMA、CK7 和或 CK19，此外还表达 calponin 和 CD99，而 MPNST 多为阴性；电镜检测显示，在分化良好的 MPNST 中可见到施万细胞分化；遗传学上，MPNST 的细胞遗传学异常比较复杂，但不存在 t（X;18），RT-PCR 检测 SYT-SSX 为阴

性。③所谓的血管外皮瘤：单相纤维型滑膜肉瘤中常可见到血管外皮瘤样排列结构，以往常被误诊为血管外皮瘤。近年观点认为，血管外皮瘤在很多情形下，只是代表了瘤细胞的一种特殊的排列方式，可见于多种梭形细胞肿瘤类型，而不能视为一种独立的病种。血管外皮瘤这一名词已逐步被孤立性纤维性肿瘤（SFT）所替代。与滑膜肉瘤不同的是，SFT 内的肿瘤细胞有多种排列方式，并含有粗大的绳索样胶原纤维，免疫组化标志物显示瘤细胞表达 CD34 和 Bcl-2，而 AE1/AE3、EMA、CK7 和 CK19 等上皮性标志物为阴性，在 SFT 内也检测不到 SYT-SSX。另一方面，滑膜肉瘤不表达 CD34。④上皮样肉瘤：因肿瘤好发于肢体，瘤细胞也可表达 AE1/AE3、CAM5.2、EMA 和 vimentin，故有时可与滑膜肉瘤相混淆，但在组织学形态上，上皮样肉瘤的瘤细胞的多形性较滑膜肉瘤明显，除梭形细胞外，还可见多边形或圆形的瘤细胞，胞质呈深嗜伊红色，瘤细胞常呈结节状或地图状分布，结节中央常见坏死。50%~70% 的上皮样肉瘤可表达 CD34，而滑膜肉瘤不表达 CD34。

差分化型滑膜肉瘤的鉴别诊断包括：①EWS/pPNET：滑膜肉瘤中的瘤细胞也可表达 CD99，但 EWS/pPNET 中的瘤细胞除强阳性表达 CD99 外，还可部分表达包括 NSE、SYP 和 CgA 等在内的神经内分泌标志物，PAS 染色有时可见胞质内含有糖原成分。EWS/pPNET 中的瘤细胞一般不表达象征上皮分化的 CK7 和 CK19。分子遗传学检测显示，EWS/pPNET 中的瘤细胞含有 EWS-FLI1 融合性基因，而滑膜肉瘤含有 SYT-SSX 融合性基因。②差分化恶性周围神

经鞘膜瘤：同单相纤维型滑膜肉瘤与 MPNST 的鉴别诊断。③恶性横纹肌样瘤：与差分化滑膜肉瘤的鉴别诊断主要依赖于细胞和分子遗传学。④其他小圆细胞性恶性肿瘤：包括分化原始的横纹肌肉瘤和淋巴瘤等，主要依赖于免疫组织化学检测。

治疗 采取局部根治性切除，根据肿瘤的大小和所在的解剖位置，分别施行整块肌肉切除或肌群切除，尽可能采用保肢手术。因肿瘤常位于大关节附近，难以清除，故常在术后辅以放疗。新近也有一些学者尝试辅助化疗的方法，采用的药物包括多柔比星、顺铂和异环磷酰胺等。对肺部一个或多个转移灶也可施行楔形切除或肺段切除。

预后 如仅做局部切除，且未在术后加做放疗，局部复发率可分别高达 70% 和 83%。如切除彻底并在术后辅以放疗，复发率多在 40% 以下。转移率为 40%～50%，最常见的转移部位为肺，其次为淋巴结和骨髓。5 年生存率为 36%～76%，10 年生存率为 20%～63%。位于头颈部的滑膜肉瘤预后较位于肢体者要好。患者年龄大，肿瘤分化差，50% 或以上的瘤细胞具有横纹肌样形态，肿瘤体积大，坏死超过 50% 者，预后不佳。患者年龄小于 25 岁，肿瘤体积小于 5cm，组织学上无差分化区域，间质内含有较多的肥大细胞，总的生存率可达 88%。有明显钙化的病例 5 年和 10 年生存率可分别达 82% 和 66%。细胞遗传学表型为 *SYT-SSX2* 者，无转移存活率比 *SYT-SSX1* 者高，预后较好。

（陈 勇）

shàngpíyàng ròuliú

上皮样肉瘤（epithelioid sarcoma） 好发于真皮内或皮下，由结节状排列的上皮样细胞和梭形细胞混合所组成的软组织肉瘤，结节中央常伴有坏死。

临床表现 可分为经典型和近端型两种亚型。

经典型上皮样肉瘤 多发生于 10～39 岁的青少年，中位年龄为 26 岁，偶可发生于儿童和老年人。男性多见，男女比为 2:1。肿瘤好发于手指、手、腕部和前臂的伸侧面，其次为膝、小腿胫前区、踝、足和趾。肿瘤多发生于浅表真皮或皮下，部分位于深部软组织内。位于真皮者常浸润表皮形成溃疡，临床上常被误诊为硬结性溃疡、流脓性脓肿和感染性疣等，久治不愈。位于皮下者呈骨痂样或木质样。位于深部者，体积多较大，并常与腱、腱鞘或筋膜结构紧密相连，表现为周界不清的硬结或多结节状肿块。

近端型上皮样肉瘤 患者的中位年龄（35.5 岁）和平均年龄（40 岁）均较经典型者大。多发生于盆腔、会阴肛周区、腹股沟、耻骨区、外生殖区（包括阴茎、阴囊和外阴）、臀部、大腿和腋窝，以及肩部、腰部、背部和胸壁等部位。临床上主要表现为软组织深部肿块，与其他类型的软组织肉瘤并无明显的不同。

诊断 依据临床表现、病理学和免疫组化检查可以诊断。

病理学 结节直径 0.5～5.0cm，切面呈灰白色或灰褐色。近端型上皮样肉瘤与其他类型的肉瘤相似，常为灰白色结节状肿块，大小不一，直径 1～20cm，平均为 7.8cm，部分病例的切面可见出血和坏死。显微镜下可见：①经典型上皮样肉瘤：瘤细胞呈结节状或花环样排列，结节由胶原纤维围绕，结节中央常伴有坏死，类似肉芽肿，可被误认为类风湿结节或环状肉芽肿。多个结节可融合呈地图状。高倍镜下，肿瘤由两种类型的瘤细胞混合组成，一种为上皮样细胞，呈多边形、卵圆形或胖梭形，胞质丰富，深嗜伊红色；另一种为梭形细胞，两者在形态上有移行（图 1）。瘤细胞核显示轻度异型性，染色质呈空泡状，可见小核仁，核分裂象通常较少，多 <5/10HPF。瘤细胞的间质内可见嗜伊红色的胶原纤维。②近端型上皮样肉瘤：常呈多结节性的生长方式，由大圆形上皮样细胞组成，细胞有明显异型性，染色质呈空泡状，可见明显的核仁。在部分区域内，瘤细胞呈横纹肌样（图 2）。当肿瘤内的瘤细胞以横纹肌样细胞为主时，与肾外横纹肌样难以区分，故本型也可称为具有横纹肌样形态的上皮样肉瘤。

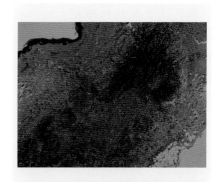

图 1 经典型上皮样肉瘤病理表现（HE×40）

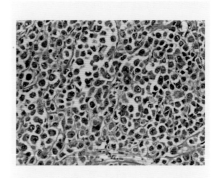

图 2 近端型上皮样肉瘤病理表现（HE×200）

免疫组化 肿瘤细胞表达角蛋白（AE1/AE3）、CAM5.2、上皮膜抗原（EMA）、CK19 和波形蛋白（vimentin），50%~70% 的病例还表达 CD34。

鉴别诊断 包括炎性肉芽肿、恶性黑色素瘤、上皮样血管肉瘤、恶性横纹肌样瘤、滑膜肉瘤和鳞状细胞癌等。

治疗 采取局部根治性切除和区域淋巴结清扫，必要时行截指、截趾或截肢术，术后可辅以放疗和（或）化疗。

预后 本病局部复发率为34%~77%，远处转移率为45%，病死率为 32%。最常见的转移部位为区域淋巴结和肺，其他少见的部位包括皮肤、中枢神经系统和软组织。因部分患者是在多年以后才发生局部复发或远处转移，故临床上应长期随访。预后不佳的因素包括：瘤细胞具明显的异型性，瘤细胞具横纹肌样形态，核分裂象多见，肿瘤侵犯血管或神经，首诊即出现区域淋巴结转移，男性，肿瘤位于会阴和躯干，肿瘤直径大于 5cm；肿瘤位于深部，已发生多次局部复发者。

（师英强）

xiànpàozhuàng ruǎnzǔzhī ròuliú

腺泡状软组织肉瘤（alveolar soft part sarcoma，ASPS）

分化方向尚不明确，组织学上由嗜伊红色的大多边形上皮样细胞组成，呈特征性器官样或腺泡状排列的软组织恶性肿瘤。

临床表现 好发于青少年，发表高峰年龄为 15~35 岁，而 5 岁以下或 50 岁以上均较少见。30 岁以下者以女性多见，男女比约1:2，30 岁以上者则以男性略多见。发生于成年人者，肿瘤多位于四肢和躯干，尤以大腿和臀部最为多见，约占半数，少数病例也可发生颈部软组织内，偶可发生于咽、鼻腔和鼻旁窦。发生于婴幼儿和儿童者则多位于头颈部，特别是眼眶和舌部。因常在早期就被发现，故发生于头颈部的肿瘤相对较小。少数病例可发生于女性生殖道、乳腺、肺、胃、纵隔、腹膜后和骨等处。肿瘤多位于深部肌肉组织内，表现为缓慢生长的无痛性肿块，由于血管丰富可有搏动感。手术时易发生大出血。因肿瘤容易发生早期转移，故一部分患者以肺或脑转移为首发症状。

诊断 依据临床表现、影像学、病理学、免疫组化和细胞遗传学检查可以诊断。

影像学 血管造影和 CT 常显示肿瘤有丰富的血供，磁共振成像（MRI）T1 和 T2 加权显示高强度信号。

病理学 肿块呈圆形、椭圆形或结节状，位于头颈部的肿瘤多较小，直径多为 1~3cm，而位于四肢的肿瘤多较大，中位直径约 6.5cm，范围为 1~24cm，少数有包膜者于包膜上可见曲张的静脉。切面呈灰褐色、暗红色或灰白色，质实而软，体积较大的病变常伴有出血、坏死或囊性变。低倍镜下，肿瘤由排列成"器官样"或腺泡状的瘤细胞巢组成（图），细胞巢之间为宽窄不等的纤维性间隔，腺泡之间为衬覆单层扁平内皮细胞的裂隙状或血窦样毛细血管网，网状纤维或 CD34 标记染色可清晰显示腺泡状结构。腺泡结构的形成是由位于细胞巢中央的细胞失去黏附性发生脱落所致。发生于婴幼儿和儿童的病例，瘤细胞多呈小多边形，腺泡状结构较少或较小，瘤细胞常呈实性的片状排列。高倍镜下，瘤细胞的大小和形状较为一致，呈大圆形或多边形，胞质丰富，内含嗜伊红色颗粒，细胞边界清晰。70%~80% 的病例于胞质内可见过碘酸希夫（PAS）染色阳性的针状或棒状结晶物，耐淀粉酶消化。部分病例内，瘤细胞的胞质也可呈透亮状或空泡状，易被误诊为转移性肾透明细胞癌。也有少数病例内的瘤细胞形态上可类似血管周上皮样细胞肿瘤中的蜘蛛状细胞。瘤细胞的核大，染色质细致或呈空泡状，可见明显的核仁，核分裂象不多见，坏死也不常见。肿瘤的周边常可见扩张的静脉，血管内常见瘤栓，是肿瘤早期即可发生转移的主要原因。

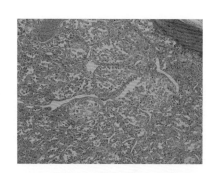

图 腺泡状软组织肉瘤病理表现（HE×100）

电镜下可见瘤细胞巢由一层不连续的基底板围绕，细胞之间可见散在分布的发育欠佳的细胞间连接，瘤细胞的胞质内含有较多的线粒体、大量的粗面内质网和发育完好的高尔基复合体，特征性结构表现为，在部分瘤细胞的胞质内可见大量大小不等的棒状或菱形高电子密度结晶体，有膜包被或呈游离状，结晶内部可见深浅交替、周期为 10nm 的平行微丝条纹。

免疫组化 大多数病例表达TFE3，胞质内结晶物表达单羧酸转运蛋白 1（MCT1）和 CD147。52% 的病例还可表达结蛋白（desmin，尤其是冷冻切片），部分病例表达肌特异性肌动蛋白（MSA）和 MyoD1，但不表达成肌蛋白（myogenin），其中 MyoD1 标记多为胞质染色，并常呈粗颗粒状，有别于横纹肌肉瘤中的胞核染色。近 1/4 的病例还可表达 S-100 蛋白和神经元特异性烯醇化酶（NSE），但并无诊断意义。瘤细胞不表达角蛋白（AE1/AE3）、上皮膜抗原（EMA）、嗜铬粒蛋白（CgA）、突触素（Syn）和 NF。

细胞遗传学 具有 der（17）（X;17）（p11.2;q25），使位于 Xp11.2 上的 TFE3 转录因子基因与位于 17q25 上的 ASPL 基因（又称 ASPSCR1 或 RCC17 基因）融合，产生 TFE3-ASPL 融合性基因，可通过 FISH 或 RT-PCR 检测。

鉴别诊断 ①副神经节瘤：发生于头颈部和腹腔的 ASPS 有时可与副神经节瘤相混淆，特别是在作术中冷冻切片诊断时，因两者均可显示"器官"样或腺泡状排列结构。与副神经节瘤的鉴别诊断除明确肿瘤发生的部位外，免疫标志物的检测有很大帮助。副神经节瘤是内分泌肿瘤，故肿瘤内的主细胞表达 CgA、Syn 和 NSE 等神经内分泌性标志物，支持细胞表达 S-100 蛋白，而 TFE3、desmin、MSA 和 MyoD1 等标志物均为阴性，肿瘤内也检测不到 TFE3-ASPL。②转移性肾细胞癌：患者有肾癌的临床表现，影像学检查示肾内有占位性病变，免疫标志物显示瘤细胞表达 AE1/AE3 和 EMA 等标志物。

治疗 局部采取根治性切除，对发生转移的病例也应给予包括手术在内的积极治疗。放疗和化疗的效果均不肯定。

预后 肿瘤生长相对较为缓慢，对发生于局部的孤立性病灶进行广泛性切除后很少复发，但肿瘤容易发生早期转移，并先于原发性肿瘤而成为首发症状。也有少数病例在原发病灶切除数十年后才出现转移灶。ASPS 总的复发率为 18.6%，转移率为 75.8%，常见的转移部位为肺，其次为脑、肝、皮肤、乳腺、胰腺和纵隔等处，而转移至淋巴结者较为少见。5 年生存率为 45.9%~60%，10 年生存率为 38%，20 年生存率为 15%。患者年龄偏大和肿块体积较大，发生转移的危险度较高；患者为婴幼儿和儿童，肿块直径小于 5cm，预后相对较好。组织学形态对判断预后价值不大，但有作者认为发生于婴幼儿和儿童的实体型 ASPS 预后较好，而瘤细胞具有明显的异型性及可见较多核分裂象者预后较差。

（师英强）

cù jiédìzǔzhī zēngshēngxìng xiǎoyuánxìbāo zhǒngliú

促结缔组织增生性小圆细胞肿瘤（desmoplastic small round cell tumor，DSRCT）

以巢状排列的小圆细胞和瘤巢间大量增生的纤维结缔组织为特征，好发于腹腔和盆腔内的高度恶性软组织肉瘤，瘤细胞可表达上皮、间叶和神经内分泌等多种免疫标志物。多发生于青少年和儿童，平均年龄为 21 岁，年龄范围为 3~52 岁，男性多见，男女之比约为 5:1。

临床表现 95% 以上的病例发生于腹腔和盆腔内，不足 5% 的病例发生于胸膜、睾丸旁、颅内、肝、肺、纵隔、卵巢、鼻旁窦和胰腺等处。临床上患者多以腹胀、腹部不适、腹痛和腹部包块就诊，常伴有便秘、排尿困难或脐疝等压迫性症状，少数患者可发生肠梗阻。部分患者可表现为急腹症，或因腹痛而不能直立行走。多数患者体重较患病前明显减轻。体检时，于患者的中下腹可触及明显的肿块，可有压痛。肿块周界不清，质地偏硬，活动度差。

诊断 依据临床表现、影像学、病理学、免疫组化和细胞遗传学检查可以诊断。

影像学 B 超、CT 和磁共振成像（MRI）常显示盆腔或腹腔内体积较大的结节状肿块，多位于大网膜上或肠系膜上，而实质器官并无明确的原发性病灶（图1）。多数病例为多灶性，部分病例也可表现为单个结节状病变。

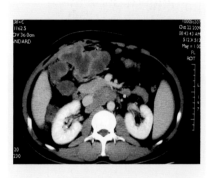

图 1 促结缔组织增生性小圆细胞肿瘤影像学表现

病理学 术中见大网膜或肠系膜上往往有一个灰白色的大肿块，多结节状或分叶状，外表光滑，质地坚实，常沿浆膜面向周围播散性生长，并在盆腔和腹膜上形成多个小的种植性结节，结节最大径可达 40cm，切面可见出血、囊性变或坏死灶。显微镜下可见由大小不一、外形不规则的小圆细胞巢组成，部分大的瘤细胞巢中央可见灶性坏死。巢内瘤细胞排列紧密，核呈圆形或卵圆形，深染，核仁不清，核分裂象易见，胞质稀少，胞界不清。瘤细胞巢之间及其周围为大量增生的致密纤维结缔组织，由增生的成纤维细胞和肌成纤维细胞组成（图2）。在部分病例中，于血管内可见瘤栓。电镜下可见瘤细胞紧密排列，并被一层薄的基底板所围绕，多数病例可见核旁漩涡状中间丝团，对应于免疫组化中vimentin和desmin的核旁点状染色，表达神经内分泌标志物的病例中还可见到致密核心颗粒。

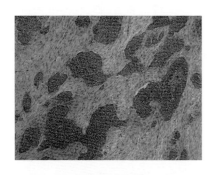

图2 促结缔组织增生性小圆细胞肿瘤病理表现（HE×40）

免疫组化 瘤细胞显示多向性分化，但主要表达角蛋白（AE1/AE3）、CAM5.2、上皮膜抗原（EMA）、结蛋白（desmin）、波形蛋白（vimentin）、神经元特异性烯醇化酶（NSE）和WT1，部分病例还表达嗜铬粒蛋白（CgA）、突触素（Syn）和Leu7等标志物，其中vimentin和desmin为特征性的核旁点状染色，WT1为核染色。

细胞遗传学 90%以上的病例含有特异性的t（11；22）（p13；q12），使位于22q12上的*EWS*基因（5'末端，断裂点多位于7号外显子，少数位于8、9和10号外显子）与位于11p13上的*WT1*（3'末端，断裂点位于7号外显子，少数位于8号外显子）基因融合。

鉴别诊断 需与以下肿瘤鉴别：骨外EWS/pPNET、胚胎性或腺泡状横纹肌肉瘤、低分化神经内分泌癌或小细胞癌、小细胞性间皮瘤和胃肠道间质瘤等。

治疗和预后 采用综合性治疗，包括术前诱导性化疗、手术和放疗。本病侵袭性高，病程进展迅速，早期容易发生种植性播散，以及血行和淋巴道转移，主要转移至肝、肺和淋巴结。如肿瘤为单个结节，手术时能完整切除者，预后相对较好。

（王 坚）

shèn wài èxìng héngwénjīyàngliú

肾外恶性横纹肌样瘤（extra-renal malignant rhabdoid tumor）

由成片或成巢的圆形或多边形细胞（横纹肌样细胞）组成的高度恶性小圆细胞肿瘤。由于横纹肌样形态可出现于多种类型的肿瘤中，如近端型上皮样肉瘤、间变性大细胞淋巴瘤和恶性黑色素瘤等，故在诊断肾外横纹肌样瘤之前，需除外具有横纹肌样细胞形态的其他各种类型肿瘤。与发生于肾内的恶性横纹肌样瘤相比，发生于肾外者年龄范围较广，可发生于成年人，但仍以婴幼儿和儿童最多见。

临床表现 多发生于颈肩部、躯干（包括盆腔和肠系膜）、脊柱旁和四肢，皮肤、心脏、胃肠道、肝、泌尿生殖道、盆腔和中枢神经系统也可发生。部分病例为先天性或具有家族史。

诊断 依据临床表现、病理学、免疫组化和细胞遗传学检查可以诊断。

病理学 肿块呈结节状或不规则形，无包膜，质软，直径5~10cm，切面呈灰白色或灰褐色，常伴有出血和坏死。显微镜下表现与发生于肾内的恶性横纹肌样瘤相似，由不相黏附的巢状或实性片状的大圆形或多边形横纹肌样细胞组成（图），其特点是瘤细胞核大，圆形、卵圆形或肾形，偏位，染色质呈空泡状，内含明显的大核仁，核分裂象易见（10/10HPF），胞质丰富，嗜伊红色，内含PAS阳性的球形毛玻璃样包涵体。肿瘤内常见坏死。部分病例瘤细胞的间质还可呈黏液样。电镜下可见瘤细胞多为分化较为原始的细胞，胞质内细胞器稀少。本瘤的特征性形态表现为核旁可见直径为8~10nm的中间丝团。

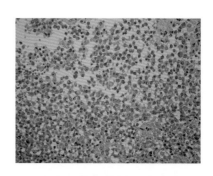

图 肾外恶性横纹肌样瘤病理表现（HE×100）

免疫组化 肿瘤细胞表达角蛋白（AE1/AE3）、CAM5.2、波形蛋白（vimentin）和上皮膜抗原（EMA），其中vimentin呈核旁球状染色，少数病例还可表达CD99、突触素（Syn）和神经元特异性烯醇化酶（NSE），或灶性表达肌特异性肌动蛋白（MSA）和S-100蛋白，但不表达desmin和CD34。恶性横纹肌样瘤不表达INI1，而骨外尤因肉瘤/原始神经外胚层瘤、肾母细胞瘤、促结缔组织增生性小圆细胞肿瘤、透明细胞肉瘤、滑膜肉瘤、横纹肌肉瘤和未分化肉瘤等多种类型的软组织肿瘤均可表达INI1。

细胞遗传学 80%的病例显示22q11.2-12.2缺失，肿瘤抑制基因 SMARCB1（hSNF5/INI1）的突变可能在横纹肌样瘤中的发生过程中起了一定的作用。

鉴别诊断 肾外恶性横纹肌样瘤的诊断必须是在除外具有横纹肌样细胞形态的各种肿瘤以后，这些肿瘤包括各种类型的癌（如肾细胞癌、膀胱移行细胞癌和肉瘤样癌、甲状腺滤泡性癌、肺癌、胃肠道癌、胸腺癌、胰腺神经内分泌癌、脉络丛癌、皮肤梅克尔细胞癌和阴茎癌等）、肾透明细胞肉瘤、恶性黑色素瘤、恶性肌上皮瘤、间皮瘤、上皮样平滑肌肉瘤、横纹肌肉瘤、上皮样恶性周围神经鞘瘤、滑膜肉瘤、上皮样肉瘤、胃肠道间质瘤、神经母细胞瘤、脑膜瘤和间变大细胞淋巴瘤等。

治疗和预后 局部根治性切除，可辅以化疗和放疗。本病系高度恶性的肿瘤，转移较早，病死率高，5 年生存率低于 50%。

（王 坚）

xuèguǎnzhōushàngpíyàng xìbāo zhǒngliú

血管周上皮样细胞肿瘤

（perivascular epithelioid cell tumor, PEComa） 在组织学和免疫表型上具有血管周上皮样细胞特征的间叶性肿瘤。包括肾血管平滑肌脂肪瘤（AML）、肾外 AML、肺透明细胞糖瘤（CCST）、淋巴管肌瘤（LAM）、肝镰状韧带/圆韧带透明细胞肌黑色素性细胞肿瘤（CCMMT）和发生于子宫、腹腔、盆腔、胃肠道、骨和皮肤等部位的非特殊类型 PEComa。

临床表现 有以下几方面。

肾血管平滑肌脂肪瘤 是 PEComa 的原型，曾称为错构瘤，现已知 AML 是一种克隆性的间叶性肿瘤。AML 多发生于肾或肾周软组织，肾外部位如肝、肺和心包等处也可发生 AML。肾 AML 可同时伴有肺 LAM。临床上，部分患者伴有结节性硬化综合征（TSC），后者由 TSC1（9q34）或 TSC2（16q13.3）基因突变引起。伴有 TSC 的 AML 病例无明显的性别差异，平均年龄 25～35 岁，患者多无症状，病变较小，常为双侧性和多灶性；不伴有 TSC 的散发性病例多发生于女性，平均年龄 45～55 岁，病变多为孤立性和单侧性，肿瘤相对较伴有 TSC 者大。临床症状包括腹痛、胁肋部疼痛、血尿和肿块等，也可为剖腹探查或尸检时偶然发现。因 AML 常含有脂肪成分，故影像学检查可在术前做出诊断。

淋巴管肌瘤 是一种由淋巴管及其周围增生的短梭形肌样细胞所组成的肿瘤，局灶性病变称为 LAM，广泛累及淋巴管链、伴有或不伴有肺实质累及者称为淋巴管肌瘤病（LAMs）。腹膜后和纵隔 LAM 常伴有肾 AML。LAM 通常为散发性，部分病例伴有 TSC2 基因突变。LAM 几乎均发生于女性，且通常为生育期妇女，不少患者有口服避孕药史，部分病例伴有 TSC。LAM 极少发生于青春期前幼女或绝经后妇女。近半数病例累及肺实质。临床上表现为进展性呼吸困难，其他症状包括自发性气胸、咯血和乳糜胸等。影像学检查显示，进展期胸导管、中央乳糜管和大淋巴管阻塞，阻塞远端的淋巴管扩张。高分辨 X 线胸片或 CT 可清晰显示肺部的囊性病变，呈特征性的蜂窝状。位于腹腔和盆腔者，可表现为无痛性的腹块，其他症状包括腹痛、乳糜腹和乳糜尿等。局灶性的 LAM 病变切除后可长期生存，广泛累及肺实质者，常在 1～10 年内因发生肺功能不全而导致患者死亡。

肺透明细胞糖瘤 因瘤细胞的胞质内含有糖原样物质，电镜下呈颗粒状或花环样，遂被命名为"糖"瘤。CCST 较为少见，患者多为中年人，2/3 的患者年龄为 45～69 岁，平均年龄为 57 岁。两性均可发生，女性稍多见。临床上多无症状，常为体检或因其他原因行肺部检查时偶然发现。部分患者可表现为胸痛、咳嗽或因肺炎就诊。双侧肺部均可发生，但多位于右肺，并位于肺的周边，表现为境界清楚的圆形或卵圆形结节。多数 CCST 病例在临床上呈良性经过，经完整切除后预后较好，极少数病例可发生转移。

肝血管平滑肌脂肪瘤 是最常见的肾外 AML。10% 的肝 AML 患者可伴有 TSC，常同时伴有肾 AML。肝 AML 主要发生于成年人，年龄范围为 26～86 岁，平均年龄为 49 岁。两性均可发生，但多见于女性。临床上，大多数患者并无明显的症状，常为体检时或因其他原因作肝检查时所发现，或为其他原因行腹部手术以及尸解时偶然发现。部分病例也可因肿块较大而产生相应的症状，如腹部不适、腹部疼痛、腹部肿块和低热等。极少数病例因肿块破裂而导致急腹症。影像学检查对术前诊断有一定的价值。大多数肝 AML 病例呈良性经过，行手术切除可获治愈，少数病例呈侵袭性，可发生复发和肺部转移。

胰腺 PEComa 好发于成年女性，临床上多表现为腹部疼痛或不适，偶可为偶然发现。不伴有 TSC。部分病例在术前被误诊为良性内分泌肿瘤。B 超和 CT 显示为胰腺均质性的实性病变，可呈钱币样，多位于胰体，少数位于胰头。细针穿刺可被误诊为原发性或转移性透明细胞癌。

肝镰状韧带/圆韧带透明细胞肌黑色素性细胞肿瘤　是好发于儿童和青少年肝镰状韧带/圆韧带的 PEComa。CCMMT 曾被当作 PEComa 的同义词使用，发生于大腿、皮肤、十二指肠或膀胱等多个部位的 CCMMT 实际上就是发生于各部位的梭形细胞型 PEComa。

女性生殖系统 PEComa　子宫是最常发生的部位，大多位于宫体，部分位于宫颈。患者年龄范围在 9~79 岁，平均年龄为 45 岁。临床症状包括不规则阴道流血和下腹部疼痛，病情严重者可有腹腔积血甚至子宫破裂，部分病例也可无任何症状而在体检时偶然发现。少数病例可伴有 TSC、伴发肾 AML 和肺 LAM。临床症状和影像学检查均不能在术前提示 PEComa 的诊断。除子宫外，阔韧带、外阴和阴道偶可发生，但均较少见。

胃肠道 PEComa　是 PEComa 的好发部位之一，患者的年龄范围在 6~63 岁，其中部分病例发生于儿童和青少年。多发生于女性。肿瘤主要位于直肠和结肠，少数病例位于小肠、阑尾、胆囊和胃。临床上，患者可出现腹痛、便血或不全肠梗阻等症状。本病大致可分为两种类型，一种为肿瘤位于浆膜面，肿瘤多较大（>5cm），可累及消化道壁；另一种为肿瘤位于黏膜或黏膜下，常呈息肉状，尤其是一些位于盲肠和直肠的肿瘤。胃肠道 PEComa 有恶性潜能的趋势。部分病例也可表达 CD117，易被误诊为胃肠道间质瘤，但分子病理检测显示无 *c-kit* 基因突变。

腹腔和腹膜后 PEComa　多见于女性，肿瘤体积常较大，在临床上常呈侵袭性，可发生复发和远处转移，可转移至肝、肺、脑和骨，并可导致患者死亡，曾称为腹腔 PEC 肉瘤。

泌尿道 PEComa　主要发生于中青年，年龄范围为 19~48 岁，中位年龄为 36 岁。与发生于其他部位的 PEComa 有所不同，膀胱 PEComa 好发于男性。临床上患者多以血尿就诊，膀胱镜检测于膀胱壁上可见 1~5cm 的肿块，多位于黏膜下。除膀胱外，少数病例发生于前列腺、精囊和脐尿管囊肿壁。

皮肤 PEComa　比内脏和腹腔 PEComa 少见，多见于女性，年龄范围为 15~81 岁，中位年龄为 52 岁。临床上表现为皮下缓慢生长的无痛性结节或斑块，多发生于肢体，特别是下肢，少数病例位于前臂。均发生于真皮内，可延伸至皮下，但表皮不受累及。肿块平均直径为 1.5cm（0.5~3.0cm）。

其他部位的 PEComa　比较少见，多为零星的个例报道，包括骨、乳腺、颅底、口腔黏膜、鼻腔、喉、咽和心房间隔等部位。

诊断　依据临床表现、影像学、病理学和免疫组化检查可以诊断。

病理学　肾 AML 由灰红或灰白的肿瘤组织和黄色脂肪组织混合组成，常伴有灶性出血，故常呈多彩状；位于肺部的 LAM 病变呈弥漫的囊性，似严重的肺水肿样，囊腔直径多在 0.5~2cm，少数可达 10cm，位于肺外者，常见胸导管和纵隔淋巴结为红色至灰红色的肿块所取代；CCST 多为孤立性结节，位于肺周边，距离支气管或血管较远，也不累及胸膜。切面呈半透明状，灰红或灰白色，直径为 1.5~3.0cm，少数病例可达 6.5cm；位于其他部位的 PEComa 大小不一，小者可仅为 1~2cm，大者可达 30cm 及以上，质地多较坚实，切面可呈灰白、灰褐或灰红色，可伴有出血、囊性变和坏死。显微镜下可见：PEComa 家族均以病变内含有 PEC 为特征，PEC 可呈梭形或上皮样，两者 PEC 在病变内的比例因病例而异。

肾 AML　由成熟脂肪组织、厚壁扭曲的血管和梭形至上皮样细胞（PEC）混合组成。三种成分在肿瘤内所占的比例因病例而异，多为混合型，以某种成分为主时可分别呈平滑肌瘤样、脂肪瘤样和血管瘤样。部分病例中可见深染、核形不规则的肌样细胞，但核分裂象罕见，称为非典型性 AML，可被误诊为恶性肿瘤，如肌源性肉瘤。部分 AML 病例主要由成巢或成片的上皮样细胞组成，也称单型上皮样 AML，可被误诊为肾细胞癌。伴有梭形细胞或上皮样细胞肉瘤变的 AML 表现为核显示明显的异型性，可见核分裂象和坏死，并可侵犯血管及浸润肾周脂肪组织。

肾外 AML　与肾 AML 相似。以肝 AML 为例，也是由脂肪细胞、血管和肌样细胞三种成分组成。肝 AML 也可被分为混合型、脂肪瘤样型（脂肪成分>70%）、肌瘤样型（脂肪成分≤10%）和血管瘤样型四种亚型。

LAM　位于肺部的病变在早期容易被忽视，LAM 细胞常呈小簇状或小巢状分布于囊肿的边缘，或沿着血管、淋巴管和细支气管分布；增生期的 LAM 细胞常呈结节状或紊乱状增生；进展期的 LAM 细胞排列更加不规则，常混杂有数量不等的结缔组织。肺外 LAM 由条束状、粗梁状或乳头状增生的 LAM 细胞和衬以扁平内皮的网状或窦样腔隙组成，增生的 LAM 细胞之间有时可见灶性的淋巴细胞聚集灶。

CCST 由巢状、腺泡状、器官样或片状排列的透明细胞组成，瘤细胞巢之间为丰富、纤细的血管网，后者可被网状纤维染色或 CD34 标记清晰显示。瘤细胞呈圆形或多边形，胞质呈透亮状，PAS 染色呈阳性，不耐淀粉酶消化。部分细胞可呈周边透亮、中央嗜伊红色的蜘蛛状。除透明细胞外，部分瘤细胞还可呈淡嗜伊红色，并与透明细胞之间有移行。

PEComa-NOS 发生于各部位的 PEComa 在形态上均相似，可主要由上皮样 PEC 组成，即所谓的 CCST 样或上皮样 AML 样，也可主要由梭形 PEC 组成，即所谓的 CCMMT 样，或为梭形 PEC 和上皮样 PEC 混合组成（图）。梭形 PEC 常呈条束状排列，上皮样 PEC 常呈巢状或片状排列。上皮样 PEC 的胞质常呈透明状，也可呈淡嗜伊红色颗粒状，少数病例内可见多少不等的褐色颗粒。肿瘤内可见大量纤细的血管网，将瘤细胞群分隔成腺泡状或巢状。在部分病例中，肿瘤的间质可显示程度不等的胶原化或玻璃样变，明显时瘤细胞呈单个或小巢状嵌埋在玻璃样变或纤维性间质内，

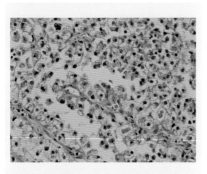

图　血管周上皮样细胞肿瘤病理表现（HE×200）

也称硬化性 PEComa，多见于腹膜后和子宫的 PEComa。

子宫 PEComa 有两种情形，一种是肿瘤的境界清楚，或仅在肿瘤的周边可见小灶性的浸润；另一种是肿瘤在子宫平滑肌间呈弥漫性"舌头样"的浸润性生长，类似子宫内膜间质肉瘤，部分病例中可见多核性瘤巨细胞。

与其他类型的恶性肿瘤相似，提示为恶性 PEComa 的一些参数包括肿瘤的大小、瘤细胞密度、核异型性、核分裂象、凝固性坏死和生物学行为。福尔佩（Folpe）于 2005 年推荐的诊断标准为恶性 PEComa 须符合以下两项或以上：肿瘤大于 5cm，肿瘤呈浸润性生长，高级别的核级和细胞丰富度，核分裂象 ≥ 1/50HPF，凝固性坏死，血管侵犯。恶性潜能未定的 PEComa 为瘤细胞仅显示多形性/多核状巨细胞，或仅为肿瘤大于 5cm 而无其他组织学异常。良性 PEComa 为肿瘤小于 5cm 且无其他组织学异常。需要注意的是，在诊断穿刺或手术探查取活检标本时，应注意因受活检标本的限制，HE 切片中可能并无明确的组织学恶性证据，但在临床上肿瘤已显示出明显的侵袭性行为，此时，病理医生在出具病理学诊断报告时需要结合临床和影像学。

电镜下可见，PEC 的胞质内含有丰富的糖原颗粒、附有致密斑的微丝束、大量的线粒体以及膜包被的颗粒，后者呈纤维颗粒状，免疫电镜显示为 HMB45 阳性。部分病例内可见前黑色素体，多为Ⅱ期黑色素体，少量为Ⅲ期黑色素体。

免疫组化 瘤细胞主要表达 HMB45 和 PNL2，并可表达 Melan-A，部分病例尚可表达肌细胞

标志物如平滑肌肌动蛋白（α-SMA）和结蛋白（desmin）。

鉴别诊断 以上皮样 PEC 为主的 PEComa 可被误诊为上皮性肿瘤，如肾上皮样 AML 和肝上皮样 AML 可分别被误诊为肾透明细胞癌和肝细胞癌，发生于其他器官的上皮样 PEComa 常可被误诊为转移性透明细胞癌；以梭形细胞为主的 PEComa 可被误诊为平滑肌瘤或平滑肌肉瘤。此外，发生于胃肠道和腹腔的 PEComa 可被误诊为胃肠道透明细胞肉瘤和胃肠道间质瘤等，发生于皮肤或四肢的 PEComa 可被误诊为软组织透明细胞肉瘤或腺泡状软组织肉瘤。PEComa 还可被误诊为恶性黑色素瘤。值得注意的是，恶性黑色素瘤可反过来被误诊为恶性 PEComa。

治疗 采用手术完整切除是最主要的治疗方式。对一些因肿块巨大不能手术，以及肿瘤发生播散或多处转移的病例尚缺乏有效的治疗手段。常规的放疗和化疗均无明显的疗效。mTORC1 抑制剂如西罗莫司在本病的治疗中有一定的疗效，但也有耐药现象。

预后 良性 PEComa 经手术完整切除后多可治愈，恶性 PEComa 因缺乏有效的治疗手段而预后较差。

（王　坚）

xuèguǎn nèimó ròuliú

血管内膜肉瘤（intimal sarcoma） 起源于主动脉和肺动脉的恶性间叶性肿瘤。肿瘤在血管腔内生长，堵塞血管腔，并可形成瘤栓而播散至周围的器官。本病极为罕见，主要发生于肺动脉和主动脉，前者发病率是后者的两倍。发生于肺动脉者，以女性略多见。患者多为成年人，年龄范围较广，平均年龄为肺动脉型 48

岁，主动脉型 62 岁。肺动脉型多发生于肺动脉干（80%）、肺左或肺右动脉（50%~70%）或双侧肺动脉同时累及（40%）。主动脉型多发生于腹主动脉和髂动脉分叉之间，30% 可发生于胸主动脉。临床症状不具特异性，多与动脉内形成的瘤栓相关，如肺动脉内出现瘤栓时，表现为复发性的肺栓塞病；腹主动脉内出现瘤栓时，可引起跛行、下肢脉搏消失；肠系膜动脉出现瘤栓时，可引起腹背部疼痛和绞痛，以及高血压和肿瘤形成的动脉瘤破裂等。

依据临床表现、影像学、病理学和免疫组化检查可以诊断。①影像学表现：累及静脉时，可引起上腔静脉综合征。CT、MRI 和 PET 检查可清晰显示肿瘤的大小和范围。②病理学表现：肿瘤位于血管腔内，附着于血管壁，呈息肉状，类似瘤栓。显微镜下显示多为低分化的梭形细胞肉瘤，瘤细胞形态上类似成纤维细胞和肌成纤维细胞。瘤细胞的异型性、核分裂象及坏死在各病例之间有较大的差异。部分肿瘤内可伴有明显的黏液样变性，或瘤细胞呈上皮样。有时肿瘤可类似平滑肌肉瘤，少数病例还可含有具有横纹肌肉瘤、血管肉瘤或骨肉瘤样分化的区域。电镜下可见到代表肌成纤维细胞分化的肌丝、致密体和不连续的基底板。具有横纹肌肉瘤分化的瘤细胞内可见原始的肌节。③免疫组化检查：瘤细胞表达波形蛋白（vimentin）和骨桥蛋白，部分病例还可表达 α-SMA，但结蛋白（desmin）多为阴性，一般不表达 CD31、CD34 和 F8，除非肿瘤含有血管肉瘤分化的区域。

治疗上采取手术切除，辅以化疗。本病预后差，平均生存时间主动脉型为 5~9 个月，肺动脉型为 13~18 个月。主动脉型中，瘤栓的播散较为常见，可引起骨、腹膜、肝和肠系膜淋巴结的转移；肺动脉型可直接浸润肺实质或形成肺内转移灶（40%），包括肾、淋巴结、大脑和皮肤的胸腔外播散占 20%。

（王 坚）

shènshàngxiàn wài fùshénjīngjiéliú

肾上腺外副神经节瘤（extra-adrenal paraganglioma）

起源于肾上腺外副神经节的内分泌肿瘤。副神经节瘤简称副节瘤，可发生于自颅顶至盆底的任何部位，多与人体正常副神经节的分布区域相一致。

命名 主要依据肿瘤发生的解剖部位。

腹膜后副节瘤 约占副节瘤的 55%，最多见于腹主动脉旁和肠系膜下动脉起始处，其次见于肾周和骶尾部，少数病例可发生于胆囊、肝和胰腺。临床上多表现为腹部无痛性的包块，功能性者可伴有阵发性高血压。

头颈部副节瘤 较多见，仅次于位于腹膜后者，约占所有副节瘤的 25%，大多数为非功能性，仅 10%~20% 为功能性。头颈部副节瘤中又以颈动脉体副节瘤最多见，其次为颈静脉球、迷走神经体和中耳，其他部位包括蝶鞍、松果体、海绵窦、咽、眼眶、鼻腔、喉、舌、软腭、气管、食管和甲状腺，偶可位于面颊部。

纵隔副节瘤 罕见，起自于与肺动脉、主动脉弓相连或与交感神经链有关的副神经节，前者位于前纵隔，称为主动脉体副节瘤，后者位于后纵隔，与腹膜后副节瘤相似。主动脉体副节瘤在组织学上与位于头颈部者相同，但预后稍差，约 10% 发生转移。

后纵隔副节瘤远较主动脉体副节瘤少见，发病年龄较轻，平均为 29 岁，组织学形态介于颈动脉体副节瘤和腹膜后副节瘤之间，约 7% 的病例临床上呈侵袭性。纵隔副节瘤多以咳嗽和胸痛为首发症状，CT 和磁共振成像（MRI）可显示纵隔内占位。除纵隔外，文献上还有发生于肺、支气管和心脏的病例报道。

泌尿生殖道的副节瘤 主要发生于膀胱，约占副节瘤的 7%，其次见于子宫和卵巢，偶可位于阴道和外阴。位于膀胱的副节瘤临床上以反复发作的血尿和高血压为主要表现。

除头颈部、胸腔、纵隔、腹腔、盆腔和泌尿生殖道等常见部位外，少数病例可发生于人体无副神经节的部位，如肺、胆囊、甲状腺、子宫和阴道壁等处。

临床表现 因肿瘤所发生的部位而异。

颈动脉体副节瘤 是最常见的肾上腺外副节瘤，起自于颈动脉体副神经节，又称颈动脉体瘤，曾称为化学感受器瘤，可发生于任何年龄，发病高峰为 40~50 岁，发生于儿童者较少见。颈动脉体副节瘤在高海拔地区的人群中有较高的发病率。男性发病率与女性相似，但在高海拔地区则以女性明显多见。临床上多表现为下颌角附近缓慢生长的无痛性肿块，极少数患者可有疼痛感或有触痛。检查时，肿块在水平方向上可被推动，但不能作上下的移动。可扪及搏动感，听诊时可闻及杂音，压迫肿块时可引起心率加快。累及第Ⅶ、Ⅹ和Ⅻ对脑神经时可引起相应的神经麻痹症状，如累及迷走神经时可产生声带麻痹或吞咽困难。偶可累及颈交感神经链而产生霍纳综合征。极少数肿瘤为功能性，产生高血压症状。偶可伴有冯·希佩尔-林道（von Hippel-Lindau）综合征。2%～5%的病例为双侧性。7%～9%的病例具有家族性，并好发于年轻人，平均年龄为38.8岁。B超和多普勒检查显示肿块呈实性，富含血管，边界清，低回声，推移颈内外动脉，动脉波形呈低阻、快血流。因肿瘤血供丰富，故血管造影、CT或MRI检查对术前诊断有一定的价值（图1）。临床上，可被误诊为颌下腺肿大/肿瘤、淋巴结肿大、鳃裂囊肿或动脉瘤等疾病，但在经验丰富者，常可在术前即能做出正确的诊断。术中见肿瘤位于颈内动脉和颈外动脉分叉处，部分附着于血管或包绕血管，分叶状，多被覆纤维性假包膜，有时在肿瘤的外表可见血管压迹。

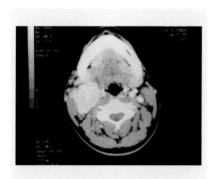

图1　肾上腺外副神经节瘤影像学表现

颈静脉球鼓室副节瘤　起自于分散于颅底和中耳副神经节的副节瘤，多发生于50～60岁的成年人，偶可发生于儿童，女性明显多见。两侧均可发生，并无明显差异。鼓室副节瘤多沿着中耳室内第Ⅸ对脑神经鼓室分支或第Ⅹ对脑神经耳支分布，是中耳最常见的肿瘤，一般位于耳蜗岬的上方。患者多伴有耳鸣，累及听小骨时可引起传导性听觉丧失，

其他症状包括耳鼓胀、疼痛、耳溢液、眩晕，以及慢性中耳炎的症状。小部分患者有面瘫。肿瘤一般较小，附着于中耳岬上，体积较大时，可充满中耳室，包裹听小骨，突出或穿透鼓膜，形成从外耳道可视的粉红色或紫色息肉状肿块。术前CT和MRI检查有助于确定肿瘤的大小及部位。手术时易出血。颈静脉球副节瘤累及颅底的颞骨一侧，可生长在颞骨岩部，有时延伸至颅内，类似小脑脑桥或颅中窝肿瘤。肿瘤可通过颈静脉孔而呈哑铃状生长，因压迫第Ⅸ、Ⅹ、Ⅺ和Ⅻ对脑神经而产生麻痹性症状。肿瘤偶可阻塞颈内静脉的上段部分和颈静脉球，有时可呈腊肠样突入颈内静脉腔内，并可延伸至右心室内。肿瘤也可侵蚀颈静脉窝上方菲薄的骨板，形成中耳道息肉。少数情况下，还可引起腮腺区肿胀，类似腮腺肿瘤。向上颈部生长时，可引起鼻咽部软组织背离中线。活检时可误诊为脑膜瘤。

迷走神经副节瘤　起自于分布于迷走神经内或紧附着于迷走神经副神经节的副节瘤，也称迷走神经体瘤，多位于结状神经节及其下至颈动脉分叉以上的迷走神经内。多发生于30～50岁的中年人，女性多见，男女比为1:2。肿块发生于上颈部，位于胸锁乳突肌与下颌角之间的咽旁间隙内，表现为缓慢生长的无痛性肿块，可伴有舌无力、声音嘶哑、吞咽困难、饮水或进食时呛咳，以及按压肿块时引起咳嗽等迷走神经麻痹症状，部分病例可伴有单侧的霍纳综合征。少数病例可为功能性。10%～15%的病例为多灶性，可具有家族性。血管造影可见肿瘤位于颈动脉分叉的上方，并不累及颈动脉分叉处。

喉部副节瘤　起自于喉部的两对副神经节，上一对位于甲状软骨水平，下一对位于甲状腺和环状软骨交界处。多发生于右侧，表现为声门上喉黏膜下肿块。患者以女性多见，平均年龄为47岁，范围为14～80岁。患者的主要症状表现为声音嘶哑和吞咽困难，其他症状包括呼吸困难、喘鸣、发声困难和咯血等。部分病例表现为喉部疼痛。

主动脉肺动脉副节瘤　起自于心脏底部和大血管附近的副神经节，这些副神经节可位于心脏内（通常位于心房水平）、心包内或弥散分布于主动脉弓的上方或下方。多见于女性，平均年龄为45岁。临床上表现为胸骨后疼痛、咯血和心悸，检查时可发现心脏肥大，听诊有杂音。约半数病例有因儿茶酚胺分泌而产生的症状或体征，包括头痛、高血压和出汗等。

腹膜后肾上腺外副节瘤　大致可分为三组，其中最大的一组分布于上段腹主动脉旁，包括肾上腺周围、肾门和肾门周围以及肾蒂；第二组分布于下段腹主动脉旁，位于肾下极的下方，并沿着腹主动脉向髂血管延伸，其中的大多数病例起自于位于肠系膜下动脉水平的腹主动脉体；第三组起自于散在分布于膀胱、尿道、前列腺和精索的副神经节。腹膜后副节瘤可发生于任何年龄，但发病高峰为30～50岁，两性无明显差异。有时肿瘤可呈多灶性，或同时伴有其他部位的副神经节瘤，或伴有胃肠道间质瘤、肺软骨瘤而成为卡尼（Carney）三联征的一部分。偶可伴有库欣综合征和男性化或神经纤维瘤病。大多数患者以腹痛为首发症状，部分病例可触及肿块，影像学检查

可显示腹腔内巨大肿块。25%～70%的患者因去甲肾上腺素的作用，产生慢性或间歇性高血压、头痛和心悸等症状。约10%的患者在就诊时肿瘤已播散。另有20%的病例为尸体解剖时偶然发现。一部分病例可因肿块压迫输尿管而产生肾盂积水症状，位于肾门者可有血尿。肾上腺外副节瘤一般在难以在术前得到确诊，除非肿瘤为功能性，后者在术前可通过检测尿儿茶酚胺得到确诊，并可通过血管造影或间碘苄胍（MIBG）显像定位。

膀胱副节瘤 本病仅占膀胱肿瘤的0.06%～0.5%，患者的平均年龄为41岁，年龄范围为10～81岁。肿瘤多位于邻近尿道口的膀胱三角处。少数病例可呈多灶性或伴有其他部位的副节瘤，或具有家族性。患者可表现为发作性或持续性高血压、间歇性肉眼血尿及类似嗜铬细胞瘤的排尿性发作三联症。超声、CT、MRI和MIBG有助于肿瘤的定位。血清或尿儿茶酚胺检测可有不同程度的升高，以去甲肾上腺素为主，而肾上腺素正常或接近正常。

诊断 依据临床表现、影像学、病理学和免疫组化检查可以诊断。

病理学 多为实性，切面灰红、灰褐或灰白色，有时可见出血或囊性变，大小依部位而定。显微镜下可见：经典的颈动脉体瘤由排列成器官样或细胞球结构的卵圆形或多边形主细胞和位于主细胞周围的梭形支持细胞所组成，网状纤维染色或CD34标记能清晰显示器官样或细胞球结构（图2）。主细胞的胞质呈嗜伊红色，略呈颗粒状，细胞边界多不清，胞质内有时可见到玻璃小体样物质。部分病例中，主细胞的胞质也可呈空泡状，形成假腺腔样的小腔隙或呈透亮状。核染色质较均匀，有时可见核内假包涵体，核可出现程度不一的多形性，但核分裂象少见。部分病例中，间质可出现明显的胶原化，此时器官样结构不明显，瘤细胞呈宽窄不等的条束状排列，夹杂在胶原纤维之间，易被误诊。迷走神经体瘤中有时可见神经束。腹膜后副节瘤的瘤细胞常相互吻合成粗大的梁束状结构，梁状结构之间为纤细的血管网，瘤细胞也可呈弥漫状或腺泡状排列，瘤细胞也可有不同程度的异型性或多形性，常见瘤巨细胞，偶见核分裂象。部分肿瘤内可见坏死。

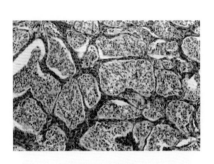

图2 肾上腺外副神经节瘤病理表现（HE×100）

电镜下可见瘤细胞巢的边界清晰，有时可见菲薄的连续或不连续的支持细胞的胞质。主细胞的核不规则或有皱褶，明显时则可形成光镜下所见的核内假包涵体。具有特征性的形态是，在主细胞的胞质内可见有膜包绕的致密核心神经内分泌型颗粒，大小和形态较为一致，直径为100～200nm。

免疫组化 肿瘤内的主细胞表达CgA、Syn、NSE和CD56，支持细胞表达S-100蛋白。

鉴别诊断 包括腺泡状软组织肉瘤和上皮性神经内分泌肿瘤。

治疗和预后 手术切除为首选。多数病例经手术完整切除后可获治愈，部分病例可发生复发，多为各种原因切除不净所致。

（王坚）

shènshàngxiàn wài èxìng fùshénjīngjiéliú

肾上腺外恶性副神经节瘤（extra-adrenal malignant paraganglioma）

起源于肾上腺外副神经节的恶性内分泌肿瘤。副神经节瘤简称副节瘤。恶性副节瘤的发生率取决于肿瘤起源的解剖部位，颈动脉体瘤为2%～18%，迷走神经体瘤为10.6%，颈静脉鼓室副节瘤为3%，喉部副节瘤为3%，后纵隔副节瘤为15%，腹膜后副节瘤为24%～50%，膀胱副节瘤<7%。

诊断恶性副节瘤最为可靠的标准为"除原发性肿瘤外，在躯体正常情况下本无副神经节结构的组织内还可见到副节瘤的存在"，意即副节瘤发生转移才能诊断为恶性。仅依据组织学形态常难以对副节瘤作出良、恶性的判断，临床上呈恶性的副节瘤至少出现以下情形中的两种：坏死（呈融合性或位于增大的细胞球中央），血管广泛侵犯，可见核分裂象。以下四种情形提示肿瘤具有恶性倾向：肿瘤位于肾上腺外；原发性肿瘤呈粗的结节状；出现融合性坏死；缺乏玻璃样小球。尽管恶性副节瘤在体积上比较大，核分裂象增多，但这些参数并无明显的统计学意义。

副节瘤既可以通过血行转移，也可以通过淋巴道转移，以转移至区域淋巴结、肝、肺和骨最为常见，少数情况下以骨的溶骨性病变为首发症状。免疫组化标志物可能对判断副节瘤的良恶性有一定的帮助。与良性副节瘤相比，恶性副节瘤表达的神经多肽类激素明显减少，平均为 2 种，而良性副节瘤平均为 5 种。还有一些学者的研究显示，恶性副节瘤中表达 S-100 蛋白的支持细胞的数量和密度均明显减少，但也有例外情况。

（师英强）

shìgèxìbāoliú

嗜铬细胞瘤（pheochromocytoma） 起源于肾上腺髓质、交感神经节、副交感神经节或其他部位的嗜铬组织的肿瘤。较少见，其发病率为：美国 0.8/10 万 ~ 1.0/10 万，瑞典 0.21/10 万，丹麦 0.19/10 万。1973 ~ 1987 年美国 SEER 医学数据库的统计不超过 0.1/10 万。嗜铬细胞瘤占原发性肾上腺肿瘤的 7%。本病多发生于成年人，高峰年龄段为 40 ~ 50 岁，但可发生于任何年龄组。两性均可发生，差异不明显。

临床表现 嗜铬细胞瘤略多见于右侧，可能与右侧嗜铬组织的量略多有关。95% 的病例为孤立性病灶，5% 为双侧性，5% ~ 10% 发生于肾上腺外。家族性病例中，近半数为双侧性。家族性病例常见于 MEN2a 和 MEN2b 患者中，也可见于 I 型神经纤维瘤病（1%~5%）和冯·希佩尔-林道（von Hippel-Lindau）综合征（10%~21%）。儿童病例中，双侧性、多灶性或位于肾上腺外者所占比例相对较高，分别占 50%、20%~25% 和 15%~20%。嗜铬细胞瘤的临床表现因病例而异，但"发作性高血压、头痛和发汗"三联征具有诊断价值，其他体征包括心动过速、体重下降、脸色苍白、代谢率增高、持续性低血糖、战栗、呼吸频率加快和胃肠蠕动降低等，症状则包括心悸、焦虑、震颤、恶心/呕吐、胸/腹痛、乏力和眩晕等。临床表现可类似多种疾病，可引起误诊。分泌去甲肾上腺素的肿瘤常伴有持久性高血压，分泌相对大量肾上腺素和去甲肾上腺素的肿瘤则伴有发作性或阵发性高血压。仅分泌肾上腺素的肿瘤可引起低血压，需要检测肾上腺素的分泌量，尤其是在 II 型多内分泌肿瘤综合征（MEN 2）的患者中。嗜铬细胞瘤在 MEN2 中的发生率为 30% ~ 50%，肿瘤常为双侧性或多灶性（占 60%~70%），患者可无症状。

诊断 依据临床表现、影像学、病理学、免疫组化和细胞遗传学检查可以诊断。

影像学 CT 和磁共振成像（MRI）对嗜铬细胞瘤的术前诊断具有一定价值。CT 显示为均质软组织性密度，直径常在 3cm 以上，体积偏大的肿瘤，有时在肿瘤中央可见密度偏低的坏死区。MRI 的 T1 加权显示与肝组织密度接近的软组织阴影，T2 加权显示为高信号。采用特异性配体如［^{18}F］-多巴胺和 ^{11}C-羟基麻黄碱的正电子发射体层显像计算机体层扫描（PET-CT）在嗜铬细胞瘤的术前诊断中也具有辅助性价值。

病理学 散发性和非家族性的嗜铬细胞瘤表现为孤立性肿块，常带有残留的肾上腺组织。周界相对清楚，可有纤维性假包膜（图 1），直径多为 3~5cm，范围为 1~10cm。切面呈灰白色，可有斑点状或汇合性充血，伴有明显出血时可类似血肿。有时在体积偏大肿瘤的中心部可见坏死，部分病例可伴有囊性变。另一些病例中，肿瘤累及周围组织，如肾和肝，提示有恶性可能。显微镜下见瘤细胞可呈腺泡状、巢状、器官样和梁状排列（图 2a），其中器官样或腺泡状结构可通过网状纤维染色清晰显示，有时在大的瘤巢中央可见坏死灶。瘤细胞的胞质呈淡嗜伊红色、细颗粒状，胞质内可含有过碘酸希夫（PAS）染色阳性且耐淀粉酶消化的透明小体，有时胞质可呈双染性或嗜碱性，甚至可呈薰衣草样颜色（图 2b），偶可于胞质内见有色素沉着。瘤细胞的核可含有假包涵

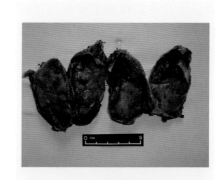

图 1 嗜铬细胞瘤外观

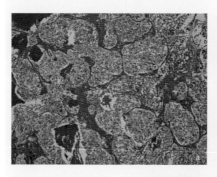
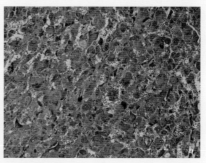

图 2 嗜铬细胞瘤病理表现
注：a. HE×40；b. HE×200

有淋巴结和肝转移的产 5-羟色胺的 ECL 细胞 NET 可有类癌综合征，包括皮肤潮红、腹泻、心内膜和右心瓣膜纤维性增厚。有 25%~30% 的 NET 为多发性（2~100 个）。

阑尾　多发生于阑尾根部，临床上通常无症状，常为病理检查偶然发现，或因结肠癌手术，或因阑尾炎手术而发现。

大肠　NET 中的半数以上发生于直肠（54%），其次为盲肠（20%），以及乙状结肠、直肠乙状结肠连接部、升结肠。NEC 可发生于右半结肠，也可发生于直肠乙状结肠连接部。发生于肛管的 NEC 多为小细胞癌，发生于结肠和直肠的 NEC 可为小细胞性、大细胞性或混合性。结肠 NET 多表现为腹部疼痛和体重减轻。半数直肠 NET 多无症状，常在常规检查或内镜检查时发现。其他病例则可有便血、疼痛和便秘症状。NEC 多为进展期病变，与肠癌症状相似。

支气管和肺　常见的症状为咳嗽和咯血，多由支气管阻塞所致。库欣综合征和类癌综合征均少见。近半数发生于肺部的 NET 为影像学偶然发现，表现为境界清楚的结节，常有钙化。NEC 表现为中央性症状，但与鳞状细胞癌相比喘鸣和咯血不常见，而声音嘶哑和声带麻痹相对多见。部分病例表现为全身转移性症状，转移部位包括骨、肝和脑等处。NEC 常伴有副肿瘤综合征。影像学显示，NEC 表现为肺门或肺门旁肿块，常伴有纵隔淋巴结肿大。

诊断　依据临床表现、影像学、病理学和免疫组化等检查可以诊断。

免疫组化标志物　包括：①内分泌标志物：采用 CgA 和 Syn，神经元特异性烯醇化酶（NSE）和 CD56 因缺乏特异性不推荐为一线标志物。②其他内分泌标志物：诊断特殊类型的 NEN（如产 5-羟色胺 NET、促胃液素瘤、胰高血糖素瘤、胰岛细胞瘤、生长抑素瘤、血管活性肠肽瘤）时可分别加用相应的激素抗体，如 5-羟色胺、促胃液素、胰岛素、胰高血糖素、生长抑素和血管活性肠肽（VIP）等。③增殖活性标志物：采用 MIB-1（Ki67）。④其他标志物：如生长抑素受体 2（SSTR2），不仅有助于 NEN 的诊断，也有助于帮助确定是否可用生长抑素类似物治疗。

治疗　以外科手术治疗为主，包括完整切除或减瘤性部分切除；内科治疗，包括化疗和采用靶向治疗，前者包括长效莱利肽和长效奥曲肽，后者包括舒尼替尼和伊维莫司；对骨和脑转移者可采用放疗；其他治疗，包括射频消融、动脉/化学栓塞等。

预后　NEN 在生物学行为上具有异质性，从恶性程度较低的低级别 NET 到极具侵袭性的高级别 NEC。

（王　坚）

yídǎosùliú

胰岛素瘤（insulinoma）　胰腺具胰岛 B 细胞分化的一种功能活跃性良性肿瘤，因胰岛素的不等比例性分泌导致临床上产生低血糖症状。是胰腺所有功能性内分泌肿瘤中最常见的一种类型，年发病率为 0.2/10 万~0.4/10 万。可发生于所有年龄组，但高峰年龄段为 40~60 岁，极少发生于 15 岁以下。20 岁以下和 60 岁以上者约占 10%。女性略多见。在多发性内分泌肿瘤 I 型（MEN1）中，胰岛素瘤是第二常见的胰源性肿瘤，仅次于促胃液素瘤。MEN1 中 10%~30% 的胰腺内分泌肿瘤因胰岛素的不等比例性分泌而伴有低血糖症状。12%~17% 的 VHL 可发生显示局部胰岛素免疫表型的胰腺内分泌肿瘤，但在临床上多为无功能性。大多数的胰岛素瘤发生于胰腺或与胰腺直接相连。发生于胰腺外的异位性胰岛素瘤极为少见（1.8%），多发生于十二指肠壁内，其他少见部位包括回肠、空肠、胃壁、脾门、胃脾韧带、肺、宫颈和卵巢等处。发生于胰腺的胰岛素瘤多平均分布于胰头、胰体和胰尾部，仅以胰头和胰尾稍多见一点。85% 的肿瘤为孤立性，6%~13% 为多灶性，4%~6% 伴有 MEN1。

病因和发病机制　与肿瘤相关的危险因素尚不清楚。

临床表现　根据临床症状可分为两类：①神经症状。②自主神经系统性反应。最常见的症状为神经低血糖症，其次为儿茶酚胺反应。中枢神经系统功能障碍的症状包括复视、视物模糊、精神错乱、行为异常和健忘症。部分患者可有意识丧失、昏迷，甚至永久性脑损害。一些患者也可有局灶性癫痫发作。当低血糖触发释放儿茶酚胺时，可产生出汗、虚弱、饥饿、震颤、呕心、焦虑和心悸等症状。这些症状尽管有对胰高血糖素瘤的诊断有高度提示性作用，但并不具有病症特异性。惠普尔（Whipple）三联征包括：①低血糖症状。②血糖浓度低于 3.0mmol/L。③用葡萄糖后症状缓解。

诊断　依据临床表现、影像学、病理学、免疫组化、细胞遗传学和生化检查可以诊断。

影像学　包括超声、CT 和正电子发射体层显像（PET）等，其敏感度分别为：腹部超声 20%~65%，CT25%~65%，血管造影

35%~75%，术中超声90%~100%。更为特异性的检查手段还包括生长抑素受体闪烁显像和PET。

病理学 肿瘤周界清楚，与周围的胰腺相比，质地柔软，切面呈棕红色，伴有较多的间质成分或淀粉样物质时，质地可坚实。直径多为0.5~2.0cm，范围为0.5~11cm。肿瘤的大小与临床症状关系不密切。一般无坏死和囊性变，如有则多出现于大的肿瘤中。伴有MEN1的肿瘤其直径常大于1cm，而小于0.5cm的微小肿瘤在功能上多保持静默，不管其数量有多少。恶性胰岛素瘤可浸润胰腺周围的脂肪组织，侵犯邻近器官，如十二指肠和脾，最早期的转移多发生于区域淋巴结（包括胰周、腹腔、降主动脉旁淋巴结）和肝。显微镜下可见大的肿瘤可有不完整的包膜包裹，小的腺瘤无包膜。瘤细胞呈圆形、卵圆形或多边形，胞质丰富，淡染或淡嗜伊红色，核规则无异型性，核分裂象罕见，极少数病例核可有多形性，但这并不提示恶性的诊断。瘤细胞可排列成四种结构：实体型、梁状型、腺样型和混合型。少数病例可见淀粉样物质沉积，其主要成分为胰岛淀粉样多肽，可通过刚果红染色显示。偶可于胞质内见到色素或肿瘤内可见钙化。

生化检查 采用放射免疫检测血清中胰岛素和胰岛素原的浓度，通常联合检测胰岛素、胰岛素原、C肽和血糖。如胰岛素显示有与血糖不等比例的高分泌，C肽有抑制，对胰岛素瘤的诊断具有重要的参考价值。

免疫组化 瘤细胞表达胰岛素和胰岛素原，表达的强度与血浆内的胰岛素浓度无关，其中胰岛素主要定位于细胞的分泌孔，可部分位于胞质，胰岛素原除分泌孔和胞质外，可定位于核旁高尔基区。50%的胰岛素瘤表达多种激素，除胰岛素外，还可表达胰高糖素、生长抑素、胰多肽和其他激素。无标志物可提示肿瘤的生物学行为。

分子遗传学 胰岛素瘤很少显示分子遗传学上的异常。与恶性相关的3p丢失在胰岛素瘤中极为少见。3q丢失和15q拷贝增加在胰岛素瘤中比胰腺的其他内分泌肿瘤更为多见。9q34的拷贝增加和1p36、11q的丢失可能是直径2cm以下肿瘤的早期改变。尽管在高达40%的病例中有11q13（MEN1位点）的等位基因丢失，但与其他类型的胰腺内分泌肿瘤相比，MEN1的体细胞性突变在胰岛素瘤中非常少见，仅为7.7%。胰岛素瘤中偶可有其他基因的突变，如 *VHL* 和 *CDKN2A/p16*。

治疗 采取手术切除。不能手术者尝试二氮嗪和奥曲肽。化疗采用链脲霉素+多柔比星或链脲霉素+氟尿嘧啶。有肝转移者采用肝动脉闭塞或栓塞。

预后 绝大多数的胰岛素瘤为良性，恶性者约占8.4%。如肿瘤直径小于2cm，无血管侵犯，大体上无浸润或转移，核分裂象<2/10HPF，Ki67<2%，则可考虑为良性。对恶性证据不明显的病例，其危险因素包括：肿瘤直径大于2cm，核分裂象易见，高Ki67增殖指数，可见肿瘤性坏死。3pq和6q的丢失，17pq和20q的拷贝数增加与恶性行为有一定的相关性。2%的患者术后可发生糖尿病。

（王 坚）

yígāoxuètángsùliú

胰高血糖素瘤 （glucagonoma）

具胰岛A细胞分化的功能性并常为恶性的内分泌肿瘤。临床上显示胰高血糖素瘤综合征，包括皮疹、口炎、轻度糖尿病和体重减轻，由不成比例的胰高血糖素分泌引起。但临床上无胰高血糖素瘤综合征的胰腺内分泌肿瘤不能视为胰高血糖素瘤。本病的年发病率约为0.01/百万~0.1/百万。胰高血糖素瘤占所有具有相关临床症状之胰腺内分泌肿瘤的5%，占功能性肿瘤的8%~13%。患者多为40~70岁的成年人，年龄范围为19~72岁，女性略多见。

病因和发病机制 胰高血糖素瘤偶可成为MEN1的一部分。

临床表现 常发生于胰尾，或与胰腺相连，发生于胰外者极为罕见。主要由胰高血糖素过度分泌所致的代谢性反应。最常见的症状为坏死性迁徙性红斑，最初发生于腹股沟、下腹部和会阴部，后迁徙至远端肢体，以及轻度葡萄糖耐受不良、正常分泌红细胞性贫血、体重减轻、压抑、腹泻和有发生深静脉血栓的倾向。皮疹可伴发口角炎、唇炎、萎缩性舌炎、脱发、甲松离、阴道炎、尿道炎。引起皮疹的原因不明，推测的机制包括：胰高血糖素对皮肤的直接效应、前列腺素的释放、氨基酸的不足、自由脂肪酸或锌的作用等。胰高血糖素瘤患者中80%~90%有糖尿病。

诊断 依据为：空腹胰高血糖素升高（10~20倍）、经影像学检查显示胰尾部有肿瘤性病变、临床上有典型的症状。影像学检查包括螺旋CT、超声、磁共振成像（MRI）和生长抑素受体闪烁摄影（SRS）和正电子发射体层显像计算机体层扫描（PET-CT）。

病理学 多数为孤立性病变，体积比较大，平均直径为7cm，最大者可达35cm。切面呈棕红色至粉红色，质地通常较软，常伴有退变，包括出血、坏死和囊性变。显微镜下与胰腺其他类型的内分泌肿瘤并无明显不同，也是由圆形、卵圆形或多边形细胞所组成，胞质丰富，淡嗜伊红色，可略呈细颗粒状，核分裂象不常见。瘤细胞可呈实性巢状、梁状或腺泡状排列，但常显示实性-梁状混合性的排列结构。

免疫组化　常弱阳性表达胰高血糖素，也可表达胰高血糖素原（肠高血糖素、胰高血糖素样肽 1 和 2），常可表达胰多肽（PP）。

细胞遗传学　比较基因组杂交显示 80% 的病例 4、5、7、9、12、14、17 和 20q 的染色体拷贝数增加，1p、3p、6q、10、11 和 18q 的丢失。杂合性丢失（LOH）分析显示 1p36、3p25-26、6q22、10q23 和 11q13 的丢失。

治疗和预后　手术治疗。可采用奥曲肽以抑制胰高血糖素的释放。多柔比星和链佐星也有一定的效果。在诊断时 60%～70% 的病例已发生转移。即使体积较小者也应被视为生物学行为不定或分化性内分泌癌，但肿瘤生长相对较为缓慢，患者可生存多年。

（王　坚）

shēngzhǎngyìsùliú
生长抑素瘤（somatostatinoma）
具胰岛 D 细胞分化的功能性并常为恶性的内分泌肿瘤。临床上显示高生长抑素血症或脂肪痢、糖尿病、胃酸过少和胆石症等综合病症。发生于胰腺外部位（如十二指肠、肺、甲状腺和副神经节）、完全由或主要由生长抑素标记阳性细胞所组成，但在临床上无生长抑素瘤症状的肿瘤，因定义为产生长抑素内分泌肿瘤，其中发生于十二指肠者，其发病率与胰腺生长抑素瘤相似。在胃肠

胰内分泌肿瘤中，生长抑素瘤仅占 1%～2%。其他类型的胃肠胰内分泌肿瘤可发生于任何年龄段，但生长抑素瘤仅发生于成年人，发病高峰为 30～60 岁，范围为 25～85 岁。女性多见，男女比为 1：2。

病因和发病机制　部分病例伴有 NF、MEN1 和 VHL，散发性病例病因不明。

临床表现　主要发生于胰头。主要表现包括血清和肿瘤内生长抑素明显增高、新近发生糖尿病、胃酸过少和胆囊疾病（胆结石、胆囊活动受限）、腹泻、脂肪痢、贫血和体重减轻，需要注意的是，这些症状并不特异，在老年人中常有类似症状。

诊断　依据临床表现、影像学、病理学、免疫组化和生化检查可以诊断。血清生长抑素明显增高，临床上显示生长抑素瘤症状，影像学提示胰头有肿瘤性占位可提示生长抑素瘤的诊断。

病理学　为孤立性肿块，周界清楚，但无包膜，质地柔软，切面呈灰白至黄褐色，平均直径为 5～6cm。2/3 病例转移至区域淋巴结或肝。显微镜下与胰腺其他类型的内分泌肿瘤相似，但与十二指肠产生长抑素内分泌肿瘤相比，腺样结构和沙砾体少见。组织化学上，瘤细胞为非亲银性，仅在赫勒斯特伦-赫尔曼（Hellerstrom-Hellman）染色下才显示嗜银性。少数病例显示 Grimelius+ 的嗜银性。

免疫组化　瘤细胞弥漫强阳性表达突触素（Syn）和生长抑素，而嗜铬粒蛋白 A（CgA）较少表达。其他激素如促肾上腺皮质激素（ACTH）、降钙素、胰岛素和胰高糖素等在少量肿瘤内也可有阳性表达。

治疗和预后　无肝转移者可采用手术切除，包括降主动脉旁淋巴结和腹膜后淋巴结。术后可采用奥曲肽，但对有肝转移者无效。化疗可采用链佐星、氮烯唑胺和多柔比星。有肝转移者可考虑动脉栓塞或手术切除原发灶+肝移植。生长抑素瘤体积通常较大，故常被视为具有生物学行为不定的内分泌肿瘤或分化良好的内分泌癌。总的 5 年生存率为 75.2%，其中有转移者为 59.9%，无转移者为 100%。

（王　坚）

cùwèiyèsùliú
促胃液素瘤（gastrinoma）
具有分泌促胃液素功能并常为恶性的内分泌肿瘤，临床上显示佐林格-埃利森（Zollinger-Ellison）综合征（ZES），以难治性、反复发作或不典型部位的消化性溃疡、高胃酸分泌为特征。包括两种类型：散发非家族性，占 80%；家族性伴有多发性内分泌肿瘤 I 型（MEN1），占 20%。促胃液素瘤是 MEN1 中最常见的功能性内分泌肿瘤。需注意的是，免疫组化显示有促胃液素表达但在临床上并无 ZES 的肿瘤不能定义为促胃液素瘤。本病的年发病率为 0.05/10 万～0.4/10 万。患者的平均年龄为 40～50 岁，范围为 7～83 岁。ZES 多见于男性，约占 60%。

病因和发病机制　病因不明，20% 的病例伴有 MEN1。

发病部位　发生于十二指肠者约占 49%（其中散发性者占 47%），主要位于升部和降部，54% 的病例位于黏膜下；发生于胰腺者约占 24%，主要位于胰头。胰头、十二指肠升部和降部组成促胃液素瘤三角。其他部位包括胃、空肠、胆道、肝、肾、肠系膜和心脏。一些位于胰腺周

围和十二指肠周围淋巴结的促胃液素瘤可能为原发性病灶,并不一定代表来自十二指肠内原发性隐匿性病灶的转移,因研究显示这些淋巴结内含有胚胎性残留的促胃液素细胞。

临床表现 多数促胃液素瘤患者有十二指肠溃疡,临床上表现为胃酸过度分泌产生的症状,包括消化性溃疡引起的腹痛、食管反流以及腹泻。食管反流可在31%左右的患者中成为首发症状,腹泻可在10%~20%的患者中成为唯一的初发症状,由十二指肠内高胃酸中和胰酶导致消化不良所致。20%~30%的促胃液素瘤患者可无十二指肠溃疡。

诊断 依据临床表现、影像学、病理学、免疫组化、细胞遗传学和生化检查可以诊断。

生化和影像学 胃酸pH值如低于2.5,血清促胃液素浓度超过1000pg/ml,可做出促胃液素瘤的诊断。内镜超声是发现胰腺和十二指肠促胃液素瘤比较敏感的检测手段,采用生长抑素受体闪烁摄影(SRS)和PET扫描成为最为敏感的检测手段。MEN1的诊断需检查甲状旁腺和垂体。多数患者中,甲状旁腺和垂体病变可早于ZES。

病理学 位于胰腺者多为孤立性病变,直径大于2cm,周界清楚,但无包膜,质软至质韧,取决于肿瘤内纤维性间质的多少。多发性病变常见于MEN1伴有ZES的病例中,但这些病例多表达肽类激素而非促胃液素,并非导致ZES的原因。位于十二指肠者直径多小于1cm,其中小于0.5cm者常被忽视。质软,常呈息肉状,灰白至灰黄色,表面黏膜可伴有溃疡。多发性病灶提示有MEN1。显微镜下可见:十二

指肠促胃液素瘤位于黏膜和黏膜下,主要呈宽带状和腺样排列,可侵犯黏膜腺体和黏膜肌。胰腺促胃液素瘤的瘤细胞形态规则,圆形或卵圆形,胞质呈淡嗜伊红色,核无明显异型性,核分裂象不常见。瘤细胞可呈实性、梁状、脑回状或丝带状排列。瘤细胞的增殖指数与胰腺其他类型的内分泌肿瘤相似,但低于非功能性的内分泌肿瘤。Ki67>10%与发生转移相关。在大多数病例中不能依据瘤细胞的形态来判断肿瘤的良恶性,除非有明确的血管侵犯或浸润胰腺周围组织。

免疫组化 瘤细胞表达促胃液素。可通过原位杂交检测促胃液素mRNA。

分子遗传学 主要集中于11q13上MEN1基因的等位丢失。

治疗 30%~50%的散发性病例可手术切除。抗分泌药物治疗包括奥美拉唑、兰索拉唑和泮托拉唑。有肝转移者可采用化疗、肝动脉栓塞+化疗和肝移植等。

预后 促胃液素瘤在生物学行为上易有恶性表现,故当大体上显示有浸润和(或)转移时,应被视为生物学不定或分化良好的内分泌癌。肝有转移时肿瘤的侵袭性明显高于有区域淋巴结转移者,后者在总体上对伴有ZES患者的预后影响较小。肿瘤体积大和位于胰腺者发生肝转移的危险性高,位于胰腺和十二指肠者分别为30%和3%。有肝转移者31%伴有骨转移,预后不佳。转移至其他部位者如肺、胸膜、皮肤和脾极为罕见。促胃液素瘤患者总的5年生存率为65%,10年生存率为51%,即使有肝转移和区域淋巴结转移时,10年生存率也可分别达40%和46%。肿瘤经完整切除者,5年和10年生存率

可达90%~100%。但就部位而言,胰腺肿瘤的预后差于十二指肠肿瘤,10年生存率分别为9%和59%。肿瘤的病死率MEN1者为38%,散发性为62%。

尚无明确指标预测肿瘤的生物学行为,*Her-2/neu*的扩增、表皮生长因子(EGF)和肝细胞生长因子(HGF)的过度表达可能与肿瘤的侵袭性生长相关。

(王 坚)

xuèguǎnhuóxìngchángtàiliú

血管活性肠肽瘤(vasoactive intestinal peptide tumor, VIPoma)

主要发生于胰腺内,胰岛D1细胞分泌血管活性肠肽(VIP)的功能性并常为恶性的内分泌肿瘤。VIPoma伴有水样腹泻。本病非常少见,年发病率为0.01/10万。VIPoma占胰腺致腹泻性内分泌肿瘤的80%,占所有胰腺内分泌肿瘤的38%。女性多见,患者的平均年龄为48岁,范围为19~79岁。2/3的神经源性VIPoma见于儿童患者。除少数病例伴有多发性内分泌肿瘤I型(MEN1)外,VIPoma一般为非家族性。

病因和发病机制 除MEN1病例外,病因不明。

发病部位 80%的VIPoma位于胰腺内,多位于胰尾(47%),胰头和胰体分别占23%和19%;20%的VIPoma位于胰腺外,包括小肠、食管和肾。神经源性肿瘤如节细胞神经瘤、节细胞神经母细胞瘤、神经母细胞瘤和嗜铬细胞瘤。主要位于腹膜后(65%),其次为纵隔(35%)。

临床表现 主要表现为弗纳-莫里森(Verner-Morrison)综合征,即水样腹泻、低血钾和胃酸缺乏/胃酸过少(WDHA综合征)。水样腹泻量为0.5~6.0升/24小时。腹泻可导致钾和碳酸

清楚。可由星形细胞瘤及间变型星形细胞瘤恶性转化形成，称继发性胶质母细胞瘤。但最常见的是进展迅速、无低级别星形细胞肿瘤病史的原发性胶质母细胞瘤。

临床表现 见星形细胞瘤。患者临床进展较快（半数以上不超过 3 个月），常表现为头痛、癫痫及性格改变等，其中最为危险的是颅内压的迅速增高。部分患者因肿瘤出血，可呈卒中样发病。

诊断与鉴别诊断 主要依据影像学检查。胶质母细胞瘤好发于大脑半球，常见部位为颞叶（31%）、顶叶（24%）、额叶（23%）及枕叶（16%）。脑干及小脑胶质母细胞瘤少见。肿瘤呈浸润生长，常侵犯多个脑叶及深部结构，还可经胼胝体侵犯对侧大脑半球。CT 平扫呈等高低混杂密度，边缘模糊，钙化罕见，常合并出血。增强后呈厚壁环状不规则强化，其内可见强化的壁结节，周围见明显的水肿区。在磁共振成像（MRI）上，胶质母细胞瘤 T1 及 T2 加权成像呈不均匀信号，边缘模糊，周围见明显的水肿带，增强后多呈厚壁环状不规则强化（图）。由于肿瘤细胞代谢的改变，胶质母细胞瘤在（氟代脱氧葡萄糖，探测糖代谢）及（甲硫氨酸，探测氨基酸代谢）PET-CT 上常表现为高浓聚像。在影像学上，胶质母细胞瘤需与单发脑转移瘤、脑脓肿、原发中枢神经系统淋巴瘤及脑白质脱髓鞘病变相鉴别。

治疗 手术辅以放疗及化疗的综合治疗。手术原则见间变型星形细胞瘤。术中可放置局部缓释化疗药物。术后应行同期放化疗，即在放疗的同时，口服化疗药物替莫唑胺。放疗结束后仍须再行以替莫唑胺为主的化学治疗。

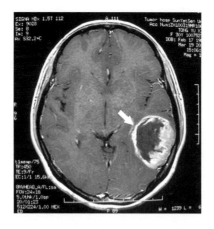

图 左颞叶胶质母细胞瘤 MRI 检查

注：箭头指示肿瘤，T1 增强扫描

预后 胶质母细胞瘤恶性度高，预后不良。按照规范化治疗后，患者的中位生存期为 14 个月，2 年及 5 年生存率分别为 27.2% 及 9.8%。年龄轻、术前卡氏功能状态评分（KPS）高、手术切除程度高、肿瘤细胞 6-氧-甲基鸟嘌呤-DNA 甲基转移酶（MGMT）表达量低，常提示较好的预后。

（陈忠平）

jiāozhì ròuliú

胶质肉瘤（gliosarcoma）

具有向胶质和间叶组织双向分化的恶性肿瘤。是胶质母细胞瘤的亚型，世界卫生组织（WHO）病理分级 Ⅳ 级。胶质肉瘤约占胶质母细胞瘤的 2%，高发于 40～60 岁，男女发病率之比约为 1.8∶1。病因、发病机制、临床表现、诊断与鉴别诊断见胶质母细胞瘤。部分胶质肉瘤在 CT 扫描上表现为界限清楚的高密度病变，增强后，均匀强化，须与脑膜瘤相鉴别。尚无治疗胶质肉瘤的标准方案，主要参照胶质母细胞瘤的方案治疗。胶质肉瘤恶性度高，可发生颅外转移，预后不佳。未行治疗患者的中位生存期为 4 个月，接受治疗患者的中位生存期介于 6.25～11.5 个月之间。

（陈忠平）

máoxìbāoxíng xīngxíngxìbāoliú

毛细胞型星形细胞瘤（pilocystic astrocytoma）

来源于神经上皮组织，生长缓慢的星形细胞瘤。世界卫生组织（WHO）病理分级 Ⅰ 级。占中枢神经系统原发脑肿瘤的 1.7%，约占胶质瘤的 5.1%。发病率约为 0.33/10 万。常见于儿童及青年，好发于 20 岁前，平均年龄 13 岁。男女发病率相似（男女之比为 1.02∶1）。多为散发，但可见于部分 Ⅰ 型神经纤维瘤病患者。大约 15% 的 Ⅰ 型神经纤维瘤病发生毛细胞型星形细胞瘤。约 30% 的毛细胞型星形细胞瘤患者有 Ⅰ 型神经纤维瘤病。好发部位包括视神经、视交叉/下丘脑、丘脑和基底节、大脑半球、小脑和脑干。临床表现主要取决于病变所在部位，位于视觉通路的肿瘤可造成视野缺损；下丘脑肿瘤可导致神经内分泌改变，如肥胖及尿崩症；丘脑病变可阻塞脑脊液循环，导致脑积水，或压迫内囊产生偏瘫及感觉障碍等局灶神经功能障碍；小脑肿瘤可产生动作笨拙及行路不稳等共济失调表现。

主要依据影像学检查诊断。本病在 CT 及 MRI 影像学上常表现为边界清晰的局限性病灶。CT 平扫时，85% 的毛细胞型星形细胞瘤为边缘清楚的囊性病变，增强后病灶可不强化。在 MRI 上，肿瘤 T1 加权成像呈低或等信号，T2 加权为高信号，增强后肿瘤明显强化（图）。手术是首选治疗手段。手术残留病灶患者可行观察或放射治疗。毛细胞型星形细胞瘤生长缓慢，手术全切后，极少复发，即使部分切除，患者预后也较好。小脑及大脑毛细胞型星形细胞瘤较其他部位肿瘤有更长的无进展生存期。

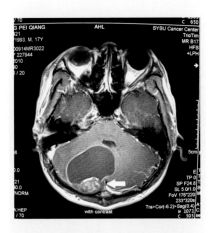

图 右侧小脑半球毛细胞型星形细胞瘤 MRI 检查

注：箭头指示肿瘤，T1 增强扫描

(陈忠平)

shìguǎnmó xià jùxìbāo xīngxíngxìbāoliú

室管膜下巨细胞星形细胞瘤

（subenpendymal giant cell astrocytoma） 起源于侧脑室室管膜下层、生长缓慢的星形细胞瘤。世界卫生组织（WHO）病理分级Ⅰ级。多数患者在 20 岁之前发病，平均发病年龄 11 岁。本病可散发，但最常见于结节性硬化症（TSC）患者。5%～20%结节性硬化症患者存在室管膜下巨细胞星形细胞瘤。TSC1 及 TSC2 基因突变导致 mTOR 信号转导通路的活化，是其发病的可能分子机制。癫痫及颅内压增高是常见的临床表现。脑室内肿瘤生长阻塞室间孔，脑脊液循环通路受阻，引起颅内压增高。少数肿瘤可有自发性出血，产生脑室内出血的临床表现。

主要依据影像学检查诊断。CT 扫描常表现为室间孔附近，低密度和等密度混杂肿块，可呈分叶状，囊变及钙化常见，由于堵塞室间孔，侧脑室常有不同程度扩大。增强后明显强化但不均一。在 MRI 上，室管膜下巨细胞星形细胞瘤 T1 加权成像呈低和等信号混杂，T2 加权成像呈等和高信号混杂，增强后明显强化但不均一。在 CT 及 MRI，多数患者合并结节性硬化症的其他影像学特征，表现为沿侧脑室壁及室管膜下分布的点状或小块状钙化影或结节影。在影像学上，本病需与中枢神经细胞瘤、脑膜瘤、少突胶质细胞瘤、星形细胞瘤、脉络丛乳头状细胞瘤等相鉴别。

手术切除是主要治疗手段。术后仍存在脑积水的患者，尚须行脑脊液分流手术。放射治疗的疗效尚不肯定。对于患有室管膜下巨细胞星形细胞瘤的结节性硬化症患者，若无法手术，可使用雷帕霉素靶蛋白（mTOR）靶向药物治疗。本病治疗效果较好，彻底切除后可治愈。

(陈忠平)

duōxíngxìng huángsè xīngxíngxìbāoliú

多形性黄色星形细胞瘤

（pleomorphic xanthoastrocytoma） 常位于大脑半球表面，预后相对较好，多呈灰黄色团块的星形细胞瘤。又称黄色瘤。较少见，仅占所有星形细胞肿瘤的 1%。本病好发于儿童及青少年，超过 60%的患者年龄小于 18 岁。男女发病率无明显差异。病因尚不清楚。由于肿瘤常位于大脑表浅部位且生长缓慢，多数患者表现为长期的癫痫发作。肿瘤增大可产生头痛、视力下降及肢体乏力等颅内压增高及局灶症状。

主要依据 CT 及磁共振成像（MRI）影像学检查诊断。肿瘤多位于颞叶，囊实性改变多见。在 CT 平扫上表现为大脑表浅部位的低密度灶，半数以上可见囊腔形成，边界清，周围脑组织无水肿，钙化及出血少见，增强后不均一强化，可见强化壁结节。在 MRI 上，T1 加权成像为低或等信号，T2 加权成像为高信号，边缘无水肿，增强后，实质部分强化明显，囊壁部分不强化（图）。部分肿瘤增强后，可见邻近软脑膜的强化。在影像学上，本病需与毛细胞型星形细胞瘤、胶质母细胞瘤及脑膜恶性纤维组织细胞瘤等相鉴别。手术是治疗的主要手段，放疗及化疗的效果尚不肯定。本病预后较好，5 年生存率超过 70%。手术切除程度及肿瘤细胞核分裂指数是独立预后因素。部分肿瘤复发后进展为胶质母细胞瘤，因此患者治疗后仍须长期影像学随访。

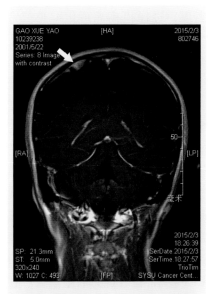

图 左颞叶多形性黄色细胞瘤 MRI 检查

注：箭头指示肿瘤，T1 增强扫描

(陈忠平)

shìshénjīng jiāozhìliú

视神经胶质瘤（optic glioma）

起源于视神经、视交叉或视束的胶质瘤，最常见的病理类型是毛细胞型星形细胞瘤。好发于儿童，占儿童脑肿瘤的 3%～5%，平均发病年龄 8.8 岁，约 75% 的病例发生在 10 岁以前，60% 的病例发生在 5 岁之前。男女发病率相似。

病因和发病机制 可为散发，也见于 I 型神经纤维瘤病患者。20%~30% 的视神经胶质瘤患儿伴有 I 型神经纤维瘤病，而 11%~30% 的 I 型神经纤维瘤病患儿存在视神经胶质瘤。

临床表现 视力下降及视野缺损是最常见的症状。肿瘤侵犯或压迫下丘脑时，可产生早熟、肥胖及多饮多尿等神经内分泌改变。肿瘤体积较大或影响脑脊液循环时，则产生头痛及呕吐等颅内压增高表现。

诊断与鉴别诊断 主要依据影像学检查诊断。行头颅 X 线检查时，可见视神经管扩大，蝶鞍可有 J 形或盆状扩大。视神经胶质瘤 CT 平扫多呈等密度，可见视神经增粗或迂曲，视交叉胶质瘤可表现鞍上区肿物伴钙化。增强后约半数肿瘤轻或中度强化。在磁共振成像（MRI）上，视神经增粗或迂曲，胶质瘤 T1 加权成像呈低或等信号，T2 加权成像呈高信号，可有中等强度增强。本病需与视神经炎、脑膜瘤、神经鞘瘤、颅咽管瘤及生殖细胞肿瘤相鉴别。

治疗 无症状患者可予观察。由于肿瘤浸润性生长，视神经常呈弥漫增粗，或与周围脑组织边界不清，手术全切除困难且并发症较重。因此，手术多用于活检明确病理诊断，或用于治疗局限于单侧视神经且已无有效视力的患者。放疗是控制进展性视神经胶质瘤的有效手段，可使约 50% 的肿瘤保持稳定，但由于放疗可导致视力损伤、认知功能下降及生长迟滞等并发症，故被建议用于年龄大于 5 岁的患儿。化疗对患儿认知及生长发育影响较小，

因此被建议用于一线治疗小于 5 岁的视神经胶质瘤患儿。卡铂及长春新碱是最常使用的化疗药物。

预后 由于肿瘤生长缓慢，因此多数患者预后较好，10 年生存率在 80% 以上。年龄大及肿瘤局限于视神经前部是临床预后的有利因素。

（陈忠平）

nǎogàn jiāozhìliú

脑干胶质瘤（brain stem glioma）

发生于脑干部位的胶质瘤。按照解剖部位及生长方式可分为弥散脑桥内生型、顶盖局灶型及延-颈交界型。脑干胶质瘤病理类型及级别多样，可为良性的毛细胞型星形细胞瘤，亦可为高度恶性的胶质母细胞瘤。脑干胶质瘤常见于儿童，占儿童脑肿瘤的 10%，成年人少见，仅占成年人胶质瘤的 1%。

病因和发病机制 多为散发，也可见于 I 型神经纤维瘤病患者。

临床表现 主要与肿瘤所处脑干部位、生长方式及病理类型有关。脑神经功能障碍是脑干胶质瘤最常见的临床表现，包括：眼球运动障碍、视物重影、面部感觉减退、面瘫、声音嘶哑、饮水呛咳及吞咽困难等。肿瘤累及中脑，可产生对侧肢体感觉及运动障碍；累及小脑时，可产生眩晕及行路不稳等共济失调表现；压迫阻塞脑脊液循环通路，导致梗阻性脑积水，可产生头痛、呕吐等颅内压增高的表现。

诊断与鉴别诊断 主要依据影像学检查，表现为脑干肿胀或局部肿物。脑干胶质瘤多数在 CT 上主要表现为等密度，约 25% 的肿瘤有增强效应。在磁共振成像（MRI）上，脑干胶质瘤 T1 加权成像为低或等信号，T2 为高信号，增强后可有不同程度强化。

在影像学上，本病需与脑干炎症、多发性硬化及血管病变等相鉴别。

治疗 需根据肿瘤所在位置及生长方式决定。脑干是生命中枢，具有极为重要的生理功能，且与周围神经血管结构关系密切，手术难度及风险极大，因此，外科手术主要用于治疗外生型及局限生长的脑干胶质瘤，或用于活检明确病理诊断。放疗是治疗本病的主要手段，用于治疗弥漫性生长的脑干胶质瘤及术后残留的肿瘤。化疗的作用尚不肯定，但可用于手术或放疗后的辅助治疗。

预后 总体预后较差。儿童弥漫型脑干胶质瘤患者，90% 在确诊后 2 年内死亡，是儿童脑肿瘤的主要死因。成年患者预后较儿童好，局限生长肿瘤较弥散性生长的肿瘤预后好，病理分级低的肿瘤较分级高的肿瘤好。

（陈忠平）

shìguǎnmó zhǒngliú

室管膜肿瘤（ependymal tumor）

起源于脑室内衬的室管膜细胞和脊髓中央导水管的残余室管膜细胞的肿瘤。好发于儿童和年轻人，形态学改变和生物学行为表现不一。按病理学分类，可分为：室管膜瘤（WHO 病理分级 II 级），是最常见的室管膜肿瘤，常位于脑室中，因阻塞脑脊液循环通路而引起脑积水；间变型室管膜瘤（WHO 病理分级 III 级），恶性度较室管膜瘤高，可由低级别室管膜瘤恶变而来，也可在第一次活检时就表现为间变的特点；黏液乳头型室管膜瘤（WHO 病理分级 I 级），室管膜瘤的一种亚型，几乎只发生在圆锥-马尾部位，预后较好；室管膜下瘤（WHO 病理分级 I 级），良性肿瘤，生长缓慢，预后较好。

（陈忠平）

shìguǎnmóliú

室管膜瘤（ependymoma）

起源于脑室或脊髓中央导水管管壁室管膜的肿瘤。世界卫生组织（WHO）病理分级Ⅱ级。室管膜瘤约占儿童原发脑肿瘤的9%，在成年人仅占约3%。室管膜瘤也是脊髓的常见肿瘤，占脊髓胶质瘤的50%~60%。颅内室管膜瘤好发于儿童，多位于幕下，平均发病年龄为6.4岁。脊髓室管膜瘤好发于成年人，发病高峰年龄为30~40岁。男女发病率相似。

病因和发病机制 一般为散发，部分见于Ⅱ型神经纤维瘤病患者。

临床表现 与肿瘤位置有关。颅后窝幕下肿瘤常压迫阻塞脑脊液循环通路，造成脑积水及颅内压增高。常见症状为头痛，多发于后枕部，晨起时较重，常伴发作性呕吐。肿瘤压迫小脑，可出现行路不稳及眩晕等症状。幕上室管膜瘤可出现头痛、对侧肢体乏力及癫痫发作之表现。2岁以下儿童可表现为嗜睡、食欲减退、头围增大、前囟饱满、体重不增、发育迟缓。稍大儿童则有性格改变，主要表现为行为退缩及淡漠等。脊髓内室管膜瘤常见症状为肢体麻木不适、乏力。感觉障碍多自上向下发展。自主神经功能出现较早，早期表现为尿潴留，晚期则表现为尿失禁。

诊断与鉴别诊断 主要依据影像学检查。幕下室管膜瘤在CT上表现为等或稍低密度软组织影，近半数肿瘤伴钙化，呈点状或位于肿瘤与囊变的周边，偶有出血。幕上室管膜瘤CT表现多样，囊变与出血较幕下常见。肿瘤增强后呈轻-中度强化。椎管内室管膜瘤常发生于颈段、颈-胸段及圆锥-马尾处。CT表现病变处脊髓增粗，病变多为低密度，增强后可有中央管周围的轻度强化。磁共振成像（MRI）显示，颅内室管膜瘤T1加权成像为等或略低信号，T2加权成像为等或稍高于脑皮质灰质的信号强度，也可表现为混杂信号，是由肿瘤伴发出血、囊变及钙化造成。增强后，肿瘤实性部分明显强化（图）。椎管内室管膜瘤使脊髓呈梭形肿大，T1加权成像呈较均匀的等或低信号，T2加权成像为高信号。当肿瘤伴有囊变、坏死及出血时信号常不均匀。幕下室管膜瘤需与髓母细胞瘤、脉络丛乳头状瘤及室管膜下室管膜瘤相鉴别。幕上室管膜瘤需与星形细胞瘤、少突胶质细胞瘤及胶质母细胞瘤等相鉴别。髓内室管膜瘤需与星形细胞瘤及血管网状细胞瘤等相鉴别。

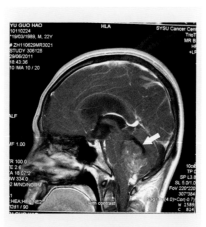

图 第四脑室室管膜瘤 MRI 检查
注：箭头指示肿瘤

治疗 以手术及放疗为主。手术是首选方法，目的是最大范围切除肿瘤、获得组织学诊断及消除脑脊液循环通路梗阻。由于约15%的室管膜瘤可发生沿脑脊液播散种植，因此，颅内特别是颅后窝肿瘤术后2~3周应行全脑全脊髓 MRI 检查及腰穿获取脑脊液行细胞学检查，了解有无脑脊液播散。放疗是重要辅助手段。术后病灶残留且无脑脊液播散种植的患者，应行局部放射治疗，而对于有肿瘤脑脊液播散的患者，则应行全脑全脊髓放疗。化疗对室管膜瘤的治疗作用有限，但可用于复发性室管膜瘤的治疗。

预后 儿童室管膜瘤5年无进展生存率为50%，2岁以前患儿预后较差。成年人5年及10年生存率分别为57.1%和45%。手术切除彻底、肿瘤位于幕上或脊髓及肿瘤增殖指数（Ki67）低是室管膜瘤较好的预后因素。

（陈忠平）

jiānbiànxíng shìguǎnmóliú

间变型室管膜瘤（anaplastic ependymoma）

起源于脑室或脊髓中央导水管管壁室管膜的恶性肿瘤。多位于颅后窝，其次是幕上及髓内，WHO 病理分级Ⅲ级。好发于儿童，55.5%的患者小于18岁，31%的患者小于5岁。男女发病率之比约为1.2∶1。可由低级别室管膜瘤恶性转化而来，也可在第一次病理诊断时即为间变型。临床表现见室管膜瘤。本病症状较室管膜瘤发展迅速，在疾病早期即可引起颅内压增高的表现。诊断、鉴别诊断与治疗见室管膜瘤。本病预后较室管膜瘤差，无进展生存期约1.5年，5年及10年生存率为55%与26%。

（陈忠平）

shìguǎnmó xià liú

室管膜下瘤（subependymoma）

起源于室管膜下层细胞，生长缓慢，非侵袭性生长的良性脑肿瘤。世界卫生组织（WHO）病理分级Ⅰ级。发病率低，仅占颅内肿瘤的0.2%~0.7%，占室管膜肿瘤的8.3%。室管膜下瘤好发于第四脑室（50%~60%），其次为侧脑室（30%~40%），少数见于透明隔及脊髓。在脊髓，颈段及颈胸段是好发部位。好发于中老年男性，儿童少见。多为散发，病因和发病机制不明。临床表现取决于肿瘤的位置及大小。颅内室管膜下瘤症状主要分为两类：一类是肿瘤阻塞脑脊液循环通路造成的颅内压增高，包括体位性头痛、恶心、呕吐及意识改变等；另一类是肿瘤压迫神经组织造成，包括感觉减退、肢体乏力及癫痫发作等。脊髓内室管膜下瘤主要表现为慢性、进行性加重的感觉与运动障碍、排尿控制困难及性功能障碍等。

诊断主要依据影像学检查。在 CT 上常表现为边界清楚的等密度或稍低密度实性肿物，可见囊变，钙化不常见，增强后不强化或轻度强化。在磁共振成像（MRI）上，室管膜下瘤 T1 加权成像呈低或等信号，T2 加权成像呈高信号，增强后不强化或轻度强化。瘤周水肿及占位效应少见。影像学上，第四脑室内室管膜下瘤需与室管膜瘤、脉络丛乳头状瘤及髓母细胞瘤相鉴别。脊髓内室管膜下瘤须与室管膜瘤及星形细胞瘤相鉴别。由于生长缓慢，因此对于偶然发现的无症状的室管膜下瘤，可定期复查 MRI，仅行观察。对于出现症状的室管膜下瘤，手术治疗是首选。手术可及部位的肿瘤，全切除后绝大多数可治愈。放疗在治疗室管膜下瘤中的作用尚不肯定。本病预后良好，手术全切后多可治愈。部分肿瘤侵犯脑组织，术后易复发或发生转移，预后则欠佳。

（陈忠平）

shǎotūjiāozhìxìbāo zhǒngliú
少突胶质细胞肿瘤（oligodendroglial tumor）
多见于成年人、浸润性生长的神经上皮肿瘤，形态上与少突胶质细胞相似。肿瘤可由纯少突胶质细胞瘤构成，也可与其他类型肿瘤细胞混合存在。根据世界卫生组织（WHO）2007 年神经系统肿瘤分类，可分为少突胶质细胞瘤（WHO 病理分级 II 级）、间变型少突胶质细胞瘤（WHO 病理分级 III 级）、少突-星形胶质细胞瘤（WHO 病理分级 II 级）、间变型少突-星形胶质细胞瘤（WHO 病理分级 III 级）。少突胶质细胞肿瘤，特别是肿瘤存在 1p/19q 杂合性丢失的患者，对放化疗的敏感性及临床预后较同级别弥漫型星形细胞瘤好。

（陈忠平）

shǎotūjiāozhìxìbāoliú
少突胶质细胞瘤（oligodendroglioma）
分化良好，广泛浸润，主要由形态学与少突胶质细胞相似的肿瘤细胞构成的神经上皮肿瘤。WHO 病理分级 II 级。主要位于大脑半球，好发于额叶，其次为颞叶、顶叶及枕叶。肿瘤发病率低，约为 0.27/10 万，占所有脑肿瘤的 1.4%。少突胶质细胞瘤好发于成年人，中位发病年龄 43 岁，男女之比为 1.21：1。

病因和发病机制　多为散发，发病机制尚不清楚。

临床表现　病史较长，癫痫是最常见的临床表现，35%~85% 的患者出现癫痫发作。肿瘤体积较大或致脑脊液循环障碍时，可引起头痛、恶心伴呕吐及视神经盘水肿等颅内压增高表现。肿瘤侵犯脑功能区，可产生偏瘫、偏身感觉障碍及运动性或感觉性失语等。

诊断与鉴别诊断　主要依据影像学及病理学检查。CT 平扫多呈低密度占位影像，可伴高密度结节样钙化，增强扫描后不强化或轻度强化。在磁共振成像（MRI）上，肿瘤 T1 加权成像呈低信号，T2 加权像呈高信号，占位效应轻，瘤周无水肿或轻度水肿，钙化灶在 T1 及 T2 加权像呈低信号。增强后肿瘤不强化或轻度强化（图）。在病理学上，少突胶质细胞瘤细胞密度中等，大小一致。石蜡切片中，肿瘤细胞胞质肿胀透亮，呈典型的蜂窝状改变。肿瘤细胞核分裂象较低，Ki67 指数多低于 5%。在少突胶质细胞瘤中，1 号染色体短臂（1p）与 19 号染色体长臂（19q）杂合性丢失发生率高，见于 50%~80% 的患者。另外，80% 的患者存在 IDH1 或 IDH2 基因的突

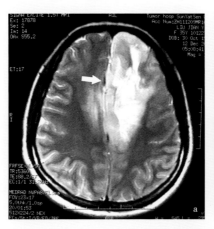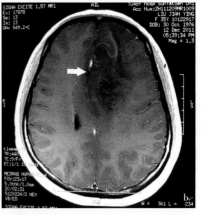

图　右额叶少突胶质细胞瘤 MRI 检查
注：箭头指示肿瘤，a. T2 加权成像；b. T1 增强成像

变。本病需与星形细胞瘤、脑膜瘤、血管畸形及颅内结核球等相鉴别。

治疗 采取以手术为主的综合治疗。在手术可及区域的肿瘤，应在保存神经功能的前提下，最大程度切除肿瘤。肿瘤切除彻底的患者，可行密切影像学随访观察。对仅行肿瘤活检或没有全切除的患者，应行放射治疗，但肿瘤若存在 1p/19q 杂合性缺失且患者年龄较轻，可先行化疗，推迟放疗，以延缓放疗相关并发症的出现时间。

预后 较好，中位生存期为 7~10 年，5 年及 10 年生存率为 64.3% 及 47%。预后较好的因素包括患者年龄轻、手术切除程度大、术后行放疗、1p/19q 杂合性丢失及 *IDH*1 基因突变等。

（陈忠平）

jiānbiànxíng shǎotūjiāozhìxìbāoliú

间变型少突胶质细胞瘤（anaplastic oligodendroglioma）

具有灶性或弥漫恶性间变的少突胶质细胞瘤。世界卫生组织（WHO）病理分级Ⅲ级。好发于额叶（60%），其次为颞叶（33%），发病率约为 0.12/10 万，占所有脑肿瘤的 0.7%。肿瘤好发于成年人，中位发病年龄 49 岁，男女比为 1.5∶1。本型胶质瘤可由少突胶质细胞瘤恶性转化形成，也可无既往低级别少突胶质细胞瘤病史，一经诊断即为间变型。

临床表现见少突胶质细胞瘤。病情进展较快，但也有部分患者病程较长，提示既往可能存在低度恶性病变。诊断与鉴别诊断见少突胶质细胞瘤。本型常伴有坏死、出血及钙化，CT 及磁共振成像（MRI）上多为混杂表现。另外，间变型少突胶质细胞瘤常伴瘤周水肿，增强后呈不均匀强化。

与少突胶质细胞瘤相比，本病在病理学上表现为伴灶性或弥漫恶性组织特征：细胞密度增高、明显的细胞异型性及核分裂象增多，可见血管增生和坏死。鉴别诊断主要包括：间变型星形细胞瘤、胶质母细胞瘤及转移瘤等。

治疗上采取以手术为主的综合治疗。手术目的是切除肿瘤，获得病理诊断及去除占位效应，原则是在最大限度保护神经功能的前提下，最大范围切除肿瘤。术中可放置局部缓释化疗药物。术后应行放疗或同期放化疗，放疗结束后再行化疗。对于存在 1p/19q 杂合性丢失的患者，术后也可行化疗，推迟放疗。本型预后较少突胶质细胞瘤差。中位生存期 3.5 年。预后较好的因素包括患者年龄轻、手术切除彻底、术后放疗、1p/19q 杂合性丢失及 *IDH*1 基因突变等。

（陈忠平）

hùnhéxìng jiāozhìliú

混合性胶质瘤（mixed glioma）

含有不同胶质瘤成分的神经上皮肿瘤。组织学上可以含有少突胶质细胞瘤、星形胶质瘤及室管膜胶质瘤细胞等不同成分。病理类型包括少突-星形细胞瘤、少突-室管膜瘤、星形-室管膜瘤及少突-室管膜-星形细胞瘤等，由于少突-星形细胞瘤是最常见的病理类型，因此混合性胶质瘤习惯上特指少突-星形细胞瘤。按恶性程度分为混合性胶质瘤（WHO 病理分级Ⅱ级）和间变性混合性胶质瘤（WHO 病理分级Ⅲ级）。混合性胶质瘤占所有原发脑肿瘤的 1%，发病率较低，约为 0.19/10 万。混合性胶质瘤好发于成年人，高发年龄段为 35~45 岁。男性发病率较女性略高。

本病多为散发，病因和发病机制不详。临床表现见星形细胞瘤、少突胶质细胞瘤、间变型星细胞胶质瘤及间变型少突胶质细胞瘤。癫痫常见，其他症状包括偏侧肢体乏力、性格改变、头痛及恶心伴呕吐等。间变型混合性胶质瘤病情进展较快。诊断与鉴别诊断主要依据影像学和病理学检查。病理诊断中必须确认肿瘤中存在两种不同的胶质瘤成分。

治疗上采取手术为主，辅以放疗及化疗的综合治疗（见星形细胞瘤、少突胶质细胞瘤、间变型星细胞胶质瘤及间变型少突胶质细胞瘤）。本病预后介于同级别星形细胞瘤与少突胶质细胞瘤之间。少突-星形细胞瘤平均生存时间 6.3 年，5 年及 10 年存活率为 58% 与 32%。间变型少突-星形细胞瘤的平均生存时间 2.8 年，5 年和 10 年存活率分别为 36% 和 9%。最主要的预后因素是病理级别，混合性胶质瘤比间变性混合性胶质瘤预后要好。长期生存的相关因素包括：年龄轻、手术全切、术前没有神经功能障碍、病情进展缓慢、仅有癫痫症状、1p/19q 杂合性缺失等。

（陈忠平）

màiluòcóng zhǒngliú

脉络丛肿瘤（choroid plexus tumor）

起源于脑室内脉络丛上皮的肿瘤。好发于儿童。按照世界卫生组织（WHO）2007 年神经系统肿瘤分类，包括：①脉络丛乳头状瘤：WHO 病理分级Ⅰ级，良性肿瘤，生长缓慢，常引起脑脊液循环通路阻塞，造成脑积水。外科手术常可治愈。②脉络丛乳头状癌：WHO 病理分级Ⅲ级，脉络丛乳头状肿瘤的恶性亚型，常显示间变特征，常侵及周围脑组织，易发生脑脊液播散。

（陈忠平）

màiluòcóng rǔtóuzhuàngliú

脉络丛乳头状瘤（choroid plexus papilloma）

起源于脑室系统内脉络丛的良性上皮肿瘤。世界卫生组织（WHO）病理分级 I 级。发病率低，占原发脑肿瘤的 0.4%~0.6%，占儿童脑肿瘤的 2%~4%。好发于儿童，占 1 岁以下儿童脑肿瘤的 10%~20%，约一半的脉络丛乳头状瘤在 10 岁前发病。50% 的脉络丛乳头状瘤发生在侧脑室，其次为第四脑室（40%）及第三脑室（5%）。儿童脉络丛乳头状瘤好发于侧脑室，成年人则常见于第四脑室。侧脑室脉络丛乳头状瘤发病无明显性别差异，第四脑室肿瘤常见于男性。多为散发，可能与病毒感染（SV40 病毒）有关。

颅内压增高是最常见的临床表现，是由于肿瘤阻塞脑脊液循环通路所致脑积水或脑脊液产生过多所致的脑室扩大而引起。78%~95% 脉络丛肿瘤患者并发脑积水。脉络丛肿瘤患者可有头痛、恶心、呕吐、兴奋、视觉障碍及抽搐等症状。常出现的神经系统阳性体征包括巨颅征及眼底水肿。诊断与鉴别诊断主要依据影像学及病理学检查。CT 平扫呈稍高或等密度，少数为低或混杂密度，肿瘤界限清晰，边缘常为颗粒状或羽毛状，增强后多呈均匀明显强化。在 MRI 上，肿瘤绝大多数为实性，少数病例可见囊性成分，T1 加权成像为等或稍低信号，T2 加权成像多为高信号，增强后均匀强化。在病理学检查上，肿瘤与正常脉络丛相似，为单层柱状上皮围绕在毛细血管纤维组织形成乳头状结构。肿瘤细胞核分裂象少见，不侵犯脑组织，无坏死。本病需与脑室内脑膜瘤、室管膜瘤、髓母细胞瘤等相鉴别。手术

是主要的治疗方式，多数肿瘤可通过手术治愈。放疗及化疗作用不肯定。本病预后良好。1 年、5 年及 10 年的生存率分别为 90%，81% 及 77%。

（陈忠平）

màiluòcóng rǔtóuzhuàng'ái

脉络丛乳头状癌（choroid plexus carcinoma）

起源自脑室系统内脉络丛的恶性上皮肿瘤。WHO 病理分级 III 级。占脉络丛肿瘤的 20%~40%。80% 的脉络丛乳头状癌见于儿童。多为散发，可能与病毒感染（SV40 病毒）有关。

临床表现见脉络丛乳头状瘤。发展较迅速。婴儿脑积水常表现为头围增大、发育迟缓、囟门膨隆、颅缝分离、斜视及呕吐等。诊断与鉴别诊断见脉络丛乳头状瘤。脉络丛乳头状癌较脉络丛乳头状瘤在影像学上表现为更强的不均一性，多伴有对脑实质的侵犯与周边脑组织水肿，同时，更易发生脊髓播散，故除行脑部磁共振成像（MRI）检查外，脊髓 MRI 检查也十分必要。在病理学检查上，脉络丛乳头状癌表现出明显的恶性特征，包括核多形性、核分裂象多见、核密度增高、乳头状结构不明显伴坏死及浸润脑组织。本病需与脉络丛乳头状瘤、乳头状脑膜瘤、非典型畸胎样/横纹肌样瘤、室管膜瘤及髓母细胞瘤等相鉴别。

手术辅以放疗和化疗是主要的治疗手段。全切除肿瘤是手术的目标，但由于肿瘤常侵犯脑组织，仅有 40%~50% 的患者可获得肿瘤全切。放射治疗可用于手术残留病灶或复发患者，但由于毒副反应，不建议用于小于 3 岁的患儿。化疗可使患者获益，可用于手术及放疗后的辅助治疗。肿瘤常发展迅速并常伴脊髓播散，

预后较脉络丛乳头状瘤差。5 年生存率为 30%~50%。手术没有全切除的脉络丛癌患者接受放疗联合化疗的 2 年生存率为 63%，单纯化疗为 45%，单纯放疗为 32%，而不接受任何辅助治疗患者的 2 年生存率仅为 15%。

（陈忠平）

shénjīngyuán hé shénjīngyuánjiāozhì hùnhéxìng zhǒngliú

神经元和神经元-胶质混合性肿瘤（neuronal and mixed neuronal-glial tumor）

由不同程度神经元和胶质分化的肿瘤细胞构成的神经上皮肿瘤。发病率较低，预后多良好。根据世界卫生组织（WHO）2007 年神经系统肿瘤分类，本类肿瘤包括有：节细胞瘤与节细胞胶质瘤、胚胎发育不良性神经上皮肿瘤、中枢神经细胞瘤、小脑脂肪神经细胞瘤与副神经节瘤。

（陈忠平）

jiéxìbāo jiāozhìliú

节细胞胶质瘤（ganglioglioma）

由肿瘤性成熟节细胞与瘤性胶质细胞构成，分化好、缓慢生长的神经上皮肿瘤。世界卫生组织（WHO）病理分级多为 I 级及 II 级。发病率低，占所有中枢神经系统肿瘤的 0.3%~0.6%，占儿童中枢神经系统肿瘤的 1.5%~11%。好发于儿童及青少年，80% 的病例发生在 30 岁之前，无明显性别差异。节细胞胶质瘤可发生于中枢神经系统任何部位，但以颞叶最为常见。多为散发，病因和发病机制不详。

临床上首发症状为癫痫发作，通常药物治疗难以控制。部分患者表现为头痛及呕吐等颅内压增高症状。当肿瘤位于功能区，可出现肢体乏力等神经功能缺损表现。诊断与鉴别诊断主要依据影

像学及病理学检查。CT 扫描表现为低密度或等密度病灶，部分可见到钙化，肿瘤可有轻到中度强化。在磁共振成像（MRI）上，节细胞胶质瘤 T1 加权成像呈低或等信号，T2 加权成像呈高信号，可有囊变，信号不均匀，增强后实体部分及囊壁强化（图）。在病理学上，肿瘤由不规则簇状、发育不良的大多极神经元及肿瘤性胶质成分构成。本病需与胚胎发育不良性神经上皮肿瘤、毛细胞型星形细胞瘤、多形性黄色星形细胞瘤、星形细胞瘤及少突胶质细胞瘤等相鉴别。

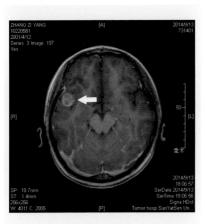

图 节细胞胶质瘤 MRI 检查
注：箭头指示肿瘤

手术是首选。放疗可延缓不全切除肿瘤的复发时间。化疗效果尚不肯定。多数节细胞胶质瘤患者的预后良好。中位无进展生存时间为 5.6 年。15 年总生存率为 94%。手术全切除、不全切除后放疗及分裂增殖指数（Ki67）低常提示较好预后。

(陈忠平)

jiānbiànxíng jiéxìbāo jiāozhìliú

间变型节细胞胶质瘤（anaplastic ganglioglioma） 由肿瘤性成熟节细胞与间变型瘤性胶质细胞构成的神经上皮肿瘤。WHO 病理分级Ⅲ级。间变型节细胞胶质瘤发

病率极低，约为 0.002/10 万。好发于儿童及青年，78.3% 的患者年龄小于 40 岁，中位发病年龄为 25.5 岁。男性高发，男女发病率之比为 2.4∶1。本病可为原发，或由节细胞胶质瘤恶性转化而来。病因和发病机制不详。癫痫及头痛、恶性伴呕吐是常见症状。其他临床表现还包括性格改变、震颤、复视及肢体运动障碍等。诊断与鉴别诊断主要依据影像学及病理学检查。影像学表现见节细胞胶质瘤。在病理学上，本病表现为瘤性胶质成分细胞密度增高、血管增生、坏死及细胞核分裂象等。手术是治疗本病的首选。放疗可延缓不全切除肿瘤的复发时间。化疗可作为术后及放疗后的辅助治疗手段。本病中位总生存时间 28.5 个月。手术全切除及分裂增殖指数（Ki67）低常提示预后较好。

(陈忠平)

jiéxìbāoliú

节细胞瘤（gangliocytoma） 由肿瘤性成熟节细胞构成的分化好、生长缓慢的神经上皮肿瘤。世界卫生组织（WHO）病理分级Ⅰ级。发病率低，占所有脑肿瘤的 0.1%~0.5%。60% 的神经节细胞瘤发生于儿童和青少年，临床上出现症状一般在 30 岁以内，平均为 25 岁。鞍内的神经节细胞瘤大多数为成年人，大于 30 岁。男女发病无明显差异。神经节细胞瘤可以发生在整个脑脊髓神经轴，包括小脑、邻近第三脑室底部的下丘脑、鞍区、松果体区、脑干和颈胸段脊髓。颞叶和第三脑室底部是这类肿瘤最好发的部位。本病多为散发，病因和发病机制不详。

临床表现为一个偏良性的生长过程，出现临床症状到接受手

术治疗的时间可以从 6 周~18 年之久，一般是 3~4 年。颅内的神经节细胞瘤最常见的症状是癫痫和头痛，而且癫痫发作后常伴随颅内压增高、非特异性头痛和局灶神经功能缺失症状。当肿瘤位于中线结构，因脑脊液循环障碍可出现梗阻性脑积水。第三脑室底部的神经节细胞瘤可导致脑积水、嗜睡和进食障碍等。诊断与鉴别诊断主要依据影像学及病理学检查。CT 平扫呈等或高密度，囊变时可见低密度，钙化亦常见，呈点、片状高密度，因肿瘤生长缓慢，可压迫邻近颅骨致变薄或变形，周边脑组织无或轻度水肿，增强后多不强化。在磁共振成像（MRI）上，节细胞瘤 T1 加权成像呈低或等信号，T2 加权成像呈高信号，增强后可无强化或明显的局灶性强化。在病理学上，节细胞瘤由不规则簇状、常为发育不良的大多极神经元构成，间质由非肿瘤性胶质纤维和围绕在血管周围的网织纤维组成。本病需与神经节细胞胶质瘤、多形性黄色星形细胞瘤、少突胶质细胞瘤、星形细胞瘤及胚胎发育不良性神经上皮瘤相鉴别。治疗上首选手术。不全切除患者可辅以放疗。化疗效果不肯定。预后良好，手术全切除后多可治愈。

(陈忠平)

xiǎonǎo fāyùbùliángxìng jiéxìbāoliú

小脑发育不良性节细胞瘤（dysplastic gangliocytoma of cerebellum） 起源自小脑皮质的，由发育不良的神经节细胞构成的良性肿瘤。最早由莱尔米特（Lhermitte）及杜克洛（Duclos）于 1920 年报道，又称莱尔米特-杜克洛病，WHO 病理分级Ⅰ级。本病罕见，从新生儿至老年均可患病，高发于 30~50 岁，无

明显性别差异。

病因和发病机制 发病机制不详，部分小脑发育不良性节细胞瘤见于常染色体显性遗传疾病考登（Cowden）病患者。

临床表现 小脑功能障碍、梗阻性脑积水及进行性颅内压增高是常见的临床表现。典型临床症状为颅后窝占位性病变造成的头痛、小脑共济失调、视觉损害及脑神经麻痹，可持续数月至10余年。其中颅内压增高的症状和体征随着肿瘤的生长、占位效应的加剧于病程的晚期出现，如头痛、恶心、呕吐、视神经盘水肿、精神及意识障碍等。较少见的症状包括感觉及运动障碍、眩晕、复视、神经精神障碍、直立性低血压和耳鸣等。

诊断与鉴别诊断 主要依据影像学及病理学检查。CT平扫多呈低密度，部分病例呈等密度或低密度为主的混杂密度，少数病例可见钙化，增强扫描不强化。本病磁共振成像（MRI）特征性表现是病变区域小脑皮质增厚，可见条纹状或分层样结构，T1加权成像呈低、等信号，T2加权成像呈高、等信号相间的信号带，增强扫描大多数病变不强化。病变占位效应较常见，常造成第四脑室受压及梗阻性脑积水。病理学特征性表现为：小脑皮质规则的颗粒细胞和浦肯野细胞被外层异常有髓鞘轴突取代，增宽的内层由聚集和排列紊乱的发育不良神经元构成。本病需与节细胞胶质瘤、婴儿促纤维增生型节细胞胶质瘤及胚胎发育不良性神经上皮肿瘤等相鉴别。

治疗 对于偶然发现的、无症状的患者，可行密切影像学随访。若出现症状，手术切除是治疗的首选。放疗可用于残留病灶

的辅助治疗。化疗效果不肯定。

预后 手术全切除病变多可治愈。由于肿瘤与正常小脑边界不清，部分肿瘤难于全切，但本病生长缓慢，不全切除后的患者也能长期生存。

（陈忠平）

zhōngshū shénjīngxìbāoliú

中枢神经细胞瘤（central neurocytoma）

由形态一致伴神经元分化的圆形细胞构成的神经上皮肿瘤。世界卫生组织（WHO）病理分级Ⅱ级。发病率低，占所有颅内肿瘤的0.25%~0.5%，好发于中青年，72%的病例见于20~40岁，平均发病年龄29岁。本病典型的发病部位是在幕上侧脑室和第三脑室，最常见于侧脑室前部（50%）。病因和发病机制不详。

临床上进行性颅内压增高是本病主要的临床表现。最常见的是头痛、呕吐、视力下降、视神经盘水肿，部分患者出现意识障碍、站立不稳、耳鸣、共济失调、感觉异常、轻偏瘫，记忆力下降，极少部分患者有癫痫发作。诊断与鉴别诊断主要依据影像学及病理学检查。CT扫描常表现为位于侧脑室体部、邻近门罗（Monro）孔的等密度或稍高密度肿块，广基与侧脑室透明隔相连，边缘不规则。多数肿瘤有多发小囊肿及丛状、粗钝或圆状钙化，增强扫描为轻度到中度强化。由于室间孔阻塞，脑室常呈扩张。磁共振成像（MRI）显示，本病T1加权成像呈不均匀的等信号，其中可见囊变、钙化灶或肿瘤血管的低信号区域，T2加权像呈不均一信号，增强后多明显强化，可见血管影（图）。在病理学上，本病由大小一致的圆形肿瘤细胞构成，免疫组化和超微结构显示神经元分化，肿瘤增生活性低。

本病需与少突胶质细胞瘤、室管膜瘤及室管膜下巨细胞瘤等相鉴别。

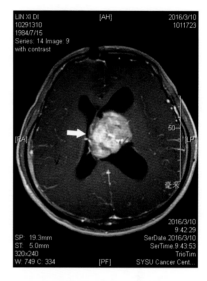

图 中枢神经细胞瘤MRI增强扫描

注：箭头指示肿瘤

手术是首选治疗手段，全切除是手术的目标，但由于肿瘤多与丘脑等重要神经结构粘连，肿瘤全切除有时较困难。术后放疗可提高肿瘤的局部控制率。化疗效果不肯定。预后较好，10年生存率可达83%。患者长期生存与手术全切除及细胞增殖活性低（Ki67指数小于3%）相关。

（陈忠平）

yīng'ér cù xiānwéi zēngshēngxíng jiéxìbāo jiāozhìliú

婴儿促纤维增生型节细胞胶质瘤（desmoplastic infantile ganglioglioma，DIG）

主要由纤维增生基质及大量肿瘤性星形细胞伴不同比例的神经元分化而构成的婴幼儿的良性神经上皮组织肿瘤。世界卫生组织（WHO）病理分级Ⅰ级。本病罕见，占所有脑肿瘤的0.5%~1.0%，多发于婴幼儿，平均发病年龄10.5个月，男性发

病率较女性高，男女性别比约为1.73∶1。病因和发病机制不详。

肿瘤占位效应引起的颅内压增高及破坏周围脑组织所致的神经功能缺损是本病的主要临床表现。患儿常表现为头围增大、囟门膨隆、易激惹、呕吐与双眼上视困难，以及癫痫与偏瘫，少数患儿出现脑神经麻痹。诊断与鉴别诊断主要依据影像学及病理学检查。本病位于幕上表浅位置，常合并囊性变，易与硬脑膜粘连。在 CT 上常呈低密度或稍高密度囊性病变，占位效应明显，罕有钙化，增强后实体部分强化明显。磁共振成像（MRI）特征性表现包括：①较大的幕上肿瘤累及一个以上脑叶。②病灶由较大的囊性成分（T1 加权成像呈低信号，T2 加权成像呈高信号）和较小的实性成分（T1 及 T2 加权成像呈等信号）组成，增强后实性成分明显强化。③肿瘤实性成分常累及软脑膜与脑皮质表面，与硬脑膜粘连，增强后强化。在病理学上，主要由纤维增生基质及大量肿瘤性星形细胞伴不同比例的神经元分化构成。本病需与毛细胞型星形细胞瘤、节细胞瘤及脑膜纤维肉瘤等相鉴别。

手术是首选治疗手段，手术全切后多可治愈。对于肿瘤残留或复发的患者，可行放疗和（或）化疗，但由于病例数较少，疗效尚不肯定。由于肿瘤生长缓慢，患者预后较好，无进展生存期由 6 个月到 19 年不等。

（陈忠平）

pēitāi fāyùbùliángxìng shénjīngshàngpí zhǒngliú

胚胎发育不良性神经上皮肿瘤

（dysembryoplastic neuroepithelial tumor，DNT） 由多系列异源性神经上皮细胞混合组成的生长缓慢的良性胶质神经元性肿瘤。世界卫生组织（WHO）病理分级 I 级。好发于幕上。本病少见，好发于儿童及青少年，绝大多数患者发病年龄小于 20 岁，男性较女性发病率高。病因和发病机制尚不清楚。

临床上多表现为长期、难治性癫痫，多数呈部分复杂性发作，个别患者呈部分单纯性发作。大多数患者是在癫痫药物治疗无效而采用外科治疗时被发现。少数患者可有头痛，病灶内可有出血，而以急性颅内出血起病。诊断与鉴别诊断主要依据影像学及病理学检查。本病好发于幕上，最常见的部位是颞叶，其次为额叶、顶叶与枕叶，少数可位于基底节区、脑干及小脑。在 CT 上表现为低密度病变，无明显强化，边界清，肿瘤周围水肿不明显，病灶以皮质为主可累及白质，占位效应轻微，出血及钙化少见，增强后多无强化。由于位于脑表面，部分病例颅骨常受压变薄。在MRI 上，本病常呈三角形，T1 加权成像呈低或低、等混杂信号，T2 加权成像呈显著高信号，病变内可见分隔，占位效应及周围水肿多不明显。增强后病变一般无强化，少数可呈结节样或点片状强化。在病理学上，由形态规则的多系列异源性神经上皮细胞混合组成，包括肿瘤性少突胶质样细胞、神经元和少量星形胶质细胞。本病需与星形细胞瘤、少突胶质细胞瘤及神经节细胞胶质瘤等相鉴别。

手术是首选治疗手段。放疗及化疗效果不肯定。本病为良性，生长缓慢，手术切除后多可治愈，即使不全切除也可长期存活，但部分患者术后癫痫症状不缓解。

（陈忠平）

xiǎonǎo zhīfáng shénjīngxìbāoliú

小脑脂肪神经细胞瘤

（cerebellar liponeurocytoma） 生长缓慢的、伴有神经元/神经细胞和灶性脂肪瘤分化的小脑肿瘤。世界卫生组织（WHO）病理分级 II 级。本病十分罕见，迄今文献报道不足 100 例。本病平均发病年龄 51 岁，发病率无性别差异。病因和发病机制不详。肿瘤占位效应及脑积水所致的颅内压增高是较常见的临床症状，包括：头痛、恶心伴呕吐及意识改变。其他临床表现包括眩晕、行路不稳及共济失调等小脑及脑干症状。诊断与鉴别诊断主要依据影像学及病理学检查。肿瘤位于小脑半球、小脑蚓或脑桥小脑角，界限清晰。本病 CT 扫描呈低或等密度，增强后不均匀强化。磁共振成像（MRI）显示，本病 T1 加权成像呈等或低信号，含脂肪部分呈片状高信号，T2 加权成像呈轻度高信号，增强后不均匀强化。压脂成像可辅助诊断。在病理学上，本病由大小一致的圆形肿瘤细胞构成，伴明显的神经元和灶性脂肪瘤分化，增殖活性低。本病需与髓母细胞瘤、少突胶质细胞瘤、星形细胞瘤及室管膜瘤等相鉴别。手术是治疗的首选手段。放射治疗可用于手术残留病灶的辅助治疗，但疗效不肯定。本病生长缓慢，预后较好，大部分患者生存超过 5 年。

（陈忠平）

shénjīngmǔxìbāoxìng zhǒngliú

神经母细胞性肿瘤

（neuroblastic tumor） 起源于神经外胚层的肿瘤，有不同程度的神经分化，从高密度细胞、不成熟的圆形肿瘤细胞逐渐分化为成熟的节细胞。本类肿瘤主要包括：嗅神经母细胞瘤、交感神经系统和肾上腺母细胞肿瘤。

（陈忠平）

嗅神经母细胞瘤（olfactory neuroblastoma）

起源于鼻腔的、恶性神经外胚层的肿瘤。易侵犯邻近正常组织，并可发生颈部淋巴结、肺及骨转移。本病较少见，约占鼻腔恶性肿瘤的3%，发病高峰在10~20岁及50~60岁，男女发病率无明显差异。

病因和发病机制　尚不明确。

临床表现　本病生长缓慢，早期常无症状，增大后常引起鼻腔占位及破坏症状，常见鼻塞和鼻出血，其他有头痛、溢泪、嗅觉丧失、眼球突出、视力障碍、颈部肿块等。病变侵犯鞍区影响垂体时，患者可出现内分泌异常，主要为血管升压素分泌增加所致的水潴留和生长激素分泌增加所致的库欣综合征。当肿瘤破坏颅底、侵犯颅内结构时，可出现额叶刺激症状及颅内压增高症状等。临床检查常于鼻顶、上鼻甲或鼻中隔后上方见息肉样肿物，部分肿物呈结节状，质地偏脆，触之易出血。患者就诊时病变常已累及筛窦，并可侵犯颅底及颅内脑组织、上颌窦、眼眶、视神经等。10%~20%的患者伴有颈部淋巴结转移，部分患者出现远处转移，最常见的部位是骨和肺。

诊断与鉴别诊断　主要依据影像学及病理学检查。CT显示，病变较小局限于鼻腔时密度多均匀，肿瘤较大时中央常有小点状坏死、钙化和骨化，使肿瘤密度不均匀，肿瘤可以出现钙化，转移的淋巴结与原发瘤表现类似，也可出现点状的钙化，增强后强化明显，提示肿瘤血供丰富；病变较大时表现为鼻腔顶部和筛窦密度较均匀的大片状软组织肿块，

增强后轻度强化，并侵犯眼眶、颅内等邻近结构，破坏筛板及眼眶内侧壁（图）。磁共振成像（MRI）显示，病变形态不规则，T1加权成像上呈低等混合信号，T2加权成像呈不均匀高信号。增强后呈不均匀中度强化。根据病变范围，卡迪什（Kadish）将肿瘤分为三期：A期，肿瘤仅限于鼻腔；B期，肿瘤位于鼻腔及鼻旁窦；C期，肿瘤范围超出鼻腔及鼻旁窦。卡迪什分级与预后有较好的相关性。在病理学上，典型的病变由高密度、大小一致、核圆深染的肿瘤细胞构成，瘤细胞排列成小叶状，可见霍默-赖特（Homer-Wright）菊形团。许亚姆斯（Hyams）根据肿瘤细胞分化程度、细胞间变和核分裂率，将肿瘤可分为低级别（许亚姆斯Ⅰ级和Ⅱ级）与高级别（许亚姆斯Ⅲ级和Ⅳ级），与患者预后相关。

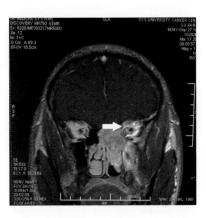

图　嗅神经母细胞瘤冠状CT扫描
注：箭头指示肿瘤

治疗　广泛的手术切除是首选。由于肿瘤确诊时侵犯范围常较广，手术全切除较困难，因此术后须行放射治疗，能进一步提高局部控制率。对于出现颈部淋巴结转移的患者，应同时行颈部放疗。含铂类的化疗方案可用于

治疗卡迪什C期及许亚姆斯高级别患者术后及放疗后的辅助治疗。

预后　行手术辅以放疗、仅行手术治疗、仅行放疗及未行手术与化疗患者的5年总生存率分别为73%、68%、35%与26%。预后与手术切除程度、卡迪什分期及许亚姆斯分级相关。

（陈忠平）

肾上腺和交感神经系统神经母细胞瘤（neuroblastic tumor of adrenal gland and sympathetic nervous system）

发生于儿童期肾上腺和交感神经，来源于神经嵴的神经外胚层移行细胞的胚胎性肿瘤。发生于肾上腺及有交感神经的部位，包括眼眶、胸腔、腹腔及盆腔等。是2岁前儿童最常见的颅外实体恶性肿瘤。约96%的病例在10岁前发病，3.5%的病例在10~20岁间发病。孕期B超发现，宫内胎儿可罹患本病。男女发病率无明显差异。

病因和发病机制　不详。

临床表现　与发病部位有关。患者常出现腹部肿物或胸片发现胸部肿物。哑铃状胸腹肿瘤可压迫相应节段脊髓。少数病例累及颈交感神经而产生霍纳（Horner）综合征，或肿瘤细胞产生血管活性肠多肽引起腹泻、皮肤小结及呼吸紊乱。眼眶肿瘤可引起眼球突出。患者也可出现斜视眼阵挛综合征，如眼球在垂直和水平方向出现快速无节律运动。本病易发生转移，70%的患者在确诊时合并其他部位转移，常见转移部位是骨髓、骨、淋巴结。当肿瘤转移至骨关节时，可出现腰痛、关节包块、酸痛及活动受限等。转移至肝导致肝大。骨髓转移时，可表现为红细胞、白细胞及血小

板三系减少。患者可出现全身症状，表现为发热、疲乏、贫血及消瘦等。

诊断与鉴别诊断　主要依据影像学及病理学检查。肿瘤一般发现时较大，呈不规则状，压迫并侵犯邻近器官组织，常伴囊变及钙化。CT 扫描呈等或混杂密度影，其内可见点状高密度钙化影及片状、不规则状低密度囊变影，增强后轻至中度不规则强化。在磁共振成像（MRI）上，本病 T1 加权成像可见肿瘤呈等、高信号，T2 加权呈高信号或混杂信号，增强后轻中度不规则强化。在病理学上，国际神经母细胞瘤病理委员会将本病分为四类，包括：神经母细胞瘤、节神经母细胞瘤混合型、节神经母细胞瘤结节型及节细胞瘤。再根据肿瘤组织间质细胞多少、神经母细胞分化程度及有丝分裂-核碎裂指数多少将本病分为预后良好型及预后不良型。另外本病存在与预后相关的特征性细胞遗传学及分子遗传学改变：肿瘤细胞 DNA 近二倍体和超二倍体的核型、1 号染色体短臂（1p）的缺失、*MYCN* 基因的扩增及神经营养因子受体（Trk）的过表达。本病需与尤因肉瘤、原始神经外胚层肿瘤及淋巴瘤等鉴别。

治疗　治疗方案根据分期制订。儿童肿瘤组织神经母细胞瘤分期系统根据患者的年龄、MYCN 基因的扩增情况、国际神经母细胞瘤病理预后分型、DNA 倍体核型将肿瘤分为 1 期、2A/2B 期、3 期、4 期及 4S 期，并根据肿瘤预后情况分为低、中及高危组。对于低危患者，可仅行手术治疗；化疗可用于出现脊髓压迫及呼吸道压迫等症状的患者；部分低危婴儿患者可出现肿瘤自行缓解的

现象，因此可采用密切的随访，而无需积极的手术或化疗干预。对于中危患者，应行手术及化疗，对于化疗不敏感的肿瘤可行辅助放疗；对于高危患者，应先行诱导化疗，肿瘤缓解后行手术切除，残留病灶行放射治疗，随后行大剂量化疗加自体干细胞移植，再行维生素 A 维持治疗。

预后　婴幼儿及儿童患者 5 年生存率由 1974～1989 年的 46% 提高到 1999～2005 年的 71%。但预后差异较大，主要与患者的年龄、临床分期、原发肿瘤的部位、病理类型及区域淋巴结转移情况等相关。

（陈忠平）

pēitāiyuánxìng shénjīngshàngpí zhǒngliú

胚胎源性神经上皮肿瘤（embryonal tumor of central nervous system）

以未分化圆形肿瘤细胞为背景的儿童中枢神经上皮肿瘤。根据世界卫生组织（WHO）2007 年神经系统肿瘤分类，本类肿瘤包括：室管膜母细胞瘤、髓母细胞瘤、幕上原发性原始神经外胚层肿瘤、髓上皮瘤级非典型畸胎样/横纹肌样瘤。

（陈忠平）

mù shàng yuánfāxìng yuánshǐ shénjīng wàipēicéng zhǒngliú

幕上原发性原始神经外胚层肿瘤（supratentorial primitive neuroectodermal tumor）

发生于大脑或幕上，由未分化的或分化差的神经上皮细胞构成的恶性胚胎性肿瘤。肿瘤细胞有向神经元、星形细胞、室管膜细胞、肌肉或黑色素细胞方向分化的能力。若肿瘤伴明确的神经元分化，则命名为大脑神经母细胞瘤；若存在节细胞成分，则命名为节神经母细胞瘤。本病世界卫生组织

（WHO）病理分级 IV 级。本病少见，好发于儿童，约占儿童颅内肿瘤的 2.5%，平均发病年龄 3 岁，无明显性别差异。本病偶可见于成年人，约占成人原发颅内肿瘤的 0.5%，大部分见于 20～30 岁的青年人。

病因和发病机制　不详。

临床表现　本病恶性度高，发展较快。临床表现无特异性，主要与肿瘤生长部位及是否出现转移有关。婴幼儿最初的临床表现通常是呕吐、嗜睡、食欲缺乏、易于激惹等非特异性的颅内压增高表现，查体可见大头畸形、囟门膨隆、颅缝分离及双眼向下凝视（落日征），偶可见局灶性神经缺损症状。青少年和成年人则表现为新近发作并迅速进展的头痛、恶心、呕吐、复视、偏瘫、视野缺损、癫痫等症状。本病可出现转移，如转移至椎管内，则可表现为肢体感觉运动障碍及排尿功能异常等。

诊断与鉴别诊断　主要依据影像学及病理学检查。CT 平扫呈等密度或高密度，可见高密度瘤内钙化（球形或多发斑点状）及低密度囊变，增强后均质或不均强化。磁共振成像（MRI）显示，本病多表现为圆形或类圆形实性或囊实性肿块，边界较清，占位效应明显，T1 加权成像为稍低或低信号，T2 加权成像为等或稍高信号，实性部分信号多均匀，增强扫描肿块实性部分明显均匀强化（图），可伴囊变、出血及钙化。由于本病可发生转移，因此确诊后应行全脑及脊髓 MRI 检查。在病理学上，本病与髓母细胞瘤相似，肿瘤由未分化的或低分化的神经上皮细胞构成。本病需与毛细胞型星形细胞瘤、幕上室管膜瘤及节细胞瘤等相鉴别。

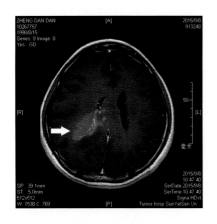

图 幕上原发性原始神经外胚层肿瘤 MRI 检查

注：箭头指示肿瘤

治疗 应采取手术、放疗及化疗相结合的综合性治疗。手术是治疗的基础，用于明确诊断及去除占位效应。虽然放疗可影响患儿的发育与认知，但其能明显改善预后，因此建议即使推迟放疗，也不宜超过 6 个月。放疗后行化疗可巩固治疗效果。

预后 本病恶性度高，预后差，儿童患者 5 年生存率为 34%。年龄小于 2 岁的患儿较年龄大的儿童差。行放疗及化疗患者预后较单纯手术患者预后好。

（陈忠平）

suǐmǔxìbāoliú

髓母细胞瘤（medulloblastoma）

发生于小脑的，伴明显神经元分化，易通过脑脊液途径播散的恶性侵袭性胚胎性肿瘤。世界卫生组织（WHO）病理分级 IV 级。本病好发于儿童，发病高峰年龄 7 岁，70% 的肿瘤发生在小于 16 岁的患者，在小于 15 岁儿童中的发病率约为 0.5/10 万。本病以男性居多，约占全部患者的 65%。

病因和发病机制 不详。

临床表现 病程较短，一般 4~6 个月左右。患者在肿瘤的早期多无临床表现，或仅有轻微头痛而未引起注意，当患者出现临床表现时，影像学发现肿瘤已经很大。80% 以上患者的首发表现是颅内压增高的症状：头痛和呕吐，精神萎靡。主要原因是肿瘤阻塞第四脑室和大脑导水管后引起的幕上脑积水。患者主要的体征有：视神经盘水肿、躯体性共济失调、步态异常、强迫头位、眼球震颤等。患者可有视物模糊或视力下降。当肿瘤主要侵犯小脑上蚓部，患者多向前倾倒；肿瘤位于小脑下蚓部时，患者向后倾倒。如肿瘤侵犯一侧的小脑半球，患者表现为肢体性共济失调，如手持物不稳、指鼻困难等。患者多有水平性眼球震颤，是由于眼肌的共济失调所致。复视是由于颅内压增高引起展神经麻痹所致。当肿瘤侵犯第四脑室底时，由于面丘受侵犯可导致面瘫。长入椎管内的肿瘤侵犯了脊神经，患者可表现有强迫头位。

诊断与鉴别诊断 主要依据影像学及病理学检查。在 CT 上表现为第四脑室内边缘清楚的等或稍高密度肿块，周围可见低密度水肿包绕，增强后轻度或中度强化，部分病例可无强化。磁共振成像（MRI）显示，本病在 T1 加权成像呈低或等信号，T2 加权成像呈等或略高信号（图）。肿瘤因内部钙化、出血、囊变可使信号不均。囊变为多发小斑片状或点状。病变多位于小脑蚓部，以中下蚓部最常见。MRI 矢状位可显示肿瘤突入第四脑室，占据第四脑室下部，第四脑室上部及导水管扩张。增强后，肿瘤可无强化，也可轻度至明显强化。在病理学上，本病主要特征是肿瘤细胞伴有明显的神经元分化，根据组织学特征可分为典型髓母细胞瘤、促纤维增生型髓母细胞瘤、髓母细胞瘤伴大量的结节和神经元分化，以及大细胞髓母细胞瘤。本病需与室管膜瘤、小脑星形细胞瘤、血管网状细胞瘤、脉络丛乳头状瘤及转移瘤等相鉴别。

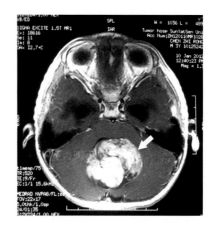

图 髓母细胞瘤 MRI 检查

注：箭头指示肿瘤

分级 临床上常根据肿瘤大小及有无肿瘤转移对本病进行分级：T1：肿瘤直径<3cm，局限于蚓部、第四脑室顶或部分侵入小脑半球；T2：肿瘤直径≥3cm，进一步侵犯邻近结构或者部分填塞第四脑室；T3：肿瘤侵入 2 个以上邻近结构或完全填塞第四脑室（延伸至导水管、第四脑室后正中孔或两侧孔）并伴随明显的脑积水；T4：肿瘤进一步通过导水管延伸至第三脑室或向下延伸至上段颈髓。M0：无蛛网膜下隙转移证据；M1：脑脊液细胞学检查发现肿瘤细胞；M2：在脑部蛛网膜下隙或侧脑室第三脑室发现结节性转移灶；M3：在脊髓蛛网膜下隙发现结节性转移灶；M4：中枢神经系统外转移。另外，临床还根据患儿的年龄、手术切除程度及有无转移将本病分为高危及低危组：高危组：年龄小于 3 岁，大部分切除肿瘤（残留肿瘤≥1.5 cm²），肿瘤侵犯脑干或转移；低危组：年龄大于 3 岁，全或近全

切除肿瘤（残留肿瘤≤1.5cm²），无脑干侵犯或转移。

治疗 手术联合放疗及化疗是治疗的标准方案。手术在获取病理诊断的同时，应最大限度切除肿瘤。术后2周，应行全脑全脊髓MRI检查及腰穿获取脑脊液，判断是否存在椎管内播散，对疾病进行分级。由于本病易发生脑脊液播散，因此术后应行术野局部放疗及全中枢放疗。由于放射治疗影响患儿发育及智力，因此3岁前患儿应推迟放疗开始的时间。化疗对本病有确切的疗效，目前最常用的化疗方案为顺铂联合长春新碱及洛莫司汀。

预后 本病恶性度高，但经过系统的规范化治疗，5年生存期可达75%。患者年龄、手术切除程度、是否接受放化疗及分子病理分型与预后相关。

（陈忠平）

suǐshàngpíliú

髓上皮瘤（medulloepithelioma）

组织学以乳头状、管状或梁状排列的肿瘤性神经上皮为特点，好发于大脑半球的恶性胚胎性肿瘤。世界卫生组织（WHO）病理分级Ⅳ级。本病罕见，好发于儿童，常见于6个月~5岁。最常位于脑室附近、大脑半球，依次为颞叶、顶叶、枕叶及额叶。本病可位于马尾、骶前区及外周神经及眼。眼的髓上皮瘤位于眶内也可累及视神经。病因和发病机制不详。临床表现与肿瘤生长部位有关。婴幼儿的临床表现通常是呕吐、嗜睡、食欲缺乏、体重下降、易激惹等非特异性的颅内压增高表现，查体可见大头畸形、囟门膨隆、颅缝分离及双眼向下凝视（落日征），位于运动功能区可出现半身肢体无力，其他症状尚包括癫痫发作及视物重影等。

诊断与鉴别诊断主要依据影像学及病理学检查。CT扫描呈等或低密度，病变中心可因坏死及囊变呈低密度，增强后多不强化。磁共振成像（MRI）显示，T1加权成像呈低或等信号，中心信号可不均匀，T2加权像呈高信号。病变边界较清楚，增强后多数病变强化不明显，少数肿瘤中度强化。在病理上，肿瘤由乳头状、管状或梁状排列的肿瘤性神经上皮细胞构成，类似胚胎神经管。本病需与髓母细胞瘤、室管膜瘤及脉络丛乳头状癌等相鉴别。

手术是首选的治疗手段，目的为明确病理诊断及最大范围切除肿瘤。术后应放疗及化疗。本病恶性度高，易随脑脊液播散，预后不佳，多数患者在确诊后1年内死亡，偶有长期存活的报道，患者预后与手术切除程度、是否存在脑脊液播散及是否进行放化疗相关。

（陈忠平）

shìguǎnmó mǔxìbāoliú

室管膜母细胞瘤（ependymoblastoma）

组织学以多层菊形团为特点，好发于新生儿或幼儿的恶性胚胎性脑肿瘤。世界卫生组织（WHO）病理分级Ⅳ级。本病罕见，好发于儿童，82%的病例发生在5岁以前，平均发病年龄3岁。男女发病率无明显差异。病因和发病机制不详。

本病发展较快，病程较短。肿瘤占位效应所致颅内压增高是最常见的临床表现，包括头痛、恶心伴呕吐及视神经盘水肿。其他表现包括偏侧肢体乏力、癫痫发作、失语及共济失调等。诊断与鉴别诊断主要依据影像学检查及病理学检查。本病好发于幕上并与脑室关系密切，CT平扫呈不均质的高密度，钙化、囊变及出血常见，增强后明显强化。磁共振成像（MRI）显示，本病T1及T2加权成像呈高、低混杂信号，增强后明显强化。在病理学上，未分化的神经外胚层肿瘤细胞伴大量菊形团是本病的重要特征。本病需与间变型室管膜瘤、少突胶质细胞瘤及神经节细胞瘤等相鉴别。尚无标准治疗方案，多主张手术联合放疗及化疗的综合治疗。手术目的为明确病理诊断及最大程度切除肿瘤。放疗及化疗用于辅助治疗，延缓肿瘤进展时间。本病恶性度高，可发生脑脊液播散。患者5年生存率30.3%。

（陈忠平）

fēidiǎnxíng jītāiyàng/héngwénjīyàngliú

非典型畸胎样/横纹肌样瘤（atypical teratoid/rhabdoid tumor, AT/RT）

由横纹肌样细胞，伴或不伴有类似典型原始神经外胚层肿瘤、上皮样组织和肿瘤性间叶组织病变的胚胎性恶性肿瘤。世界卫生组织（WHO）病理分级Ⅳ级。本病较少见，约占18岁以下儿童肿瘤的5%。好发于婴幼儿，中位发病年龄为1岁，82%的患者年龄小于3岁，男女发病率比约为1.4∶1。本病好发于颅后窝（52%），其次为小脑幕上（39%）、松果体区（5%）及脊髓（2%）。本病可为多发，另外，约1/3的患者在就诊时存在肿瘤的脑脊液播散。病因和发病机制不详。

本病临床表现与患者的年龄、肿瘤体积及部位有关。婴幼儿常出现嗜睡、食欲缺乏、呕吐、囟门膨隆、发育迟缓、展神经及面神经等脑神经麻痹。3岁以上儿童常表现为视力下降、头痛伴恶心呕吐、性格改变及偏侧肢体乏力等。

诊断与鉴别诊断主要依据影像学及病理学检查。影像学表现多样。CT 扫描呈等或稍高密度，囊变、坏死呈低密度，若有钙化，则呈高密度。病变占位效应明显，伴中重度水肿。磁共振成像（MRI）显示，本病边界不清，T1 加权成像多呈等信号，T2 加权成像多呈低或混杂信号，增强后不均匀强化。在病理学上的特征为组织成分多样，含横纹肌样细胞，和其他不同成分的原始外胚层、间充质和上皮细胞。在遗传学上，90% 的患儿存在 22 号染色体单体或缺失，该染色体上的 *hSNF5/INI*1 基因可能参与本病的发生。本病需与髓母细胞瘤、幕上原发性原始神经外胚层肿瘤、高级别星形细胞瘤、间变型室管膜瘤等相鉴别。

本病较少见，治疗方式主要为手术辅以放疗及化疗。手术目的为明确病理诊断及最大限度切除肿瘤。放疗用于术后巩固治疗，虽然放疗可影响患儿生长发育及智能，但可延长患儿（包括 3 岁以下儿童）生存期。化疗可延长部分患儿的生存期。本病恶性度高，可发生脑脊液播散，预后差，中位生存期为 10 个月。患儿年龄、手术切除程度及是否存在脑脊液播散是预后相关因素。

（陈忠平）

dànǎo jiāozhìliúbìng

大脑胶质瘤病（gliomatosis cerebri） 弥漫性侵袭中枢神经系统的神经上皮肿瘤。WHO 病理分级 Ⅲ 级。本病特点是肿瘤广泛浸润两叶以上大脑组织，常为双侧性并延伸至幕下结构甚至脊髓实质内，多累及端脑（76%）、中脑（52%）、丘脑（43%）、基底节（34%）、小脑（29%）及延髓（13%）等。本病罕见，各个年龄段皆可发病，中位发病年龄 42 岁，男女性别比约为 1.31 : 1。病因和发病机制不详。由于本病呈浸润性生长而非破坏性生长，因此局灶性神经功能缺损症状少见，而主要表现为精神改变（如嗜睡、反应迟钝、记忆力减退、性格改变甚至痴呆等）、癫痫、头痛伴恶心、视力下降及步态改变等。

诊断与鉴别诊断主要依据影像学及病理学检查。磁共振成像（MRI）显示，本病范围广泛，边界不清，受累区域脑组织肿胀，脑沟变窄或消失，脑室变小，侵及一侧或两侧两个以上脑叶，皮质及皮质下白质均可受累，以侵犯白质为主。病变呈弥漫大片状，T1 加权成像以低信号为主，T2 加权像为高信号，信号强度较均匀，无明显肿块形成，很少有坏死、囊变或出血（图）。增强扫描无明显强化，或仅轻微强化。在病理学上，由星形细胞样的长梭形胶质细胞构成，长于神经纤维平行排列，破坏髓鞘，核分裂多少不一，常无微血管增生。本病需与大脑多中心胶质瘤，各种白质病及脑缺血梗死及病毒性脑炎等鉴别。

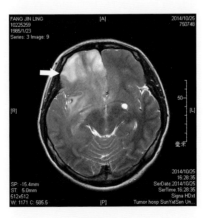

图 大脑胶质瘤病 MRI 扫描
注：箭头指示肿瘤

本病罕见，尚无标准治疗方案。由于病变浸润性生长，侵袭多个脑叶，全切除可能性很小，因此，手术目的为活检明确病理诊断或部分切除减轻占位效应。全脑放疗对本病有较高的控制率，但毒副反应较大。化疗在部分患者中有效。预后欠佳，中位生存期 14.5 个月。确诊时一般状态欠佳、以认知或行为障碍为临床表现以及脑室周边出现强化结节，常提示不良预后。

（陈忠平）

xīngxíngmǔxìbāoliú

星形母细胞瘤（astroblastoma） 生物学特性介于星形细胞瘤与胶质母细胞瘤之间起源不明的神经上皮肿瘤。WHO 病理分级尚未建立。本病罕见，占所有原发颅内肿瘤的 0.48%～2.8%，多见于青年人，偶尔发生于儿童及婴儿。本病女性好发，男女比例约 1 : 2.3。肿瘤常位于大脑半球，也可发生于胼胝体、小脑、视神经、脑干和马尾等部位。病因和发病机制不详。临床上主要症状为颅内压增高与局灶性神经功能障碍。常见症状依次为头痛（59.6%）、局灶性神经功能缺损（34.6%）、恶心或呕吐（28.8%）、视力减退（25%）、癫痫发作（21.2%）、肿瘤出血（1.9%）及意识状态改变（1.9%）。

诊断与鉴别诊断主要依据影像学及病理学检查。影像学特征包括：肿块发现时体积常较大；肿块位置较表浅，位于皮质或皮质下；囊实性，多发囊变围绕实性成分形成"发泡样"改变及肿瘤边界较清，与周围脑组织分界清楚。CT 呈略高密度，常见点状钙化，增强后不均匀强化。磁共振成像（MRI）显示，肿瘤实体 T1 加权成像呈低或等信号，T2 加权成像呈高信号，增强后不均匀强化。在病理学上，以胶质纤维酸性蛋白（GFAP）阳性星形细胞宽突起放射性围绕在血管周围为特征。根据核分裂象、核异型性及血管增生情况将肿瘤分为低级别与高级别。本病需与脑膜瘤、血管外皮瘤、间变型星形细胞瘤、胶质母细胞瘤、少突胶质细胞瘤、毛细胞型星形细胞瘤及多形性黄色星形细胞瘤等鉴别。

最佳治疗方案尚未定，但手术切除加术后放疗对患者的治疗效果较为肯定，低度恶性星形母细胞瘤的预后要好于高度恶性星形母细胞瘤。对部分无条件手术或手术未能切除肿瘤者，放疗或化疗也能在一定程度上控制肿瘤生长。分化良好的星形母细胞瘤治疗后平均生存期可达 3~20 年，而间变程度高者生存期多在 2.5年左右。肿瘤分级及切除程度与预后相关。

（陈忠平）

nǎomóliú

脑膜瘤（meningioma） 起源于脑膜及脑膜间隙的衍生物，属于良性肿瘤。大部分来自蛛网膜细胞，也可能来自硬膜成纤维细胞和软脑膜细胞，可以发生在任何含有蛛网膜成分的地方，如脑室内脑膜瘤来自于脑室内的脉络丛组织。脑膜瘤约占所有颅内原发肿瘤的 30%，发病率仅次于胶质瘤（40.49%），居第二位。其中女性多于男性，为 2:1。随着年龄增长而发病率有所增加。儿童发病率低于 0.3/10 万，成年人则可高达 8.4/10 万。随着 CT 及MRI 技术的应用，脑膜瘤的发病率有明显增高，尤其是老年人，许多无症状的脑膜瘤常为偶然发现。多发性脑膜瘤占 1%~2%。

好发部位 与蛛网膜颗粒分布情况相关。蛛网膜颗粒的主要分布部位是：①静脉窦的壁和静脉窦的静脉属支附近。②颅底的嗅沟、鞍区（鞍结节、鞍膈、鞍旁）、斜坡以及各脑神经穿出颅腔的骨孔附近。③海绵窦、脑室系统及鼻腔偶见，为异位蛛网膜颗粒，这些地方也是脑膜瘤的好发部位，其中颅底脑膜瘤占 62%。成年人颅内脑膜瘤发生在小脑幕上部位占 90%。三个最常见的发病部位是矢状窦旁、大脑凸面、蝶骨嵴，其他好发部位有嗅沟、鞍结节和颅中窝。发生在颅后窝占 8%，1.3% 发生在脑室内。儿童脑膜瘤大多在幕上部位，且脑室内脑膜瘤发病率较成年人高。

病因和发病机制 病因尚不清楚。蛛网膜细胞被认为是脑膜瘤的原发细胞，通常聚集在蛛网膜颗粒分布的部位。蛛网膜细胞、蛛网膜帽状细胞都有低速度的细胞分裂。因此，脑膜瘤的发生必须有外部因素的影响，且目前认为并非单一因素造成。可能与其发生有关的因素包括：①颅脑外伤。②放射线照射。③病毒感染。④基因、遗传因素。⑤激素和生长因子受体等。

临床表现 ①局灶性症状：因肿瘤呈膨胀性生长，患者往往以头痛和癫痫为首发症状。根据肿瘤部位不同，还可以出现视力、视野、嗅觉或听觉障碍等及肢体运动障碍等。在老年患者，尤以癫痫发作为首发症状多见。②颅内压增高：症状多不明显，尤其在高龄患者。多数仅有轻微头痛。因肿瘤生长缓慢，所以肿瘤往往长得很大，而临床症状还不严重。有时患者眼底视神经盘水肿已很严重，甚至出现继发视神经萎缩，但头痛并不剧烈，没有呕吐。当肿瘤长得很大，而脑组织已无法代偿时，患者才出现明显颅内压增高的表现，病情会突然恶化，

甚至会在短期内出现脑疝。③对颅骨的影响：邻近颅骨的脑膜瘤常可造成骨质的变化，可表现为骨板受压变薄，或骨板被破坏，甚至穿破骨板侵蚀至帽状腱膜下，头皮局部可见隆起，也可使骨内板增厚，增厚的颅骨内可含肿瘤组织。

诊断 结合临床表现及影像学检查可以诊断。其中影像学检查为主要诊断依据，包括头颅 X线片、CT、磁共振成像（MRI）、脑血管造影等。

头颅 X 线片 由于脑膜瘤解剖上与颅骨的密切关系，且有共同的供血途径，极易引起颅骨的各种改变，头颅平片的定位征出现率可达 30%~60%。主要表现有：①局限性骨质改变：可出现内板增厚，骨板弥漫增生，外板骨质增生呈针样放射状。无论有无肿瘤细胞侵入，颅骨增生部位都提示为肿瘤的中心位置。脑膜瘤引起局部骨板变薄和破坏的发生率为 10% 左右。②肿瘤钙化：见于 3%~18% 肿瘤，钙化可呈现点状或片状钙化，明显者为雪团样，颇具特征。③血管压迹改变：显示脑膜动脉压迹增宽，最常见于脑膜中动脉，内板呈放射状血管压迹或棘孔扩大。④板障静脉增粗、增多：系肿瘤血液经板障静脉回流所致。

CT 脑膜瘤 CT 扫描和增强扫描的发现率分别为 85% 和 95%。其 CT 表现与病理学分类密切相关。①肿瘤本身的表现：CT 平扫，肿瘤边界清楚，宽基底附着于硬脑膜表面，与硬脑膜呈钝角。60%~75% 呈均匀高密度，25%~30% 为均匀等密度，极少数为低密度，少数混有大小不等的低密度区，代表瘤内坏死囊变。15%~20% 的脑膜瘤可见瘤内钙

āngé nǎomóliú

鞍膈脑膜瘤（diaphragma sellae meningioma）

发生于鞍膈及其附近硬脑膜的脑膜瘤。在颅内脑膜瘤中发病率较低。常常向视交叉后方生长，将两侧视神经向外上推移，并压迫下丘脑引起垂体功能低下症状。一般分为三种类型：A型：肿瘤起源于鞍膈上面，位于垂体柄的前方；B型：肿瘤起源于鞍膈的上方，位于垂体柄的后方；C型：肿瘤起源于鞍膈的下面，垂体柄因受到挤压而不易辨认。

临床上主要有以下几种症状：①一侧视力障碍和视野缺损：多数患者以此为首发症状，多见于颞侧偏盲，严重者有单眼失明，少数为急性视力障碍或症状有波动。②双侧视力下降和双颞侧视野缺损：视野缺损主要表现为双颞偏盲。③垂体功能低下，记忆力减退。④双颞部及眶周疼痛：较为常见，且逐渐加重。⑤头痛：在少数患者中有头痛表现，但无颅内压增高表现。⑥其他症状：少数患者有多饮多尿，部分女性患者合并有月经紊乱或闭经。

结合临床表现及影像学检查可以做出诊断。其中影像学为主要依据。头颅X线片及蝶鞍正侧位片可观察有无蝶鞍扩大、骨质变薄及鞍底破坏等，对诊断有一定帮助。CT表现为鞍内或鞍上稍高密度肿块影，注射造影剂后肿瘤明显强化，边界清楚。磁共振成像（MRI）表现为等T1、等或稍长T2信号块影，注射造影剂后病灶明显均匀强化，但缺乏硬脑膜尾征，被认为是鞍膈脑膜瘤特征性改变。需与以下肿瘤鉴别：①鞍结节脑膜瘤：MRI常出现硬脑膜尾征，而鞍膈脑膜瘤一般缺乏硬脑膜尾征，可以借此鉴别。

②垂体腺瘤：病灶均匀强化者以鞍膈脑膜瘤可能性较大，在MRI上如果能见到被压扁的正常垂体则支持鞍膈脑膜瘤的诊断。

手术治疗是主要的治疗方法。术后并发症及处理：①术后肺栓塞及栓塞性静脉炎：手术时间长、术后长时间不能下床活动是主要原因。因此，可以预防性皮下注射肝素，并鼓励患者早期下床活动。②肢体偏瘫：少数患者有一过性对侧肢体偏瘫，大多数能治愈。③其他并发症包括：尿崩症、高热等，可术后对症及时处理。如术中不损伤重要解剖结构，能全切除鞍膈脑膜瘤，则患者预后较好。

（赵　兵）

diégǔjí nǎomóliú

蝶骨嵴脑膜瘤（sphenoid ridge meningioma）

起源于蝶骨大、小翼上的脑膜瘤。内始自前床突，外抵翼点。又称蝶骨翼脑膜瘤，分为内侧型和外侧型两类。本病发病率占全部颅内脑膜瘤的12%~23%，居第3位。其中女性多于男性，内侧型多于外侧型。

临床表现 取决于肿瘤的部位，内侧型蝶骨嵴脑膜瘤通常表现为缓慢进行性发展的单侧视力下降，约1/3患者失明。当肿瘤增大，侵犯眶上裂、眶侧壁可引起眼球突出和眶上裂综合征；如果肿瘤累及海绵窦可出现海绵窦综合征，出现诸如瞳孔散大、光反射消失、眼球运动障碍等症状。此外，还可以有头痛、癫痫发作、精神症状、福斯特-肯尼迪（Foster-Kennedy）综合征等。外侧型蝶骨嵴脑膜瘤症状出现较晚，主要表现为头痛、抽搐。约有24%的患者早期出现癫痫发作，主要为颞叶癫痫发作。翼点型蝶骨嵴脑膜瘤常侵犯颞骨而出现颞颞部

骨质隆起。内侧型和外侧型肿瘤生长较大时，均会引起颅内压增高和对侧肢体肌力减退。扁平型蝶骨嵴脑膜瘤的典型表现是：中年女性出现缓慢发展的单侧突眼，最终出现视力损害以及颞颞部可被扪及的骨性隆起。当增生骨质累及眶上裂时，还可出现眼外肌运动障碍和前额及颊部麻木感。

诊断 结合临床表现及影像学检查可以做出诊断。头颅CT表现很清楚，以蝶骨嵴为中心的球形生长的等密度或高密度占位病变。其密度均匀一致，边界清楚，经对比加强后肿瘤影明显增强。如果肿瘤生长缓慢，水肿可能很轻，甚至没有水肿；如果肿瘤压迫侧裂静脉，脑水肿较为明显。磁共振成像（MRI）对诊断本病有相当大的意义，可以显示肿瘤与蝶骨翼和眼眶的关系，骨质破坏情况等。尤其是对内侧的蝶骨嵴脑膜瘤，MRI还可以提供肿瘤与颈内动脉的关系，有时肿瘤将颈内动脉包裹在内，或肿瘤附着在海绵窦上，这些情况对手术切除肿瘤均有重要的意义。增强后的MRI图像会更加清晰。脑血管造影用以定位诊断的目的已经被CT及MRI所取代，但它可以提供肿瘤的供血动脉，肿瘤与主要血管的毗邻关系。内侧型蝶骨嵴脑膜瘤的供血动脉主要来自眼动脉的分支，如肿瘤向颅前窝发展可见筛前动脉供血。同时可见颈内动脉虹吸弯张开，有时颈内动脉受肿瘤直接侵犯，表现为管壁不规则。外侧型蝶骨嵴脑膜瘤的血液供应主要来自颈外动脉的分支，如脑膜中动脉，出现典型的放射状肿瘤血管，肿瘤染色在静脉期比动脉期更明显。因肿瘤压迫，侧位像可见大脑中动脉一般被抬高。在脑血管造影同时，见到颈

外动脉供血者，可同时行血管栓塞，使手术出血减少。

治疗 主要方法是手术治疗，术后可考虑辅助放射治疗。手术切除肿瘤是最有效的治疗手段。无论是内侧型还是外侧型，多采用以翼点为中心的额颞入路。术后并发症：①面神经额支损伤：面神经额支支配额肌，行走在颞浅筋膜浅层表面的脂肪层内，从颞浅筋膜深层下面翻起皮瓣可以避免损伤面神经额支。②颞肌萎缩：距颞肌筋膜在颞骨上附着点1cm锐性切断颞肌，在颅骨上留下颞肌筋膜蒂。手术结束时将颞肌缝合到颞肌筋膜蒂上，尽可能恢复颞肌解剖上的完整性，可以减少颞肌萎缩的机会。③脑脊液漏：重视硬脑膜的严密缝合，重建硬脑膜的完整性；重视开放的额窦、筛窦、上颌窦的处理，用带蒂额骨骨膜瓣铺设颅底，可以减少脑脊液漏的机会。④失明和眼球活动障碍：常系术中误伤视神经和动眼、滑车、展神经所致，细致的显微操作可以减少或避免发生。未能彻底切除的脑膜瘤术后辅以放疗，可延长部分肿瘤的复发时间。

预后 外侧型蝶骨嵴脑膜瘤一般能全切，术后复发和神经功能损害较少见。内侧型脑膜瘤全切困难较大，术后可遗留部分脑神经功能损害。术后患者10年生存率为43%～78%。

（赵 兵）

zhōnglúdǐ hé ānpáng nǎomóliú

中颅底和鞍旁脑膜瘤（middle fossa meningioma and parasellar meningioma） 位于颅中窝的脑膜瘤。约占颅内脑膜瘤的6%。男女发病率相差不大，约1∶1.6，平均年龄为44岁。按肿瘤与脑膜的附着部位分为四种：①鞍旁脑膜瘤：位于颅中窝的内侧部，影响海绵窦内结构，与床突型蝶骨嵴脑膜瘤的症状相似。②眶上裂脑膜瘤：位于颅中窝内侧，影响眶上裂结构，与小翼型蝶骨嵴脑膜瘤的症状相似。③岩尖脑膜瘤：位于颅中窝后内部，在三叉神经半月节窝附近。肿瘤来自半月节包膜，又称半月节脑膜瘤。④颅中窝外侧脑膜瘤：前三种合称鞍旁脑膜瘤，而把后一种单独称为中颅底脑膜瘤。

临床表现 因为经颅中窝出颅的脑神经较多，故颅中窝和鞍旁脑膜瘤往往早期表现即很明显，且有定位意义。①三叉神经的第二、三支经卵圆孔和圆孔出颅，典型的中颅底和鞍旁脑膜瘤早期多发生三叉神经痛，可高达38%。除表现为三叉神经痛外，也可表现为一侧面部痛觉减退和麻木，继之可发生嚼肌群萎缩。②早期可有一侧动眼神经麻痹。③肿瘤生长较大时，可向前发展影响海绵窦或眶上裂，患者可出现眼球活动障碍、眼睑下垂、复视；向颅中窝前部生长，可见患侧视力下降；肿瘤向后发展，可导致第Ⅶ、第Ⅷ对脑神经损害，表现为周围性面瘫和听力下降。④肿瘤压迫视束可以出现同向性偏盲。⑤肿瘤侵犯颞叶内侧面，可出现颞叶癫痫。⑥若肿瘤大于3cm或小脑幕切迹被影响脑脊液循环者，会出现颅内压增高的表现。⑦当肿瘤侵入颅后窝时，可引起脑桥小脑角、小脑和脑干症状。

诊断 结合临床表现及影像学检查可以诊断。头颅X线片：可见颅中窝底骨质破坏，表现为密度减低；圆孔和棘孔扩大模糊不清；岩骨尖骨质被破坏；肿瘤钙化呈散在斑片状或密度较均匀的条块。颅中窝底脑膜瘤在CT的表现为边界清楚的较高密度影像，增强后明显强化。少部分患者表现为混杂密度区，如肿瘤有钙化，CT为显著极高密度。MRI均见长T1短T2信号，肿瘤边界清楚。脑血管造影术表现为颞部占位征。如颈内动脉被肿瘤压迫，颅内血管常充盈不良。由颈内动脉海绵窦前发出的脑膜支增粗显影为本病的特征，但比较少见。因此，使用一般的血管造影技术，多数病例肿瘤染色不明显，数字减影脑血管造影有助于显示肿瘤内的血管。

鉴别诊断 60%～80%的垂体腺瘤患者会因为肿瘤压迫视觉通路不同部位，出现不同程度的视力功能障碍，多为双颞侧偏盲，临床上需要注意与之鉴别。垂体腺瘤CT平扫大多呈等、低密度，囊变常见，钙化罕见，强化程度低于鞍旁脑膜瘤。结合垂体腺瘤较为典型的内分泌功能紊乱的临床症状，可以鉴别。

治疗 手术切除仍然是最有效的治疗手段。其他治疗方法有放射治疗等。手术入路可根据肿瘤位置采取翼点入路或颞部入路。术中切口应应足够低，以充分暴露颅中窝底部。翻开骨片后，电灼或结扎脑膜中动脉，对减少手术出血是有帮助的。对于手术未能彻底切除的脑膜瘤术后辅以放射治疗或立体定向放射手术（γ刀）治疗，对延长部分肿瘤的复发时间是有效的。

预后 全切中颅底脑膜瘤均能取得较好的疗效。5年内复发率较低。随着颅底外科和显微手术的发展，手术的死亡率已很低。

（赵 兵）

shǐzhuàngdòu páng nǎomóliú

矢状窦旁脑膜瘤（parasagittal meningioma） 肿瘤基底附着在

上矢状窦并充满矢状窦角的脑膜瘤。在肿瘤与上矢状窦之间没有脑组织。但也有作者将靠近矢状窦的一部分镰旁和凸面脑膜瘤归于矢状窦旁脑膜瘤。矢状窦旁脑膜瘤是临床上最常见的脑膜瘤类型之一，占颅内脑膜瘤 17% ～ 20%。国内外报道的矢状窦旁脑膜瘤的发生率相差较多。其在上矢状窦的不同部位发生率也不相同，其中以矢状窦的前 1/3 和中 1/3 最为多见。中国国内的报道中，位于上矢状窦前 1/3 的肿瘤占 46.6%，中 1/3 占 35.4%，后 1/3 占 18.0%。发病高峰年龄在 31~50 岁，男性略多于女性。

病理生理 以内皮型和纤维型最为常见。肿瘤可以以下几种方式生长：①肿瘤基底位于一侧矢状窦壁，向大脑凸面生长，肿瘤主体嵌入大脑半球内侧。②肿瘤同时累及大脑镰，基底沿大脑镰延伸，肿瘤主体位于一侧纵裂池内。③肿瘤由矢状窦旁向两侧生长，跨过上矢状窦并包绕之。矢状窦旁脑膜瘤常能部分或全部阻塞上矢状窦腔，肿瘤常侵蚀相邻部位的硬脑膜及颅骨，使颅骨显著增生，向外隆起。肿瘤主要由同侧的脑膜中动脉供血，来自于大脑前、后动脉的软脑膜分支也参与其供血。

临床表现 生长缓慢，早期可不产生症状。出现症状时，肿瘤多已生长得很大。也有小的脑膜瘤无症状，为偶然发现。部分肿瘤因伴有较大的囊性变，或肿瘤周围脑水肿严重，可出现颅内压增高症状。癫痫是本病常见的首发症状，肿瘤的位置不同，癫痫发作的方式也略有不同，可表现为口角或面部抽搐，也可呈癫痫大发作，尤其是在中央区的窦旁脑膜瘤，癫痫发生率可高达

73%。位于矢状窦前 1/3 的肿瘤患者常表现为癫痫大发作；中 1/3 的肿瘤患者常表现为局灶性发作，或先局灶性发作后全身性发作；后 1/3 的肿瘤患者中癫痫发生率较低，可有视觉先兆后发作。精神障碍以矢状窦前 1/3 脑膜瘤常见。患者可表现为痴呆、情感淡漠或欣快，有的甚至出现性格改变，老年患者常被误诊为阿尔茨海默病或脑动脉硬化。肿瘤位于中央区时，常以一侧肢体力弱或感觉障碍为首发症状，肿瘤早期诊断率得以提高，伴颅内压增高已少见。造成颅内压增高的原因，除了肿瘤本身的占位效应外，瘤体压迫矢状窦及静脉，使之回流受阻也是原因之一，合并颅内压增高的患者，肿瘤多位于矢状窦前 1/3 或后 1/3，因颞、枕叶属"哑区"，缺乏局灶性神经缺损表现，因此患者来院就诊一般较晚。位于枕叶的矢状窦旁脑膜瘤可出现视野障碍，有文献报道可占 29%。有些患者还可见肿瘤部位颅骨突起。

诊断 采用 CT 或磁共振成像（MRI）检查，大部分患者都能在早期得到确诊。CT 的骨窗像和 MRI 可以提供与肿瘤相邻的颅骨受侵犯破坏情况，磁共振静脉造影（MRV）可以了解上矢状窦通畅情况及侧支回流静脉代偿情况，为手术提供更详细的情况。X 线片有一定意义，有报道认为，颅骨 X 线片可确定约 60% 的上矢状窦旁脑膜瘤，有局部骨质增生或内板变薄腐蚀，甚至虫蚀样破坏的表现；血管变化可见患侧脑膜中动脉沟增深迂曲，板障静脉扩张，一些肿瘤可见钙化斑。脑血管造影对本病的诊断价值在于：①了解肿瘤的供血动脉和肿瘤内的血运情况。矢状窦前 1/3 和中

1/3 脑膜瘤的供血主要来源于大脑前动脉，后 1/3 肿瘤主要为大脑后动脉，同时都可有脑膜中动脉参与供血，此时的脑膜中动脉可增粗迂曲。如肿瘤侵及颅骨，可见颞浅动脉参与供血。②脑血管造影的静脉期和窦期可见肿瘤将静脉挤压移位，有的矢状窦会被肿瘤阻塞中断，这些造影征象对决定术中是否可将肿瘤连同矢状窦一并切除是极有帮助的。

鉴别诊断 矢状窦旁边界清楚的肿瘤应与转移癌鉴别，后者病史短，肿瘤周围脑水肿严重且较广泛，有时可发现肺、前列腺、卵巢的原发癌病灶。

治疗 手术切除肿瘤是最有效的治疗方法。如果术前脑血管造影或磁共振静脉造影证实上矢状窦已经闭塞，可以将闭塞的上矢状窦和肿瘤一起切除；如果上矢状窦仍然通畅，切除肿瘤和窦壁后要重建上矢状窦，或者等到上矢状窦闭塞后再作根治性切除。

预后 手术效果较好。对于侵犯矢状窦，而又未能全切的肿瘤，术后易复发。但复发后仍可再手术。也有人认为对未能全切的肿瘤术后应辅以放疗。

（赵 兵）

dànǎolián páng nǎomóliú

大脑镰旁脑膜瘤（parafalcine meningioma） 肿瘤基底附着于大脑镰并被大脑皮质覆盖的一种脑膜瘤。常埋入脑实质内，并可向大脑镰两侧生长，其发病率居脑膜瘤的第 3 位，占颅内脑膜瘤总数的 11% ～ 13%，仅次于大脑凸面脑膜瘤和矢状窦旁脑膜瘤。大脑镰旁脑膜瘤女性多见，平均发病年龄为 49.5 岁。病理以纤维型脑膜瘤居多。根据肿瘤所在部位，分为前 1/3、中 1/3、后 1/3 镰旁脑膜瘤，其中以额、顶部者

多见，占 80% 左右。

临床表现　大脑镰旁脑膜瘤大多埋藏在大脑半球纵裂中，其位置较深，皮质中央区受累轻，故脑的局限性损害症状较矢状窦脑膜瘤少见。一旦出现运动障碍，表现为从足部开始，逐渐影响整个下肢，继而上肢肌力障碍，最后波及头面部。如肿瘤向大脑镰两侧生长，患者可出现双侧肢体力弱并伴有排尿障碍，即脑性截瘫或三瘫。癫痫发作多以对侧肢体或面部局限性发作开始，逐渐形成大发作及意识丧失，以大脑镰前中 1/3 脑膜瘤多见。约有 2/3 的患者就诊时已有颅内压增高表现，尤以大脑镰后 1/3 脑膜瘤常见，此部位脑膜瘤只引起视野改变，常未引起患者注意，肿瘤常长到巨大体积方被察觉。因肿瘤未与颅板接触，因此颅骨亦无骨性包块，此与矢状窦脑膜瘤不同。

诊断　结合临床症状及影像学检查，一般容易诊断。X 线片对本病无诊断价值。CT 和磁共振成像（MRI）可见镰旁单侧或双侧球形或扁平状占位。平扫时为等密度或略高密度，带有点状或不规则钙化，与大脑镰附着的基底较宽。一侧侧脑室可受压移位或变形。肿瘤较大时压迫脑静脉使其回流受阻，肿瘤周围会出现水肿。不同类型脑膜瘤在 MRI 的信号特点是：T1 相等于皮质信号，表明内皮型大于纤维型；T2 相高于皮质信号，表明内皮型小于纤维型；血管型则 T1 相低于皮质信号、T2 相高于皮质信号。脑血管造影显示肿瘤血管形态和循环与其他部位脑膜瘤相仿，但肿瘤染色不紧贴颅顶，与颅骨之间存有间隙。发生于大脑镰后部者可使大脑后动脉增粗并向对侧移位。大脑镰脑膜瘤也可有双重供血，前方可来自眼动脉的分支，后方来自枕动脉，中部可有脑膜中动脉供血，此时增粗的脑膜中动脉向上达顶骨内板处又转向下，呈帚状或放射状向中线颅腔内，提示肿瘤附着处在大脑镰上。脑血管造影的静脉期和窦期或磁共振静脉造影可以大致了解皮质静脉尤其是中央静脉与肿瘤的位置关系，对骨窗位置设计很有意义。

治疗　手术是最有效的治疗方法。开颅时应注意对中央回流静脉的保护，防止损伤造成术后肢体运动障碍；如果有中央静脉阻挡，可采用中央静脉前或后方甚至对侧入路，避开中央静脉切除肿瘤。

预后　手术效果好。如果连同受肿瘤侵犯的大脑镰一并切除，术后复发机会极低，一般不主张术后放疗或化疗。

（赵　兵）

dànǎo tūmiàn nǎomóliú

大脑凸面脑膜瘤（cerebral convexity meningioma）　肿瘤基底与颅底硬脑膜或硬脑膜窦没有关系的脑膜瘤。主要包括大脑半球额、顶、枕、颞各叶的脑膜瘤和外侧裂部位脑膜瘤，在肿瘤与颅底或矢状窦之间有正常脑组织。大脑凸面脑膜瘤占脑膜瘤的 25%，在大脑前半部的发病率比后半部高，女性稍多于男性，二者之比为 1.17 : 1，60 岁以上老年患者占 10.4%。通常将凸面脑膜瘤分为四个部分：①前区：主要为额叶。②中央区：包括中央前后回感觉运动区。③后区：指顶后叶和枕叶。④颞区。

病理生理　病理类型以内皮型和纤维型最多见，肿瘤多呈球形，与硬脑膜有广泛的粘连，并可向外发展侵犯颅骨，出现骨质增生、吸收和破坏等改变。肿瘤接受颈内动脉及颈外动脉的双重供血。

临床表现　病程较长。主要表现为不同程度的头痛、精神障碍、肢体运动障碍以及视觉通路受压出现的视力、视野改变，约半数患者发病半年后逐渐出现颅内压增高。可出现癫痫大发作，部分患者可表现为杰克逊（Jackson）癫痫、面部及手足抽搐，其肿瘤多位于皮质运动区，很少在感觉区。肿瘤位于颞叶可有视野障碍，优势半球的肿瘤还可出现语言障碍。有些患者是因为头外伤或其他不适，经做头颅 CT 扫描偶然发现的。

诊断　通常凸面脑膜瘤体积很大时，诊断较易。X 线片均可见骨质增生呈针状、内板增厚。CT 可做出非常明确的诊断，而且比磁共振成像（MRI）更清楚。因在后者的图像中有时肿瘤与水肿混在一起，影响定性诊断。如术前怀疑肿瘤与矢状窦有关，需行脑血管造影或 MRI 加以证实。脑血管造影还可以了解肿瘤的血运情况、供血动脉的来源［颈内和（或）颈外动脉］、大脑中动脉是否受肿瘤压迫而移位及引流静脉是否通向侧裂静脉等。

治疗　手术切除是首选治疗方法。术后处理：①术后血肿或水肿：术后恢复过程中要注意血肿或脑水肿的发生，术后患者迟迟不清醒、出现癫痫大发作、清醒后再度意识障碍以及出现新的神经功能障碍均应及时行头颅 CT 扫描，除外术后血肿，患者术后在 ICU 或麻醉康复病房是最为理想的。②抗癫痫药物的应用：对术前有癫痫发作者，术后应保持血中抗癫痫药的有效浓度并维持 6~12 小时，通常给予苯巴比妥钠肌内注射，直至患者清醒后改为口服抗癫痫。有些作者认为，对大脑半球前和中 1/3 的脑膜瘤术后应常规给予抗癫痫药，预防癫痫发作。③对术中使用异体材料行颅骨修补者，术后可给予抗生素，防止伤口的感染。④应用显微手术技术切除大脑凸面脑膜瘤，术后多不会出现严重的神经功能损害加重的情况；如有肢体运动障碍，术后应被动活动肢体，防止关节失用性僵直和深部静脉血栓形成；为防止深部静脉血栓形成，也可穿弹力袜，鼓励患者及早下床活动。

预后　手术切除效果好。特别是应用了显微手术，术后不会增加患者的神经功能缺损。术中如能将受肿瘤侵蚀的颅骨和硬脑膜一起切除，术后复发率并不高。对术后复发者可再次行开颅手术切除肿瘤。

（赵 兵）

cènǎoshì nǎomóliú

侧脑室脑膜瘤（lateral ventricle meningioma）　起源于侧脑室脉络丛的蛛网膜或血管外膜的脑膜瘤。与硬脑膜同源于胚胎期的外胚层，非常少见，常位于侧脑室三角部，其供血主要来自脉络膜前动脉和（或）脉络膜后动脉，占颅内脑膜瘤的 0.5%～4.5%、占侧脑室肿瘤的 20%～30%，主要见于成年人，多发于中青年女性，生长缓慢。迄今文献报道的脑室内脑膜瘤约 400 例，80% 位于侧脑室，15% 位于第三脑室，5% 位于第四脑室，侧脑室内脑膜瘤多在三角部。

临床表现　因侧脑室内肿瘤是在脑室内生长，生长相对缓慢。早期一般无明显神经系统症状，可表现为头痛、恶心、呕吐等颅内压增高的表现，可有部分患者形成脑疝，缺乏定位体征。突然发作头痛是由于变换体位时肿瘤压迫室间孔，引起急性颅内压增高。当肿瘤压迫内囊时，患者可出现对侧肢体偏瘫。文献报告侧脑室脑膜瘤可以出现癫痫、同向性偏盲，发生率不高。肿瘤位于优势半球时还可以有感觉性或运动性失语。

诊断　依据临床表现、影像学检查来诊断。X 线片无明显诊断意义。CT 和磁共振成像（MRI）是诊断脑室内脑膜瘤最可靠的方法。这两种方法可以了解肿瘤的大小，位于脑室的位置，与室间孔和导水管的关系，以及是否合并脑积水。侧脑室脑膜瘤位于三角区，有时增强 CT 可见肿瘤与脉络丛相连，侧脑室可见扩大，肿瘤边界清楚，瘤内斑点状钙化少见，形状以卵圆形多见，其长轴与脑室的形状一致，指向前内或横向，少见分叶，周围可有水肿带。肿瘤增强扫描后呈中等度的强化，有时病灶中心强化不均。CT 检查侧脑室脑膜瘤诊断的定位准确率为 100%，定性准确率为 90%。MRI 扫描示肿瘤轮廓清楚，T1WI 一般呈等或稍低信号，T2WI 及液体衰减反转恢复序列（Flair）像呈等或稍高信号，注药后明显均匀强化，边界清晰有明显的增强效果，但其信号可受血管密度、钙化、囊变等因素的影响而呈不均匀状，可了解脑膜瘤大小、在脑室中的附着点、是否有囊性变等情况，为手术入路提供依据。脑血管造影术对于增强明显、血供丰富的病例可行此项检查。脑血管造影可以显示肿瘤的供血动脉。侧脑室脑膜瘤的供血动脉为脉络膜前动脉和脉络膜后动脉。造影片上可见上述动脉增粗迂曲，远端分支呈引入肿瘤小动脉网。

鉴别诊断　本病与侧脑室内的脉络丛乳头状瘤和室管膜瘤从临床症状上难以鉴别，但从发病年龄及影像学资料可较好鉴别。侧脑室脑膜瘤多见于成年女性，脉络丛乳头状瘤、室管膜瘤多出现在儿童和少年，5 岁前男性多见。三者均以三角区多见，但脑膜瘤 CT、MRI 表现为均质等密度或稍高密度肿块，境界清楚，可有点状钙化，增强扫描呈均质显著强化。脉络膜乳头状瘤和室管膜瘤 CT 及 MRI 均表现高密度或信号不均，增强扫描呈显著不均质强化。脉络膜乳头状瘤过度分泌脑脊液，使脑室系统扩大更为明显，为诊断该肿瘤的重要征象。室管膜瘤多为不规则形，边缘不光滑，与侧脑室壁常有广基相连为其特点。

治疗和预后　主要采取显微外科手术和神经内镜手术。单纯的神经内镜手术有两个缺陷：不适合处理直径大于 2cm 的实质性肿瘤以及止血问题。显微手术可以克服以上缺点，全切肿瘤疗效满意，是治疗侧脑室脑膜瘤的最有效方法。如能全切肿瘤，无脑积水等并发症，大多数长期预后良好。

（赵 兵）

lúhòuwō nǎomóliú

颅后窝脑膜瘤（meningioma of the posterior fossa）　发生于颅后窝的脑膜瘤。不太常见，占颅内脑膜瘤的 8%～12%。由于脑膜瘤生长缓慢，患者早期症状隐匿，一旦出现神经系统症状，肿瘤多已较大，且肿瘤多与周围重要血管、神经结构关系密切，手术死亡率、致残率及并发症的发生率均很高。根据肿瘤附着部位，分为以下四种：①脑桥小脑角脑膜瘤：附着在岩骨后面，血液供应来自颈外动脉和椎动脉的脑膜支。②小脑凸面脑膜瘤：起自覆盖小脑的硬膜，供应血管来自椎动脉和枕动脉。③小脑幕脑膜瘤：肿瘤起源于小脑幕，常向小脑幕上、下生长，血液供应来自颈内动脉、脑膜中动脉和基底动脉的终末支。④窦汇旁脑膜瘤：肿瘤与窦汇关系密切，由椎动脉（脑膜支）、脑膜中动脉和枕动脉供血。

临床表现 头痛是最主要症状，且以病变侧头痛为主。头痛呈发作性，治疗与否均可自行缓解，缓解间期无规律性，自数天至数月不等。头痛随肿瘤增大逐渐加剧，多有长时间头痛史，近期发作频繁，间歇期缩短，疼痛程度加剧。头痛开始阶段不伴抽搐，不伴听觉症状，少数出现轻微耳鸣，后期可出现视力障碍，步态不稳。

诊断 确诊依靠 CT 和磁共振成像（MRI）等影像学检查。一般根据肿瘤的形态、密度、信号、强化特征以及颅骨增生、肿瘤钙化、血管被包绕或侵蚀情况、供血动脉及引流静脉的识别可做出诊断。MRI 的三维图像能清晰显示肿瘤大小、范围及其与周围重要血管、神经结构的关系，对手术方案的设计提供了重要参考。CT 平扫多表现为较高密度、边界清楚的类圆形病灶；强化后均明显增强，第四脑室可能狭窄甚至闭合，不同程度幕上脑积水。MRI 检查，T1 加权像病灶与皮质等信号或稍低信号，T2 加权像显示较高信号或等信号，具有明显的异常增强特点，境界清楚，瘤周有时有脑脊液信号或血管流空信号，肿瘤占位效应明显。诊断还可参考磁共振灌注成像，脑膜瘤位于脑外，没有血脑屏障，小分子量对比剂钆喷替酸葡甲胺（Gd-DTPA）可迅速通过毛细血管壁进入肿瘤组织间隙，因此平均

通过时间（MTT）比脑白质明显延长，脑膜瘤的肿瘤血管丰富，血管扭曲并呈血窦样。脑血管造影术是了解颅后窝脑膜瘤血供最直观、清楚的手段。肿瘤通常由多血管供血，主要供血动脉有：①脑膜后动脉：供应小脑镰后部及其邻近的硬脑膜。②枕动脉的脑膜支：供应颅后窝外侧的硬脑膜。③椎动脉的脑膜前支：供应斜坡下部及枕大孔前唇的硬脑膜。④小脑的动脉也可参与颅后窝硬脑膜的供血。了解肿瘤血供并结合患者术前影像学资料做仔细分析，对减少术中出血，保障手术安全是十分必要的。

治疗 手术切除是首选方法。如肿瘤完全破坏窦汇壁，可残留少量肿瘤，术后辅以立体定向放射外科治疗。

预后 早年颅后窝脑膜瘤的手术死亡率相当高。随着显微外科手术技术的发展、超声吸引系统、神经电生理监护仪及高速磨钻等设备的应用，使该部位脑膜瘤的预后有了很大改善。术中直接损伤脑干和脑神经以及损伤脑干的血供是影响预后、导致患者死亡的重要原因。

（赵 兵）

xiépō nǎomóliú

斜坡脑膜瘤（clivus meningioma） 起源于岩骨斜坡上的脑膜瘤，属于颅后窝脑膜瘤的一种。由于其位置深在，常累及多条脑神经及血管结构，手术难度大。岩骨斜坡脑膜瘤占颅后窝脑膜瘤50%左右。女性多于男性，男女之比大约1∶2。发病年龄多在中年以上。

临床表现 大多数患者可有头痛，常不引起注意。一般晚期才出现轻度或中度的颅内压增高症状。神经系统损害症状根据肿

瘤的发生部位、生长方向不同而有所不同：①由岩骨斜坡裂硬膜内集居的蛛网膜细胞群长出，向中线发展至对侧，瘤体主要位于中上斜坡，将中脑、脑桥向后压迫，主要表现为双侧外展、滑车神经麻痹和双侧锥体束征，无颅内压增高。②由岩骨斜坡裂长出，向一侧扩延，瘤体位于中斜坡及小脑脑桥角，临床表现为一侧第 Ⅴ、Ⅵ、Ⅶ、Ⅷ、Ⅸ、Ⅹ 对脑神经损害，同侧小脑体征及颅内压增高。③肿瘤由蝶骨斜坡裂长出，向外侧延伸至蝶鞍旁、颅中窝、岩骨尖，经小脑幕裂孔向鞍背发展，临床表现为一侧第 Ⅲ、Ⅳ、Ⅴ、Ⅵ 对脑神经损害，对侧锥体束征，颅内压增高及智力减退。

诊断 出现头痛、颅内压增高症、脑神经损害症状时，应考虑到本病，确诊依靠影像学检查。X 线片能够了解颅骨的增生或破坏程度。CT 和磁共振成像（MRI）是诊断该区脑膜瘤有效的手段，尤其是后者。CT 平扫上展示大多数脑膜瘤为分叶状或卵圆形均一高或等密度，以广基与颅底紧密相连，受累部位颅骨可见骨增生或骨破坏。注射造影剂后肿瘤呈明显均匀强化。此外 CT 还可显示乳突气化的程度和骨迷路的位置，有利于指导手术。MRI 以三维立体方式清楚地显示肿瘤的位置、大小，肿瘤的侵犯方向，有无基底动脉及分支受累。平扫时 T1 加权像上多为等信号，T2 加权像多为高信号且可观察肿瘤周围蛛网膜层是否存在，有无脑干软膜侵犯，有无脑干水肿。注射造影剂后明显均匀强化。脑血管造影术能明确肿瘤的供血动脉及基底动脉与肿瘤的关系。可见明显的肿瘤染色，主要由脑膜垂体干、脑膜中动脉脑膜支、咽升

动脉斜坡支、椎动脉斜坡支及枕动脉中的数支参与供血。

鉴别诊断 需与以下疾病鉴别：①脊索瘤：颅骨 X 线片上，半数以上的脊索瘤有斑点或小片状钙化，对骨质的破坏严重。CT 显示肿瘤为不规则略高密度、边界清，其中有多发散在点、片状钙化，斜坡、蝶鞍有广泛骨质破坏，偶见肿瘤突入鼻咽腔，多数不出现强化。MRI T1 像为低信号，其间夹杂多个斑点状高信号，T2 像呈不均匀的高信号，可有中等度对比强化。②神经鞘瘤：CT 表现为等或低密度病灶，或呈囊性，可呈均一或环状强化，窗位观察可显示岩骨尖破坏。肿瘤周围无水肿。可呈哑铃型骑跨中后颅窝生长。MRI T1 像呈低信号，T2 像呈高信号或混杂信号，可有较明显的对比增强，但较脑膜瘤弱。③胆脂瘤：常表现为一侧三叉神经痛或面肌抽搐，面部麻木、听力减退等特点。CT 显示低密度不规则占位，不出现强化。MRI 呈长 T1 长 T2 信号，边界不规则，内有间隔，不发生对比增强。

治疗 以手术为主，原则是在不造成永久性神经功能损伤的前提下最大限度地切除肿瘤；最高目标是全切除肿瘤，治愈患者；最低目标是脑干减压，缓解临床症状。包裹动脉、与脑干粘连者不可勉强全切除，以免造成严重后果。术后辅助 γ 刀治疗一定程度上能抑制肿瘤生长，延长患者的生存期。

并发症 斜坡脑膜瘤位置深，暴露困难，毗邻重要神经血管结构，容易发生术后并发症，包括：①脑干梗死：因手术中直接损伤脑干或其供血血管所致。②颞叶或小脑肿胀：因脑组织受牵拉和引流静脉，尤其是拉贝（Labbe）静脉和颞底静脉受损。③脑神经损伤：由于肿瘤常明显压迫数支脑神经，造成明显的移位，术中分离瘤体、电凝止血等操作容易造成脑神经损伤，神经电生理监测有助于判断脑神经位置并加以保护。④其他：术后脑内血肿、脑脊液漏等。

预后 随着显微技术的发展，手术病死率和并发症在逐年下降。最近的大宗病例统计结果表明：手术全切率为 69%，复发率为 13%，术后病死率为 3.7%，脑神经损伤率为 33%。

（赵 兵）

tīngshénjīngliú

听神经瘤（acoustic neuroma）

起源于听神经前庭支或耳蜗支内耳段的施万（Schwann）细胞的神经鞘瘤。又称前庭神经施万鞘膜瘤。是颅内神经鞘瘤中最多见的一种，占颅内肿瘤的 8%～10%，占脑桥小脑角肿瘤的 80%～90%。好发于中年人，20 岁以下者少见，高峰在 30～50 岁，无明显性别差异。肿瘤大多数为单侧性，左右两侧发病比例大致均等，双侧性占全部听神经瘤的 4%。临床以脑桥小脑角综合征和颅内压增高为主要表现。随着听力学及影像学检查技术的进步，肿瘤的确诊例数逐年增加，已成为耳、神经外科领域较常见的疾病之一。

发病机制 肿瘤的起始部位、生长速度、发展方向、肿瘤大小、供血情况及有否囊性变等因素均可引起脑桥小脑角综合征，症状可轻可重。肿瘤早期阶段前庭部分最先受损，均有一侧前庭功能的丧失或减退，以及耳蜗神经的刺激或部分麻痹现象。随着肿瘤的生长，其前极可以触及三叉神经的感觉根而引起同侧面部疼痛、面部感觉减退、角膜反射迟钝或丧失、舌尖及舌的一侧感觉减退。如果累及三叉神经的运动根，可出现同侧咀嚼肌无力，张口下颌偏向患侧，咀嚼肌及颞肌的萎缩等。随着肿瘤的生长、增大，肿瘤可引起内耳道扩大，并突入脑桥小脑角内。肿瘤与小脑邻接之处黏着较紧，但一般不侵犯小脑实质。面神经管紧贴于肿瘤的内侧因粘连较多，常无法肉眼分清。

临床表现 听神经瘤的症状存在时间可数月到十余年不等，症状的发展有一定的规律性，出现的顺序如下：①耳蜗及前庭症状：最常见的症状为单侧感音神经性听力下降，常作为首发症状出现。一侧渐进性耳聋，言语识别率下降，早期常表现为与人谈话时，闻其声而不解其意，渐渐发展为全聋。也有约 1/4 的患者可表现为突发性耳聋。第二常见症状是耳鸣，常在听力下降前即可出现，也可同时开始，为一侧性，音调高低不等，渐进性加剧。可为"汽笛声、蝉鸣音、哨音"等，可逐渐由间断变为持续性。影响到前庭功能神经常出现轻度的头晕、不稳感，少数表现为短暂的旋转性眩晕，伴耳内压迫感、恶心、呕吐。②额颞部头痛伴有病侧枕骨大孔区的不适。③小脑共济运动失调：出现协调运动障碍、步态不稳、患侧倾倒等。④邻近脑神经受损：压迫三叉神经感觉根导致同侧感觉减退，压迫运动根导致同侧咀嚼肌无力，张口下颌偏向患侧，咀嚼肌及颞肌的萎缩等；压迫面神经致面瘫、面肌痉挛；压迫后组脑神经可有吞咽困难、声嘶、误咽、呛咳等。⑤颅内压增高出现头痛，恶心呕吐等。临床上根据肿瘤大小、生长方向将肿瘤分为四型，其中以Ⅱ型多见（表）。

表　听神经瘤分型

分型	肿瘤直径（cm）	范围	临床表现
I	<1.0	局限于内耳道	前庭和耳蜗刺激征象，如耳鸣、听力下降、眩晕
II	1.0~2.0	突出于内耳道，压迫面神经和三叉神经	面神经、三叉神经、听神经受累症状，如同侧周围性面瘫、面部疼痛及感觉减退、角膜反射迟钝或丧失、咀嚼肌无力、听力下降等
III	2.0~3.0	后组脑神经、小脑、脑干受压	延髓性麻痹、呛咳、共济失调、发音不清等
IV	>3.0	导水管、第四脑室和环池受阻颅内压增高，可有小脑扁桃体疝	脑积水、脑干压迫症状、意识障碍

诊断　结合临床表现，进行全面、详细的听力学、前庭功能和影像学等检测。岩骨 X 线片见内耳道扩大、骨侵蚀或骨质吸收。CT 可显示骨性内耳道是否有增宽和侵蚀，瘤体呈等密度或低密度，少数呈高密度影。多为圆形或不规则形，位于内耳道口区，增强效应明显。磁共振成像（MRI）是确诊听神经瘤最敏感和有效的方法。T1 像上呈略低或等信号，在 T2 像上呈高信号。肿瘤呈类圆形或半月形，以内耳道为中心，紧贴内耳道呈漏斗状或"梨形"伸出，尖端指向内耳道底部第四脑室受压变形，脑干及小脑亦变形移位。注射造影剂后瘤实质部分明显均一强化，囊变区不强化。电生理检查：脑干听觉诱发电位或脑干电反应听力测定为无创伤性电生理检查方法，阳性所见为 V 波延迟或缺失，95% 以上的听神经鞘瘤有此表现，现已广泛用于本病的早期诊断。

鉴别诊断　需与三叉神经鞘瘤、脑膜瘤、胆脂瘤、表皮样囊肿、脑干肿瘤鉴别。①三叉神经鞘瘤：MRI 信号与听神经瘤相似，但常位于脑桥小脑角的上部，中心位置偏前，三叉神经瘤多跨越中颅后窝呈哑铃状生长，岩骨尖常伴有骨质破坏和吸收，三叉神经增粗，第 VII、第 VIII 脑神经束无增粗，可以确定诊断。②脑膜瘤：不易发生囊变，肿瘤多呈半圆形与硬脑膜呈宽基底接触，且瘤体中心多不在内耳道外口，多无内耳道扩大和听神经增粗。在 T1 像上呈等或略低信号，在 T2 像上呈等或略高信号，T1 和 T2 像增强明显强化，可出现"脑膜尾征"。③胆脂瘤：呈匍匐形生长，T1 像信号更低，T2 像信号更高，占位效应轻，无异常对比增强。④表皮样囊肿：囊内是柔软的脂肪样物，沿脑池匍匐生长，呈"见缝就钻"特征，增强扫描囊壁多无强化。⑤脑干肿瘤：患者年龄较轻，儿童多见，病史短，无内耳道扩大，CT 及 MRI 可确诊。

治疗　治疗方案主要综合患者的年龄、肿瘤大小、患侧耳或对侧耳听力状况以及全身健康等条件来制订，显微手术切除肿瘤是治疗的最佳选择。保守治疗的适应证包括高龄，身体条件较差、肿瘤体积小且生长缓慢、无明显脑神经障碍的患者。如肿瘤增大，患者出现脑神经障碍或颅内压增高表现，显微手术切除是首选治疗方法。手术目标是尽可能全切肿瘤，同时保存面神经功能和听神经功能。对于肿瘤小于 3cm 以及术后肿瘤残留的患者，立体定向放射治疗可以有效控制肿瘤生长。同时具有无感染、无血肿、无死亡危险、住院时间短、免除康复期、不影响日常生活等优点；但也存在照射后面神经功能、听神经功能损害加重，甚至肿瘤恶变的可能。

预后　较小听神经瘤患者致残率几乎为零，较大听神经鞘瘤患者致残率和病死率分别为 5%~10% 和 1%~2%。肿瘤全切后的复发率为 0.7%~0.8%，囊内切除的复发率为 18%。

（赵　兵）

sānchàshénjīngshāoliú

三叉神经鞘瘤（trigeminal schwannoma）　起源于三叉神经髓鞘的神经膜细胞的颅内神经鞘瘤。属于良性肿瘤，占颅内原发肿瘤的 0.1%~0.5%，占颅内神经鞘瘤的 1%~8%，发病率仅次于听神经瘤。好发于青壮年，高峰期在 30~40 岁，女性稍多于男性。

分类　大多数为单发，当并发神经纤维瘤病时可多发。恶性肿瘤罕见，国外资料于 1990 年报道过一例由良性肿瘤转变的恶性三叉神经鞘瘤。肿瘤常见囊性变和出血坏死，有包膜。根据起源，常将肿瘤分为四型：A 型（颅中窝）发生于半月神经节，多位于硬脑膜外，呈实质性，常侵犯海绵窦，致使颈内动脉和脑神经包绕、粘连；B 型（颅后窝）发生于神经根部，位于硬膜内的脑桥小脑角区，由于不受硬脑膜限制，往往瘤体较大，呈膨胀性生长，易发生囊变；C 型（哑铃型）可以同时侵犯颅中、后窝，由于肿瘤在岩骨尖处受硬膜和骨质的限制，因此形成肿瘤在颅中、后窝瘤体较大，而中间较小的哑铃型，

质。显微镜下可见囊肿壁外被纤维膜，内覆室管膜柱状细胞，囊内为其分泌的黏稠液体，也可为肉芽中心，部分可有钙化与出血。

鉴别诊断 若病变较大可突向鞍上池区，需与发生在该区囊性的颅咽管瘤相鉴别：后者囊性病灶多为分叶状，且常伴壁结节，实性部分及囊壁常见钙化，囊壁或实性结节部分强化明显；而胶样囊肿形态规则、壁薄、罕见钙化且无强化或仅轻度强化，有助于鉴别。

治疗 胶样囊肿曾仅行分流手术治疗侧脑室积水，不处理囊肿。但因常常是双侧门罗孔阻塞，必须行双侧侧脑室分流或单侧分流加透明隔开窗术。这样做不仅具有分流术所带来的风险，如：出血、感染、分流管阻塞等，而且肿瘤会继续生长；再者，猝死的机制不一定是脑积水，而可能是下丘脑调节的心血管反射控制障碍所致，所以目前提倡直接手术切除，手术方式：经胼胝体入路、经皮质入路、脑室镜切除等，各有利弊，需个体化选定。

（李学记）

lú nèi zhūwǎngmó nángzhǒng

颅内蛛网膜囊肿［intracranial（arachnoid cyst，AC）］ 颅内脑实质外非肿瘤性的良性囊性病变。约占颅内占位性病变的1%，尸检发病率为0.5%。

病因和发病机制 发病机制有两种学说：①认为 AC 是一种先天发育异常疾病，是由于蛛网膜分裂和复制成双重结构所致，并收集蛛网膜分泌的脑脊液最终形成囊肿。②此外还有继发性疾病一说：患者先有头部外伤、局部炎症、感染或颅内血肿等疾病，而后继发 AC。之后，囊肿逐渐扩大影响邻近脑神经、脑组织结构

或阻碍脑脊液循环便可引发相应的临床症状。AC 逐渐扩大的原因有：①"裂隙阀"机制。②AC 囊壁分泌囊液。③AC 内外渗透压梯度差造成囊液积聚。④虹吸作用，脑血管搏动时将蛛网膜下隙的脑脊液抽吸到囊腔内。

临床表现 典型的临床表现包括：头痛、恶心、呕吐、嗜睡、癫痫、颅骨膨凸、发育迟缓，有时病情会突然恶化。AC 的临床症状因囊肿的部位、大小不同而异：①鞍区 AC：多见于小儿，由于鞍区结构受影响和易于压迫室间孔导致脑积水。患者症状包括：视力障碍、双颞侧偏盲、巨颅、点头娃娃症：头前后不随意乱动，系第三脑室和背内侧丘脑核受压所致；内分泌功能紊乱发生率达60%，包括性早熟、生长发育迟缓。②颅中窝 AC：近70%的小儿蛛网膜囊肿位于颅中窝，囊肿不断增大暴露外侧裂、大脑中动脉等，这可能是导致颞叶发育抑制、一侧大脑半球功能异常的主要原因。患者出现经常性头痛、对侧肢体乏力、眼球突出、癫痫发作等症状；在婴幼儿还可出现头颅不对称；少数患者伴发精神异常。③颅后窝 AC：占颅内 AC 的5%~10%，需与颅后窝先天性囊性畸形，如丹迪-沃克（Dandy-walker）综合征等相鉴别。巨颅和颅内高压表现是其常见的症状和体征；小脑 AC 可伴有眼球震颤和其他小脑体征。病情突然恶化可能是因囊肿破裂或桥静脉撕裂、致出血破入囊内或硬脑膜下腔所致，故一些体育活动应禁止此类患者参与。

诊断 多数情况下 CT 和磁共振成像（MRI）便可确诊 AC，但少数须借助蛛网膜下隙-脑池造影（CTC）和 MRI 相位对比电影法。

CT 表现为边界清晰的脑实质外囊性肿物：密度均质类似脑脊液，无钙化、无强化。常见囊肿邻近颅骨膨凸变形；凸面或颅中窝 AC 可压迫同侧侧脑室并导致中线移位；鞍上、四叠体池和颅后窝中线 AC 可压迫第三、第四脑室、阻塞导水管或正中孔致脑积水。MRI 通常显示为均质与脑脊液信号一致特点的病变，囊肿或囊壁均无强化表现。但当 T1WI 呈高信号时表明囊内富含高蛋白，提示囊内曾经出血或继发感染。MRI 弥散加权成像可资鉴别 AC 和表皮样囊肿。但扩大的脑池如巨枕大池等和 AC 在常规 CT 和 MRI 上的表现基本相同，鉴别困难，须借助 CTC 和 MRI 相位对比电影法。

蛛网膜下隙-脑池造影 原理是经椎管把造影剂注入蛛网膜下隙，通过脑脊液的自身循环以及造影剂的重力引流作用，来观察 AC 内有无造影剂显影而定性。这种方法不仅能够分辨 AC 和蛛网膜下隙有无相通，据此还可将 AC 分为交通性和非交通性2种，并进一步将交通性 AC 分为快速和慢速交通性两种，对临床治疗有一定的指导作用。但因系有创操作，临床应用受到了一定限制。

MRI 相位对比电影法 针对 CTC 的局限性，有学者着手研究用无创的 MRI 相位对比电影法来鉴别诊断困难的 AC，如枕大池 AC 与巨枕大池的鉴别，并取得了一定的成果。据报道鉴别枕大池 AC 是否与邻近脑脊液交通，准确率可达90%。此法无创、便捷、安全，但相比 CTC 检查、准确性有待进一步提高。

病理学表现 组织学分为两个亚型：①单纯型：囊壁上排列

着能分泌脑脊液的细胞，颅中窝 AC 几乎都属于这种类型。②复杂型：囊壁成分复杂，可包括神经胶质、室管膜和其他类型组织。

治疗 无占位效应和症状的 AC，无论其大小和部位均不需治疗，可随访观察。手术指征有：进行性脑积水、颅高压、局灶性神经功能障碍、顽固性癫痫症状。对于那些存在影像学占位征象、无症状的儿童 AC 患者，也应积极手术治疗，因为这部分患者 AC 对脑发育和邻近脑组织的功能存在潜在的影响，并存在囊肿扩大、囊肿内和硬膜下出血的风险，且比手术风险影响可能更大。而对于症状较轻（如单纯头痛）和那些药物可以良好控制的癫痫患者可暂不行手术治疗，因为其临床症状甚至囊肿有可能自行消失，且手术治疗并不一定有效，另外术后并发症及术后囊肿复发亦不可忽视。

手术治疗方法：①立体定向抽吸术。②囊肿分流术：包括囊肿-腹腔分流术和囊肿-蛛网膜下腔分流术。③开颅囊肿切除术：显微镜下尽量多切除蛛网膜囊肿壁、且打通其与蛛网膜下隙、基底池或脑室等的通道。④神经内镜造瘘术：神经内镜下蛛网膜囊肿壁部分切除+囊肿-脑池造瘘术和（或）囊肿-蛛网膜下隙造瘘术。神经内镜安全、高效、损伤小且并发症少，越来越多的神经外科医生开始将其做为治疗颅内 AC 的首选方法（表）。

预后 大多数 AC 长期随访无变化，个别有自愈现象，预后良好。症状性 AC 术后，囊肿可以缩小，但由于颅骨变形和脑组织的慢性移位，即使治疗得当，多数囊肿常无法完全消失；个别鞍上 AC 仍可有内分泌异常；智力发育迟缓和精神行为异常恢复缓慢。

(李学记)

xiàqiūnǎo cuògòuliú

下丘脑错构瘤 （hypothalamic hamartoma，HH）

先天性脑组织发育异常性病变。又称灰结节错构瘤、下丘脑神经元错构瘤。实际上 HH 是发生于下丘脑下部或灰结节区的异位神经组织，而并非真性肿瘤。极为罕见，人群发病率为 1.5/10 万～1/10 万，女性稍多于男性。主要于婴幼儿及儿童期发病，平均发病年龄为 22 个月。

临床表现 ①特异性癫痫：是 HH 最具特征性的临床症状，但痴笑性癫痫须符合下述条件方可诊断：无外界诱因、反复性及刻板性发笑、可伴有其他类型的癫痫、EEG 有改变。痴笑性癫痫药物治疗效果不佳，长期发作可导致认知和行为障碍，进而发展成复杂部分性癫痫、强直性癫痫、强直-阵挛癫痫和继发性全面性癫痫。②性早熟：女孩表现为月经来潮并乳房发育、阴毛生长、外阴饱满有色素沉着；男孩表现为阴茎粗大、痤疮、胡须、声音变粗、肌肉发达等青春期特征。③行为异常：表现为伤人、毁物、易激惹、攻击性行为、愤怒发作等。④认知功能障碍：表现为多动症、注意力低下、语言发育迟缓、学习能力低下、智商低下。⑤个别病例出现视觉异常。

诊断 由于对该病认识程度有限，既往在临床诊断中常常漏诊。随着病例资料的积累和对本病的重视，依据 HH 特殊的临床表现（以痴笑发作、性早熟为 HH 的突出特点）和病变部位以及 CT/MRI 平扫和增强扫描的特征，结合脑电图，诊断符合率显著提高。

CT 平扫呈等密度占位性病变，位于垂体柄后方、脚间池、脑桥前池及鞍上池；肿瘤大者可压迫第三脑室底部变形，注药后无强化。磁共振成像（MRI）是首选和最好的影像学检查方法。典型表现为：位于垂体柄后方、视交叉与中脑之间，灰结节和乳头体区圆形或椭圆形肿物，边界清晰，有蒂或无蒂；向上可突入第三脑室底，呈圆形或椭圆形隆起。肿块信号均匀，大多与脑皮质相似，T1WI 为等信号，少数病例信号稍低于脑皮质，个别为稍高信号；T2WI 呈等或高 T2 信号改变。注射增强剂后无强化。MRI 可最大限度显示 HH 与周围重要结构的关系。

早期当患者仅有痴笑性癫痫

表　AC 手术治疗方法的优劣对比

手术方法	优点	缺点
立体定向抽吸术	简单快捷	复发率高
囊肿分流术	死亡率低 并发症低 复发率低	分流依赖 永久异物 感染风险
开颅囊肿切除术	直视有助确诊 多房囊肿效佳 免永久性分流	继发瘢痕及相关症状 通道阻塞复发再分流 死亡率高、并发症多
神经内镜造瘘术	除以上优点外 手术创伤小	除以上缺点外 术中止血困难

发作时，发作间期头皮脑电图通常是正常的。而随着疾病的进展，癫痫发作形式即趋多样化：患者脑电背景活动呈弥漫性减慢，发作间期可见单或双侧颞叶或额叶的孤立性癫痫样放电、抑制，或可见不规则的全面的棘慢波放电。发作期脑电主要以弥漫性低电压节律性快活动或全面的脑电背景抑制为特征。

病理学表现：显微镜下可见HH由分布不规则、分化良好、形态各异的神经元构成，在纤维基质内有星形细胞、神经节细胞分布，血管结构不明显。电镜下可见含有分泌颗粒的髓鞘轴突。免疫组化显示HH神经元及轴突内有催产素、β-内啡肽、促性腺激素释放激素和促皮质激素释放激素等，表明HH具有一定的神经内分泌功能。

鉴别诊断　HH应与下丘脑低级别星形细胞瘤、鞍上生殖细胞瘤、视交叉胶质瘤、颅咽管瘤、鞍膈脑膜瘤等相鉴别。

治疗　①药物治疗性早熟：HH不是真性肿瘤，生长速度缓慢，病变体积可多年无变化，因此，若仅表现为性早熟单一症状，可使用促性腺激素释放激素类似物：曲普瑞林来控制，疗效肯定，如条件允许应为首选。缺点是价格较高、用药周期长：一般需坚持治疗到正常青春期年龄。②手术切除：下述患者可选择手术治疗：性早熟药物治疗无效者；或虽治疗有效，但用药期间发生共济失调、发作性癫痫等神经系统症状者；或经济上无力承担药物治疗费用者；痴笑性癫痫及其他类型癫痫药物治疗无效者；肿瘤的占位效应造成神经功能障碍者。③其他治疗方法：普通放射治疗对HH无效。立体定向放射手术

（γ刀）对伴有痴笑或癫痫大发作的患儿疗效较好，致残率低；对性早熟患儿理论上有效，但缺乏相应的临床资料；对以癫痫为主且手术难度较大或者肿瘤未能全切除者可以作为很好的补充。

（李学记）

lú nèi jiāngxìbāo ròuyázhǒng

颅内浆细胞肉芽肿［intracranial（plasma cell granuloma，PCG）］

特发性的以多克隆浆细胞增生为特征的良性炎性肉芽肿性病变。又称纤维组织细胞瘤。1993年，世界卫生组织（WHO）神经系统肿瘤分类中将其归为肿瘤样病变。PCG以肺内发病常见，颅内罕见。颅内PCG病灶多发生于硬脑膜，少数位于脑内，亦有发生于垂体及脑室内的报道。颅内PCG常为单发，局部可呈广泛浸润性生长；多发者可同时发生于颅内和椎管内，也可与肺内PCG并存，亦可由颅外向颅内侵犯。颅内PCG无明显性别差异，发病年龄平均30岁，其中有70%在40岁前发病。

临床表现　临床上约50%的患者无症状，其余主要表现为头痛、头晕。因病变部位、大小不同，也可出现相应的炎性占位病变的症状和体征，可伴有癫痫、走路不稳、眼球或肢体运动障碍和视力下降等其他表现。个别患者可并发脑梗死。

诊断　本病非常罕见，缺乏特征性的临床表现和影像特点，多数患者在术前难以明确诊断，多误诊为颅内肿瘤。其确诊主要依靠组织活检、术后病理及免疫组织化学检查，正电子发射体层显像（PET）扫描对术前诊断有所裨益。CT平扫常显示为单发、致密的圆形、类圆形低或等密度肿块，肿块内可见低密度区，边缘清晰，可伴有出血、钙化和灶

周水肿、占位效应。注药后多呈均匀强化，可见硬脑膜尾征。偶见密度不均、片状强化者，无环状或结节状强化。病灶与周围脑组织有明确分界，常与小脑幕、大脑镰、颅骨内板关系密切。

磁共振成像（MRI）显示病变内结构信号较均匀、边缘清楚、周边水肿较明显。T1WI常显示为等或稍低信号，T2WI为等或稍高信号。若为囊变、坏死则产生相应的信号。注射钆喷替酸葡甲胺（Gd-DTPA）后，T1WI显示强化明显。偶见T1WI低信号、T2WI示肿块内低信号外围为高信号或T1WI高信号、T2WI呈低信号，注射Gd-DTPA后为非均一强化。病变靠近硬脑膜时，可见硬膜尾征，很难与脑膜瘤鉴别。有占位效应时，相邻组织结构将有明显的受压、移位或扭曲变形。PET显示TI-201具有在良性感染性病变内积聚的特点，并能模拟出一个活动性病变，因此，对于PET扫描显示的颅内异常的TI-201积聚，应虑及本病。另外，C-11Met PET扫描可以有效地显示病变的存在和范围，与CT、MRI结合可观察疗效，还有助于了解本病的血液循环和代谢方面的变化。

病理学表现：病变多呈类圆形，有明确的边界，与硬脑膜关系密切；病变质地较硬，可伴有出血、坏死和钙化，无恶性生长特征，周围往往伴有脑水肿。显微镜下可见病变支架为肉芽肿组织，以浆细胞为主要成分，淋巴细胞和组织细胞及其他炎性细胞混杂排列其中，有拉塞尔（Russel）小体，其中偶见上皮样细胞融合成多核巨细胞，可伴有邻近脑皮质胶质细胞反应性增生。免疫组化染色可见多克隆的浆细胞积聚，胞质内κ和λ链均呈阳性

表达。

鉴别诊断 绝大多数患者在术前均易误诊，需与脑膜瘤、胶质瘤、浆细胞瘤病、淋巴瘤及颅内其他类型的肉芽肿进行鉴别。

治疗及预后 手术为本病的首选治疗方案。如果为良性炎性肿块，术中全切病灶及受累硬脑膜可望得以治愈，无复发特征；若因 PCG 位置特殊等原因而术中无法全切的病灶，目前尚无满意的辅助治疗措施，有主张术后辅以激素治疗或放疗，但疗效尚不肯定。

(李学记)

lú nèi chángyuánxìng nángzhǒng

颅内肠源性囊肿 （intracranial enterogenous cyst）

由于胚胎发育第 3 周神经管与原肠分离障碍，其残留或异位的组织演变而来的颅内先天性瘤样病变。因发生于中枢神经系统内的囊肿其内皮细胞类似于胃肠内皮细胞而得名。又称畸胎瘤样囊肿、原肠性囊肿。1993 年，世界卫生组织（WHO）将肠源性囊肿归类为"囊肿和肿瘤样病变"。随着影像技术和临床病理学的发展，本病的检出率和确诊率逐渐提高，其80%位于椎管内，其余 10%～15%位于颅内：如颅前窝、鞍上池、颅后窝、脑桥小脑角等处，以脑桥小脑角和颅–颈交界处、脑干前方髓外硬膜下最为常见。肠源性囊肿较少见，任何年龄均可发病，以青少年多见。男女比例无较大差异。

临床表现 因囊肿对颅底硬脑膜的持续刺激，该病常以长期反复发作的头痛为首发症状。日后随着囊肿的不断增大而逐渐出现脑神经受累、小脑症状，脑干受压症状：如肢体运动障碍、呼吸困难等。还可出现颅内压增高的症状和体征：如头痛加重、呕吐、视神经盘水肿甚至萎缩等。伴瘘管者可发生脑膜炎。肠源性囊肿生长缓慢，临床症状出现的早晚、轻重有较大的个体差异。

诊断 凡于青少年期出现反复发作性头痛，病程长且伴有脑神经受累症状，结合下述影像学特征，大部分病例能明确诊断。

CT 表现为均匀、不增强的低密度圆形、类圆形占位病变，CT 值与脑脊液相似或稍高，极易与蛛网膜囊肿、胆脂瘤相混淆。磁共振成像（MRI）平扫表现为圆形、类圆形或椭圆形占位病变，边界清楚，邻近脑组织、脑干、延髓局部受压变形。因囊内容物蛋白质含量不同而信号各异，通常表现：T1WI 为均匀低信号或稍低信号、T2WI 为高信号，囊肿周围无水肿带。但如囊内容物含较多蛋白质成分或囊内出血，则 T1WI 可呈高信号、T2WI 呈低信号。注射造影剂后，囊壁可增强。这些特征与蛛网膜囊肿、胆脂瘤、囊性神经纤维瘤等有明显的区别。

病理学表现：外观呈圆形或椭圆形；囊壁菲薄；囊液呈无色透明或乳白色胶冻状，若合并出血则呈黄褐色混浊样。显微镜下可见囊液蛋白质含量较高、但无胆固醇结晶；囊壁多为具有纤毛结构的单层柱状上皮，其内有立方上皮，其下为基膜和结缔组织。1976 年，威尔金（Wilkin）根据囊壁成分将肠源性囊肿分为三型：①Ⅰ型：囊肿内衬单层、假复层立方或柱状上皮，伴或不伴有纤毛，可含有不等数量的杯状细胞，上皮紧贴基底膜，囊壁为菲薄的血管结缔组织。②Ⅱ型：囊壁除Ⅰ型的细胞外，还有黏液腺、浆液腺、平滑肌、脂肪、软骨、神经节等组成成分。③Ⅲ型：除Ⅱ型内容外，还含有室管膜及神经胶质组织。

鉴别诊断 应注意排除以下疾病：囊性神经纤维瘤、蛛网膜囊肿、表皮样囊肿、拉特克囊肿等，而当颅内肠源性囊肿呈短 T2信号时，尚需与黑色素瘤相鉴别。

治疗及预后 因本病为先天性发育异常所导致的良性瘤样病变，放疗、化疗均无明显疗效，应首选手术治疗。因其生长缓慢、病程长，囊壁大多与周围结构粘连紧密而难以全切，但囊壁大部切除后临床症状也可获得长期缓解。未全切除的囊肿远期可复发，术后应定期复查，长期跟踪随访，一旦复发可再行手术切除。患者预后一般较好，但个别病例亦有恶变。

(李学记)

lú nèi xuèguǎnwàipíxìbāoliú

颅内血管外皮细胞瘤 ［intracranial （hemangiopericytoma, HPC）］

颅内的血管性肿瘤。血管外皮细胞瘤是软组织肿瘤，由斯托特（Stout）和穆雷（Murray）于 1942 年首次报道，并命名。1954 年，贝格（Beg）和加勒特（Garret）首次报道原发于颅内的 HPC，其具体形态与脑膜瘤相似，且颅内大多数源于脑膜，故将其归为血管母细胞脑膜瘤的一种亚型。经洛洛娃（Lolova）对肿瘤酶组织化学的研究和波波夫（Popoff）的电镜观察，证实颅内 HPC 与外周组织的 HPC 完全相同，与脑膜瘤在组织学和生物学行为上均有不同之处。后经约瑟夫（Joseph）从分子基因水平证实其起源于毛细血管的齐默尔曼（Zimmerman）细胞，世界卫生组织（WHO）于 1993 年重新调整，把该肿瘤归类于中枢神经系统间质性非脑膜上皮肿瘤。血管外皮细胞瘤发病率低，约占中枢神经系统肿瘤的0.4%，颅内血管外皮细胞瘤可发生于任何年龄，中年稍多，平均40~45岁，病程从数月到数年不等，较脑膜瘤病程短；男性发病率略高于女性，约占56%。有较高的局部复发率和远处转移率，常转移到肺、骨髓、肝、腹膜后等。

临床表现 常无特殊症状和体征，临床表现根据病灶部位而不同，一般以颅内压增高和局部肿瘤压迫、浸润引起的相应神经功能受损为主。最常见的症状是头痛及因肿瘤发生部位不同而逐渐出现的颅内压增高和脑受压体征，肌力减弱和癫痫少见。癫痫和出血有时也是HPC的首发症状。与良性脑膜瘤比，肿瘤生长迅速，病程较短。发病部位多见于幕上，少见于脊髓或幕下，多为单发，好发于颅底、矢状窦和大脑镰旁、小脑幕或静脉窦附近。

诊断 结合临床表现及影像学、病理学检查可以诊断。CT显示肿瘤多为等密度、高密度或混杂密度，CT值高达105Hu，高于脑膜瘤的增强程度，表明HPC的血供非常丰富。肿瘤血供丰富，但常因生长迅速导致肿瘤内局部的血供不足，而出现坏死液化囊变而伴有低密度影，多无钙化。多呈类圆形或分叶状，边界清楚。增强扫描可呈环状，不均匀或均匀强化。占位效应显著，而瘤周水肿不明显，少数亦可见到硬膜尾征。相邻的骨组织可有溶骨性破坏，无骨质反应性增生。磁共振成像（MRI）显示大多呈分叶状，T1WI呈等信号，T2WI呈等信号或等高信号，信号大多不均匀，增强扫描肿瘤多为明显的不均匀强化。由于肿瘤内血管流空信号较多见，表明肿瘤供血血管

相当丰富。数字减影血管造影（DSA）显示肿瘤血管丰富，动脉期可见团状、排列紊乱、粗细不均的病理血管，部分并伴有局限性扩张，呈血管团样改变，类似血管畸形，静脉期有肿瘤染色，肿瘤中央囊变液化区呈无血管区，颈外动脉可参与供血。

病理学表现： 肿瘤组织质韧或软，可有薄包膜或假包膜，切面呈海绵状，血管丰富为其一大特点，穿支血管交织成弥漫的网状，可见出血液化或坏死囊变，少有钙化，银染见肿瘤内大量的网状纤维，其间镶嵌有单个的肿瘤细胞，细胞体积较大，胞质丰富，呈椭圆形、多角形或梭形，围绕鹿角状的薄壁血管呈放射状排列，没有脑膜瘤常见的砂砾小体，更没有脑膜瘤细胞紧密排列的典型游涡状形态，胞核圆形或类圆形，核仁1或2个，染色质较细且多靠近核膜，病理性核分裂象多见。由于外皮细胞缺乏特有的组织病理学和超微结构特征，常需根据肿瘤细胞中不包含内皮细胞或脑膜特征做出诊断。

鉴别诊断 需与以下肿瘤相鉴别。

与脑膜瘤鉴别 ①男女无明显差异，后者以女性多见。②病程短，明显短于脑膜瘤的平均病程。③肿瘤血供较后者更丰富，常出现出血、坏死、液化及囊变，很少见到钙化。④在增强MRI检查中，HPC的强化程度及强化持续的时间均超过脑膜瘤，肿瘤实质MRI增强效应显著，且多为不均匀性强化，而后者多均匀强化。⑤尾征较后者少见，硬膜尾征少见也反映了HPC生长迅速的特点，由于肿瘤生长时间较短，对硬膜的侵袭或刺激还没有达到使硬膜尾征显现的程度。而脑膜瘤

硬膜尾征多见则与该肿瘤生长时间较长，长期对硬膜的侵袭与刺激有关。⑥HPC肿瘤组织以窄基底与硬膜相连者略多，而脑膜瘤则多为宽基底。⑦肿瘤组织具有明显的侵袭性，常破坏周围邻近的骨质，呈溶骨性破坏，而后者则多为成骨性破坏。⑧肿瘤往往跨叶生长。⑨肿瘤组织内偶尔可见到流空的血管，DSA显示肿瘤血管丰富，呈血管团样改变，静脉期有肿瘤染色。⑩可以发生颅内甚至颅外转移。

与血管网状细胞瘤鉴别 两者临床及影像学有相似之处。HPC主要位于幕上，多与脑膜关系密切。血管网状细胞瘤有明显的家族倾向，主要见于幕下，位于脑内，与脑膜无密切关系。

与胶质瘤鉴别 发生于脑实质内的HPC易与脑内的胶质瘤混淆，后者CT平扫多表现为高、低混杂的密度，呈浸润性生长，边缘模糊不清，占位效应及水肿程度均较显著，增强扫描呈不均匀性增强或不规则环状增强，增强程度也不如HPC。

与神经鞘瘤鉴别 当HPC发生于脑桥小脑角时，需与神经鞘瘤鉴别。后者有听力下降，并伴有内耳道开口扩大，肿瘤的密度或信号不均匀，易发生囊变，增强扫描病灶不如HPC强化明显。

治疗 主要为手术切除，并辅以术后放疗。手术见肿瘤表面多呈结节状，有假包膜，瘤体呈灰红色或灰白色，质韧或软硬不均，瘤内血管丰富，切面呈血窦样。尽管此肿瘤多有假包膜，仍应切除部分周边的正常脑组织。肿瘤血供丰富，术中出血多，术前栓塞治疗可减少术中出血。由于HPC对放疗敏感，术后应行外放射治疗，如立体定向放射手术

（γ刀）治疗。术后有较高的复发率，放疗可大大降低本病的复发率，据统计，如无放疗，复发率为90%；如有放疗，复发率仅为38%。格思里（Guthrie）认为复发率的高低与放疗的剂量呈正相关。化疗对本病的疗效尚不肯定。

预后 一般预后不良，具有侵袭性、易复发及远处转移等特点，故患者应长期随访，定期复查。其颅外转移率很高，可达25%，按转移发生率，依次为骨、肺和肝，也可见于其他器官。甚至切除后多年仍有复发和转移的可能性。肿瘤预后与年龄、性别和复发间期有关，儿童一般预后较成人好。

（张 东 曹佳超）

lú nèi xuèguǎnwǎngzhuàngxìbāoliú
颅内血管网状细胞瘤（intracranial angioreticuloma） 由基质细胞和丰富的毛细血管组成，组织起源未定的 WHO 分级 I 级的肿瘤。又称毛细血管性血管母细胞瘤、血管母细胞瘤或毛细胞血管内皮细胞瘤。该病常与视网膜血管瘤、内脏先天性多发性囊肿或肿瘤等同时存在，组成特殊的综合征，称为冯·希佩尔-林道（Von Hippel-Lindau）综合征或VHL病，其发生率占颅内血管网状细胞瘤的25%以上。国外报道血管网状细胞瘤占整个颅内肿瘤的0.99%~4.7%，其中大多数位于颅后窝，各年龄组均可发病，以20~60岁为多见，男女发病率之比为1.8∶1。

临床表现 实质性者，生长缓慢，病程较长。囊性者，病程较短，囊肿形成较快或囊内出血，可呈急性发病。大多数患者以慢性颅内压增高症状为主要表现，头痛最为常见，呕吐见于约80%的病例。小脑肿瘤大多有眼球震颤、共济失调和走路不稳等症状，有的出现强迫头位。脑干肿瘤常表现为脑神经麻痹，如呛咳、吞咽困难等后组脑神经症状和肢体感觉或运动障碍等。幕上肿瘤根据部位不同可有偏瘫、偏身感觉障碍、癫痫样发作等。位于小脑蚓部或小脑半球内侧的肿瘤常压迫第四脑室，如囊肿增大或瘤内出血可使脑脊液通路完全受阻，阻塞性脑积水可致急性严重的颅内压增高。此外，若发现内脏的先天性疾病如多囊肾、胰腺囊肿、肝囊肿、肾细胞癌、肾上腺嗜铬细胞瘤等应考虑伴发本病的可能。

诊断 结合临床表现和影像学、病理学检查可以诊断。在冯·希佩尔-林道综合征中，除中枢神经系统疾患外，还出现其他系统病变，包括视网膜血管瘤，胰、肺、肾及附睾囊肿，肾癌等。

CT 平扫时实质性肿瘤表现为边界清楚的圆形或类圆形不均匀较高密度病灶，肿瘤多位于脑内，瘤周水肿带常不明显，增强扫描肿瘤呈明显均匀强化。囊性肿瘤平扫时为低密度类圆形病灶，边界尚清，有时可见等或稍低密度的瘤结节突入囊腔，增强扫描时瘤结节明显强化。瘤周可见一根或数根较粗大的血管伸入肿瘤。肿瘤较大时，第四脑室受压移位，幕上侧脑室及第三脑室扩大、积水，在 CT 与磁共振成像（MRI）上都可显示。MRI 显示实质性肿瘤 T1 呈等信号，T2 为高信号。囊性肿瘤 T1 呈低信号，T2 为高信号。增强后，实质性病灶和囊性病灶的瘤结节均可明显强化。肿瘤内或其周围可见条状迂曲行走的血管流空影。数字减影脑血管造影显示病灶可显示为一团细小规则的血管网及肿瘤染色，有时可见较大的动脉参与供血。当肿瘤过小，CT 和 MRI 上未能显示时，椎动脉血管造影仍可见上述异常血管染色。

病理学表现 肿瘤为局限性生长，小者无包膜，大者有包膜。大小不一，小者针头大或绿豆大，大者可达核桃大甚至更大。质地较软，在脑表面者常埋入软脑膜内或与其关系密切。肿瘤有实质性和囊性两种，囊性变为本瘤的突出特点，占总数的 2/3~3/4，在小脑（尤其在小脑半球者）者多半呈囊性；在大脑和脊髓者实质性多见。囊肿的体积可大大超过肿瘤本身，血管瘤被巨大的囊肿推向囊肿的一侧，此时称其为附壁结节。显微镜下可见肿瘤主要由三种细胞构成：内皮细胞、外皮细胞和间质细胞。由于它们之间的比例、排列方式、血管形成的形式、间质细胞脂化程度等因素，造成该瘤的组织像有明显差异。可以间质细胞为主，或以内皮细胞为主，也可以肿瘤细胞内含丰富的网状纤维为特征（血管网状细胞肿瘤之名由此而来）。

鉴别诊断 本病典型表现为大囊和明显强化的小结节，瘤内和瘤周可见迂曲血管，MRI 多呈流空状。但有时需与下列疾病区别：①毛细胞型星形细胞瘤：好发于青少年，边界不清，常伴钙化，增强后扫描强化不明显。②蛛网膜囊肿：为脑外占位，密度低，增强后扫描不强化。③表皮样囊肿：多位于脑桥小脑角区，密度低于脑脊液，增强后扫描有时可见轻微囊壁强化。实质性者应与单发转移瘤、脑膜瘤、巨大动脉瘤、恶性淋巴瘤及听神经瘤区别。实质性伴囊变呈环形强化时，需与脑脓肿、转移瘤、毛细胞型星形细胞瘤相区别；脑脓肿常伴有感染史，且脓肿壁可见环状强化，水肿较明显。

治疗 手术切除是主要的治疗手段，肿瘤切除完全则预后良好。对于血供丰富、血管众多、体积较大的瘤结节，手术全切除较困难，术前行供血动脉栓塞，可有效减少肿瘤血供，提高全切除率。对囊性肿瘤可先穿刺抽出囊液，再切开囊壁探查，寻找和切除瘤结节是手术成功的关键。确实难以发现肿瘤结节的囊肿，可单纯引流，缓解症状，待复发后再次手术切除瘤结节。

预后 囊性或实质性的血管网状细胞瘤，即使全切除后，仍有一定的复发率，可原位复发或远隔部位复发，尤其是 VHL 病患者，有多发肿瘤者及 30 岁以下年轻人易于复发。

（张 东 曹佳超）

lú nèi xuèguǎnnèipíxìbāoliú
颅内血管内皮细胞瘤（intracranial hemangioendothelioma）

以上皮样细胞为特征的血管内皮肿瘤。又称上皮样血管内皮细胞瘤，好发于软组织和实质性器官，颅内罕见。在所有颅内原发肿瘤中其发病率低于 0.02%。多见于中年人。1982 年韦斯（Weiss）和恩青格（Enzinger）首先描述并命名为上皮样血管内皮细胞瘤，认为属于中间性血管肿瘤。世界卫生组织（WHO）2007 年中枢神经系统肿瘤分类，将颅内血管内皮细胞瘤归为间叶性肿瘤，生物学行为属交界性或不确定性肿瘤。

临床表现 多样，与肿瘤部位相关，无明显特异性，主要表现为肿瘤侵蚀，破坏颅骨，头皮下及硬脑膜，很少向硬膜下生长，多数病灶内容易发生出血，术前定性诊断较为困难。

诊断 本病确诊依赖于病理学诊断。其组织形态学特征有：

①瘤细胞具有上皮样形态，呈类圆形或多角形。②瘤细胞胞质丰富，嗜酸性或淡染透亮，核大泡状，呈圆形或椭圆形，核膜光滑，核仁明显，核分裂象少见（1~2个/10HPF），细胞无明显多形性。③组织结构多样，大部分呈三五成群的短条索状、实性巢状、腺腔样排列，部分呈单个细胞束状或点状排列分布于玻璃样间质中。④部分瘤细胞胞质内有大小不等的空泡形成，内可见红细胞，提示由单个细胞构成的原始血管，原始血管腔的形成最具诊断特征。

韦斯认为颅内血管内皮细胞瘤的组织学特征为：①具有嗜酸性胞质的上皮样细胞。②瘤细胞排列成小巢状、索状或单个细胞侵入黏液性基质中。③超微结构具有吞饮小泡和内皮细胞基板及特征性怀布尔-帕拉德（Weibel-Palade）小体。④免疫组织化学检测有内皮细胞标志物 CD31、CD34、FⅧ和 UEA21 阳性反应。然而，1/4~1/3 的肿瘤具有恶性侵袭行为，镜下核分裂象多见（>1 个/10HPF），细胞不典型，局灶性坏死和梭形细胞比例增加，以上往往提示肿瘤恶性，易复发及转移。

本病有一定的影像学特点：CT 平扫大多数因瘤内出血表现为高密度，肿瘤实质部分可呈等密度，周围环绕低密度水肿影，增强后明显强化。磁共振成像（MRI）检查可以清楚显示肿瘤的范围，信号特点因出血产物的不同而表现各异，其 T1、T2 可以表现为低、等或高各种不同的信号；增强后强化明显，还可见瘤内多个流空信号或条索状血管影像，提示血供丰富；部分瘤内可有囊变。血管造影检查可见肿瘤由颅内、外血管双重供血，但以颅外

动脉供血为主。

鉴别诊断 需与以下肿瘤相鉴别。

转移癌 颅内血管内皮细胞瘤上皮样细胞呈巢状，索样排列，胞质内空泡和核偏位，类似印戒细胞及黏液背景易误为低分化黏液腺癌，但颅内血管内皮细胞瘤多无明显异型，核分裂象少见。过碘酸希夫/阿辛蓝（PAS/AB）染色阴性，免疫组化标记 CD31、CD34、FⅧ及 UEA21 阳性，电镜观察证明为内皮细胞。

黏液性软骨肉瘤 当颅内血管内皮细胞瘤含有酸性黏液和软骨样基质时，两者易混淆，但软骨肉瘤呈分叶状生长，胞质含大量糖原而无胞质内空泡形成。免疫组化显示 S-100 蛋白阳性，内皮细胞标志物阴性有助诊断。

脊索样脑膜瘤和脊索瘤 两者虽然均有细胞内含空泡的上皮样细胞和黏液性基质，但不存在原始幼稚的血管结构。且脊索样脑膜瘤往往可找见蛛网膜颗粒特征，免疫组化除表达细胞角蛋白（CK）和波形蛋白（vimentin）阳性，上皮膜抗原（EMA）和 S-100 蛋白阳性有诊断意义。

治疗 单个肿瘤或局限性病灶首选手术扩大切除，组织学恶性程度较高的肿瘤同肉瘤一样处理，局部扩大切除和区域性淋巴结清扫手术切除作为首选，应尽量争取全切病灶。对于术后残留肿瘤可辅助以放疗或化疗，化疗是术后及无手术指征患者（如肺内多发的结节状病灶）的主要治疗措施。用于本病的化疗药物主要有环磷酰胺、异环磷酰胺、多柔比星、达卡巴嗪、长春地辛、长春新碱等，但疗效不一。放疗多选用普通放疗和（或）三维适形，也可选用立体定向放射治疗。

预后 本病属恶性肿瘤，预后不佳。

（张　东　曹佳超）

lú nèi hǎimiánzhuàng xuèguǎnliú

颅内海绵状血管瘤 (intracranial cavernous angioma, ICA)

由众多薄壁血管组成的海绵状异常血管团，这些畸形血管团紧密相贴，血管间无或极少有脑实质组织。又称海绵状血管畸形，它并非真性肿瘤，按组织学分类属于脑血管畸形。根据尸检及 MRI 研究结果，海绵状血管瘤的人群发病率0.4%～0.8%，占脑血管畸形的10%～15%。女性多见，男女比为1∶5。发病部位以幕上为主，占64%～84%，幕下以脑桥及小脑多见。按照其发病特点分为散发性和家族性，其中家族性海绵状血管瘤占 6%～50%，美籍墨西哥人多见，有癫痫家族史，为常染色体显性遗传。50%的家族性海绵状血管瘤有多发病灶，而散发性患者仅有 12%～20%有多发病灶。

病因 海绵状血管瘤是脑血管畸形的一个类型，病因尚不清楚，但存在两种学说：①先天性学说：认为颅内海绵状血管瘤有家族倾向，为常染色体显性遗传，具有基因突变，其突变基因位于染色体 7q11、7q22。②后天性学说：认为常规放疗、病毒感染、外伤、手术、出血后血管性反应均可诱发海绵状血管瘤。

临床分型 通常分为脑内和脑外海绵窦两种。也有文献报道把颅内海绵状血管瘤分为三种类型：位于脑实质内者为Ⅰ型；位于海绵窦区病变呈囊性者为Ⅱa型；同时位于海绵窦区病变含实质成分较多者为Ⅱb型。

临床表现 因病灶侵犯部位不同而有不同的症状，主要有癫痫、出血、头痛、进行性神经功能障碍（占位效应）。癫痫是最常见的症状，一般多认为是由于病变反复出血、栓塞和红细胞溶解，造成周围脑实质内含铁血黄素沉积和胶质增生，正常脑组织受到机械或化学刺激而形成癫痫灶所致。位于颅中窝的病灶，向前可侵犯海绵窦、下丘脑、垂体和视神经。故可表现为头痛、动眼神经麻痹、展神经麻痹、三叉神经麻痹、视力减退及眼球突出等前组脑神经损伤表现。患者可有肥胖、闭经、泌乳或多饮多尿等下丘脑和垂体损害表现。病灶较大可有颅内压增高症状。脑干海绵状血管瘤的临床表现与肿瘤所在的位置密切相关，病变位于中脑，则颅内压增高明显，还会出现红核震颤、不自主发笑和发作性意识丧失等中脑所有的临床表现；病变位于脑桥，部分患者会出现同向凝视障碍；而延髓病变者表现顽固性呃逆、吞咽困难等。

诊断 结合临床表现、影像学和病理学检查可以诊断。CT 显示边界清楚的类圆形或结节状病灶，均一略高或高密度或混杂密度。增强后，病灶无或轻度强化，其强化程度主要取决于病灶内血栓形成和钙化的程度。磁共振成像（MRI）对诊断具有极高的特异性，尤其是梯度回波序列成像是诊断家族性脑海绵状血管瘤的金标准。本病在 MRI 上多呈不规则网格样或桑葚状不均匀的异常信号，MRI 的表现与瘤内出血的时间和出血多少有关。硬膜外型一般位于颅中窝海绵窦区，MRI 扫描 T1WI 上肿块呈较均匀的稍低信号，在 T2WI 和质子密度加权像上表现为显著均一的高信号，增强后明显均匀强化，是海绵窦区海绵状血管瘤较为特异性的影像学特点。数字减影血管造影（DSA）显示绝大多数颅内海绵状血管瘤血管造影不显影。

病理学表现：肿瘤为边界清楚的紫红色桑葚样病灶。与动静脉畸形比较，它属于低流量病变，没有动脉化静脉和压力高的供血动脉。质地可软可硬，取决于其内的含血血管、血栓、钙化和骨化成分。显微镜下可见由缺乏肌层和弹性纤维的大小不等的海绵状血管窦组成，血管管腔大小不等，管壁薄，仅有单层的内皮细胞和较薄的外膜，无基膜。血管排列紧密，血管间只有少量疏松结缔组织而无脑组织夹杂，剖面犹如海绵状。病灶内可见玻璃样变、钙化、囊变、胆固醇结晶、不同阶段的出血。病灶周围存在大量含铁血黄素沉着，提示病灶曾发生多次隐性出血。病灶周边脑组织胶质增生。

鉴别诊断 本病需与高血压脑出血及颅内肿瘤出血相鉴别。脑外海绵窦型海绵状血管瘤需与脑膜瘤、神经鞘瘤、垂体瘤等相鉴别。

治疗 根据其临床表现、影像学特点采取不同的治疗方式。

保守治疗 对于无症状者临床上可以不予处理，如果患者表现为难治性癫痫、严重头痛及出血、局灶功能障碍进行性加重则应手术治疗。另外对一些有症状，但部位深在或位于重要功能区，手术危险性很大的海绵状血管瘤，可先保守治疗，定期随访。建议每 6 个月复查一次 MRI，如病变稳定则以后每年复查一次。

手术治疗 有癫痫表现的患者应该积极考虑手术治疗。反复出血、位置表浅、进行性神经功能障碍的脑干海绵状血管瘤也可以手术治疗。儿童患者的颅内海绵状血管瘤致癫痫的发生率显著高于成人，早期进行手术可以防止癫痫对儿童智力的长期损害，以及消除癫痫对认知与精神行为的影响。对颅内海绵状血管瘤伴癫痫者，致痫灶位于病灶周围含铁血黄素沉积的脑组织，因此应同时切除病灶和周边不正常的脑组织。

放射治疗　立体定向放射手术（γ刀）治疗效果欠佳，主要原因是治疗后再出血率及迟发性脑水肿发生率高，病灶缩小及消失率低。尚无证据证明放疗对控制癫痫有效。

预后　本病为良性病变，预后良好。手术治疗能有效地防止出血和控制癫痫的发作，多数患者手术后能够恢复正常的工作或学习。

（张　东　曹佳超）

lú nèi yuánfāxìng ròuliú

颅内原发性肉瘤（intracranial primary sarcoma）　由结缔组织成分构成的恶性肿瘤。从发生学上看，在硬脑膜、蛛网膜、软脑膜、脑血管、脉络膜及其他结缔组织多的结构均可产生肉瘤。本类肿瘤发生率较低，占颅内肿瘤的0.5%~0.7%。本类肿瘤包括脑膜肉瘤、网状细胞肉瘤、横纹肌肉瘤、平滑肌肉瘤、间叶性软骨肉瘤、淋巴肉瘤、脂肪肉瘤等。

临床表现　病程较短，因肿瘤增殖较快，一般患者从出现症状到就诊时间平均为6个月左右。多有头痛及视神经盘水肿，晚期颅内压增高较重。约25%的患者有癫痫发作，并可自发瘤卒中而突发意识障碍。神经系统的局灶体征因侵袭部位不同亦不同。

诊断　本病在颅内各部位均可发生，临床上除发展迅速，病程较短外，又缺少其他特点，所以术前诊断比较困难，几乎均在术后或尸检时才获确诊。CT见肿瘤占位效应明显，瘤周水肿明显，瘤体密度增高，并有对比剂强化。磁共振成像（MRI）影像上可见瘤灶边界不清晰，瘤体信号明显不均匀，且占位效应及瘤周水肿严重。

鉴别诊断　本病需与恶性胶质瘤、转移瘤、脑膜瘤恶性变、脑膜瘤在动脉造影或临床表现上相鉴别。恶性胶质瘤、转移瘤、脑膜瘤恶性变虽然在动脉造影表现上有时很难与原发性颅内肉瘤相鉴别，但恶性胶质瘤患者年龄较大，病程短，早期可出现精神症状，局限体征及颅内压增高症状显著。转移瘤在身体其他部位常有原发瘤，并常有多发病灶。脑膜瘤恶性变一般发生于手术切除后且复发快。这些特点可资鉴别。脑膜瘤与脑膜肉瘤在动脉造影上可有相似表现，但脑膜瘤为良性缓慢生长的肿瘤，体征常不显著，一般情况较好。

治疗　主要采取手术和放化疗。手术将病变连同周围受侵蚀的脑膜、颅骨等结构尽可能切除。对全切或部分切除的患者，术后均应行放疗和化疗，以提高局部控制率，延长生存时间。对肿瘤局限、无播散或周身转移者，可采用立体定向放射手术（γ刀或X刀）治疗，疗效满意。

预后　不良，文献报告存活期从9周至10个月不等。目前主张采用根治性手术，术后辅以放疗及化疗，似乎可取得较好的预后和延长存活期。伯斯坦（Burstein）报道一组41例网状细胞肉瘤，术后平均存活期5个月，而全部切除或次全切除术后加放疗的存活期可达4年。埃罗斯（Heros）报告12例间叶性软骨肉瘤经根治性手术或辅以放疗及化疗，

最长存活期达9~12年。

（张　东　曹佳超）

lúyānguǎnliú

颅咽管瘤（craniopharyngioma）　发生在与拉特克（Rathke）囊有关的腺垂体、垂体柄、漏斗、乳头体、灰结节、视交叉及第三脑室前部的肿瘤，呈良性增长。颅咽管瘤约占颅内肿瘤的4%，可见于任何年龄，但70%发生于15岁以下的儿童之中，是儿童最常见的先天性肿瘤，占鞍区肿瘤的第一位。

病因和发病机制　关于颅咽管瘤的起源，较为统一的意见认为是与拉特克囊相关。拉特克囊是胚胎第二周左右原始口腔顶上出现的向上突起，位于脊索前端。拉特克囊与原始口腔相连部分逐渐变细形成的管道称为颅咽管。正常情况下颅咽管一般在胚胎7~8周逐渐退化，拉特克囊在8周左右由简单的表皮结构迅速增殖形成垂体腺部，包括前叶和结节部，漏斗形成垂体神经部及后叶。正常人的垂体，尤其是结节部，有残余的鳞状表皮细胞，目前多数意见认为颅咽管瘤起源于此。

临床分型　根据肿瘤的解剖位置以及手术方式，国外对于颅咽管瘤有多种分型方法，常用的分型方法如下。

亚沙尔吉尔（Yasargil）根据颅咽管瘤生长部位分为三个腔室，六种类型：①肿瘤位于蝶鞍内或鞍膈下腔隙（A型）。②肿瘤位于鞍上池腔隙（C型）。③肿瘤位于脑室内腔隙（F型）。④肿瘤从鞍上侵入鞍内（B型）。⑤肿瘤位于鞍上但侵入第三脑室（D型）。⑥肿瘤从鞍上向鞍旁生长（E型）。

萨米（Samii）分类法，根据

颅咽管瘤的垂直面生长程度共分为五级：①Ⅰ级：肿瘤仅限于鞍内或鞍膈下。②Ⅱ级：肿瘤位于鞍上池，但是未侵入鞍内。③Ⅲ级：肿瘤位于鞍上池，向上长入三脑室，但不超过1/2。④Ⅳ级：肿瘤从鞍上池入第三脑室内1/2以上。⑤Ⅴ级：肿瘤顶部达透明隔或进入侧脑室。

根据颅咽管瘤在水平面和矢状面的生长程度分为：①鞍型（S型）肿瘤向鞍底生长，进入蝶窦。②外侧型（L型）肿瘤向外侧扩展，侵入额底或从侧脑室旁入颞叶。③后位型（P型）肿瘤向后扩展，累及或压迫中脑，直达颅后窝。④前位型（A型）肿瘤扩展进入纵裂，或者累及额叶向前生长。

中国国内学者根据临床经验将颅咽管瘤分为四型：①鞍内型：肿瘤主要位于鞍内，鞍膈下方，多见于成人，肿瘤大多为实性。②鞍上型：肿瘤位于漏斗前面（视交叉前型），肿瘤与垂体柄及灰结节关系密切，向视交叉前方生长，肿瘤位于漏斗后部可向视交叉后生长（视交叉后型）。③第三脑室前型：肿瘤主要位于第三脑室前部，多见于儿童，肿瘤大部分为囊性，可阻塞双侧室间孔导致脑积水。④复杂型：主要发生在儿童，大部分为囊性肿瘤，起源于鞍区，可向斜坡、脑桥小脑角、额叶底部、侧脑室内方向生长。

临床表现　生长速度缓慢。临床表现与肿瘤部位、大小、发展方向和患者年龄大小有关。由于颅咽管瘤发生于鞍区，因此部分临床症状类似于垂体腺瘤。

颅内压增高症状　肿瘤较小的时候一般无明显颅内压增高表现，当肿瘤发展累及第三脑室前半部引起室间孔受压导致脑积水时，可引起明显颅内压增高表现，常见于儿童患者。约有80%的患者出现头痛、恶心、呕吐、视神经盘水肿等常见颅内压增高症状，部分可能出现一侧或双侧展神经麻痹，晚期可以出现嗜睡或昏迷。

视力视野改变　同垂体腺瘤相同，由于肿瘤生长压迫导致视交叉、视神经及视束受压，70%~80%的患者会出现视力下降，视野障碍。根据肿瘤发展压迫位置的不同，可能会出现双颞侧偏盲、部分偏盲、同向性偏盲等。如肿瘤过大导致颅内压增高而出现视神经盘水肿，严重时会导致视神经萎缩甚至失明。

内分泌功能紊乱　与分泌型垂体腺瘤不同，颅咽管瘤造成的内分泌功能紊乱多是由于压迫造成垂体功能低下，如生长激素、促性腺激素分泌不足，甲状腺功能低下等。儿童患者多表现为身材矮小、骨骼生长迟缓、基础代谢率低下等，青春期性器官发育障碍等。成年患者可能出现男性阳痿、女性月经失调甚至闭经。

下丘脑症状　由于颅咽管瘤发展导致下丘脑受压，可能会出现相应的下丘脑症状，最常见的是抗利尿激素分泌减少造成的尿崩症。部分患者可以尿崩作为首发症状。

诊断　依据临床表现、影像学和内分泌学检查可以诊断。

内分泌检查　较大的颅咽管瘤患者可能会出现相应的内分泌学改变。术前内分泌学检查可能会出现肾上腺皮质功能减退和（或）甲状腺功能减退，部分患者会出现促性腺激素分泌下降。术后对于垂体功能的评估仍很重要。

影像学检查　①X线片：可见蝶鞍增大或破坏的表现，部分患者可见颅骨鞍区钙化表现。钙化是鞍内颅咽管瘤与垂体腺瘤的鉴别要点之一。②CT：可见有明显的占位表现，由于肿瘤成分的不同而出现不同的表现。单纯CT扫描可显示颅咽管瘤囊变区呈低密度影，增强扫描部分可见边缘强化表现，实质性肿瘤则呈均一的密度增高影，增强扫描均一强化。70%~90%的小儿，30%~67%的成年人于鞍上可见散在的钙化结节样表现。CT可以显示骨质、肿瘤和其他相关组织的密度情况，显示蝶鞍、颅底及蝶骨的骨性解剖，对于手术入路选择具有重要的作用。③磁共振成像（MRI）：由于颅咽管瘤中胆固醇和正铁血红蛋白含量不同，在MRI上也会有不同的表现。T1加权像显示低到高的信号区，囊性成分较多时T2加权像为高信号区。对于出现钙化的颅咽管瘤，MRI上可呈低T1低T2信号。MRI在显示骨质破坏情况、钙化等方面不如CT，但是MRI可以更好地显示肿瘤周围毗邻的结构，在判断肿瘤的起源部位、囊性成分及肿瘤与正常组织关系等要优于CT。

鉴别诊断　儿童颅咽管瘤的诊断较为容易，如果具有明显的发育迟缓、视力视野改变、尿崩症等表现，结合相关内分泌检查和影像学检查可明确诊断。成年患者多以视力视野改变、男性性功能改变、女性月经紊乱等多见。但是对于成人颅咽管瘤或者是实性颅咽管瘤的诊断中，仍需要与以下疾病进行鉴别诊断。

垂体腺瘤　垂体腺瘤多发生于15岁以后的患者，肿瘤所致的颅内压增高或生长发育迟缓较为少见。对于不同的垂体腺瘤，相关的内分泌检查可进行鉴别诊断。

但是对于某些出现钙化的垂体腺瘤，影像学检查与颅咽管瘤相似，给诊断带来困难。

生殖细胞瘤　生殖细胞瘤由原始的生殖细胞衍生而来，好发于松果体区，其次为鞍上池，称为鞍上生殖细胞瘤，女性患者多见。生殖细胞瘤也可出现尿崩症表现，可有性早熟征。但生殖细胞瘤通常无包膜、无钙化、出血、坏死或囊性变，影像学检查可鉴别。生殖细胞瘤对放疗敏感，部分情况下可行诊断性放疗。

鞍结节或鞍膈脑膜瘤　属于常见的鞍上肿瘤。主要表现为视力视野改变，而内分泌障碍和下丘脑症状较为少见。影像学检查可见局部骨质的破坏，CT 和 MRI 增强扫描可见均匀强化和脑膜尾征表现。

下丘脑胶质瘤　下丘脑胶质瘤主要发生于儿童，部分患者可有内分泌功能低下表现。早期可产生脑积水造成颅内压增高。影像学检查显示肿瘤为实性，无囊变，无钙化，增强扫描均匀强化，MRI 的 T2 像为均质高信号。

鞍区脊索瘤　鞍区脊索瘤大多数具有多条脑神经损害表现，常见钙化，蝶鞍部和斜坡可有明显骨质破坏的表现，一般可以明确鉴别。

另外，在诊断颅咽管瘤时，还要注意与拉特克（Rathke）囊肿、动脉瘤、淋巴瘤、视神经胶质瘤、炎性肉芽肿等鞍上病变相鉴别。

治疗　手术及放、化疗。

手术治疗　手术切除是主要治疗手段。手术全切除是治疗颅咽管瘤的最佳选择，全切后大部分患者可达到痊愈。由于颅咽管瘤周围粘连紧密且位于脑的深部，有时紧邻下丘脑，手术全切除难

度较大。因此手术效果主要与肿瘤大小、肿瘤囊实性、肿瘤与周围组织结构的关系与粘连程度、手术医师经验以及患者一般情况有关。根据肿瘤的位置、扩展方向、质地以及邻近结构，手术的方式也有不同。对于无法进行常规手术的患者，可行姑息性手术治疗，包括囊肿穿刺放出囊液，侧脑室分流手术解除脑脊液循环梗阻，降低颅内压。

放疗　包括内放疗和外放疗两种。内放疗：内放疗的首选适应证为囊性颅咽管瘤。对于囊性颅咽管瘤手术中无法完全切除瘤壁，可于瘤腔内注射放射性核素，进行组织间放疗，使瘤壁坏死。外放疗：对于无法全切除只能行次全切的颅咽管瘤，放疗可以延缓上皮细胞增长、减少囊液形成。因此对于次全切的患者术后辅助放疗可以有效提高生存率。对于全切除的患者进行术后放疗一定程度上也能减少复发。但是组织学角度上来讲，颅咽管瘤对放疗敏感程度较低，因此放疗只能作为辅助治疗方法。

化疗　采用博莱霉素等药物进行肿瘤内化疗也是治疗的方法之一。

并发症　①视力障碍：是常见的术后并发症，多数是因为视神经供血受到影响，少数患者是由于过多牵拉视神经造成，一般表现为全盲或近全盲。对于术前严重颅内压增高造成的视神经损害程度较重，术后也难以恢复正常。②下丘脑症状：尿崩症是最常见的术后并发症，一般术后24小时之内即可出现，尤其是术中损伤到垂体柄的病例，多数可逐渐恢复。部分患者会出现严重的体温失调、嗜睡等，预后不良。③垂体功能减退：颅咽管瘤术后，

患者可能出现多种激素水平低下的表现。④癫痫：癫痫较为偶发，但不及时处理后果严重，甚至死亡。术后电解质紊乱如高钠血症、高氯血症或低钠血症、低氯血症极易引起癫痫发作。

预后　颅咽管瘤全切除和次全切出后加以放射治疗，肿瘤复发率约为20%，患者10年生存率可以达到85%以上，疗效满意。

（王任直）

chuítǐ xiànliú

垂体腺瘤（pituitary adenoma）腺垂体细胞来源的颅内良性肿瘤。约占神经系统肿瘤的10%。随着现代影像学检查技术的发展和激素检查方法的普及，垂体腺瘤的发现率明显增加，达15%～20%。垂体腺瘤可以发生于任何年龄，但以30～50岁者居多。由于垂体腺瘤患者临床表现各异，治疗方法也各不相同，如果处理不当，不仅给患者带来很大痛苦，还会给家庭和社会造成不良影响。

垂体是双叶复合的神经内分泌组织。由腺垂体和神经垂体组成，两者在形态学上、胚胎学上和功能上都有明显区别。每一部分都可能发生肿瘤，但绝大多数垂体腺瘤起源于腺垂体，在组织学上是良性肿瘤。根据肿瘤在体内的分泌活性，垂体腺瘤可以分为功能性垂体腺瘤和无功能性垂体腺瘤两类。功能性垂体腺瘤可分为垂体催乳素（PRL）腺瘤、垂体生长激素（GH）腺瘤、垂体促肾上腺皮质激素（ACTH）腺瘤、垂体促甲状腺激素（TSH）腺瘤、促性腺激素（GnH 或 FSH、LH）腺瘤。不表现出高分泌状态的肿瘤为无功能性垂体腺瘤。根据肿瘤的大小，将垂体腺瘤分为三类，微腺瘤直径≤1cm，大腺瘤1～3cm，巨大腺瘤≥3cm。

病因和发病机制 垂体腺瘤的形成过程涉及细胞增殖、黏附、血管生成等多方面的因素。尽管垂体腺瘤的发病机制尚不清楚，但基本的共识是，这是一个多因素参与的过程，其中涉及基因的异常表达、细胞的异常增殖以及多种细胞因子的参与等。

临床表现 通常主要表现为三个临床症状中的一个或多个。①首先以垂体激素高分泌的某些特点表现出垂体功能亢进。催乳素、生长激素、促肾上腺皮质激素和促甲状腺激素分别表现出相应的临床综合征：闭经-泌乳综合征、肢端肥大症或巨人症、库欣病及继发性甲亢。因为多达70%的垂体腺瘤是有分泌活性的，激素高分泌状态是最常见的表现形式。②第二种临床表现是垂体功能低下，肿瘤体积较大，压迫周围垂体、垂体柄或压迫下丘脑。通常即使对于急性压迫和变形，垂体功能也可能不受影响。但是，腺垂体功能衰竭最终会发生。促性腺细胞最敏感，首先受累。此后，促甲状腺细胞、促生长激素细胞，最终促肾上腺皮质细胞相继受累。③第三种临床表现是与肿瘤相关的症状。头痛是最常见的早期症状，主要是因为肿瘤生长对鞍膈的牵拉所致，而鞍膈的支配神经为三叉神经第一支。是否存在头痛以及头痛的严重程度都与肿瘤体积没有必然联系。垂体腺瘤最常见的体征是视力视野障碍，这是肿瘤向蝶鞍上生长对前视觉通路压迫的结果。尽管也会出现其他形式的视觉障碍，但双颞侧偏盲是最常见的症状。颞侧上象限通常最先受累，其次为颞侧下象限。可以出现交叉盲、单眼盲、视敏度受损、中心性瞳孔盲、视神经盘水肿、视神经萎缩及全盲等。视觉受损的原因可能为机械压迫或肿瘤引起的局部缺血。

肿瘤持续向蝶鞍上生长时可能影响下丘脑，导致一系列自主神经功能紊乱症状，如睡眠、易激性、饮食、行为、情感方面的障碍。下丘脑中部受累时可能损害下丘脑促垂体区神经核团，影响下丘脑促垂体激素的释放，在下丘脑水平导致垂体功能低下。部分垂体腺瘤向第三脑室生长，如果阻塞室间孔可以导致脑积水。向侧方生长侵袭海绵窦者在垂体腺瘤中并不常见。出现上睑下垂、面部疼痛、复视等症状或体征时提示海绵窦内相应的脑神经受累。肿瘤在颅内侧向生长时可压迫和刺激中央颞叶，导致癫痫发作。一些垂体腺瘤可无限生长侵犯颅内的颅前、颅中、颅后窝，产生相应的神经症状和体征。

诊断 ①内分泌检查：通常可以提示是否存在分泌性垂体腺瘤。作为基本的内分泌检查项目，应包括催乳素、生长激素、促肾上腺皮质激素、黄体生成素、卵泡刺激素、促甲状腺激素、甲状腺素、皮质醇、胰岛素样生长因子-II、睾酮及雌二醇等。通过明确激素分泌是相对过多还是缺乏，可以提供各垂体-靶腺轴是否完整的基本信息。此后，进一步的刺激、动态及特殊的垂体激素化验来精确判定特定内分泌病变的程度。②影像学检查：头颅X线片，头颅CT检查，高分辨率的钆增强磁共振成像（MRI）。这种检查方法可发现70%的微腺瘤，包括那些小到直径仅为3mm的肿瘤。对于大腺瘤来说，MRI的高诊断敏感度并不重要，它的优势在于能够确定肿瘤与周围神经血管结构的重要关系。颈动脉的位置、视交叉的形态、肿瘤向鞍上、鞍旁的延伸程度对制订手术方案都具有重要意义，这些在MRI上都可以展现出来。

治疗 手术、放疗和化疗的综合治疗。

手术治疗 显微外科手术切除肿瘤是主要手段。内镜下经蝶窦切除垂体腺瘤具有微创、并发症少、恢复快等优点。

放射治疗 由于放射治疗起效较慢，而且常会引起垂体功能低下，所以主要是作为辅助治疗手段用于那些手术治疗后激素水平仍未达到正常水平或仍有肿瘤残余的患者，主要目的是抑制肿瘤细胞生长，同时减少分泌性肿瘤激素的分泌。有时放疗也可以作为首选治疗方法用于那些拒绝手术或有明显手术禁忌证的患者。

立体定向放射手术治疗：常用γ刀和X刀。由于X刀是直线加速器作放射源，其准确性和疗效较γ刀差。放疗一般起效慢，治疗后至少1~2年才能达到满意效果，对那些需要迅速解除对邻近组织结构压迫方面效果不满意。不良反应有：急性脑水肿、脑组织放射性坏死、肿瘤出血、脱发和垂体功能减退等。

药物治疗 对于多数垂体催乳素腺瘤患者来说，可首选多巴胺激动剂溴隐亭治疗。已研制出的新型多巴胺激动剂，如培高利特、卡麦角林等，这些药物不但可以使催乳素降至正常，还可以控制肿瘤生长，其疗效优于手术治疗。长效生长抑素激动剂奥曲肽等可以有效治疗垂体生长激素腺瘤，对TSH腺瘤也有一定疗效，可以降低血GH和TSH水平并使肿瘤缩小。对垂体ACTH腺瘤的药物治疗可采用美拉替酮、米托坦、氨鲁米特、氨格鲁米特和酮康唑等，抑制皮质类固醇的合成，使症状得以缓解，但疗效不佳，临床上尚未推广使用。

预后 经蝶窦手术切除 GH 微腺瘤，激素能恢复正常的比例为 67%～91%，但大腺瘤只有 48%～65%。ACTH 腺瘤，一般都小于 1cm，术后激素恢复正常的比例为 75%～96%。TSH 腺瘤很少与其他垂体腺瘤相比，诊断时往往瘤体很大，不同报道术后激素能恢复正常的比例差异很大，从 33% 到 86% 不等。无功能垂体腺瘤手术结果不好比较，因为治愈标准很难界定。即使肿瘤没有全切除，临床症状也可以改善。术后数月内随访 CT 或 MRI 扫描显示肿瘤全切除率从 28%～84% 不等。术后视力恢复正常比例为 16%～53%，视野为 26%～70%。有报道，放射治疗治疗 145 例功能性垂体腺瘤的 10 年无进展生存率为 96%，但实际上远期生化缓解率仅为 40%。放射治疗控制垂体腺瘤生长非常有效，但在降低激素水平上远远没有那么有效。

（王任直）

chuítǐ xiàn'ái

垂体腺癌（pituitary carcinoma）
来源于腺垂体细胞的恶性肿瘤。根据世界卫生组织（WHO）2004 年内分泌肿瘤分型，垂体肿瘤分为良性垂体腺瘤、不典型垂体腺瘤和垂体腺癌。本病罕见，发病率极低，占全部垂体肿瘤的 0.1%～0.2%。2011 年，希尼（Heaney）等检索 Pubmed 文献，统计垂体腺癌报道数，共计 165 例。垂体腺癌发病年龄主要为成人，平均发病年龄 50 岁，无明显性别差异。

病因和发病机制 病因尚不明确，已知癌细胞来源于腺垂体细胞，与腺瘤的来源一致。但垂体腺癌是新发恶性肿瘤还是从侵袭性、不典型性或典型垂体腺瘤发展而来的尚不明确。大多数垂体腺癌最初表现为侵袭性垂体肿瘤，肿瘤反复复发，药物、手术和放射治疗效果欠佳。从垂体瘤向垂体腺癌转化的时间从数月至数年不等，一般来讲，需要 6～8 年时间。垂体腺癌和侵袭性巨大垂体腺瘤之间，无明显组织学特征差别。虽然大多数患者最初表现为侵袭性垂体肿瘤，但也有少数腺癌表现为原发性垂体腺癌，无之前的垂体腺瘤病史。尚不清楚究竟是什么因素让某些腺瘤转变为癌，而其他大多数腺瘤仍保持良性本质。但从临床上来讲，病程较长、生长迅速的反复复发的垂体腺瘤，经手术、药物、放射等治疗无效，需要密切监测，因为这些肿瘤可能发生恶变。

临床表现 临床症状包括激素分泌过多症状、局部浸润压迫症状和全身转移症状。功能性垂体腺癌症状和相应的功能腺瘤症状相似，但血清激素水平可能更高。同样垂体腺癌表现出的局部症状也和垂体腺瘤相似，如视野缺损、视力下降、动眼神经麻痹、眼睑下垂、嗅觉减退等。转移可发生于蛛网膜下隙、软脑膜、大脑和脊髓，也可全身转移到骨、肝、淋巴结、卵巢癌、心脏和肺。全身转移的患者较脑脊髓转移的预后差。

诊断 根据世界卫生组织（WHO）2004 年内分泌肿瘤分型，原发性垂体肿瘤出现全身或脑脊髓转移病灶就可诊断为垂体腺癌。CT 或磁共振成像（MRI）发现转移灶后，需进一步行病理检查确认转移灶来源于垂体，这是因为转移灶也可从其他部位，如乳腺癌、支气管、肾、结肠癌等部位转移到鞍区。所以病理检查对于确诊垂体腺癌是非常必要的。同样，CT 或 MRI 发现垂体肿瘤巨大，侵犯硬膜、海绵窦和相邻脑组织，且侵袭邻近骨骼明显者，应考虑垂体腺癌的诊断。若发现颅底脑池中高密度影逐渐增多或体内还存在第二个肿瘤时，可考虑腺癌的转移，但上述情况也应与病理所见一致。

治疗 手术、放疗和化疗的综合治疗。垂体腺癌严重侵犯周围组织结构并可发生远处转移，手术全切几乎是不可能的，但手术治疗仍是垂体腺癌的一线治疗，这是因为对肿瘤实施手术减压能够解除肿瘤组织对周围重要结构的压迫，如视交叉、垂体柄、脑神经、重要的脑血管等。对于脊椎的转移灶，手术减压可以解除肿瘤对脊髓或神经根压迫。

药物治疗主要有治疗催乳素腺癌的多巴胺受体激动剂和治疗生长激素腺癌的生长抑素类似物。虽然这两种药物对催乳素腺瘤和生长激素腺瘤效果较好，但在治疗垂体腺癌时往往需要更高的剂量，并且患者症状只能短暂缓解，但长期治疗效果不佳。虽然分割放疗、立体定向放疗已普遍用于对药物和（或）手术治疗抵抗的垂体腺瘤治疗，但用于垂体腺癌治疗的报道并不多。放疗长期效果亦较差。垂体腺癌全身化疗结果欠佳。一些文献报道全身化疗可以实现短期控制的效果。但大部分的细胞毒性药物联合用药长期效果较差。2006 年，一种用于治疗恶性胶质瘤的甲基烷化剂-替莫唑胺，用于垂体腺癌的治疗，并显示出较好的效果，但尚未见大宗病例报道。

预后 侵袭性强，病情进展快，尽管可积极应用手术、放射、激素、全身化疗等治疗，但也被证明只是姑息治疗。患者确诊后生存期从 3 个月至 8 年不等，平均约为 1.9 年。66% 的患者在确诊后 1 年内死亡，而大多数死亡患者（75%）死于全身转移。

（王任直）

空蝶鞍综合征（empty sella syndrome）

kōngdié'ān zōnghézhēng

鞍膈缺损或垂体萎缩，致使蛛网膜在脑脊液压力的冲击下疝入鞍内，鞍内的腺垂体受压，体积缩小，腺体萎缩，蝶鞍扩大等一系列临床表现。分原发性和继发性两大类。1951 年，布施（Busch）首次报告在尸检发现蝶鞍解剖异常，即空蝶鞍。1968 年，考夫曼（Kaufman）报道在人体证实空蝶鞍系蛛网膜下隙伸长至蝶鞍内垂体受压缩小，蝶鞍扩大。1973 年，内隆（Neelon）对空蝶鞍进行详细的特征性描述，现本病正被大家所认识。

病因和发病机制 病因尚未完全阐明，主要与下列因素有关：①鞍膈的先天性解剖发育变异，鞍膈不完整或缺如，在搏动性脑脊液压力持续作用下使蛛网膜下隙疝入鞍内，久而久之致使蝶鞍（鞍背为著）骨质吸收、脱钙，最后导致蝶鞍扩大，垂体受压萎缩成扁平状紧贴于鞍底。②脑脊液压力，尤其是慢性颅内压增高致使鞍膈下陷。③鞍区蛛网膜粘连是本病发生的重要因素之一，中国国内报道原发性空蝶鞍中鞍区粘连约占 50%。④内分泌因素，在妊娠期垂体呈生理性肥大，多胎妊娠时尤为明显，妊娠中垂体变化有可能把鞍膈孔及垂体窝撑大，而分娩后垂体逐渐回缩，使鞍膈孔及垂体窝留下较大的空间，有利于蛛网膜下隙疝入鞍内。⑤年龄因素，40 岁以后随年龄的增加空蝶鞍的发生率明显增高。布什

（Bush）报道中年女性肥胖者发病率是男性的 6 倍。

临床表现 本病可发生在任何年龄，女性多见，尤其是肥胖、高血压的经产妇，儿童少见，一般无临床症状。如出现症状主要是颅内压增高及全身内分泌障碍引起的一系列表现。头痛头晕，视力障碍、视野缺损及内分泌紊乱是本病常见的三大症状。①头痛头晕：可能是高颅压症，鞍内脑脊液搏动压力压迫蝶鞍硬脑膜使之扩张所致。②视力视野改变：是由于视神经、视交叉或者视束通过扩大的鞍膈孔处，部分或者完全陷入鞍内造成结构受压所致，也有人认为可能由于粘连移位导致视神经纤维化或显微结构血供异常。视力可轻度下降晚期可明显下降甚至达光感，视野可出现单眼颞侧偏盲和双眼颞侧偏盲或不规则的视野缺损，眼底单眼或双眼视神经盘水肿为主，伴有视网膜出血静脉迂曲怒张，空蝶鞍常合并颅内压增高，脑脊液动力学改变有关，脑脊液分流术可缓解。脑脊液反复波动性压迫侵蚀鞍底骨质，导致鞍底穿破引起脑脊液鼻漏。③垂体受压萎缩：引起垂体功能低下常见中年妇女发

病，伴有肥胖、毛发过多、月经不调是内分泌失调后催乳素分泌量增高有关。患者要进行内分泌检查。

诊断 结合临床表现和影像学检查可以诊断。头部 CT 检查以冠状扫描最有意义。常见鞍内低密度，鞍内空虚，充满脑脊液信号，蝶鞍扩大，鞍底下陷，垂体受压变扁平，垂体柄向下达鞍底，视交叉池模糊，第三脑室下移，如与螺旋 CT 矢状位重建更明显。但 CT 检查因易受颅底伪影的影响较多，部分使鞍区影像显示欠清楚，影响诊断。如病变有骨质改变，CT 优于 MRI。头部 MRI 检查对空蝶鞍的诊断具有较高的特异性和敏感性，为最佳的检查方法。矢状位检查效果最佳。矢状位见蝶鞍扩大，鞍内呈长 T1 长 T2 脑脊液均匀信号，垂体受压变薄紧贴鞍底，垂体柄延长后移并直达鞍底。冠状位：垂体柄居中延长，上连视交叉，下紧贴鞍底，呈薄纸样垂体，状如锚样。轴位：蝶鞍扩大呈圆形，鞍内呈长 T1 长 T2 脑脊液信号（图）。

治疗 如没有症状可追踪观察。在 CT 和 MRI 严密观察中，如有顽固性头痛、进行性视力下

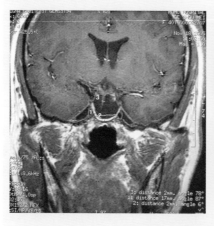
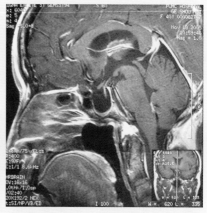

图　空蝶鞍综合征 MRI 检查

块较小时，一般无症状，或仅有轻度局部压迫感，肿块较大者可压迫邻近器官脊神经，出现声嘶、吞咽困难、舌肌萎缩、伸舌偏斜、呼吸困难及霍纳（Horner）综合征。因肿瘤血供丰富，部分肿块可扪及搏动和闻及血管杂音。

诊断和鉴别诊断 一般根据慢性起病、颈部逐渐增大的有搏动和血管杂音的肿块以及典型的影像学检查结果可以诊断该病，必要时可以穿刺活检明确性质。颈部CT、磁共振成像（MRI）可以显示肿瘤部位、范围及其与颈动脉、颈内静脉等重要结构的关系。活检以细针穿刺为佳，不主张切开活检。本病应与颈动脉瘤、神经纤维瘤等鉴别。

治疗和预后 手术切除是治愈该病的唯一方法。因肿瘤与颈动脉外膜粘连甚至包裹颈动脉，和颈静脉、周围神经关系密切、血供极其丰富，手术难度大，因此术前需作颈内动脉球囊阻塞试验评估大脑动脉环代偿功能，备足血源，术中仔细操作，以免发生意外。因颈动脉体瘤手术危险性较大，容易损伤血管神经，故有人主张除非肿瘤发生恶变，一般不予手术切除。本病为良性肿瘤，预后较好。

（万经海）

jǐsuǒliú

脊索瘤（chordoma） 为脊柱或斜坡的原发性恶性肿瘤。好发于原始脊索的两端，35%发生在蝶枕区（斜坡），53%发生在脊柱骶尾区。少见。发病高峰50～60岁。组织学上具有特征性的空泡细胞和黏液形成，通常生长缓慢，对放疗不敏感，广泛性切除辅助质子束放疗有一定效果，复发率高，晚期可以转移到肺、肝和骨。

病因和发病机制 脊索瘤起源于原始脊索的残余组织。在胚胎期间，脊索的上端分布于颅底的蝶骨和枕骨；脊索的下端分布于骶尾部的中央。当胎儿发育到3个月的时候，脊索开始退化和消失，仅在椎间盘内残留，即髓核。如果脊索在椎间盘以外的部位残留到出生以后，就有可能逐渐演变为脊索瘤。因此，脊索瘤好发于颅底的蝶枕部和骶尾部。

临床表现 颅底脊索瘤和骶部脊索瘤有不同的临床表现。

颅底脊索瘤 ①头痛：常见，但缺乏特异性，常为首发或唯一症状，往往为闷痛和钝性痛，无明显定位症状。②脑神经麻痹：在海绵窦和岩斜部位，常为动眼神经或展神经，出现斜视和复视；也可有三叉神经的症状，如面部感觉异常，如侵及鞍内者，可有视力障碍或视野缺损。③脑干压迫症状：可因肿瘤压迫脑干的不同位置而出现不同的症状和体征，因肿瘤首先压迫脑干腹侧，所以运动障碍和长束征可出现；若肿瘤继续增大，可出现吞咽、呼吸困难和强迫头位。④颅内压增高：如肿瘤继续增大，并向颅内生长，可压迫脑干移位和造成脑积水，出现颅高压症状，如头痛、呕吐等；累及小脑可出现共济障碍、头晕和步态不稳等。⑤其他症状：若肿瘤突入鼻腔和咽部，可出现鼻塞和咽部不适等症状；而体检也可能在咽部或鼻腔看到肿瘤。

骶部脊索瘤 与颅底脊索瘤不同，骶部脊索瘤男性占绝大多数，患者年龄更大。脊索瘤占骶骨原发性肿瘤的50%以上。可以引起骶尾部疼痛、括约肌功能障碍或局部神经根受压的症状。偶尔可以向头端椎管内生长或向前方生长压迫直肠，但很少侵犯直肠壁。肛门指检可以在骶骨与直肠之间触及一个坚硬固定的肿块。

诊断与鉴别诊断 成年患者有长期头痛病史，并出现一侧展神经麻痹者应考虑到颅底脊索瘤的可能，结合特征性的CT和磁共振成像（MRI）以及病理学检查一般能脊索瘤的诊断；骶尾部疼痛伴括约肌功能障碍，X线和CT见溶骨性改变，应怀疑脊索瘤的可能。病理学表现：大体可见肿瘤质地软，呈胶冻状，含有黏液样物质。早期位于颅底硬脑膜外，晚期引起颅底骨质破坏，侵犯神经组织。瘤内有包膜相连而形成的白色坚韧的间隔将肿瘤分割成大小不等的多叶状，可以有囊变或出血，半数有结节状钙化。显微镜下可见肿瘤由上皮样细胞组成，胞体大，呈多边形；胞质内含有大量空泡，可呈黏液染色，故称空泡细胞。胞质内空泡有时合并后将细胞核挤到一旁，故又称印戒细胞。有些地方细胞的界限消失，形成黏液状体。细胞核小，分裂象少见。大量空泡细胞和黏液形成是脊索瘤特征性病理学改变。

颅底脊索瘤 头颅X线平片表现为斜坡区溶骨性骨质破坏，常伴钙化。CT上肿瘤为等密度或略高密度影，通常表现为溶骨性骨质破坏，常伴钙化和瘤内残余骨，可强化，但常不均匀。CT最好做骨窗像作为鉴别，往往可显示斜坡的骨质破坏，从而区别于脑膜瘤。MRI可显示病变的范围，尤其是肿瘤的位置和与脑干、血管和神经的关系，并可显示斜坡的破坏程度，以及肿瘤和硬脑膜的关系，是否到达咽部和鼻窦内。

骶部脊索瘤 特征性X线片表现为骶骨中线部位数个节段骨质破坏，其前方有软组织肿块，有时伴有钙化灶。CT显示骨质破

坏和钙化，MRI 显示软组织肿块，不规则强化。

颅底脊索瘤须与颅底其他肿瘤相鉴别：①软骨肉瘤：同样好发岩骨和斜坡，发病多见于30~50岁，CT 可见密度高而不均的肿瘤，分叶状，瘤内有钙化点，瘤基底部明显骨质破坏；MRI 的T1 加权为低信号、T2 加权信号明显增高，但不均匀。注射造影剂后，病灶表现为不均匀强化。②软骨瘤：虽多发于颅底，但并不常侵犯斜坡，这是与脊索瘤的区别。女性多见。CT 和 MRI 与软骨肉瘤相似，但瘤基底部无骨质破坏，肿瘤边界清楚，有小的环形和螺纹形钙化。③肿瘤向鞍区生长需要与垂体瘤和颅咽管瘤鉴别，向颅后窝生长需要与听神经瘤鉴别，向鼻咽部生长需要与鼻咽癌鉴别，但这些肿瘤很少引起动眼神经麻痹和颅底骨质破坏，可资鉴别。骶尾部脊索瘤应与骨巨细胞瘤、软骨瘤和转移瘤鉴别。

治疗 由于脊索瘤对放射线不敏感，因此以最大限度安全切除肿瘤为主的综合治疗仍然是其最佳方案。

手术治疗 根据患者全身情况、肿瘤位置和大小、侵犯脑干的范围以及肿瘤的软硬程度来决定手术方案。对于深入脑干且含大量钙化和骨骼成分的肿瘤，手术切除几乎不可能；如果肿瘤大多为软组织，手术切除相对容易，即使肿瘤巨大，也有手术机会。

放射治疗 全切除肿瘤联合大剂量放射治疗可以获得较好的治疗效果；常规放疗联合姑息性或减压性手术治疗时可延缓复发。质子束放疗，单独或与高能量 X 线联合使用比常规放疗更有效。

预后 颅底脊索瘤是少见的骨性肿瘤，它在组织学上属于良性肿瘤，但具有以下恶性特征：位置深在，容易侵犯颅脑及重要神经血管；浸润性生长，多数无明显包膜；偶可发生转移；不易彻底切除，术后复发接近100%；患者多于确诊后数年死亡。因而一旦确诊颅底脊索瘤，即应按照恶性肿瘤对待。国内外早期报道中颅底脊索瘤的生存率普遍偏低，5 年生存率维持在 30%~40%。近几年，颅底脊索瘤的术后生存率有明显提高，5 年生存率维持在 60%~70%。

(万经海)

lúgǔ ruǎngǔliú

颅骨软骨瘤 （intracranial chondroma） 属于进行性软骨内化骨、生长缓慢的骨发育不良或增生紊乱的良性骨肿瘤。多见于长骨、骨盆、肩胛骨，也可见于颅骨和椎骨。颅内软骨瘤 75% 发生于颅底，25% 来源于颅盖骨和硬脑膜等部位，少数可以和颅骨无明确关系，游离于大脑凸面、镰旁、脑室内及颅后窝等部位。临床表现为慢性脑神经受损症状，早期诊断和治疗可获得良好的预后。

流行病学 本病占颅内肿瘤的 0.2%~0.3%，脊柱软骨瘤占椎管内肿瘤的 0.4%，占全身软骨瘤的 1.3%~4.1%。发病无明显性别差异，发病年龄 20~60 岁，高峰在 30~40 岁。也有人认为女性多见，发病高峰年龄在 10~30 岁。

病因和发病机制 不清楚。有几种假说：①胚胎软骨残留学说：大多数人认为软骨瘤由胚胎骨缝连接处软骨残余组织发育而来。在胚胎发育上，颅骨的骨化分为膜内骨化和软骨内骨化。额骨垂直部、顶骨、颞骨鳞部等颅盖骨属膜内骨化，而额骨水平部、筛骨筛板、蝶骨、岩骨、枕骨大部分属于骨内骨化。颅底骨大多数属于软骨内骨化，因此，颅底软骨瘤多发生于颅底骨化中心区域或骨缝的部位，如颅底蝶岩、岩枕和蝶枕软骨连接处，位于中颅底、鞍旁硬膜外。②化生学说：少数软骨瘤与颅骨无明显关系，而是游离于大脑凸面、镰旁、脑室内及颅后窝等部位。这些部位没有软骨，此处软骨瘤的起源不能用胚胎软骨残留学说解释。因此，有人认为这些软骨瘤是由硬脑膜的成纤维细胞化生而来或由血管周围的间充质组织化生而来。③外伤学说：部分学者发现颅底软骨瘤可起源于前颅底外伤的部位，认为是软骨成分取代损伤脑组织所致。

病理分类 软骨瘤病理上分四类。①内生软骨瘤：起源于骨髓内软骨组织，好发于手足短管状骨。肉眼可见肿瘤为透明软骨，质地坚实，有光泽，略呈黏液样，有砂砾样钙化或骨化软骨。显微镜下可见透明软骨被结缔组织分隔为大小不等的小叶，血管丰富。瘤细胞较大，为成熟的软骨细胞，基质丰富有小囊、软骨基质内有钙盐沉着和骨化成分。②骨膜软骨瘤：起源于骨膜或骨膜下结缔组织，好发于手足骨和四肢长骨的骨皮质表面。显微镜下可见不典型的细胞核，容易误诊为软骨肉瘤。③钙化和骨化软骨瘤：好发于股骨下端和肱骨上端。显微镜下表现为成熟的透明软骨，有高度钙化和软骨内骨化，不是真性肿瘤，可能是软骨瘤性错构瘤。④多发性内生性软骨瘤：主要累及一侧肢体整个长管骨的多发性软骨瘤病称为奥利耶病或软骨结构不良，是一种罕见的非遗传性软骨疾病。多发性软骨瘤病同时伴有软组织和某些器官多发性血管瘤称为马富奇综合征。奥利耶病和马富奇综合征恶变为软骨肉瘤者达 30%。

临床表现 软骨瘤生长缓慢，病程从数月至数年不等，最长可达 10 余年。临床表现取决于肿瘤所在部位。颅底软骨瘤好发于蝶枕联合区，主体位于鞍旁颅底硬膜外者可压迫三叉神经半月节、动眼神经、展神经等脑神经，包绕甚至阻塞颈内动脉，引起相应的神经系统症状；主体位于斜坡、颅后窝者可以引起相应脑神经症状和脑干长束征。此外，软骨瘤可以广泛破坏颅底软骨质，向上、下生长，可见于鼻腔、鼻旁窦甚至咽部，被称为鼻咽部软骨瘤。起源于硬脑膜的软骨瘤临床表现类似于脑膜瘤，表现为视盘水肿、记忆力下降、肢体无力等。起源于侧脑室脉络丛的软骨瘤临床表现亦类似于脑室脑膜瘤。椎管内软骨瘤或称脊柱软骨瘤早期很少有症状，一般随着肿瘤逐渐增大而出现局部疼痛或神经压迫症状后方来就诊。

诊断 由于软骨瘤在临床上缺乏特异性，因此，主要依据特征性的 X 线片、CT 和磁共振成像（MRI）表现诊断本病。①X 线片表现为局部的钙化和骨质破坏。钙化常表现为蘑菇样和粗糙的鳞片样，发生率 70%～90%；骨质破坏也很常见，发生率为 50%。钙化和骨质破坏同时发生被认为是软骨瘤的典型表现。来源于硬脑膜的软骨瘤在平片上可见小的钙化灶，有时可见邻近骨质增生。②CT 扫描可见软骨瘤呈等、高混杂密度或均匀密度，其中高密度影为钙化，呈小球样或斑片状或不规则形。肿瘤边界清楚，周围脑组织呈压迫性改变，而非浸润性改变。瘤周无水肿。增强扫描软骨瘤可表现为轻微强化、轻中度强化、边缘强化和明显延迟强化。脊柱软骨瘤 CT 特点主要是突出椎管内肿块呈球形、结节状、菜花状、杵状或带蒂的息肉状等软骨瘤特征性影。③MRI 颅内软骨瘤 T1WI 呈低信号，T2WI 呈高、低混合信号或 T1WI、T2WI 均呈混杂信号。瘤体内出血灶 T1WI、T2WI 均表现为高信号。增强 MRI 成像时，肿瘤可无明显强化或呈环状强化。瘤周无脑实质的水肿。颅底软骨瘤常有不同程度的海绵窦受累，当肿瘤主要局限于海绵窦时成为海绵窦软骨瘤。肿瘤的外侧可见一 T2WI 低信号黑线把肿瘤和脑实质隔开。这条黑线就是海绵窦外侧壁硬脑膜。冠状位 MRI 可见颈内动脉被推移或包裹，部分颈内动脉变细或闭塞。脊柱软骨瘤 MRI 可以明确肿块的大小和边界，特别是 T2WI 可以清楚地分辨骨质、软骨及脊髓。

鉴别诊断 软骨瘤需与以下肿瘤相鉴别。①脊索瘤：多位于中线部位颅底骨质内，侵犯斜坡骨质或沿斜坡生长。斜坡骨质呈侵蚀性破坏或完全被肿瘤替代。海绵窦和斜坡软骨瘤常位于颅底的一侧，向颅内生长，形成硬膜下肿瘤。局部颅骨呈慢性压迫性改变。脊索瘤的钙化为斑片状，不同于软骨瘤的团块状钙化。增强扫描时软骨瘤的强化较脊索瘤更明显。软骨瘤常造成海绵窦内颈内动脉狭窄、闭塞，脊索瘤一般不造成颈内动脉闭塞。②脑膜瘤：与软骨瘤相比，脑膜瘤发病年龄大，病程短，女性多见，瘤体相对较小。CT 扫描时脑膜瘤的钙化没有软骨瘤广泛，骨质破坏少见，瘤体周围脑水肿明显。血管造影脑膜瘤会出现肿瘤染色。MRI 成像脑膜瘤 T1WI 和 T2WI 呈等或稍高信号者多见。增强成像脑膜瘤强化更明显、更均匀，常见脑膜"尾征"。③颅咽管瘤：多见于儿童和青少年。肿瘤多发生于鞍上区，位于中线位置上。颅咽管瘤典型 CT 表现为鞍上区"蛋壳"样钙化，肿瘤常伴有囊变，实质性部分呈均匀强化。肿瘤不会造成颅底广泛性破坏。④椎管内肿瘤：最常见的是神经鞘瘤和脊膜瘤，两者均没有明显钙化和骨质破坏，可以鉴别，特别是 CT 扫描时容易区别。

治疗 手术全切除是首选治疗方法。对于大脑凸面和大脑镰旁软骨瘤最好在切除瘤体的同时还要切除受累硬脑膜。肿瘤通常边界清楚，不侵犯周围结构。瘤体巨大者不能整块切除时可以锐性切开、分块切除，避免不恰当牵拉损伤周围重要的神经血管结构。软骨瘤对放射治疗不敏感，无任何疗效。

预后 全切除肿瘤后尚无复发报道，长期预后良好。颅底软骨瘤往往累及脑神经、静脉窦、颈内动脉等重要结构，全切除肿瘤并非易事。残留肿瘤有可能继续生长或复发，还有可能恶变成为软骨肉瘤。但是，即使是次全切除肿瘤也能为患者带来多年高质量的生活。

（万经海）

lúgǔ ruǎngǔ ròuliú

颅骨软骨肉瘤（intracranial chondrosarcoma） 生长缓慢及局部浸润性肿瘤，发生部位和颅骨软骨瘤相似。少见。组织学上软骨肉瘤分三种亚型：经典型软骨肉瘤（Ⅰ～Ⅲ级）、黏液样软骨肉瘤和间质性软骨肉瘤。软骨肉瘤约占颅内肿瘤的 0.15%，发病无性别差异，发病年龄从 3 个月到 76 岁不等，平均 37 岁。其中间质性软骨肉瘤发病年龄较轻，大多数在20~30岁；经典型软骨肉瘤发病年龄较大，60~70岁为发病高峰；黏液样软骨肉瘤介于两者之间。

病因和发病机制 尚不清楚。普遍认为多数软骨肉瘤由软骨瘤恶变而来。因此，其发生部位和软骨瘤一致。软骨肉瘤也可以直接由间质细胞发展而成，即间质性软骨肉瘤。还有人发现软骨肉瘤可以继发于颅底肿瘤放疗后，认为放射治疗可以诱发颅底软骨肉瘤。

临床表现 和软骨瘤相似。病程相对较短，为1~144个月，平均15个月。最常见的首发症状为动眼神经麻痹，可能和病变大多数位于鞍旁和岩骨尖区有关。其次是有不同程度的头晕、视力下降、面部麻木、咀嚼无力等症状。此外，可见面听神经受损症状。发生于镰旁和大脑凸面的软骨肉瘤可以引起进行性一侧肢体无力、癫痫发作或肢体麻木等症状和体征。

诊断 对于病程相对较长、难以解释的脑神经麻痹及相关症状患者，有典型的CT、磁共振成像（MRI）表现者应考虑到颅底软骨肉瘤的可能。X线：能清楚地显示病变部位的骨质破坏和肿瘤钙化。CT：改变和软骨瘤相似。病变好发于颅底岩、枕部软骨联合处，常常累及斜坡。CT显示分叶状不规则低、等密度肿块，多伴有囊变、出血和钙化，肿瘤钙化和局部颅骨破坏为特征性改变。瘤周脑水肿少见。增强后肿瘤呈不均匀强化。MRI：在T1WI呈低、等信号，在T1WI上为明显高信号，中央有混杂低信号。增强后肿瘤呈不均匀强化，较一般脑实质肿瘤的强化显著。T2WI上低信号处不强化。和CT相比，

MRI能更好地显示肿瘤边界和硬脑膜受累情况，特别是能显示颈内动脉和视神经等主要神经、血管和肿瘤的关系。但不能像CT那样清楚地显示肿瘤钙化和邻近骨质受侵犯情况。

鉴别诊断 本病需与颅底脊索瘤和脑膜瘤相鉴别。①脊索瘤：颅底脊索瘤多起源于蝶枕联合处，且主要位于中线，瘤内钙化发生率明显较软骨瘤低。斜坡脊索瘤常常向后下方向生长，导致颈静脉孔和枕骨大孔骨质受累，可伴有寰椎和其他颈椎的骨侵蚀。T1WI增强扫描时和T2WI平扫时脊索瘤多呈低信号的小叶分隔将高信号肿瘤基质分隔。由于脊索瘤缺乏血管，细胞和细胞之间的黏液蛋白具有吸附Gd-DTPA分子的特性，因此缓慢、持续强化是其特征。另外，免疫组化能鉴别。脊索瘤为神经外胚层来源，上皮细胞抗原及角蛋白往往呈阳性，而软骨肉瘤为中胚层来源，上述指标呈阴性。相反，S-100蛋白和波形蛋白（vimentin）均为阳性表达。②脑膜瘤：常有基底附着于硬脑膜，增强CT和MRI可见硬脑膜尾征，质地均匀，钙化发生率明显较软骨瘤低。钙化常呈砂砾状，邻近骨质呈增生性改变，很少造成广泛性骨质破坏。

治疗 最理想的治疗是一次性手术切除肿瘤病灶。再次手术有肿瘤进展、瘢痕形成和肿瘤细胞继发性扩散危险。放射治疗适用于重要神经血管结构附近残留肿瘤。分割放射治疗能提供更好的剂量发布，如肿瘤剂量高，周围正常结构可以接受。

预后 软骨肉瘤肉眼全切除率56%~67%，20%~44%病例手术后接受放射治疗。影响肿瘤全切除的主要原因是肿瘤累及重要

神经和血管。有报道，平均随诊32个月，有53%病例复发。间质性软骨肉瘤恶性程度高，硬脑膜和脑组织受侵犯发生率也高。远处转移率，Ⅱ级为10%，Ⅲ级为71%。低级别软骨肉瘤预后较好，盖伊（Gay）和谢卡尔（Sekhar）报告60例低级别颅底软骨肉瘤（其中50%曾在他处接受治疗），均予手术切除，全切除和次全切除占67%，20%患者术后接受放射治疗，5年无复发率为65%。最主要并发症为脑脊液漏，占30%。随访中有2例死于放射治疗并发症，3例死于全身性并发症。病残率为6%~13%，主要是视力和听力损害。

（万经海）

lú nèi zhīfángliú

颅内脂肪瘤（intracranial lipoma） 中枢神经组织胚胎发育异常所致的脂肪组织肿瘤。临床上很少见，也很少引起临床症状。颅内脂肪瘤位于脑中线附近，其中最常见的部位是胼胝体区，约占50%，小部分位于第三脑室下部、脑干、小脑、基底节、四叠体区、侧脑室、外侧裂和脑桥小脑角区。

病因和发病机制 发病机制尚不能肯定。一般认为颅内脂肪瘤是类似于错构瘤的先天性肿瘤，系脂肪发育过程中组织异位畸形，并随着人体发育而生长形成。颅内脂肪瘤常伴有神经管发育不全的畸形也支持上述观点。

临床表现 多数颅内脂肪瘤在2cm以下，并且常在尸检或CT扫描时偶然发现。颅内脂肪瘤症状进展缓慢，病程较长，可达10年以上，偶可症状自行缓解。大多数无神经系统症状和体征。临床表现有头痛、癫痫发作、脑神经损害、肢体无力以及颅内压增

高等，但缺乏特异性症状及体征。本病常伴发神经管发育不全的其他畸形，如胼胝体发育不全或缺如、透明隔缺失、脊柱裂、脊膜膨出、颅骨发育不全（额、顶骨缺损）、小脑蚓部发育不全等。

诊断 由于临床表现缺乏特异性，一般根据好发部位、CT 和磁共振成像（MRI）的特殊表现、病理学做出诊断。①影像学表现：CT 表现为圆形、类圆形或不规则形的低密度区，CT 值为 −110 ～ −10HU。其边缘清楚，低密度灶周围可有层状钙化。强化后低密度区不增强 CT 值无明显增加。MRI 的 T1 加权像及 T2 加权像上均呈高信号，脂肪瘤壁上的钙化有时呈无信号影，很有特征性。②病理学：可见脂肪瘤多位于软脑膜下或脑池内，界限不清，借助大量纤维和血管与神经组织交织在一起。胼胝体脂肪瘤可为一薄层，弥漫地覆盖在胼胝体上或纵卧于胼胝体的大脑正中裂内。显微镜下以完全分化成熟的脂肪细胞为主，不易见到细胞核，大小不一，没有恶性征象。常伴有其他结构，例如大量纤维组织和血管。血管的大小不一，排列较紊乱，可见管壁增厚，平滑肌增大，纤维组织内可有大量胶原纤维形成束带状。血管周围的间叶细胞增大堆积。有些尚含有横纹肌、骨和骨髓组织等。

鉴别诊断 本病需与皮样囊肿、表皮样囊肿、畸胎瘤、蛛网膜囊肿、慢性血肿、颅咽管瘤、胼胝体胶质瘤等相鉴别。

治疗 绝大多数无需手术治疗，因为非特异性临床表现非脂肪瘤本身引起的，多为伴发的其他畸形引起，肿瘤切除后，不能圆满地改善症状；肿瘤生长缓慢、不会引起颅内压增高等症状，对

有头痛和癫痫者可给予对症治疗。只有极少数颅内脂肪瘤如引起梗阻性脑积水、视力视野损害者才考虑手术。由于脂肪瘤内富含血管及致密纤维组织，与周围神经、血管和脑组织粘连紧密，即使显微手术也难以全切除。因此，手术只能部分切除肿瘤或行脑脊液分流术解除颅内高压，缓解症状。

预后 系良性肿瘤，生长缓慢或几乎不生长，不切除或部分切除后预后良好。

（万经海）

lú nèi hēisèsùliú
颅内黑色素瘤（intracranial melanoma）

起源于外胚叶的神经嵴，由表皮黑色素细胞，痣细胞或真皮成黑色素细胞组成的颅内的高度恶性肿瘤。血运丰富，易侵犯血管并引起瘤内出血和广泛血行播散转移，较少见，病情发展迅速，预后极差。颅内黑色素瘤大多数为体表恶性黑色素瘤转移而来，少数为原发性颅内黑色素瘤；前者可发生于任何年龄，后者以青少年多见。

病因和发病机制 病因不明，可能与大气臭氧层破坏以及皮肤受到紫外线过度照射有关，也可能与遗传、机械刺激以及种族有关，如白人比有色人种发病率高。原发性颅内黑色素瘤来源于软脑膜黑色素小泡或蛛网膜黑色素细胞，经脑膜扩散并向脑实质内蔓延，广泛分布于脑膜、蛛网膜、脑皮质及皮质下区；继发性颅内黑色素瘤由发于皮肤、黏膜、视网膜等处体表恶性黑色素瘤随血运向颅内转移而来，以脑内病灶为主，也可同时发生脑膜转移。严重的颅内黑色素瘤可波及全部中枢神经系统。颅内黑色素瘤可以侵犯颅骨及脊髓组织，还可以侵蚀脑表面血管导致广泛蛛网膜

下隙出血。

临床表现 主要表现为颅内压增高症状，如进行性加重的头痛，伴恶心、呕吐、视神经盘水肿；神经系统损害定位症状，如偏瘫、失语、偏盲、癫痫、精神症状等，发生于脊髓可出现相应脊髓节段感觉、运动障碍；因颅内黑色素瘤容易引起蛛网膜下隙出血或肿瘤出血，可出现突发性意识障碍、呕吐，甚至发生脑疝。

诊断 临床上凡病程短，颅内压增高症状发展快，CT 及磁共振成像（MRI）检查明显占位效应，尤其是 MRI 表现为短 T1 和短 T2 信号或内脏有黑色素瘤手术史者，应想到颅内黑色素瘤的可能性。原发性颅内黑色素瘤的诊断标准：①皮肤及眼球未发现黑色素瘤。②上述部位以前未作过黑色素瘤手术。③内脏无黑色素瘤转移。不符合上述标准或有黑色素瘤手术史的颅内黑色素瘤可以诊断为继发性颅内黑色素瘤。CT 和 MRI 是最常用的检查方法。CT 扫描时，病灶多表现为高密度影，少数也可为等密度或低密度影，增强扫描呈均匀或非均匀性强化。MRI 对颅内黑色素瘤的诊断敏感性和特异性优于 CT，典型 MRI 表现为短 T1 和短 T2 信号，少数不典型 MRI 表现为短 T1 和长 T2 或等 T1 等 T2 信号，这取决于瘤中顺磁性黑色素含量和分布及瘤内出血灶内顺磁正铁血红蛋白含量的多少。病理学表现：原发性或继发性颅内黑色素瘤在组织形态学上基本一致。肿瘤呈灰黑色，因肿瘤部位不同形态不一。脑内肿瘤常呈结节状，界线尚清，脑膜或近皮质的肿瘤呈弥漫或地毯状。若近颅底常包绕周围脑神经，造成多发性脑神经损害，侵及脊髓者常伴有相应节段的脊髓神经

根症状。显微镜检查可见瘤细胞呈梭形或多角形，胞核呈圆形或卵圆形，常被色素掩盖或挤向一侧，很少有核分裂现象。胞质内有颗粒状或块状的黑色素，瘤细胞无一定排列方式，在蛛网膜下隙聚集成堆，或沿血管向外延伸。颅内黑色素瘤无论在组织发生、形态及生物学行为等方面，均难与黑色素型脑膜瘤相区别。

鉴别诊断 由于颅内黑色素瘤生长快、病程短，常易误诊为蛛网膜炎、脑血管病、颅内胶质瘤及癫痫等，因此应与蛛网膜下隙出血、脑卒中、脑胶质瘤、转移瘤和淋巴瘤鉴别。

治疗和预后 手术为主要治疗手段，尤其是对有明显颅内压增高而 CT 或 MRI 有占位效应者应该手术治疗，必要时连同病变脑叶一并切除。黑色素瘤对放疗、化疗不甚敏感，但术后辅助放化疗和免疫治疗对延长患者的生存期有一定的帮助。本病恶性程度极高，预后不良。大多数患者手术后生存期 1 年左右，而非手术治疗存活期为 5 个月。

(万经海)

nǎo zhuǎnyíliú

脑转移瘤（cerebral metastases）

身体其他部位恶性肿瘤经血液或其他途径转移至颅内者，是临床上最常见的脑肿瘤，发生率为原发性脑肿瘤的 4~10 倍。成年人脑转移瘤的来源，前 5 位分别为肺癌（40%~60%）、乳腺癌（10%）、黑色素瘤（3.5%）、肠癌（2.8%）和肾癌（1.2%），占脑转移瘤的 80%。最容易发生脑转移的肿瘤为黑色素瘤、肺癌、泌尿生殖系统肿瘤、骨肉瘤和乳腺癌。随着癌症治疗方法的改善、患者生存期的延长和 CT 及 MRI 检查技术的提高，脑转移瘤的发病率有逐年增高趋势。

病因和发病机制 肿瘤转移是一个非常复杂的过程。一般包括以下三个重要步骤：癌细胞从原发肿瘤上脱落，经血液或淋巴等途径播撒，在靶器官内存活和生长。大多数肿瘤细胞向脑内转移是通过血液途径，其中最多的是通过动脉系统；头颈部肿瘤可以直接浸润破坏颅底骨质、硬脑膜，或经颅底的孔隙进入颅内。脑转移的分子生物学机制尚未完全阐明，有两个假说：其一是"种子和土壤"假说，认为广泛播撒的癌细胞（种子）只能在特定的器官如脑组织（土壤）里存活和生长；其二是"解剖和化学"假说，认为转移灶可以发生在任何器官的毛细血管床，因为癌细胞随血流播撒后沉积在这里，能解释脑转移瘤为什么主要发生在脑灰质白质交界区，但不能解释随血流全身播散的癌细胞只在特定的器官如脑内生长。已经过多项研究证实 7 个转移抑制基因参与癌症转移过程。

临床表现 多为中老年人发病，常有恶性肿瘤病史，但亦有病史不明者。某些患者神经系统症状可先于原发部位症状。病史较短，病情发展快。颅内压增高常见，多因肿瘤的占位效应或脑室系统梗阻导致脑积水所致，表现为头痛（最常见的症状）、恶心呕吐，视神经盘水肿等。肿瘤或瘤周水肿压迫周围脑组织或脑神经可以导致局灶性神经功能障碍如单瘫、偏瘫和脑神经功能障碍等。转移性黑色素瘤、绒毛膜癌、肾细胞癌等伴有瘤内出血常常引起脑卒中样急性发病。此外，患者还可以有癫痫发作或精神状态改变，如情绪低落、嗜睡、淡漠、朦胧等。

诊断 脑转移瘤的临床表现和原发性脑肿瘤相似，但有如下情况应怀疑脑转移瘤：①年龄 >40 岁，有吸烟史。②有全身肿瘤史。③有症状性癫痫伴消瘦或出现发展迅速的肢体无力。结合典型的 CT、磁共振成像（MRI）表现，尤其是多发性病灶，一般能诊断脑转移瘤。值得注意的是，有肿瘤病史且脑部 CT 和 MRI 有异常的患者中，11% 不是脑转移瘤。如果采用非手术治疗，如放疗、化疗，应考虑进行活检以确诊。

系统检查 ①X 线胸片，根据情况选择骨扫描。②胸、腹部 CT 扫描。③腹部 B 超。④女性患者应行乳腺、妇科检查。⑤前列腺及甲状腺等部位检查。

头颅 CT 和 MRI 检查 是确诊脑转移瘤的重要手段。表现为大脑半球皮质及皮质下、丘脑和小脑的多个或单个类圆形病灶，呈低密度、等或略高密度；肿瘤周边水肿明显，呈指状或棕榈叶状低密度区，顶叶尤为显著，水肿范围与瘤灶大小不成比例；瘤内可见出血高信号和液平；注药后多发结节多呈均一强化，较大病灶可呈环状强化，中心坏死区不强化。钙化少见。MRI 比 CT 更敏感，尤其是颅后窝病变（包括脑干），定位更明确。CT 上单发性转移患者约有 20% 在 MRI 上可见多发病灶。

病理学 脑转移瘤可发生于颅骨和硬脑膜、软脑膜和蛛网膜（癌性脑膜炎）、脑实质，脑实质内转移以大脑中动脉分布区如额叶和顶叶最常见；脑转移瘤还是成人颅后窝最常见的肿瘤，因此成人颅后窝单发病变首先考虑脑转移瘤。脑转移瘤可为单发或多发，有尸检报告单发病灶占 40%，

2~3 个病灶占 27%，超过 3 个病灶占 33%。肿瘤呈灰褐色或灰白色，质地不一，较脆软。切面中呈颗粒状，有时瘤内发生坏死，形成假性囊肿，含有液化坏死组织。肿瘤境界清楚，周围脑组织水肿明显。显微镜下观，转移瘤的组织形态与原发瘤相似，可以较原发瘤分化更好或更差。显微镜下可见脑转移瘤的边界不像肉眼所见那样清楚，相反，可以见到肿瘤细胞向周围脑组织浸润性生长。但假如原发瘤细胞分化较低，则转移瘤可与颅内原发的胶质瘤不易区分。

鉴别诊断 脑转移瘤应与以下疾病相鉴别：①原发性脑肿瘤：脑实质内转移瘤常需与恶性胶质瘤和中枢神经系统淋巴瘤相鉴别，胶质瘤和淋巴瘤的瘤周水肿一般没有脑转移瘤明显，也没有肿瘤病史，不难鉴别，鉴别困难时需要借助活检。破坏颅骨的转移瘤需要和脑膜瘤或其他颅外病变鉴别，转移瘤只引起颅骨破坏，而脑膜瘤大多数引起颅骨增生改变，可资鉴别。②脑脓肿：可以多发，伴有大面积脑水肿，需与囊性脑转移瘤鉴别。脑脓肿可以有感染发热史，环状强化更明显，在磁共振 DWI 上有特征性高信号，不难鉴别。③脑囊虫病：须与多发性脑转移瘤鉴别。脑囊虫病患者均有食用未煮熟的含囊尾蚴的猪肉史，典型 CT 和 MRI 表现为脑实质内多发性散在圆形或椭圆形、局灶性囊肿，大小不等，囊内有小结节。病灶周围轻度或无脑水肿。由于血清学检查不可靠，对可疑患者可予试验性囊虫药物治疗，并以 CT 和 MRI 随访，可提高检出率。

治疗 综合性治疗，包括手术、放疗、化疗等。

手术切除 手术指征包括：①单发病变：原发病控制良好，转移瘤较大，占位效应明显，伴有颅内压增高，已构成威胁患者生命；已知原发性肿瘤对放疗不敏感或放疗后复发者；诊断不明者。②多发病变：尽管是多发转移灶，但比较集中，转移部位允许手术，患者一般情况较好者；诊断不明，如原发病灶不明确者。

立体定向活检 下列情况考虑立体定向活检：①位于脑深部（如丘脑）的可疑病变（手术切除可能造成严重并发症）。②患者一般情况差，或伴有严重系统性疾病而不适合外科手术治疗。③原发病灶未能很好控制的活动性或全身播散性疾病。④多发性小病灶。⑤为明确诊断。

放射治疗 包括：①一般术后建议行全脑放射治疗。不考虑手术的患者，激素及放射治疗可缓解头痛，约 50% 的患者症状有所好转。常用剂量为 30Gy，2 周内分 10 次进行。②对全脑放射治疗敏感的肿瘤包括：小细胞肺癌、生殖细胞瘤、淋巴瘤、白血病、多发性骨髓瘤等。其他肿瘤如肺大细胞癌和恶性黑色素瘤对放射治疗不敏感。③预防性脑放射治疗：尤其是来自肺的脑转移瘤切除后，预防性脑放射治疗可以减少复发，但对生存期无明显影响。④多发性转移灶，单病灶直径不超过 3cm 者，考虑做立体定向放射手术（γ 刀或 X 刀）。

化疗 争议较大。既要顾及到原发肿瘤病理类型，又要考虑到化疗药物的血脑屏障通透性。因此，大多数人主张采用原发肿瘤的基础方案+BCNU（或 VP16、VM26 等）治疗脑转移瘤，近年来口服化疗新药替莫唑胺治疗脑转移瘤有一定的治疗效果。

靶向治疗 是治疗脑转移瘤最重要、最有希望的治疗手段之一。临床使用厄洛替尼治疗有基因突变的肺腺癌脑转移瘤效果较好，能延长部分患者的生存期。

其他药物治疗 ①抗癫痫药物：幕上肿瘤术后预防或原有癫痫发作的患者，颅后窝肿瘤术后通常不需要。②激素：有助于缓解脑水肿以及由瘤周水肿引起的症状（如头痛）。但症状的缓解效果不是长期的，而且长期使用激素可出现相关不良反应。③H_2 受体拮抗剂：如雷尼替丁，预防和治疗上消化道溃疡。

预后 总体预后不佳，平均生存期 3~6 个月，但个别病例也有长期生存。脑转移瘤生存期的长短取决于多种因素，主要取决于患者的全身状态、病理类型、影像学特点及治疗情况；卡氏功能评分（KPS）在 70 分以上的相对预后较好，70 分下的预后差；病理为恶性黑色素瘤、小细胞肺癌及低分化癌的脑转移生存期较短；多发脑转移的较单发脑转移预后差；不能手术全切除的较能切除的预后差。

（万经海）

áixìng nǎomóyán

癌性脑膜炎（carcinomatous meningitis） 癌细胞弥漫性或多灶性侵犯软脑膜、蛛网膜下隙的一种疾病。是脑转移瘤的一种特殊形式，可独立存在，也可和实性脑转移瘤同时存在，可以来源于肺癌、乳腺癌等器官的原发恶性肿瘤，更常见于白血病和恶性淋巴瘤。又称软脑膜转移癌。

单纯软脑膜转移多以剧烈头痛为主要表现，为全头胀痛或跳痛，部分患者同时伴有恶心、呕吐，复视及视物模糊，少数患者出现失明及脑神经麻痹，眼底可出现视神经盘水肿，甚至出血，也有类似脑膜炎表现，如脑膜刺激征、颈强直等，可有低热，但极少高热，严重者可出现意识障碍，肢体活动障碍较少见。依据临床症状、体征、影像学检查及脑脊液细胞学检查，腰穿肿瘤细胞检查是诊断癌性脑膜炎金标准，一旦查到癌细胞即可确诊。影像学检查主要依据头部磁共振成像（MRI），如有恶性原发肿瘤病史，伴有剧烈头痛，腰穿颅内压明显增高，MRI 显示广泛的脑膜增厚且有强化，即使脑脊液未找到癌细胞也应高度考虑癌性脑膜炎诊断。对单纯剧烈头痛，无脑脊液及影像学检查的支持，腰穿颅内压不高，诊断应慎重，但不能完全排除，应反复腰穿检查。

治疗上采取以放化疗为主的综合治疗，放疗应行全颅、全脊髓照射，化疗常采用鞘内化疗，也是治疗癌性脑膜炎的最主要手段，常用的药物有氨甲蝶呤、阿糖胞苷或两者联合应用，同时并用地塞米松，每周一次，共 6~8 个周期，全身化疗亦可采用，方案同实性脑转移瘤。对腰穿颅内压明显增高的患者行脑室腹腔分流术能有效地缓解颅内压，给其他治疗创造机会。大多数患者预后不佳，如不治疗存活时间一般在 6 周以内。但通过积极治疗明显延长生存期，尤其是乳腺癌、淋巴瘤引起的癌性脑膜炎鞘内化疗效果明显，部分患者生存时间可达数年。

(李文良)

liángxìng lúnèiyā zēnggāo

良性颅内压增高 （benign intracranial hypertension，BIH）

凡有颅内压增高及伴有头痛、视神经盘水肿、视力障碍等，无占位性病变及脑室系统阻塞，脑脊液检查正常，放射检查或 CT 及磁共振成像（MRI）基本正常的一组症状和体征。又称假脑瘤。

病因和发病机制 病因有以下几种：①药物：四环素、金霉素、庆大霉素、喹诺酮类（萘啶酸、吡哌酸、诺氟沙星）、磺胺甲基异噁唑、酮康唑、艾滋病强效抗反转录病毒治疗。②维生素 A 缺乏或过量、维生素 D 过量。③口服避孕药、甲状腺素、肾上腺皮质激素撤药过快或骤停，全反式维 A 酸、乙肝疫苗。④感染：非特异性感染、中耳乳突炎、鼻窦炎、幼儿急疹。⑤头颅外伤。⑥全身疾病：蛋白质缺乏性营养不良、缺铁性贫血，急性感染性多神经根炎，红斑狼疮，真性红细胞增多症、白血病。⑦内分泌代谢失调：甲状腺功能亢进、甲状旁腺功能减低、肾上腺功能亢进或减低。糖尿病酮症酸中毒治疗、半乳糖血症、低钙血症、肥胖、月经初潮、严重月经紊乱及妊娠。⑧其他：充血性心力衰竭、严重脱水、溃疡性结肠炎及白塞（Behcet）综合征。⑨病因不明。

发病机制尚未完全阐明，普遍支持脑脊液容量增加学说。1970 年，伯考（Bercaw）用放射性同位素证实了 BIH 患儿脑脊液吸收延迟，循环减慢，以后的实验也证实这一点，并将本病称为脑脊液吸收减少综合征。2005 年，佩雷兹·马丁内斯（Perez Martinez）发现 BIH 唯一的高危因素为 V 因子 Leiden（FVL）突变，FVL 突变可造成凝血异常脑静脉微血栓形成，认为脑脊液重吸收减少是由于蛛网膜绒毛损害继发微血栓引起。当颅内静脉压力升高，如中耳乳突炎引起横窦栓塞；头颅外伤、感染、严重脱水或凝血机制改变引起颅内静脉窦栓塞；颈静脉栓塞或充血性心力衰竭使上腔静脉压力增高，影响颅内静脉回流；维生素 A 缺乏导致蛛网膜绒毛变性等均可影响脑脊液吸收。此外，肾上腺皮质功能减退、雌激素过多、甲状旁腺功能减退、乳糖代谢障碍均可引起脑组织水潴留。继发于静脉回流受阻、血脑屏障改变、水电解质失衡引起的脑水肿、脑血容量增加亦参与了本病的发生。

临床表现 头痛为最常见的症状，常为弥散性，也可局限于额或枕部，婴儿则表现为激惹、烦躁或嗜睡，幼儿以拳击头为特点，常伴有恶心、呕吐。其次为眼症状，包括眼痛、斜视、复视、视力模糊等，一般于颅内压增高症状出现较长时间才出现视力减退、直至失明，多为双侧性，少数为单侧。可能为继发性视神经萎缩所致。少数患儿有精神性格异常、记忆力减退、学习成绩下降等。很少有抽搐，少数有眩晕、食欲低下。另外，视神经盘水肿程度轻重不一，严重者可伴渗出或出血，时间较长可致视神经萎缩、展神经麻痹并不少见，尤以中耳乳突炎引起的更多见。这与展神经于颅内行程较长且经岩窦附近易受中耳乳突炎累及，故展神经麻痹常发生于感染耳一侧，可表现为突然眼球内斜和侧复视。此外，对于婴幼儿，慢性颅内压增高者头围增大较明显，婴儿前囟增大、紧张或隆起，颅缝分离。其他少数有视野缺失，如生理性盲点扩大、向心性视野缩小、一侧视野缺失等，眼球震颤。偶见步态不稳、踝阵挛、一侧面肌无力、神经性耳聋。

诊断 1937 年丹迪（Dandy）首次提出了本病的诊断标准。目前应用的诊断标准是 1985 年提出

临床表现 各年龄段均可发病，该病主要表现有三方面：①皮肤改变：出生即可见红葡萄酒色扁平血管痣沿三叉神经第一支范围分布，也可波及第二、三支，严重者可蔓延至对侧面部、颈部和躯干，少数可见于口腔黏膜。血管痣边缘清楚，略高出皮肤，压之不褪色。血管痣累及前额、上睑时可伴青光眼和神经系统并发症，仅累及三叉神经第二或第三支很少出现神经症状。②神经系统症状：常见癫痫发作，可伴托德（Todd）麻痹，发生于1岁左右，抗癫痫药难于控制，随年龄增大常有智能减退，脑面血管瘤对侧可出现偏瘫及偏身萎缩。③眼部症状：30%的患者伴发青光眼和突眼，突眼是产前眼内压过高所致；枕叶受损可导致对侧同向性偏盲，还可见先天性异常如虹膜缺损和晶状体浑浊等。

诊断 结合临床表现和影像学、病理学检查可以诊断。典型的面部红葡萄酒色扁平血管瘤，伴癫痫、青光眼、突眼、对侧偏瘫、偏身萎缩等其中一种以上的症状即可诊断。影像学检查：①2岁后头颅X线片表现为与脑回一致的特征性双轨状钙化。②CT是诊断本病的首选检查方法，CT可见钙化和单侧脑萎缩，磁共振成像（MRI）和正电子发射体层显像计算机体层扫描（PET-CT）可见软脑膜血管瘤，CT与MRI联合应用更有利于诊断。③数字减影血管造影（DSA）可发现毛细血管和静脉异常，受累半球表面毛细血管增生、静脉显著减少和上矢状窦发育不良等。④脑电图（EEG）显示受累半球脑电波波幅低，α波减少，与颅内钙化程度一致；可见痫性波。⑤视野检查可发现同侧偏盲。病理学表现：主要为软脑膜血管瘤和毛细血管畸形，填充于蛛网膜下隙，静脉内皮细胞增生，脑膜增厚。常见于面部血管痣同侧的枕叶，也见于颞叶、顶叶或整个大脑半球。血管瘤下部脑皮质萎缩和钙化是该病的特征，可见局限性脑室扩大；显微镜下可见神经元丧失、胶质细胞增生和钙质沉着。皮肤组织可见毛细血管扩张，但非真正血管瘤。

治疗和预后 主要是对症处理，面部血管瘤可行整容术或激光治疗；青光眼和突眼可手术治疗；癫痫可用药物控制，部分患者可做脑叶或脑半球切除术；偏瘫患者可行康复治疗。预后一般良好。

（李文良）

tóupí zhǒngliú

头皮肿瘤（scalp tumor） 发生于头皮的肿瘤。种类繁多，主要分为三大类：类瘤疾病，良性头皮肿瘤，恶性头皮肿瘤。

类瘤疾病 有以下四种。

日光角化病 发病与长期日光照射有关。多发生于50岁以上的中老年人，老年人是高发人群，约20%的患者可发生癌变，应引起高度重视。好发部位为前额及颞部，患处多为正常皮肤色或淡红色扁平丘疹及小结，米粒至蚕豆大小，日久转变为黄褐色或黑褐色，表面有干燥角质痂皮，强行剥离极易出血，生长缓慢，少数疣状增生，甚至有溃破，此情况应高度怀疑癌变。当病变部位表皮细胞部分呈现不良增生时，部分患者可逐渐发展成鳞状细胞上皮癌，做皮肤病理活检可明确诊断。治疗上可采用冷冻、电灼、激光、外用维A酸乳膏、口服维A等方法，疑癌变时应尽早手术切除。预防的方法是避免强光照射。

脂溢性角化病 为显性遗传病，多在中年以后出现，为中年以上很常见的一种良性皮肤肿瘤，男女都可累及，无性别差异。病变多发生颞部皮肤，常为多发，圆形或椭圆形，边界清楚，表皮粗糙，褐色，稍隆起皮表，附以油脂鳞屑。初起为淡褐色或深褐色或黑色，扁平丘疹缓慢增大，表面粗糙，或乳头瘤样增生，数目不定，经久不愈，但极少癌变。若突然增多、增大可能是恶性肿瘤。短期内出现多发性脂溢性角化样皮损，可能伴发内脏恶性肿瘤，特别是胃肠肿瘤。本病为良性肿瘤，一般不需治疗。有人提出必要时可采用外用氟尿嘧啶软膏、冷冻治疗、激光治疗等。用药原则一般采用氟尿嘧啶外用，因该药只清除病变，一般不损害正常皮肤，用药部位可有暂时性色素沉着。可疑恶变者手术治疗并行病理检查。

角化棘皮瘤 又称皮脂软疣或假癌性软疣，是毛囊角化上皮的增生性病变。多见于男性，中老年人好发。一般认为本病系继发于长期日光损伤，此外化学致病物质如焦油、沥青、足叶草酯亦可能与本病的发生有关；另外在一些患者中发现人乳头瘤病毒（HPV）25型，因此认为与病毒感染有关；还有人认为与遗传因素有关。本病多见于40~70岁男性，常单发，最初为坚硬丘疹，很快增长成半球形粉红色结节，中央凹陷似火山口，其中含角质栓，表面常见毛细血管扩张，除去角质物可见绒毛状基底，经过快速增长期后有段静止期，病变逐渐消退，残留瘢痕。如能病理诊断可保守治疗，冷冻治疗效果较好，也可手术切除，很少复发。

皮角 为限局性、圆锥形、明显角化性损害，其角质团块的高度至少为其最大直径的一半。本病多见于 40 岁以上，尤其是受日晒的老年人更多见，男多于女。病程长，可达十余年甚至数十年，尤其老年人中多见。皮角最常发于面部和头皮，也可见于手，龟头和眼睑。病灶可为单发或多发，大小不等，直径约 2～30mm，小如黄豆，大似羊角，有的微弯成弧状或呈笔直或不规则形，有时可分支，呈鹿角状，其高度往往大于横径，角表面光滑或粗糙，基底硬，呈肤色、淡黄至黑褐色，顶端角化明显，有时可以自行脱落，并可再度生长，无自觉症状。常常发生在其他皮肤病的基础上，如脂溢性角化病、倒置性毛囊角化病等。本病属癌前病变，皮角基底部充血发红有浸润时，往往为恶变的先兆。治疗上采用局部切除。

头皮良性肿瘤 有以下八种。

表皮样囊肿 又称胆脂瘤，又因其洁白如白色珍珠样而称为珍珠瘤。系胚胎期神经管闭合时混入了外胚层成分，逐渐生长所导致肿瘤形成。即残留了皮肤表皮细胞层，上皮组织不断更新脱落角化的细胞，使得囊肿内容物逐渐增多，形成肿瘤。本病较常见，多因分泌物滞留排泄不畅所致，肿物多位于真皮内，与表皮粘连，有完整包膜，内为灰白色牙膏样物质，多呈半球形，大小不等，基底可活动，触及面团感，生长缓慢，如合并感染可迅速增大，红肿，甚至可破溃。治疗上采用手术切除。手术分离时尽可能不要分破包膜，应完整切除包膜，否则极易复发，如肿物较小，粘连紧密，可连同皮肤一并切除。如合并感染应抗感染治疗，待炎症消退后再行手术，如已形成脓肿应切开引流，抗感染治疗，待炎症控制后再行二期手术。

皮样囊肿 源自胚胎发育时期遗留于组织内的上皮细胞。多在幼儿期及青少年时期发现，缓慢生长变大，常为单发，圆形，边界清楚，表面光滑，囊性，挤压有面团感，与皮肤不粘连，一般无自觉症状。长期压迫可引起骨质凹陷。少数可癌变。穿刺检查可见皮样囊肿抽出乳白色豆渣样分泌物。治疗上采用手术切除。

钙化上皮瘤 是比较常见的毛源良性肿瘤，组织来源于毛乳头，常继发钙化。可发生在各个年龄，但以青年多见。病初多为皮下结节，常单发，少数可多发，缓慢增大，多表现为圆形或椭圆形肿物，质硬，边界清楚，与皮肤粘连，但基底可推动，极少破溃，内含石灰样砂粒，罕见癌变。在小儿病灶表面皮肤正常或暗紫红色，位置较浅时呈淡蓝红色，通常无自觉症状，当增大一定程度时，可有轻痛。因该肿瘤是由表皮毛皮质分化的细胞肿瘤，故含有嗜碱细胞和影细胞，影细胞来自嗜碱细胞，新损害中嗜碱细胞较多，陈旧损害则较少，甚至不见嗜碱细胞。病变在真皮深层或皮下，属皮肤深层良性肿物。彩超所见无血流，或见点状血流。治疗上采用手术切除。较小的单发结节也可用电灼和激光治疗，一般不复发。

结节状汗腺瘤 是由汗腺上皮增生而成的良性肿瘤，多见中年女性。常表现为皮内结节，边界清楚，质韧，表面光滑，肿瘤包膜完整，多数与表皮不粘连，但少数可与表皮粘连，偶有破溃，生长缓慢，甚少恶变。镜下见高柱状或立方形的腺上皮交织形成绒毛状突起。病理特征为分泌形柱状细胞下衬有一层肌上皮细胞。治疗上采用手术切除。

血管瘤 根据临床表现不同分为三种类型：①草莓状血管瘤：婴儿最常见，绝大多数属毛细血管瘤，少数为海绵状血管瘤，常在出生时、出生不久或婴儿期出现，女多于男，单发或多发，多表现为皮内型，略高出皮表，色鲜红或紫红，边缘清楚，压之可退色，少数为皮下型，表现皮肤为青色，一般在 1 岁以内生长较快，2 岁以后静止或逐渐消退，本病很少恶变。②海绵状血管瘤：大多位于皮下，可单发或多发，婴幼儿期发生，表现为局部隆起，皮肤正常，但可见青蓝色，边界不清，触之柔软如海绵，随体位变化可见肿物大小变化。③动静脉血管瘤：皮肤弥漫性紫红，皮温较高，质软，可触及搏动，压住供瘤动脉搏动可消失，少数皮下型仅为局部隆起，皮肤微红或正常，皮下蚯蚓状曲张的脉管并可触及搏动。各型血管瘤治疗方法不同。对于小型且无明显生长的草莓状血管瘤和海绵状血管瘤可以密切观察，一旦出现生长速度明显加快或产生并发症时应及时治疗，对婴幼儿除非必要一般不主张放疗，成年人血管瘤可考虑手术治疗。此外还可以采取冷冻、激素、P32 贴敷及硬化剂注入等方法进行治疗。动静脉血管瘤仅适合手术治疗，手术应先结扎供瘤动脉，再进行肿瘤切除。

淋巴管瘤 根据临床表现不同分为两种类型：①毛细淋巴管瘤：系限于局部淋巴管瘤，亦属先天性疾病。常与毛细血管瘤并存，故又称血管淋巴瘤。多见婴幼儿，病变呈斑块状，稍隆起，表面布满乳白色透明的小颗粒，内含淋巴液，其间常含杂有红色颗粒，为毛细血管瘤成分。②囊性淋巴管瘤：大多数发生在2岁以内，约一半以上是见于出生时，成年人极少见，男女无明显差异，肿瘤表面皮肤正常，与肿瘤无粘连，肿瘤可呈分叶状，软，囊性，能透光，范围较广且不规则，可延伸至较深的组织内。毛细淋巴管瘤放疗不敏感，一般采用电灼切除或手术切除。而囊性淋巴管瘤可采用平阳霉素瘤内注射，首先抽净囊内液体，然后注入平阳霉素5～10mg，个别有出现高热、虚脱及惊厥等不良反应，因此先行皮内注射0.2ml，如出现上述反应停止使用。如保守治疗无效可手术切除。

黑色素痣　分交界痣型、皮内痣及复合痣三种类型。①交界痣：位于表皮和真皮交界处，可发生于任何年龄，但以婴幼儿多见，一般表现为扁平、棕蓝黑色素斑，界限可清楚，亦有模糊，表面光滑无毛，交界痣一般可表现长期不变，部分可发展成皮内痣，少数可自然消退，也有极少数恶变成恶性黑色素瘤。所以一旦出现明显增大色变深黑，痛、痒、出血、破溃，周边出现卫星状黑素小结应考虑恶变。②皮内痣：皮内痣又分为雀斑样痣和毛痣，雀斑样痣可发生在任何年龄，亦有出生后即发现，可单发和多发，淡棕色，扁平或稍隆起，无毛，罕见恶变。毛痣为隆起皮肤，有毛，淡棕色或浅黑色，界限清，较少恶变，如近期出现增长加快，毛发脱落，出现裂隙或出现应警惕恶变。③复合痣：多见儿童，少数发生在成年人，含有多种组织成分，包括皮脂腺痣、纤维痣、脂肪痣、乳头瘤样痣等，病变多微凸皮肤，少数可呈乳头瘤样改变，无毛发。少数有恶变。疑为恶变或影响外形应手术切除。

神经纤维瘤　主要起源于枕部的枕神经及额、颞部的三叉神经末梢分支，是比较常见的肿瘤。①神经纤维瘤：男性发病略多于女性，常为单发，表现为皮下圆形或梭形肿物，边界清楚，质地较硬，可活动，一般无明显不适，生长缓慢。如头皮单发或多发神经纤维瘤合并有颅内、四肢躯干或内脏等多发神经纤维瘤称神经纤维瘤病，常有家族史，与染色体显性遗传有关，常在幼年时期发病，逐渐发展，常伴有皮肤咖啡色素斑，个别有智能低下或其他畸形，治疗比较困难。②神经鞘瘤：多为单发，根据肿瘤和神经干的关系可分为中心型和边缘型，中心型是肿瘤位于神经干中心，肿瘤周围即属神经纤维，瘤体多为梭形；而边缘型肿瘤多位于神经干边缘。肿瘤生长缓慢，质地较硬，有包膜，活动度良好。

神经纤维瘤和神经鞘瘤均以手术为主，多预后良好很少复发，神经纤维瘤手术很难能从神经纤维分离下来，往往需牺牲一个或数个神经纤维；而神经鞘瘤多需平行神经纤维走向切开，分离切除肿瘤，这样可以保留肿瘤周围的神经纤维。对于神经纤维瘤病尚无有效的治疗方法，对个别体积大，影响外形或功能的可以手术切除。对于恶性神经鞘瘤如手术切除不彻底很容易反复复发，因此应行扩大切除，对于皮肤缺损较大的可植皮。

头皮恶性肿瘤　有以下三种。

头皮恶性黑色素瘤　一般认为多发生在色素病变基础上，少数发生在正常皮肤或黏膜色素细胞，约25%～40%的恶性黑色素瘤以往有色素疾病史，浅表扩展性恶性黑色素瘤约占1/3，结节性约占1/4，在痣的基础上发生，美国白人发病率明显高于黑人。一般肿瘤呈扁平或球形、结节形或菜花状，孤立肿块，周围伴有卫星结节，色深黑或灰红、灰褐色，质地脆，界限不清，常向周围侵犯，病变最初多在表皮和真皮交界处。较早出现淋巴结转移及血行转移，血行转移最常见在肺和肝，其次是脑和骨。治疗上有以下方法：①手术治疗：因肿瘤侵犯范围广，恶性度高，故应行广泛切除，有人主张应离肿瘤边缘5cm进行切除，最低不能少于1cm，对头皮缺损太大不能缝合时可植皮。如有区域淋巴结转移应行淋巴结清扫。②药物治疗：氮烯米胺：是最常采用的药物，缓解率为20%～30%，对肺转移和淋巴结转移常有效，对肝、脑转移效果不显著。常用剂量：成年人每次200mg静脉滴注，连用10天为一个疗程，或200～250mg/d，连用5天，间隔3周再重复。亚硝脲类药物：常用的有卡莫司汀（BCNU）、罗莫司汀（CCNU）及司莫司汀（Methy-CCNU）、替莫唑胺等，对中枢神经系统转移有一定疗效，也可以联合用药，如BCNU＋DTIC＋VCR方案。③免疫治疗。④冷冻治疗。⑤抗雌激素治疗。

皮肤癌　①原位癌：发病年龄多在50岁以上，一般病史较长，数年或数十年，病变开始多为鳞屑斑，红色，逐渐形成不规则斑块，微隆起皮肤，有时表面结痂、糜烂，边界清楚，病变可长时间不变，少数可发展浸润癌。②鳞状细胞癌：是最常见的皮肤癌，根据癌细胞分化程度可分为4级，Ⅰ级是分化良好的癌细胞占总数的75%以上，多数存在典型的癌珠；Ⅱ级为分化良好的癌细胞占 50%～75%，癌珠较少，核分裂象增多；Ⅲ级为分化良好的癌细胞占 25%～50%，不见癌珠，癌细胞极不规则；Ⅳ级是分化良好的癌细胞不足 25%。发病初期表现为皮肤微隆起的硬结，中央部角化增生，常破溃，创面凹凸不平，周边突起，肿瘤多以外突生长为主，呈菜花状，到达一定程度破溃形成溃疡，肿瘤常并发感染，恶臭，部分患者可出现淋巴结转移。③基底细胞癌：较鳞癌少见，无明显性别差异，多见于中老年人，肿瘤生长缓慢，最初表现为蜡样或珍珠样小硬结，偶呈棕黑色，周围毛细血管扩张，逐渐形成盘状肿块，向四周扩展，中心脱屑，结痂，形成小溃疡。周边不规则珍珠状隆起，逐渐向外扩展，并向深层浸润，甚至破坏颅骨。基底细胞癌很少发生淋巴结转移。④汗腺癌：来自大汗腺或小汗腺。较少见，多发生在 40～60 岁，病程缓慢，常表现为单发或多发无痛性结节，圆形或不规则分叶状，可高出皮肤，潮红或紫红色，质硬，实性，常与皮肤粘连，偶可破溃，区域淋巴结转移率较高，部分患者可出现血行转移，最多见于骨，其次是肺和远处皮肤。

原位癌采用手术切除，亦可采用冷冻或激光治疗。头皮鳞癌治疗方法较多，可根据具体情况选择治疗方法。①放疗：放疗对皮肤鳞癌一般效果较好，一般采用浅层射线外照射，照射剂量为 60～70Gy。②手术治疗：一般采用扩大切除，离肿瘤边缘最好在 1.0～2.0cm，深度如颅骨未受侵犯应连同骨膜一并切除，如累及颅骨甚至硬膜应一并切除，并行硬膜及颅骨修补，如皮肤缝合有困难可植皮。如有区域性淋巴结转移应行淋巴结清扫。③冷冻治疗：适应于肿瘤浸润不深的肿瘤，现较少采用。④激光治疗：适用于小而浅的肿瘤。

基底细胞癌采用：①放射治疗：对放疗敏感，可作为首选。②手术治疗：肿瘤累及颅骨可采用手术和放疗综合治疗。③冷冻治疗。④激光治疗。

汗腺癌主要采用手术切除，如有区域淋巴结转移应行淋巴结清扫术。

隆突性纤维肉瘤　发生在真皮纤维组织的低度恶性肿瘤（见隆突性皮肤纤维肉瘤）。

(李文良)

lúgǔ gǔliú

颅骨骨瘤（osteoma of skull）发生于颅骨的骨组织过度增殖形成的良性肿瘤。占颅骨肿瘤的 20%～30%，多见于膜内化骨的骨骼，好发于额骨，其次是顶骨、颞骨、枕骨和颅底。生长缓慢，多在儿童期发生，一般成年后即停止生长，但外伤和感染可促使肿瘤增大。合并软组织肿瘤或结肠息肉称加德纳（Gardner）综合征。依据组织类型可以分为致密型（象牙瘤）、网状骨质型（成熟型）和纤维型三类。临床上呈缓慢生长的无痛性肿块，可在头皮下扪及表面光滑、质硬、无压痛、不活动肿块。致密型骨瘤常累及颅骨外板向外生长，一般无自觉症状，极少引起颅内压增高症状。发生于内板者可向颅内生长，引起颅内压增高和局灶定位症状。发生于颅底或鼻窦等处者，可出现相应脑神经受累症状及鼻部症状。

结合临床表现和影像学检查可以诊断。生长缓慢的颅骨无痛性肿块，表面光滑无压痛，不能推动。X 线显示起自内板或外板的骨性隆起，与骨板相连，边缘光滑，可呈分叶状，肿瘤基底部较宽，致密者似象牙质样，骨松质者密度不均，表面一薄层密度减低，即肿瘤生长层。CT 可完全显示瘤体及其内的细微结构，表现为颅骨表面骨性突起，基底较宽与颅骨相连，由致密骨或骨松质组成。磁共振成像（MRI）致密型骨瘤 T1WI 和 T2WI 均呈低信号，骨松质型骨瘤 T1WI 和 T2WI 呈等或高信号。生长缓慢无症状的小骨瘤，可予观察处理；生长较快，瘤体大及有脑受压症状者，首选手术治疗。本病预后良好。

(万经海)

pēitāiyàng lúgǔ zhǒngliú

胚胎样颅骨肿瘤（embryonal tumor of skull）　由神经管闭合过程中细胞异常分化所形成的良性先天性肿瘤。常发生于中线部位，主要包括表皮样囊肿、皮样囊肿和畸胎瘤三类。表皮样囊肿和皮样囊肿的起病年龄在 20～50 岁，多位于前囟周围和前颅底中线部位的骨质；畸胎瘤则发生于新生儿和婴幼儿，鞍旁和眼眶处常为好发部位。临床表现取决于肿瘤的生长部位，肿瘤在板障内生长缓慢，颅骨未破坏之前，多无任何症状。向外板突出者可发现橡胶样肿物及骨缺损。有的可破溃有干酪样物流出，可感染而形成窦道。肿瘤很少侵入颅内，向内生长压迫脑组织可出现癫痫、颅内压增高及相应的神经系统体征。眼眶周围的肿瘤常表现为无痛性突眼或眼外肌功能障碍。

结合临床表现和影像学检查可以诊断。①颅骨表皮样囊肿和皮样囊肿：CT 平扫见颅骨局部骨质呈类圆形或不规则状，边界清楚的密度减低区，局部颅骨内有如脑脊液状的低密度影，内外板分离、变薄。磁共振成像（MRI）示病灶 T1 高信号，T2 亦成高信号。②畸胎瘤：最常发生于卵巢或睾丸，偶见于纵隔、骶尾部等中线部位，发生于颅骨者，极为罕见。CT 平扫表现为颅骨局部类圆形或不规则密度不均匀影，内有钙化，边界清晰，增强可见不同程度强化。MRI 检查提示 T1 为高低混杂信号，增强后瘤内部分强化，T2 也为高低混杂信号影。手术为首选的治疗方式，术中应注意尽可能全切肿瘤，同时避免囊内容物破溃引起化学性脑膜炎。与硬膜粘连紧密者可切除硬膜，然后修补硬膜。部分骨质破坏广泛者遗留较大缺损可同期行颅骨修补。预后良好，多无恶变。

（万经海）

lúgǔ jùxìbāoliú

颅骨巨细胞瘤（giant cell tumor of skull）

发生于颅骨，由单核细胞和多核巨细胞构成的原发侵袭性骨肿瘤。骨巨细胞瘤多发生于长骨骨骺，其次为椎骨肋骨及盆骨，生长活跃，骨质侵蚀破坏性明显。骨巨细胞瘤偶见于颅骨，有病例统计报道约占同期颅内肿瘤的 0.1%，发病年龄多为中老年人，女性多见。颅骨骨巨细胞瘤以蝶骨和颞骨最多见，蝶鞍、岩骨、下颚骨和上颌骨也有发病的报道。肿瘤组织学上可呈良性表现，但局部可能具有很强的侵犯性，少数甚至远处转移至肺。

病因和发病机制 一般认为肿瘤起源于骨髓内非成骨性结缔组织的中胚叶细胞。肿瘤由单核间质细胞及散在多核巨细胞组成，间质细胞是肿瘤的主要成分，它决定肿瘤的性质。53%患者的骨巨细胞瘤周围可见到大片梭形细胞增生，梭形细胞没有恶性肿瘤的特性，其出现有否与预后无关。

贾菲（Jaffe）根据组织学特点将肿瘤分为三级：良性、潜在恶性和恶性。良性发病率占此类疾病的绝对优势。肿瘤一般生长缓慢，很少发生转移，而在局部浸润生长。肿瘤溶骨性很强，但对软组织则无破坏。肿瘤内多有出血区域。肿瘤可呈实质性或囊肿性两种。实质性肿瘤切面呈灰白色或黄褐色，常可见出血及坏死区，如有大片出血，则呈红棕色或暗褐色，肿瘤间质血管丰富者，肿瘤生长活跃。囊性肿瘤则形成多房性或单发较大囊腔。有的囊腔内壁仅有一层薄膜，囊内充满咖啡色、黄褐色等浆液性或血性液体。

临床表现 病程缓慢，早期肿瘤体积小时患者可无症状，较大肿瘤可见头颅局部畸形和疼痛，扣压有乒乓球感。少数血供丰富的肿瘤可触及血管的搏动。肿瘤继续增大突入颅内可引起头痛和相应占位症状。如发生在蝶骨和鞍区附近可引起视力障碍、视野缺损以及动眼神经、展神经和三叉神经受损症状。发生于颅中窝底的巨细胞瘤可引起反复感染及耳鸣、听力下降等症状。如肿瘤迅速增大并转为持续性的剧痛，提示有恶变的可能。

诊断 根据临床表现及典型部位溶骨性改变的影像学特点，可做出初步诊断，但确诊仍需病理。本病的影像学特点为溶骨性改变，常表现为蝶骨近中线处软组织样肿物侵蚀颅骨。X 线显示病变区呈低密度，常伴有膨胀性现象，边缘清楚但无硬化缘，有时可见分隔。依据不同表现可分为三种类型：①多囊型：不规则多房性骨破坏区，内有残存粗大骨梁，边缘锐利规则，呈高密度线条状影。②单囊型：呈膨胀性骨破坏区，瘤内无骨小梁间隔。X

线检查如骨囊肿，内外板分离，周围有高密度骨硬化带。③单纯骨破坏型：非膨胀性骨破坏，无囊肿样表现。CT 上肿瘤呈单房或多房状，局部骨质呈膨胀性改变，内、外板变薄，以外板明显。部分肿瘤破坏骨外板侵入邻近的软组织，增强扫描肿瘤强化。磁共振成像（MRI）上肿瘤 T1WI 呈低到中等信号，T2WI 呈高信号。若信号强度不均，说明肿瘤内有液化、出血或坏死。若破坏区边缘模糊，原硬化带消失，动态随访骨破坏短期内扩大，并出现软组织肿块则提示恶变倾向。

鉴别诊断 本病需与好发部位相同的其他颅内病变相鉴别，如骨纤维结构不良、脊索瘤、侵袭性垂体腺瘤、鼻咽癌以及转移瘤等。

治疗 以手术治疗为主，应尽量做到全切肿瘤，减少术后复发。由于肿瘤多位于颅底且血运丰富，并且肿瘤经常有局部侵犯造成肿瘤全切较为困难。因此，术后放射治疗是控制肿瘤生长的有效方法。经手术或放射治疗的患者，要长期随诊，注意有无局部复发、恶性改变及肺部转移。

预后 与肿瘤的部位及其组织学特性有关，部位深、局部侵犯性强的肿瘤破坏性可能极强，造成患者严重的残疾，甚至死亡。

（万经海）

lúgǔ dòngmàiliúxìng gǔnángzhǒng

颅骨动脉瘤性骨囊肿（aneurysmal bone cyst of skull）

为骨中充满血液的良性囊性病变，是一种从骨内向骨外膨胀性生长的骨性血性囊肿。该病由于局部破坏性病损，同时外周有骨膜性反应骨沉积，类似动脉瘤样膨胀而得名。临床上非常少见，主要发生于 20 岁以下的年轻人和儿童，成年人少见，多见于下颌角、升支部和下颌体后份，偶见于上颌骨及颅盖骨。

病因和发病机制 外伤可能是致病因素之一，一般认为由于某种原因引起颅面骨血液循环紊乱，血流动力学改变导致动静脉吻合，静脉压增高，血管床扩张、充血，压迫骨组织使其吸收的继发性改变。这种密质骨板内膜被吸收，形成所谓内吸收病变，外面有骨膜覆盖，骨膜外有一层新骨沉积，形成薄壳覆盖动脉瘤性骨囊肿。囊腔内有海绵样网状结构，内有大血管支，很像动静脉异常。在组织学上和临床上都表现出与血液循环系统有关。其囊壁含有大量结缔组织形成间隔的血窦，囊腔内含有血液，并能缓慢流向静脉系统。

临床表现 以颌骨膨胀、压痛为特征，有近期生长加快史。可引起牙移位，咬合紊乱。囊肿增大时，可引起面部畸形。颅骨起源者可同时累及颅骨内外板呈对称的膨胀性生长，因而可造成局灶的神经功能障碍和颅内压增高的症状。动脉瘤性骨囊肿也可合并其他骨病变，最常见的是合并孤立性骨囊肿、巨细胞瘤、骨瘤、骨化性纤维瘤、骨母细胞瘤、血管瘤等。

诊断 一般根据好发年龄、临床表现和 X 线片、CT 和磁共振成像（MRI）改变可以做出诊断。X 线片上在颅骨上表现为一囊性膨胀性病变，伴有细薄壳状的骨膜及反应性增生，病变也可表现为地图样骨质破坏，在骨髓腔内有移行带并具有硬化性边缘，有时在病变内可见分隔，钙化少见，骨膨胀的外壳可部分消失。CT 上颅骨内外板膨胀扩张呈球形，内外板变薄，内含大小不等的空泡样结构，偶可见囊腔内液平面。MRI 表现较为特殊，可表现为分界清楚的分叶状肿块，囊腔液-液平面形成，病灶内有多数分隔，病变周围可出现低信号环，偶尔可见起自囊壁突入囊腔的细小憩室样阴影，在 T1WI 和 T2WI 上囊肿的信号强度高低不等，变化较多，可能由于退变黏附血液产物和不同阶段的囊内出血所致。

治疗 手术治疗，病灶全切可达到治愈目的。术前诊断不明时可在术中行冷冻切片检查，明确诊断后，应局部彻底刮除，骨腔可用碎骨充填，较大骨缺损可同期行颅骨修补。术前要充分估计有大量出血的可能，对位于脊椎等处不易手术切除部位可行放射治疗，效果较好。术前放疗可降低出血风险，但对于儿童患者，放疗有破坏骨骺和恶变危险。

预后 病灶完全切除者预后良好，部分切除者易复发，需要再次手术或放射治疗。

（万经海）

lúgǔ chénggǔ ròuliú

颅骨成骨肉瘤（osteosarcoma of skull） 来源于骨母细胞的原发性恶性骨肿瘤。颅骨发生率极低，主要位于上颌骨，多见于青年男性。发病年龄超过 40 岁者，常有以下病史：佩吉特病、骨纤维结构不良、骨巨细胞瘤、慢性骨髓炎和放疗史。组织病理学分为四型：成骨型、成软骨型、成纤维型和毛细管扩张型。

肿瘤生长快，病程短，一般都少于 1 年。肿瘤早期向外生长，头部有局灶性隆起，半数患者诉疼痛，以后向颅内扩展。肿瘤血运丰富，局部温度升高，头皮及板障血管扩张，有时可摸到搏动或听到血管杂音，皮肤呈青紫色。影像学检查可见瘤内有成骨现象，由新生骨组成的粗大的骨针呈"光芒状"侵入肿瘤周围的软组织中，局部有不规则的骨皮质增厚区（硬性骨母细胞增殖包块）和散在的钙化灶。X 线片可见大小不等、形状不一的骨质破坏区，边缘不清。CT 检查显示为不规则的颅骨破坏区，其内见密度不均匀软组织影，并呈膨胀性生长。磁共振成像（MRI）表现为病灶呈膨胀性生长，边界不清，但很少侵及硬膜下。T1 加权为等高混杂信号，恶性程度越高，信号越低；T2 加权为高信号影，强度甚至超过脑脊液的信号。增强后常呈不均匀强化。

主要采取手术切除合并放疗及化疗的综合治疗措施，但疗效不佳。影响手术切除的主要因素是肿瘤的部位。对手术残留的肿瘤可进行放疗及化疗（包括大剂量的甲氨蝶呤或合并使用其他的化疗药物），但患者远期生存率低。手术切除范围包括肉眼界限肿瘤周边 2~3cm，软组织皮肤周边 1~1.5cm，尽可能完全切除肿瘤。肿瘤恶性程度高，晚期多经血行转移至肺或其他部位，预后差（远期生存率 3~10 年）。原发性骨肉瘤局部复发是主要的死亡原因，更多的是死于肺部转移。

（万经海）

lúgǔ xiānwéi ròuliú

颅骨纤维肉瘤（fibrosarcoma of skull） 起源于颅骨骨膜或板障的成纤维细胞的恶性肿瘤。临床上很少见，可发生于髓腔或骨膜。好发于青壮年，位于颅盖骨或颅底。多为原发恶性，少数可继发于佩吉特病、骨纤维结构不良、骨巨细胞瘤、慢性骨髓炎等。病理学检查提示瘤组织呈梭形，细胞大小、形态一致，细胞核深染，细胞排列呈栅栏状，核分裂象多见，间质中有胶原纤维。

临床上早期表现为疼痛性肿块，生长迅速，侵入颅内时可引起相应的神经系统症状和颅内压增高。远处转移发生较晚。影像学检查：X线或CT显示头部软组织块影，伴有中心部为主的骨质破坏区，边界不清，很少伴有骨硬化或骨膜反应。发生于骨髓腔内者表现为局部骨轻度膨胀，皮质变薄，病灶区密度减低，其内见高密度点状钙化。增强扫描可有不同程度的强化。MRI检查具有相对特征，其信号高低反映了肿瘤中胶原、梭状细胞以及肿瘤中的黏多糖的分布情况。低信号者，提示细胞较少而胶原纤维较多。高信号者可能是细胞成分较为丰富。肿瘤容易向肺内转移，如有转移预后很差。对颅盖部的肿瘤可行手术切除，往往肉瘤侵犯硬脑膜，术后容易复发。肿瘤对放疗多不敏感，故术后多以化疗为主。

（万经海）

lúgǔ zhuǎnyíliú

颅骨转移瘤（skull metastatic tumor）

身体其他部位的恶性肿瘤转移至颅骨者。常见有肺、乳腺、子宫、消化道、肾、肾上腺、肝和前列腺、甲状腺等器官。多为血行转移，少数可为淋巴转移。颅骨是晚期癌常见转移部位之一。临床好发于顶骨，可多发，质稍硬，不活动，早期无症状，有时局部疼痛，随肿瘤增大可触及头皮下肿物，疼痛逐渐加重。肿瘤基底较宽，触之较硬；肿瘤血运丰富者，表面头皮血管异常迂曲怒张；肿瘤坏死者扪及波动感。向颅内扩展者可有局部神经功能障碍和颅内压增高。明确原发癌者可有相应器官症状和体征，患者多为病程晚期，全身一般情况较差。

有明确的原发病灶同时又出现颅骨肿瘤者应高度警惕颅骨转移瘤的可能。颅骨X线片显示为一类圆形骨破坏，边缘整齐或不规则，四周无骨增生及骨膜反应。CT可见颅骨局部片状高密度增高影，内外板增生，向周围膨隆，有硬化带形成。磁共振成像（MRI）还可显示脑膜受累情况。此外，肿块活检有助于确诊。颅骨转移瘤的治疗要根据患者的具体情况而定，具体包括：积极治疗原发病灶；如患者一般情况尚好，颅骨占位症状明显，可行手术切除；全身状态差不能耐受手术者，仅考虑放化疗。预后与全身情况及原发病控制情况有关，多数预后不良。

（万经海）

lúgǔ shìsuānxìng ròuyázhǒng

颅骨嗜酸性肉芽肿（eosinophilic granuloma of skull）

原因不明的全身性骨病。全身除指骨和趾骨外均可被侵犯，但多见于扁平骨，颅骨为好发部位，多数病例为多发，单发于颅骨者预后较佳。有人认为本病属于单核吞噬细胞增多症或肉芽肿。也有人认为本病是由于感染引起的一种免疫变态反应性疾病。多发于小儿和青年，男性多于女性。患者常有头痛、低热及体重减轻。本病好发于额骨、顶骨及颞骨，而枕骨少见。颅盖都可发现小肿物，逐渐增大。局部可有疼痛，但不剧烈。

嗜酸性肉芽肿为灰褐色或灰黄色，质地较脆，在发生上大致可分为四个阶段：①早期：有大量组织细胞出现，其间尚有少量浆细胞、淋巴细胞和嗜酸性粒细胞。②肉芽期：出现富有血管的肉芽，有大量的嗜酸性粒细胞及大单核吞噬细胞，有时可见泡沫细胞，同时有局限性坏死或出血。

③黄色肿块期：特点为出现大量含有脂质的细胞。④晚期：肉芽组织被结缔组织所代替，有纤维化现象和新骨形成。

实验室检查可发现白细胞总数略增高，嗜酸性粒细胞增多，红细胞沉降率加快。头颅X线检查，可见圆形或椭圆形溶骨性破坏，边缘不规则与正常骨分界清楚，颅骨破坏及破坏病灶内残留小骨，典型为"纽扣"样死骨，由于颅骨内外板破坏范围不一致，故典型者可看到"双边征"。病灶软组织在CT上为等或略高密度，磁共振成像（MRI）T1WI上为低等信号，T2WI上为不均匀高信号，增强后强化明显。此病单发性病变需与结核、骨髓炎和颅骨表皮样囊肿相鉴别，而多发性病变需与骨髓瘤、转移瘤和黄脂瘤病等相鉴别。

激素和抗肿瘤药物可以控制病情发展。本病对放射治疗较敏感，对多发病变广泛者，经活检证实后应进行放射治疗，一般用6~9Gy小剂量照射即可。病变较小者可行手术切除治疗，一般预后较好。

（万经海）

lúgǔ huángsèliúbìng

颅骨黄色瘤病（Xanthomatosis of skull）

遗传性脂质沉积病，属于单核吞噬细胞系统疾病之一。又称汉－许－克（Hand-Schüller-Christian）病，和颅骨嗜酸性肉芽肿、莱特勒－西韦（Letterer-Siwe）病一起合称为组织细胞增生症。多见于10岁以下儿童，其中常见于3~5岁的男性儿童，偶发于成年人，发病原因未明，一般累及颅骨，其他骨骼发病甚少。

病变主要发生在骨髓内，特别是头部的膜状骨，常累及颞骨、顶骨，病理特点为肉芽肿样病变。

颅骨地图样缺损是本病的特征性表现。典型者有尿崩症、眼球突出和地图样颅骨缺损组成的三联征，但三者同时出现不常见。此外尚可合并关节痛、低热、贫血、齿龈炎、淋巴结肿大、侏儒、肢端肥大症等。典型的颅骨黄色瘤易于诊断，不典型者需同嗜酸性肉芽肿等病鉴别，病理检查可确诊。诊断要点如下：①头部局限性肿胀、疼痛，范围大者伴颅骨缺损。②有低热、肌肉和关节酸痛、体重减轻、疲劳乏力等全身症状。③典型病例表现为地图样颅骨缺损、眼球突出和尿崩症三大症状。④血象检查嗜酸性细胞增多，血脂增高但胆固醇正常。⑤影像学检查：常为多发，多为不规则骨质破坏，亦可为类圆形，边界清楚，锐利而无硬化带。多见于颞骨、顶骨。典型者骨质破坏呈地图样，病变常跨越颅缝生长，眶骨破坏发生于眼眶外上缘，可合并同侧眼球突出。

治疗上采取放疗和手术，大多数患者及时治疗能使病情得到缓解。本病对放疗敏感，可促使骨质修复，及突眼消退。对于较大的颅骨缺损可考虑手术修补。对于全身症状可采取对症治疗，如垂体后叶素控制尿崩症，激素及促肾上腺皮质激素改善内分泌症状和骨骼的发育。本病预后报道不一，病程可从 1～20 年。由于本病侵犯较广，破坏性大，肺部受累后可出现纤维化，导致右心衰等现象，大多数死于肺部并发症。起病时年龄越小发展越快，预后越差。2 岁以下小儿，多在 2～3 个月内死亡。

(万经海)

lúgǔ niányèxìng nángzhǒng

颅骨黏液性囊肿（mucous cyst of skull）

由于鼻旁窦引流不畅，使黏液在窦内积蓄引起鼻旁窦的囊性扩张导致的囊肿，部分囊肿可突入颅内。本病良性，生长缓慢，常累及蝶窦、额窦和筛窦。导致窦口阻塞的原因可能有：①鼻腔鼻窦病变（或发育异常），如鼻息肉、鼻窦骨瘤、鼻中隔偏曲等。②炎症或外伤导致鼻腔粘连，窦口阻塞。

鼻窦黏液囊肿多呈膨胀生长，可引起窦壁变薄吸收、缺损，有时可突破变薄或缺损窦壁突入到邻近结构，引起相应临床症状。既往报道以黏液囊肿突入眼眶者较多。而囊肿突入颅内者少见，可表现为位于颅内的占位性病变。鼻窦黏液囊肿早期临床表现缺乏特异性，突入颅内者可压迫周围脑实质而引起类似脑肿瘤的系列症状，最常见为头痛、头晕、呕吐等，考虑系囊肿膨胀压迫周围脑实质引起颅内压增高所致。视力下降亦较常见，视力障碍、视野缺损、动眼神经麻痹、突眼，多为后组筛窦及蝶窦囊肿压迫视交叉或邻近视神经所致。CT 扫描可见扩张的鼻旁窦腔，鼻窦内膨胀生长的囊性病变，伴邻近骨质吸收、破坏及向邻近结构内突入，囊肿边界多清楚，内部密度多均匀，多呈低密度。少数可呈等、甚至高密度，增强扫描囊壁多有强化。囊腔内呈均匀的中等密度影，增强不明显。磁共振成像（MRI）检查囊肿多呈长 T1、长 T2 信号，少数呈短 T1，长 T2 信号。囊壁多增强明显。手术为首选的治疗方式，目的在于解除囊肿对周围结构的压迫，引流窦内黏液，防止囊肿复发。预后良好。

(万经海)

lúgǔ gǔmódòu

颅骨骨膜窦（sinus pericranii）

发生于颅骨膜上或骨膜下的无肌层静脉血管组成的血管团。该血管团借许多粗细不等的板障静脉、导血管与颅内大静脉窦沟通。该病进展缓慢、隐匿，好发于额顶部，借引流静脉与上矢状窦相通，少数发生于枕部，可与横窦沟通。此外，个别也有发生于颅底的报道。该病通常为单发，仅少数患者可能多发。

病因和发病机制 以往按照颅骨骨膜窦的发生原因将其分为三型：先天型、自发型和外伤型。但由于有些属于先天型的患者在后天偶然发现，故将其归纳分为自发型和外伤型两类：①自发型：较多见，可在先天性血管发育异常、颅骨慢性疾病、静脉瘤病或遗传缺陷所致的导静脉异常增多等的基础上，再因咳嗽、呕吐等诱因使静脉破裂所致。有些病例同时伴有其他部位的血管异常如海绵状血管瘤或颅内静脉畸形，个别还伴有先天性颅骨发育异常。②外伤型：头部外伤后，骨膜下发生血肿，血肿经导血管与颅内静脉窦相通，或因颅骨外板骨折，加之凝血机制障碍以及蛛网膜颗粒压迹较深，从而促进该病的发生。有人认为颅骨骨折造成颅外异常血管和静脉窦同时损伤，或因颅骨骨折兼有静脉撕裂并引起硬脑膜外血肿，在此基础上发生该病。

临床表现 大多数患者可无症状，有些病例只是偶然被发现。当肿物增大时，局部可有膨胀感。表现为头皮上可见一可压缩的软性肿物，无搏动，局部头皮可呈微红色或青蓝色，有时在头皮表面还有小的血管瘤，毛细血管扩张或血管痣，任何能增加颅内压的因素均能使肿物增大，当直立和坐位时肿物消失，此时，压迫双侧颈静脉肿物又复出现。当处于仰卧、俯卧或低头时，肿物明显增大，在病变处可触及颅骨的孔隙或破坏。

诊断 根据临床表现、查体及辅助检查可诊断。X线检查可见局部颅骨外板密度稍低伴有大小不等的骨孔。颈动脉造影的静脉期有时能显示出病变，而通过病变部位直接穿刺造影则能清楚地显示出病变的全貌及引流静脉。头颅CT显示病变呈略高密度影，

局部颅骨有不同程度的破坏和缺损，增强扫描明显强化。磁共振成像（MRI）扫描见病变区为混杂信号影。组织学检查可见病变由许多毛细血管和扩张的无肌层的静脉组成。诊断外伤型颅骨骨膜窦的根据有：①明确外伤史并有明显的头皮挫伤或颅骨骨折。②病变部位与受伤部位一致。③病变区在受伤前未见异常。

④外伤与肿物的出现有一段时间间隔。⑤组织学检查，自发型的腔内壁有一层较完整的内皮，而外伤型者缺乏。

治疗和预后 以手术治疗为主，术前可适当抬高头位，使肿物既能呈现轮廓，又不致血液过度充盈为宜，以防手术出血过多。预后良好。

（万经海）

索　引

条目标题汉字笔画索引

说　明

一、本索引供读者按条目标题的汉字笔画查检条目。

二、条目标题按第一字的笔画由少到多的顺序排列，按画数和起笔笔形横（一）、竖（丨）、撇（丿）、点（、）、折（乛，包括丁乚㇄等）的顺序排列。笔画数和起笔笔形相同的字，按字形结构排列，先左右形字，再上下形字，后整体字。第一字相同的，依次按后面各字的笔画数和起笔笔形顺序排列。

三、以拉丁字母、希腊字母和阿拉伯数字、罗马数字开头的条目标题，依次排在汉字条目标题的后面。

五　画

六　画

七　画

八　画

十 画

十 一 画

十二 画

条目外文标题索引

M

R

S

内 容 索 引

说 明

一、本索引是本卷条目和条目内容的主题分析索引。索引款目按汉语拼音字母顺序并辅以汉字笔画、起笔笔形顺序排列。同音时，按汉字笔画由少到多的顺序排列，笔画数相同的按起笔笔形横（一）、竖（丨）、撇（丿）、点（、）、折（乛，包括丁乙く等）的顺序排列。第一字相同时，按第二字，余类推。索引标目中夹有拉丁字母、希腊字母、阿拉伯数字和罗马数字的，依次排在相应的汉字索引款目之后。标点符号不作为排序单元。

二、设有条目的款目用黑体字，未设条目的款目用宋体字。

三、不同概念（含人物）具有同一标目名称时，分别设置索引款目；未设条目的同名索引标目后括注简单说明或所属类别，以利检索。

四、索引标目之后的阿拉伯数字是标目内容所在的页码，数字之后的小写拉丁字母表示索引内容所在的版面区域。本书正文的版面区域划分如右图。

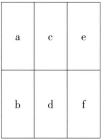

a	c	e
b	d	f

54b

H

哈尔（Hall）　82f

海绵窦区的肿瘤　297d

海绵窦软骨瘤　303c

海绵状淋巴管瘤　176c

海绵状型血管平滑肌瘤　163c

海绵状血管畸形　290a

海绵状血管瘤　172b

海绵状血管瘤（骨）　106f

海绵状血管瘤（头皮）　314e

海绵状血管瘤（婴儿）　74e

海绵状血管型深部血管瘤　173b

含铁血黄素沉着性纤维组织细胞脂肪瘤性肿瘤
　　（haemosiderotic fibrohistiocytic lipomatous tumor,
　　HFLT）　157d

含有巨菊形团的玻璃样变梭形细胞肿瘤（HSCTGR）
　　142e

含有破骨样多核巨细胞的 AFX　147a

汉-许-克病　115f，116a

汗腺癌（头皮）　316a

汗腺囊瘤（hidrocystomas）　68d

汗腺腺瘤（hidradenoma）　68d

黑色素痣　315a

黑子　68c

横纹肌瘤（rhabdomyoma）　166c

横纹肌样细胞　223c

喉部副节瘤　228e

瘊子　62a

骺生性骨软骨瘤　85f

后腹膜盆腔炎　134e

后颅底斜坡脑膜瘤　297d

后颅底肿瘤　297d

后位型颅咽管瘤　292a

后纵隔副节瘤　227e

滑车神经鞘瘤　277c

滑膜肉瘤（synovial sarcoma, SS）　217b

滑膜软骨瘤病（synovial chondromatosis）　117a

滑膜脂肪瘤　152e

化脓性肉芽肿　172f

化生性癌（恶性混合瘤）　70a

化生学说（颅骨软骨瘤）　302e

化学感受器瘤　227f，299e

黄色瘤　248d

黄色瘤变型局限型腱鞘巨细胞瘤　145d

黄色瘤型 UPS　151c

灰结节错构瘤　284c

灰区淋巴瘤　43c

回肠神经内分泌肿瘤　234f

惠普尔（Whipple）三联征　235f

混合细胞型经典型霍奇金淋巴瘤（mixed-cellularity
　　Hodgkin lymphoma）　12f

混合型丛状纤维组织细胞瘤　149d

混合型深部血管瘤　173b

混合型血管瘤　74d

混合型脂肪肉瘤（mixed-type liposarcoma）　162b

混合性附属器肿瘤　69c

混合性骨转移　113d

混合性间皮瘤　189b

混合性胶质瘤（mixed glioma）　252d

混合性黏液样/圆细胞脂肪肉瘤　161b

混合性生殖细胞肿瘤标志物　311d

混合性腺神经内分泌癌（MANEC）　232a

混合痣（compound nevus）　66f

混杂型节细胞神经母细胞瘤（GNBi）　206c

混杂型神经鞘瘤　197e

混杂型神经束膜瘤　197e

活动性骨囊肿　79b

获得性簇状血管瘤　172b，173a

获得性进行性淋巴管瘤　176c

获得性进展性毛细血管瘤　172c

获得性离心性白斑病　68b

获得性颅内上皮样囊肿　280e

霍纳（Horner）综合征　299e

霍尼克（Hornick）　216f

霍奇金淋巴瘤和霍奇金淋巴瘤样 PTLD　53a

霍奇金淋巴瘤（Hodgkin lymphoma, HL）　11a

J

肌间脂肪瘤　152e

肌内黏液瘤（intramuscular myxoma）　212b

肌内脂肪瘤　152e

肌肉骨骼系统良、恶性肿瘤的恩内金分期系统　78d

肌上皮瘤　216e

肌纤维瘤　123c

肌纤维瘤病　123c

肌纤维瘤和肌纤维瘤病（myofibroma and myofibro-

拉丁字母